韓藥學概論

전국 생약학교수협의회 편

圖書出版 鼎談

한 약 학 개 론

강원대학교	약학대학 교수	약학박사	김창민
경희대학교	약학대학 교수	약학박사	육창수
경성대학교	약학대학 교수	약학박사	이정규
대구효성가톨릭대학교	약학대학 교수	약학박사	김종원
대구효성가톨릭대학교	약학대학 교수	약학박사	이인자
덕성여자대학교	약학대학 교수	약학박사	신승원
동덕여자대학교	약학대학 교수	약학박사	도상학
부산대학교	약학대학 교수	약학박사	박종희
삼육대학교	약학대학 교수	약학박사	이숙연
서울대학교	약학대학 교수	약학박사	김영중
서울대학교	약학대학 교수	약학박사	허 훈
서울대학교	약학대학 교수	약학박사	김진웅
성균관대학교	약학대학 교수	약학박사	이강로
성균관대학교	약학대학 교수	약학박사	지옥표
성균관대학교	약학대학 강사	약학박사	이범구
숙명여자대학교	약학대학 교수	약학박사	김태희
숙명여자대학교	약학대학 교수	약학박사	양기숙
영남대학교	약학대학 교수	약학박사	정시련
이화여자대학교	약학대학 교수	약학박사	이인란
이화여자대학교	약학대학 교수	약학박사	도정애
원광대학교	약학대학 교수	약학박사	김윤철
전남대학교	약학대학 교수	약학박사	성충기
전남대학교	약학대학 교수	약학박사	이익수
전주우석대학교	약학대학 교수	약학박사	임종필
조선대학교	약학대학 교수	약학박사	정명현
조선대학교	약학대학 교수	약학박사	문영희
중앙대학교	약학대학 교수	약학박사	김일혁
중앙대학교	약학대학 교수	약학박사	이민원
중앙대학교	약학대학 교수	약학박사	황완균
충남대학교	약학대학 교수	약학박사	배기환
충북대학교	약학대학 교수	의학박사	이경순
충북대학교	약학대학 교수	의학박사	노재섭

머리말

인류에 있어 生老病死의 회진은 다른 生物이나 다를 바 없다. 그렇기 때문에 인류는 예로부터 질병의 고통과 죽음의 공포에서 헤어나기 위해 온갖 수단과 방법을 동원하여 왔다. 서양에서도 Egypt 문명의 신화속에서 볼 수 있는 것처럼 僧職이 중심이 되어 의약학을 담당해 왔고, 그 때 이용되었던 의약품은 모두 천연에서 얻을 수 있는 천연물임을 BC 1552년경에 제작되어 1875년 이집트의 미이라 무덤에서 발굴된 The Ebors papyrus에서 명확히 알 수 있다. 중국을 중심으로 한 한문 문화권인 한국, 중국, 일본에서는 漢醫三書(皇帝內經 · 傷寒論 · 神農本草經)에서 보듯이 처음에는 지압이나 안마와 같은 단순한 방법에서 차츰 발전하여 자극요법인 침술이나 구술을 시행하였으며 음식중에서 독성이 있는 것들을 감독시키거나하여 질병을 치료하는 의약품으로 사용하였는데 여기에 음양오행학설을 중심으로 이론체계를 확립하여 전통약물 및 전통약물 요법으로 오늘에 이르른 것이 한의약이다.

韓藥이란 상술한 중국식 전통약물을 우리 나라 사람의 체질에 맞게 변형, 발전시키고, 약물도 가급적 우리 나라에 사생하는 약초(鄕藥)로 대치하여 사용하게 하므로서 韓國式 韓醫藥이란 뜻에서 나온 말이다.

우리 나라에 현대적인 약학 교육이 도입된 것은 1910년대나 1950년대부터 급격히 약학대학이 증설되었으며, 약학대학의 교과과목에 한약 관련 학과목이 본초학이란 이름으로 개설되어 운영되었으나 여러 가지 복잡한 정치적, 사회적 여건의 변화로 한약 관련 교과목이 여러 과목으로 분할되었고, 또 20개 약학대학에서 동일한 교재로 통일된 교육을 해야하는 시점에서 본서를 저술하게 되었다.

본서는 한약에 관한 기본 이론을 충실히 포함시키려 노력하였고, 우리 나라 이조말엽 함경도의 이제마 선생이 제창하여 우리 나라가 종주국이나 오히려 중국의 상해학파에 의하여 발전을 거듭하여온 사상의학(東醫壽世保元)의 개념까지 포함시켰다.

內徑과 같은 原典의 기술은 가급적 原文을 많이 삽입시켜 이해를 돕도록 하였으며, 어려운 중국식 용어는 우리말로 해석하면 오히려 난해한 경우가 많아 한약전용 용어를 그대로 인용하였다.

바쁜 일정에 맞추기 위하여 저술을 하다보니 본의 아니게 오자나 탈자 또는 오기가 있을 줄 알지만 강의를 하면서 잘못된 것은 수정, 보완하여 차기 개정판에서 정정하도록 하고 심히 일고를 하면서 강호 제현의 많은 질책과 비판, 충고를 바라는 바이다.

1997년 2월 저자 일동

차 례

제1편

기초이론

제1장 序 論

한의약학은 수천년의 역사를 갖고 있으며 장기간 질병과의 싸움에서 풍부한 경험을 통하여 이루어졌다. 고대의 유물론과 변증법 사상의 영향을 받아 장기간의 치료경험을 거쳐 형성된 의약학은 독특한 이론체계로 점차 발전되어 인류건강에 큰 기여를 해왔다.

1. 한의약학 이론체계의 형성과 발전

한의약학은 인체·생리·병리 및 질병의 진단과 예방과 치료 등을 연구하는 과학이다. 한의약학은 독특한 이론체계와 풍부한 임상경험을 갖고 있다. 한의약학의 이론체계는 고대 유물론과 변증법 사상인 음양오행학설의 영향을 받아 정체관념을 주도사상으로 하고 장부경락의 생리와 병리를 기초로 하며 변증론치를 진료의 특징으로 한 의학 이론 체계이다.

춘추 전국시대에 사회는 급격한 변화가 생겨 정치·경제·문화에 눈부신 발전을 가져왔으며 학술분야도 큰 발전을 했다. 이 때에 현존한 의학 문헌 가운데서 가장 오래된 서적인《黃帝內經》이 나왔다.《黃帝內經》은 춘추 전국시대 이전의 의료성과와 치료경험을 결합하여 한의약학의 독특한 이론체계를 확립하여 한의약학 발전의 기초가 되었다.

《黃帝內經》은 인체의 생리·병리 및 질병의 진단과 치료·예방 등 문제를 계통적으로 서술하여 한의약학의 기초이론을 닦아 놓았다. 그 내용은 臟象, 經絡, 病機, 診法, 辨證, 治則, 鍼灸, 湯液治療 등으로 되어 있다.《黃帝內經》은 의학이론을 서술한 동시에 당시 철학영역의 중대한 문제들인 陰陽, 五行, 氣, 天人關系, 形神關系 등에 대해 깊이 연구하고 토론했다.《黃帝內經》은 당대의 선진적인 철학사상을 기본으로 의학과 과학발전의 기초 위에서 철학이론을 풍부히 하고 先秦 이후의 유물 철학 사상을 한걸음 더 발전시켰다.《黃帝內經》의 많은 내용은 당시 세계수준을 많이 초월했다. 형태학적인 면에서 인체 골격, 혈맥의 길이, 내장 기관의 대소와 용량 등의 기록은 실제에 부합되었다. 예를 들면 食道와 腸의 비는 1 : 35라 했는데 현대 해부학의 측

정비는 1 : 37으로 이 양자는 매우 비슷하다. 혈액순환에서 심장은 온 몸의 혈맥을 주관한다(心主身之血脈 -《素問·痿論》). 혈액은 혈관내에서 "끊임없이 흐르고 순환이 끊이지 않는다(流行不止, 環周不休 -《素問·擧痛論》)."고 인식했다. 動靜脈에 대해서도 일정한 인식을 가졌다.

《難經》은《黃帝內經》과 함께 뛰어난 고전 의학서적으로서 秦越人의 저작이다. 이 책은 漢代 이전에 이루어졌으며 내용이 아주 풍부하다.《難經》에는 생리, 병리, 진단, 치료 등이 망라되어 있어《黃帝內經》처럼 후세인들의 임상을 지도하는 기초이론이 되었다.

兩漢時期의 의약학은 현저한 진보와 발전을 가져왔다. 東漢末期 저명한 醫學家 張仲景(AD 150~219年)은《內經》과《難經》등 이론의 기초 위에서 선인들의 의학성취를 더 한층 진보시키고 자신의 임상경험에 결부시켜《傷寒雜病論》, 즉 후세의《傷寒論》과《金匱要略》을 저술했다.《傷寒論》은 한의학 가운데서 변증론치를 성공적으로 운용한 첫 전문서적으로서 변증론치의 기초를 닦아 놓았다.《傷寒論》은《素問·熱論》의 기초 위에서 六經辨證論治의 강령을 확립하고 六經(太陽·陽明·少陽·太陰·少陰·厥陰)의 形證, 辨證, 치료원칙을 제시했다.

《金匱要略》은 臟腑의 병리이론으로 증후를 分證하여 40여 종의 질병과 262首의 방제를 기재하였다.《金匱要略》은《黃帝內經》의 病因學說을 발전시켜 "아무리 고치기 힘든 병이라도 세가지를 벗어날 수 없다. 한 가지는 경락이 병사를 받아 장부에 들어가 안으로부터 생긴다. 다른 한가지는 사지구규에서 혈맥으로 전하여 막히고 통하지 않아 피부에 생긴다. 또 다른 한가지는 방실금인 충수에 의해 상한 것이다(千般疢難, 不越三條, 一者經絡受邪, 入臟腑, 爲內所因也, 二者四肢九竅, 血脈相傳, 壅塞不通, 爲外皮膚所中也, 三者房室金刃蟲獸所傷)."라고 하여 후세 三因學說에 큰 영향을 주었다.

전체적으로《傷寒論》과《金匱要略》은 六經辨證과 臟腑辨證의 방법으로 외감질병과 내상잡병에 대하여 변증론치의 이론체계를 확립하여 임상의학의 발전에 기초를 닦아 놓았다.

《內經》과《傷寒雜病論》의 기초 위에서 역대 의가들은 각각 다른 각도에서 한의학 이론을 발전시켰다. 예를 들면 隋代 巢元方 등이《諸病源候論》을 편찬했는데 이는 한의학의 첫 病因 病機證候學의 전문서이다. 宋代 陳無擇의《三因極一病證方論》은 病因學에서 저명한 三因學說을 제시하였다. 宋代 錢乙의《小兒藥證直訣》은 장부증치의 효시이다. 金元時代에 각자가 특색이 있는 의학의 무리들이 나타났는데 그 가운데서 대표는 劉完素, 張從正, 李杲, 朱丹溪이며 후세 사람들은 그들을 金元四大家라 불렀다. 劉完素는 火熱立論으로 "六氣는 모두 열로 변화한다(六氣皆從火化)."라고 했고 "五志도 극도로 되면 모두 열이 생길 수 있다(五志過極皆能生火)."라고 말하면서 약을 쓸 때 寒凉한 것을 주로 써야 한다고 제창했다. 후세인들은 그를 寒凉派라고 한다. 그의 이론은 溫病學說의 형성에 아주 큰 영향을 주었다. 張從正은 병은 邪氣에서 생기고 "병사를 제거하면 평안해진다(邪祛則正安)."라고 하며 邪를 공격하여 병을 제거한다. 즉 汗·吐·下法이 병사를 공격하는 세가지 중요한 방법으로 제시했다. 후세 사람들은 그를 攻下派라고 하였다. 李

杲는 "脾·胃를 상하면 모든 병이 생긴다(內傷脾胃, 百病由生)."라는 이론을 제기하고 脾·胃를 補益하는 것을 위주로 병을 치료하였다. 후세 사람들은 그를 補土派라고 하였다. 朱丹溪는 相火論를 제창하면서 "양은 항상 남고 음은 늘 부족하다(陽常有餘, 陰常不足)."라고 말하였다. 滋陰降火를 위주로 병을 치료했기 때문에 후세인들은 그를 養陰派라고 하였다. 전체적으로 볼 때 劉, 張, 李, 朱 네 사람의 火熱論, 攻邪論, 補土論, 養陰論 등으로 각자의 이론은 발명적이고 창작적이다. 그러나 서로 다른 각도에서 한의약의 내용을 풍부히 하고 한의약학 이론을 발전시켰다. 明代 趙獻可와 張景岳은 命門學說을 제기하여 한의약학의 臟象學說에 새로운 내용을 증가시켰다.

溫病學은 四時溫病의 발생, 발전규율 및 그 診治方法을 연구하는 임상학과로서 외감열병과 장기간의 투쟁경험을 총정리하였다. 온병학 이론은《內經》,《難經》,《傷寒雜病論》등을 기본으로 하고 역대 의가들이 부단히 연구하고 보충·발전시켜온 것을 점차 독립 학과로 만들었다. 明代 吳又可는《溫疫論》에서 溫疫의 病源은 "바람, 추위, 더위, 습기가 아니라 천지간에 있는 별다른 한가지 奇氣에 의해 생긴다(非風非寒非暑非濕, 乃天地間別有一種異氣所成)."라고 했다. 그 전염경로는 입과 코로 들어가고, 근육 표면으로 침입하지 않는다. 이는 온병(특히 溫疫)의 病因學에 대한 아주 큰 발전이다. 淸代에 이르기까지 온병학의 이론은 날로 발전하여 葉天士, 吳鞠通 등 溫病學者들이 衛氣營血과 삼초를 핵심으로 하는 온병의 변증론치 이론과 처방치법을 창립하였다. 이로부터 온병학은 因·證·脈·治에서 완전한 이론체계가 형성되었다.

이외에 淸代 醫家인 王淸任은 해부를 중시하고《醫林改錯》이란 책을 써서 고전의학서적 가운데 인체해부의 착오를 수정하고 瘀血致病의 이론을 발전시켰다. 이는 한의약 기초이론의 발전에 일정한 기여를 했다.

新中國이 설립된 후 중서의약학자들은 역대 의약학 문헌을 정리·연구하는 동시에 현대 과학적 방법을 적용하여 한의약 기초이론을 연구하고 경락과 장부의 실질적인 연구를 하여 일정한 진전을 가져왔다.

2. 한의약학 이론체계 중의 유물변증관

엥겔스는《自然辨證法》에서 "자연과학자들이 어떤 태도를 취하든지 그들은 언제나 철학의 지배를 받는다"고 제기하였다. 의약학도 다른 자연과학과 마찬가지로 일정한 세계관의 지배와 영향을 받는다. 그러므로 한의약학은 장기간의 경험에서 형성되고 발전되었는데 그 형성과정 중에 고대 유물론과 변증법 사상의 영향을 받았기 때문에 그의 이론 체계에는 시종 유물변증적 관점이 들어있다.

1) 유물관

(1) 사람의 성품은 천지의 기에서 생긴다.

한의약학은 세계를 물질로 보고 음양의 기가 서로 작용한 결과라고 인식한다. 그러므로 "청양은 천이고 탁음은 지이다(淸陽爲天, 濁陰爲地 -《素問·陰陽應象大論》)."라고 했다. 氣는 운동하는 물질적 실체로서 세밀하여 안이 없고 커서 밖이 없다(其細無內, 其大無外). 모든 사물은 氣 운동의 결과이다. 그러므로 "本이 天인 자는 天의 氣를 띄고 本이 地인 자는 地의 氣를 띈다. 천지의 기가 합하고 六節로 나누어 만물이 생겼다(本乎天者, 天之氣也, 本乎地者, 地之氣也, 天地合氣, 六節分而萬物化生矣 -《素問·至眞大論》)."라고 했다. 만물은 당연히 사람을 포함한다. "사람은 땅에서 생겼고 명은 천에 달려 천지가 기를 합하여 사람이 된다(人生於地, 懸命於天, 天地合氣, 命之曰人 -《素問·寶命全形論》)."라고 했다. 한의약학은 사람을 물질세계의 일부분으로 보고 생명의 물질성을 주장했다.

"생명은 모두 자연의 결과이다(生命是整個自然的結果 -《自然辨證法》)."라고 했다. 생명은 자연계가 일정한 단계까지 발전한 필연적 산물이다. 천지는 생명기원의 기지이다.

천지가 생긴 후에 "하늘은 덮고 땅은 이고 있어 만물이 다 생겼다(天覆地載, 萬物方生 -《素問·陰陽離合論》)."라고 했다. 그러므로 "하늘이 덮고 땅이 이고 있어 만물이 구비되어 있으나 사람보다 귀한 것은 없다. 사람은 천지의 기에서 생겼으며 사계절의 변화가 있다(天覆地載, 萬物悉備, 莫貴於人. 人以天地之氣生, 四時之法成 -《素問·寶命全形論》)."라고 했다. 이는 생명에 관한 소박한 유물주의의 인식이다. 비록 현대 과학처럼 생명의 기원문제를 해결할 수 없고 불가능하지만 수천년전에 이와 같은 인식을 가진 것은 확실히 진귀한 것이다.

한의약학에서 精(氣)은 생명의 기본물질이며 이런 精氣는 먼저 몸에서 생기는데 유전특성을 갖고 있다. 고로 "精은 신체의 근본이다(夫精者, 身之本也 -《素問·金匱眞言論》)."라고 했다. "태어나서부터 精을 가지고 있는데 兩精이 서로 잡으면 神이 된다(故生之來謂之精, 兩精相搏謂之神 -《靈樞·本神》)."라고 했다. 여기서 말하는 精氣는 부모에게서 물려받은 精氣이다. 그러므로 先天之精이라고 부른다. 부모의 정기가 相合되면 胚胎發育의 원시물질이 형성된다. 정기가 없으면 생명이 없다. "사람이 생기기 시작하면 먼저 精이 형성되고 精이 형성됨에 따라 뇌수가 생기고, 骨은 지주이며 脈은 영이고, 筋은 강이며 肉은 장벽이고, 피부는 견실하여 털이 자란다(人始生, 先成精, 精成而腦髓生, 骨爲幹, 脈爲營, 筋爲剛, 肉爲墻, 皮膚堅而毛發長 -《靈樞·經脈》)."라고 했다. "혈기가 평안하고 영위가 소통하며 五臟이 형성되고 神氣가 심장에 모이며 혼백이 갖추어져야 사람으로 된다(血氣已和, 榮衛已通, 五臟已成, 神氣舍心, 魂魄畢具, 乃成爲人 -《靈樞·天年》)."라고 했다. 사람이 태어난 후 선천적인 精과 후천적인 精의 배양과 보충을 받아야만 생명활동이 계속 생기를 갖는다. 정기는 인체의 생명활동을 구성하고 유지하는 기본물질이다.

氣는 생명활동을 유지하는 기초물질이다. 氣의 운동변화 및 그를 따라 발생하는 量轉化 과정을 氣化라 한다. 기화운동은 생명의 기본적인 특징이고 氣化가 없으면 생명이 없다. 기화운동의 본질은 유기체 내부의 陰陽 消長 轉化의 모순운동이다. "승강 출입은 장기가 없으면 있을 수 없다(升降出入, 無器不有)."라고 했다. 승강출입이 없으면 생명활동도 없으므로 "출입하지 않으면 생장장노사가 없고, 승강이 없으면 생장화수장이 없다(非出入, 則無以生長壯老已 ; 非升降, 則無以生長化收藏)."라고 했고, "출입이 폐하면 神機가 소멸되고 승강을 줄이면 기가 고립 위기에 처한다(出入廢則神機化滅, 升降息則氣立孤危.)."라고 했다(《素問・六微旨大論》). 승강출입은 기 운동의 기본형식이다. 생과 사도 승강출입의 모순운동에 속한다.

이상의 서술을 종합하면 한의약학은 생명물질이라는 이 기본전제를 승인하고 소박한 유물관으로 생명을 음양대립통일로 끊임없는 운동의 발전변화과정으로 보았다.

(2) 형태와 신구(神俱)는 분리될 수 없다.

形神學說은 한의약학의 기초이론 중 하나이다. 이는 유물주의 자연관의 기초 위에서 형성되었다. 形은 형체이다. 神이란 광의로는 인체 생명활동의 외재표현을 총칭한다. 거기에는 생리나 병리로 외부에 나타난 徵象을 포함한다. 협의로는 정신의식의 사유활동을 말한다. 그러나 한의학이론 중 神의 개념은 매우 광범위하나 세가지가 있다.

① 자연계에서 물질변화의 기능 : 荀子가 말하기를 "만물은 각 물질이 화합하여 생기고 키워져서 형체를 이루는데 볼 수는 없고 그의 기능만을 볼 수 있는데 이를 신이라 말한다(萬物各得其和以生, 各得其養以成, 不見其事, 而見其功, 夫是謂之神 -《荀子・天論》)."라고 했다. 천지가 변화하여 만물이 생성한다. 이런 현상은 神의 표현이며 천지의 형체가 있은 후에 神의 변화가 있다.

② 인체생명의 모든 활동 : 한의학에서 인체는 음양대립통일체로서 음양의 기가 운동 변화되어 생명의 운동 변화를 推動하는 것과 생명활동이 모두 神이라고 인정한다. 神이 제거되면 氣化가 정지되고 생명도 끝난다. 이로서 알 수 있듯이 神은 인체생명의 근본이다. 때문에 積精全神해야 "정신을 차리고 병이 다시 회복된다(精神內守, 病安從來)."라고 했다.

③ 사람의 정신의식 : 정신활동의 고급형식은 思惟이므로 "심은 군주의 관이므로 인간의 생명을 운영하는 정신활동의 근본을 담당하는 곳이다(心者, 君主之官, 神明出焉 -《素問・靈蘭秘典論》)."라고 했다. "정신을 집중하여 심안을 뜨고 망진하여 환자의 과거와 현재의 상태를 알아야 한다(積神於心, 以知往今 -《靈樞・五色》)."라고 했다. 心은 중요한 사유기관이다. "인체에서 이들을 주재하는 것이 心이다. 심에는 사물을 분별하는 작용이 있어서 이를 意라고 한다.

意가 있으므로 志가 생긴다. 志가 있으면 여러 가지 생각을 갖게 된다. 이를 思라고 한다. 사람이 생각한 끝에 이상을 그리워하는데 이를 慮라고 한다. 그리고 그 이상을 달성하기 위해 방법을 선택한다. 이것이 智이다(所以任物者謂之心, 心有所憶謂之意, 意之所在謂之志, 因志而存變謂之思, 因思而遠慕謂之慮, 因慮而處物謂之智 -《靈樞·本神》)."라고 했다. 任은 擔任과 接受의 뜻이다. 任物이란 心이 감각기관의 외계 사물 접촉을 통하여 생기는 감각작용이다. 또 이로하여 意·志·思·慮·智 등의 의식과 사유활동이 생기고 그 과정은 조금씩 높아진다. 그러나 任物부터 處物까지 한시각도 物을 떠나지 않는다. 사람은 천지의 기에서 생기고 물질 세계(天地의 氣)는 사람보다 먼저 있었다. 사람에 의지하지 않고 존재하고 있었기 때문에 任物은 단지 외계 사물을 반영하는 것이다. 物은 心에 의뢰하지 않고 心은 오직 외계사물을 반영하는 작용을 일으킨다. 이는 유물론의 반영론에 속한다.

한의약학 중의 形神關係는 실제로 물질과 정신의 관계이다. 형체는 제1의 性이고 정신은 제2의 性이다. 形은 體이고 本이다. 神은 생명의 활동과 작용이다. 형체가 있어야 생명이 있고 생명이 있어야 정신활동과 생리기능이 있다. 또 사람의 형체는 자연계의 일정한 물질을 섭취해야만 생존한다. 그러므로 "혈기는 사람의 신이다(血氣者, 人之神 -《素問·八正神明論》)."라고 했다. "신은 수곡에서 정기를 얻는다(神者, 水穀之精氣也 -《靈樞·平人絶穀》)."라고 했다. 神의 기초물질은 기혈이다. 기혈은 또 형체를 구성하는 기본물질이므로 인체 장부조직의 기능활동을 주도하고 기혈의 운행은 반드시 神이 주도한다. 形과 神, 양자는 서로 의지하면서 불가분의 관계이다. 이를 形과 神俱라 한다. 形은 神의 집이고 神은 形의 주인이다. 神이 없으면 形을 논할 수 없고 形이 없으면 神이 존재할 곳이 없다. 양자는 서로 보충하며 존재하고 갈라질 수 없다. 形神의 통일은 생명이 존재하는 중요한 조건이다.

한의약학 이론에서 形神 통일관은 養生防病, 延年益壽, 진단, 치료의 중요한 이론근거이다. 고로 "精氣가 흩어지지 않으면 神守가 갈라지지 않는다(精氣不散, 神守不分 -《素問·遺篇·刺法論》)."라고 했다. "육체와 정신이 조화를 이루어 장수를 할 수 있다(故能形與 神俱, 而盡終其天年).", "타인의 구속을 받지 않고 마음과 몸이 하나가 되었으므로 수명은 천지와 같이 무궁하다(獨立守神, 肌肉若一, 故能壽蔽天地, 無有終時)."라고 했다(《素問·上古天眞論》).

(3) 질병은 알 수 있고 또 예방과 치료를 할 수 있다

한의약학은 질병의 발생에 대하여 자연계에서 질병발생의 근원을 찾아야 할 뿐 아니라 더욱 중요한 것은 기체내부에서 질병발생의 근원을 찾고 병리변화를 설명하는 것으로 생명, 질병, 건강의 내재관계에 대하여 유물주의적인 설명을 한다. 병이 인체 내에 침범하려면 먼저 음양의 협조평형을 파괴하여 음양실조가 일어나 발병한다. "병사가 생기는 것은 음 또는 양에서 생긴다. 양에서 생긴 자는 風·雨·寒·暑에서 얻은 것이고, 음에서 생긴 자는 음식·거처·음양·희노에서 얻은 것이다(夫邪之生也, 或生於陰, 或生於陽, 其生於陽者, 得之風雨寒暑 ; 其生於陰, 得之飮食居處, 陰陽喜怒 -《素問·調經論》)."라고 했다. 邪氣는 양에서 생기거나 음에서 생길 수 있지만 발병의 관건은 그래도 인체 正氣의 강약에 달려 있다. 소위 "正氣가 안에 있으면 邪氣가 침입하지 못한다(正氣存內, 邪不可干 -《素問·遺篇·刺法論》)."라고 했다. "邪가 盛하면 그 기는 기필코 허하다(邪之所湊, 其氣必虛 -《素問·評熱病論》)."라고 했다. 또 질병은 인식할 수 있고 예방과 치료도 할 수 있다고 제기하였다. "治할 수 없다고 말하는 자는 그런 기술을 가지지 못한 것이다(言不可治者, 未得其術也 -《靈樞·九鍼十二原》)."라고 했다. 병들기 전부터 예방을 위주로 하는 사상도 제기했다. 병들기 전에 형체와 정신의 調養을 중시하고 4계절에 따라 寒暑에 적응하며 喜怒를 진정시키고 편안히 살아야 한다고 주장했다. 음양과 柔剛을 조정하여 정기의 抗病能力을 제고하는 攝生을 강조했다. 제 때에 병을 발견하고 조기에 치료하며 전변을 방지해야 한다. 그러므로 "邪風이 생기면 질병이 풍우같다. 고로 치료를 잘 아는 자는 피모를 치료하고 후에 기부를 치료하며 그 후에 근맥을 치료하고 그 다음 六腑를 치료하며 마지막으로 五臟을 치료한다. 五臟을 치료하는 자는 반생반사한다(邪風之至, 疾如風雨, 故善治者 治皮毛, 其次治肌膚, 其次治筋脈, 其次治六腑, 其次治五臟 治五臟者 半死半生也. -《素問·陰陽應象大論》)."라고 했다.

2) 변증관

한의약학에서 모든 사물은 공동의 물질근원이 있다고 인정할 뿐 아니라 모든 사물은 변하지 않고 고정된 것이 아니며 각 사물은 고립된 것이 아니라 그들은 서로 관계되고 서로 제약한다고 인정한다. 그러므로 한의약학은 유물관점과 변증관점을 포함하고 있다고 말한다.

인체는 부단히 운동하고 있는 有機整體이다. 한의약학에서 자연계 모든 사물의 운동은 음양의 모순과 통일이라고 인정한다. 음양은 "變化의 모체이고 生殺의 기본이다(變化之父母, 生殺之本始)." 물질세계에서 운동변화의 근원은 물질의 내부에 있지 외부에 있지 않다. 고로 "원활한 생리기능은 움직이는데 있고 움직이지 않으면 변하고 만다… 생기지도 않고 변하지도 않으면 정지되어 있는 시기다(成敗倚伏生乎動, 動而不已則變作矣… 不生不化, 靜之期也)."라고 했다(《素問·六微旨大論》). 인체도 생명의 始終은 기화운동 과정 중에 있다. 기화운동이 없으면 생명도 없다. 사람의 생명활동 과정은 인체의 음양 대립 쌍방이 부단한 모순운동 중에 통일된 과정이다. 한의약학에서 사람은 자연계의 조성부분이며 자연계와 밀접한 관계가 있다. 인체 각 조직기관이 다 통일체 중에 있고 생리나 병리나 모두 서로 연계하고 서로 영향을 주어 整體觀念的인 변증관을 확립한다.

정신의식은 기체건강에 대하여 반작용을 한다. 한의약학은 장기간의 경험을 기초로 정신활동과 생리활동의 내재관계를 인식하였다. 《素問・天元紀大論》에서 "사람의 五臟이 五氣로 변화하면 喜・怒・思・憂・恐을 산생시킨다(人有五臟化五氣, 以生喜怒思憂恐)."라고 했다. 《素問・陰陽應象大論》에서는 "怒하면 肝을 상하게 하고, 喜하면 心을 상하게 하며, 思하면 脾를 상하게 하고, 憂하면 肺를 상하게 하며, 恐하면 腎을 상하게 한다(怒傷肝, 喜傷心, 思傷脾, 憂傷肺, 恐傷腎)."라고 했다. 인체의 정신활동과 생리활동 사이에는 관계가 있다. 위에서 말한 것처럼 그렇게 기계적인 것은 아니지만 형체건강에 대한 정신의식이 반작용을 일으킨다는 이 변증관점은 의심할 바 없이 정확한 것이다.

한의치료학도 변증관점을 갖고 있으나 다음과 같은 중요한 몇가지로 표현된다.

① 標本緩急 : 질병의 표본은 질병의 본질과 현상, 원인과 결과, 原生과 派生 등 몇개의 모순관계를 반영한다. 한의약학의 標本緩急 이론에서 이미 근본모순, 주요모순, 次要모순의 문제를 서술했다. 本은 비슷한 질병의 근본모순이고, 標는 근본모순에 의해 규정되었거나 영향을 받는 기타 모순이다. 질병이 존재하는 전반 과정에서 그 근본모순, 즉 本의 성질에는 변화의 발생이 없으나, 근본모순이 규정되었거나 근본모순에서 파생된 기타모순, 즉 標는 변화가 있어 어떤 것은 산생되고 어떤 것은 격화되며 어떤 것은 발전한다. 그러나 治病에서는 반드시 질병의 근본모순을 처리해야 한다. 소위 治病必求其本을 한다.

② 正治와 反治 : 병의 標本을 구분하고, 치료의 主次先後를 확정해 놓은 후에 치료하는데 음양의 상대평형이 회복되게 해야 한다. 전체적으로 치료원칙은 한가지다. 즉 鍼鋒相對이다. 증후에 반영된 음양 실조 상태에 대해서는 이런 음양 실조 상태을 바로 잡는 치료방법를 이용한다. 寒者는 熱로 치료하고, 熱者는 寒으로 치료하며, 虛者는 補하고, 實者는 瀉로 치료하여 기체회복을 도와 평형상태를 유지하게 한다. 한의학에서 증후성질과 상반되는 약물로 치료를 하는 원칙은 모순되는 대립 사이에 투쟁도 하고 통일도 하는 변증법의 원리를 자발적으로 이용한 것이다. 正治와 反治는 모순의 투쟁성을 운용했을 뿐 아니라 모순의 동일성도 운용한다.

③ 異法方宜 : 한의약학은 질병의 종류와 사람의 조건은 복잡 다양하다고 인정한다. 같은 종류의 질병이라도 지역, 기후, 계절, 생활 환경, 직업, 체질 등이 같지 않음에 따라 치료법도 반드시 구별이 있어야 한다. 질병치료는 모순의 보통성을 고려해야 하며 또 모순의 특수성도 인식할 줄 알아서 문제를 구체적으로 분석해야 한다. 예를 들면 《醫問法律・申明內經法律》에서는 "병을 치료하려면 오방풍기, 의식주거가 각기 다른 것을 관찰하지 않고 다 같이 치료하면 약이 효험을 내지 못하고 병을 고치지 못한다(凡治病不察五方風氣, 衣食居處 各不相同, 一概施治, 藥不中窮, 醫之過也)."라고 했다. 異法方宜의 치료원칙에는 확실히 사물의 일반성과 특수성을 결합시킨 변증법 사상을 내포하고 있다.

④ 病治異同 : 同病異治와 異病同治의 두가지를 포함한다. 이는 한의약학 치료에서의 靈活性이며 동일한 질병이라도 사람, 시간, 지역에 따라 다를 수 있으며 병정의 발전, 병기의 변화, 邪正消長의 차이로 각기 다른 치료법을 쓴다. 이런 것을 同病異治라 한다. 각기 다른 병증의 발전과정 중 동일한 병기변화가 나타나면 동일방법으로 치료를 할 수 있다. 이런 것을 異病同治라 한다. 그러나 同病異治와 異病同治는 모두 반드시 "숨어 있는 주요증을 찾아 먼저 그 원인을 밝혀야 한다(必伏其所主, 而先其所因)."의 원칙을 참고해야 한다. 이는 한의약학이 정지의 관점이 아니고 운동의 관점으로, 고립의 관점이 아니라 연관의 관점으로 질병의 발생과 발전을 대한다는 것을 설명한다. 또 질병의 단계성에 주의를 해야한다.

3. 한의약학의 기본 특징

한의약학의 이론체계는 장기간의 임상경험을 거쳐 유물론과 변증법 사상에 의해 점차 형성되고 실천에서 이론을 가져와서 다시 실천을 지도한다. 이런 독특한 이론체계는 두가지 기본 특징이 있는데 한가지는 정체관념이고 다른 한가지는 변증론치이다.

1) 정체관념(整體觀念)

整體란 통일성과 完整性을 말한다. 한의학은 인체의 통일성, 完整性 및 그와 자연계의 상호관계를 매우 중시한다. 인체는 유기체로서 인체를 구성하는 각 조성부분 사이에 분할할 수 없으며 기능상 서로 협조하고 서로 작용하며 병리상 서로 영향을 준다. 동시에 인체와 자연환경은 밀접한 관계가 있어 인류는 자연 속에 살아오면서 능동적으로 적응하여 기체의 정상적인 생명활동을 유지하다, 이런 내외 환경의 통일성과 기체 자신 정체성의 사상을 整體觀念이라 한다. 整體觀念은 고대 유물론과 변증법 사상이 한의약학에서 체현된 것이며 생리 병리, 진법, 변증, 치료 등에 운용된다.

(1) 인체는 유기정체(有機整體)

인체는 장기와 조직, 기관으로 조성되었다. 각 장기, 조직, 기관은 모두 각자의 기능을 갖고 있다. 이런 기능은 또 정체활동의 조성부분이며 기체의 정체 통일성을 결정한다. 때문에 생리상 서로 관계되어 생리활동의 협조평형을 유지한다. 병리에서도 서로 영향을 준다. 機體整體 통일성의 형성은 五臟을 중심으로 六腑와 함께 경락계통을 통해 "내부로는 臟腑, 외부로는 肢節을 연계시키는(內屬於臟腑, 外絡於肢節)" 작용을 나타낸다. 인체의 모든 기관은 이 5개 계통에 포함된다. 인체는 五臟을 중심으로 경락계통을 통하여 六腑, 五體, 五官, 九竅, 四肢百骸 등 전신의 조직기관이 연계되어 有機整體를 이루었다. 또 精·氣·津液의 작용을 거쳐 기체통일의 기능활동을 완성한다. 이런 五臟 일체관은 인체 내부기관은 독립된 것이 아니라 서로 관련되어 통일된 정체라는 것을 반영한다.

한의학은 정체관념하에 인체의 정상적인 생리활동은 한 편으로 각 장부조직이 자기의 기능을 발휘하는 동시에 다른 한 편으로 장부간 서로 보충하는 협동작용과 서로 반대하는 제약작용하에서만 생리평형을 유지한다고 인정한다. 각 장부의 각기 다른 기능은 정체활동하에서의 분업과 합작인데 이는 인체 국부와 정체의 통일이다. 이런 정체작용은 心의 통일된 지휘 하에서만 생기가 식지 않는다. "主가 분명해야 안녕하고… 主가 불명하면 12관이 위험하다(主明則下安… 主不明則十二官危)."와 "12관은 서로 협조해야 한다(凡此十二官, 不得相失也)."라고 했다(《素問·靈蘭秘典論》). 경락계통은 전신을 연결하여 장부, 경락, 肢體, 五官, 九竅 등을 연결하여 일개 有機整體를 형성한다. 또 기혈진액이론과 形神 통일학설은 기능과 형체의 정체성을 반영한다. 정체관은 또 "음과 양이 평형을 이룬다(陰平陽秘)."와 "대항하면 해롭고 계속 이어지면 제약을 받으며 제약하면 생화한다(亢則害, 承乃制, 制則生化)." 등 이론으로 나타난다. 인체 음양의 제약, 消長, 轉化는 상대적 動態평형을 유지하고, 五行의 相生相克은 다 정상 생리활동의 기본조건이라는 것을 설명한다. 특히 制則生化의 이론은 장부간에 相反相成, 克中有生은 기체가 끊임없이 生化하고 動態평형을 유지하는 중요한 의의를 진일보 게시한다. 動態平衡觀과 제약관은 생리학의 발전에 중요한 의의가 있다.

한의약학은 정체로 생명활동의 규율을 탐구했을 뿐만 아니라 병증의 병리기전를 분석할 때도 먼저 정체에 착안하고 국부 병변이 정체에 일으킨 병리 반영에 착안하여 국부의 병리변화와 整體病理 반영을 통일시켰다. 즉 국부의 병변과 그에 상관되는 장부, 경락에 중시하고 또 病變된 장부경락이 기타 장부경락에 대한 영향도 중시했다. 인체의 국부와 정체는 변증적 통일이다. 인체 그 어느 국부내의 병리변화는 흔히 전신의 장부·기혈·음양의 성쇠에 관계된다. 각 장부 조직기관이 생리·병리상의 상호연계와 영향은 질병을 진단 치료할 때 五官, 形體, 色脈 등 외적 변화를 보고 내장병변을 이해·판단하여 정확한 진단과 치료를 결정한다. 예를 들면 혀를 보아 경락이 직접 혹은 간접적으로 五臟과 서로 통했는가를 알아낸다하여 "臟腑圖를 보면 脾·肝·肺·腎은 다 心에 뿌리를 내렸다. 경락과 수족음양을 검사하면 혀와 통하지 않는 맥이 없다. 경락과 장부의 병을 알면 상한발열이 독자적으로 나오는 것이 아니라는 것을 알게되고 모든 內外雜證이 있으면 그의 形과 色이 혀에 나타나지 않는 것이 없다. 혀로 허실을 구분하면 허실이 불상하고 혀로 음양을 구분하면 음양이 不謬하며 혀로 장부를 구분하면 主方을 내고 장부가 不差하면 主方이 틀림없다(査諸臟腑圖, 脾, 肝, 肺, 腎無不系根於心. 核諸經絡, 考手足陰陽, 無脈不通

於舌. 則 知經絡臟腑之病, 不獨傷寒發熱 有胎可驗, 卽 凡內外雜證, 也無一不呈其形, 著其色於舌. 據舌以分虛實, 虛實不爽焉 ; 據舌以分陰陽, 而陰陽不謬焉 ; 據舌以分臟腑, 配主方, 而臟腑不差, 主方不誤焉 -《臨証驗舌法》)."라고 했다. 인체 내부장부의 허실, 기혈의 성쇠, 진액의 盈虧 및 질병의 輕重順逆은 모두 혀에 나타난다. 그러므로 혀를 보고 내장의 기능상태를 알 수 있다.

인체는 有機整體이다. 국부의 병변을 치료하려면 반드시 정체로부터 출발해야만 적합한 조치를 취할 수 있다. 예를 들면 심장은 혀에 통하여 있고 심장과 소장은 서로 표리관계이다. 그러므로 淸心瀉하여 小腸火를 배설하는 방법으로 口舌糜爛을 치료한다. 또 "음으로부터 양을 끌어들이고 양으로부터 음을 끌어들이며 우로 좌를 치료하고 좌로 우를 치료한다(從陰引陽, 從陽引陰, 以右治左, 以左治右 -《 素問 · 陰陽應象大論》)."라고 하거나 "병이 위에 있는 자는 아래를 취하고 병이 아래에 있는 자는 위를 취해야 한다(病在上者下取之, 病在下者高取之 -《 靈樞 · 終始》)."라고 하는 것은 모두 정체관의 개념에서 치료원칙을 확정하였다.

위에 말한 것을 종합하면 한의학은 인체의 생리기능, 병리변화 및 질병에 대한 진단 치료시 모두 인체는 有機整體라는 기본개념하에 이루어졌다.

(2) 사람과 자연계의 통일성

인류는 자연에서 생활하는데, 자연계가 존재하고 있는 것은 인류가 생존하는데 필요한 조건이다. 동시에 자연의 변화는 직접적이거나 간접적으로 인체에 대해 영향을 주고 또한 그에 상응한 반응이 생긴다. 생리범위내에 속하면 생리성 적응이라 하고 이 범위를 초월하면 병리성 반응이라 한다. 그러므로 "사람과 천지가 상응한다(人與天地相應也 -《 靈樞 · 邪客》)."라고 했다. "사람과 천지가 서로 참가하고 해와 달이 상응한다(人與天地相參也, 與日月相應也 -《靈樞 · 歲露》)."라고 했다.

① 인체에 대한 계절과 기후의 영향 : 4계절의 기후변화 중 봄은 木에 속해 그 기후가 따스하고, 여름은 火에 속해 그 기후가 熱하고, 긴 여름은 土에 속해 그 기후가 濕하다. 가을은 金에 속해 그 기후가 건조하고, 겨울은 水에 속해 그 기후가 춥다. 때문에 春溫, 夏熱, 長夏濕, 秋燥, 冬寒은 일년간 기후변화의 일반 규율을 표시한다. 생물은 이런 기후변화의 영향하에서 봄에 生하고 여름에 자라며 長夏에 낟알로 되고 가을에 거두며 겨울에 저장하는 등의 상응한 적응변화를 한다. 인체도 예외가 아니라 반드시 적응해야 한다. 예를 들면 "날씨가 무더울 때 옷을 두껍게 입으면 주리가 열려 땀이 흐르고… 날씨가 추우면 주리가 막혀 기습이 불행하여 물이 방광으로 흘러 들어가 오줌이 된다(天暑衣厚則 腠理開 故汗出… 天寒則 腠理閉 氣濕不行 水下留於膀胱, 則爲溺氣 -《靈樞 · 五癃津液別 》)."라고 했다. 봄과 여름에 양기를 배출하여

기혈이 쉽게 체표로 빠져 나간다는 것을 설명한다. 그 표현은 피부가 느슨해져 땀이 많이 난다 등이다. 가을과 겨울에는 양기를 받아들여 저장하고 기혈이 안으로 몰린다. 그 표현은 피부가 치밀해지고 땀이 적으며 오줌이 많은 등이다. 같은 정황하에서 사시의 脈象도 상응한 변화를 일으킨다. 예를 들면 "봄에는 浮하여 물고기가 파도에서 헤엄치는 것 같고, 여름에는 피부에 있어 만물이 넘쳐 흐르는 것 같으며, 가을에는 피부 아래에 있어 벌레가 숨어버리는 것 같고, 겨울에는 깊숙히 들어가 벌레가 조밀하게 집진 것 같다(春日浮, 如魚之遊在波 ; 夏日在膚, 泛泛乎萬物有餘 ; 秋日下膚, 蟄蟲將去 ; 冬日在骨, 蟄蟲周密 -《素問·脈要精微論》)."라고 했다. 봄과 여름에는 脈이 대개 浮大하고, 가을과 겨울에는 脈이 대개 沈小하다. 이런 脈象의 沈浮變化도 기체가 4계절의 영향을 받아 기혈에 일어난 적응성 조절의 반영이다. 또 인체 기혈의 운행도 기후변화의 風雨晦明과 관계된다. "날씨가 따스하고 일기가 맑으면 人血이 넘쳐나 衛氣가 浮하고 血이 잘 흐르며 氣가 쉽게 흐른다 : 날씨가 춥고 일기가 흐리면 人血은 응축되어 衛氣가 沈한다(天溫日明, 則人血淖液而衛氣浮, 故血易瀉, 氣易行 ; 天寒日陰, 則人血凝泣而衛氣沈 -《素問·八正神明論》)."라고 했다.

② **인체에 대한 밤과 낮, 새벽과 저녁의 영향** : 밤과 낮, 새벽과 저녁의 음양변화에 인체도 반드시 서로 적응해야 한다. 예를 들면 "하루를 四時로 나누면 아침은 봄이고, 점심은 여름이며, 저녁은 가을이고, 밤중은 겨울이다(以一日分爲四時, 朝則爲春, 日中爲夏, 日入爲秋, 夜中爲冬 -《靈樞·順氣一日分爲四時》)."라고 했다. 비록 낮과 밤 사이의 기후변화가 4계절처럼 그렇게 뚜렷하지는 않지만 인체도 일정한 영향을 받는다. "양기는 하루 중 변화한다. 해뜰 무렵에 사람의 기가 생기고 한낮에 양기가 융성하며 저녁이면 양기가 허약해져 기문이 막힌다(故陽氣者, 一日而主外, 平旦人氣生, 日中而陽氣隆, 日西而陽氣已虛, 氣門乃閉 -《素問·生氣通天論》)."라고 했다. 이렇게 인체의 양기는 낮에 표면에 많이 몰리고 밤에는 안으로 몰리는 현상도 인체가 낮과 밤에 음양의 자연변화 과정 중 생리활동의 적응성 변화를 반영한다.

③ **인체에 대한 지역의 영향** : 지역기후의 차이, 지리환경과 생활습관이 다름에 따라 인체생리에 영향을 준다. 예를 들면 열대지방은 다습하고 더워서 腠理가 열리고 북방은 건조하고 추워 腠理가 치밀하다. 어떤 환경 속에서 생활하다 일단 다른 곳에 가서 환경이 돌연적으로 변하면 초기에는 잘 적응되지 않는 감을 느낀다. 그러나 일정한 시간이 지나면 점차 적응한다.

한의약학에서 사람과 자연이 상응하는 과정은 소극적이고 피동적이 아니라 적극적이고 주동적이라고 본다. 인류는 주동적으로 자연에 적응할 뿐 아니라 자연을 개조하고 자연과 투쟁하며 이런 과정에서 건강수준을 제고하고 질병을 감소시킨다. 예를 들면 "운동으로 한을 피하고 음거로 서를 피한다(動作以避寒, 陰居以避暑 -《素問·移精變氣論》)."라고 했다. "사람이 거처한 곳이면 반드시 견고하게 밀봉하여 좁은 틈이라도 없애 풍우가 침입하지 못하게 해야 한다(凡人居住

之室, 必修固密, 勿令有細隙, 有風雨得入 -《備急千金要方》).”라고 했다. “서식하는 방은 반드시 늘 청결해야 하며 여름에는 시원하고 바람이 통해야 하고 겨울에는 따뜻하고 바람이 통하지 말아야 한다(棲息之室, 必常潔雅, 夏則虛敞, 冬則溫密 -《壽親養老新書》).”라고 했다. “물이 고이고 가라앉으면 병이 생기고, 도랑이 통하고 깊으며 집이 청결하고 공기가 더럽지 않으면 온역병이 생기지 않는다(積水沉之可生病, 溝渠通浚, 屋宇淸潔無穢氣, 不生瘟疫病 -《養生類纂》).”라고 했다. 이는 모두 자연환경을 개조하고 적응하는 구체적인 방법으로서 한의약학이 이미 자연에 대해 능동적으로 대처했다는 것을 말한다.

4계절 기후의 변화는 생물의 生長化收藏하는 중요한 조건의 하나이다. 그러나 어떤 때는 생물이 생존하는데 불리한 요소로도 된다. 인류가 자연환경에 적응하는 능력은 한계가 있다. 만일 기후가 극변하여 인체 조절기능의 일정한 한도를 초과하거나 기체의 조절능력이 상실되어 자연변화에 대해 적응성 조절을 하지 못할 때는 질병이 발생하게 된다.

매 계절은 모두 다른 특징을 갖고 있기 때문에 일반적인 질병 외에 흔히 어느 계절성 유행병이 발생될 수 있다. “봄에는 감기로 코가 막히거나 코피가 나는 병이 잘 생기고, 仲夏에는 가슴과 옆구리 병이 잘 생기며, 長夏에는 설사나 속이 냉한 병에 잘 걸리고, 가을에는 학질병에 잘 걸리며, 겨울에는 비궐병에 잘 걸린다(春善病鼽衄, 仲夏善病胸脇, 長夏善病洞泄寒中, 秋善病風瘧, 冬善病痺厥 -《素問·金匱眞言論》).”라고 했다. 이는 계절에 따라 질병의 발생도 다르다는 특징을 말한다. 이외에 痺證과 천식같은 만성 질환은 흔히 기후가 변하거나 계절이 바꾸어질 때 발작하거나 악화된다.

낮과 밤의 변화도 질병에 대해 일정한 영향을 준다. 일반 질병은 대부분이 낮에는 병세가 좀 경하고 밤에는 좀 중하다. 그러므로 “대개 질병은 아침에는 총명하고 낮에는 편안하며 저녁에는 더 아프고 밤중에는 심해진다 : 아침에 사람의 기가 생기기 시작하여 병기가 약해져 해뜰 무렵에는 총명하다 : 한낮에는 사람의 기가 성장하여 병을 이길 수 있어 평안하다 : 저녁에는 사람의 기가 약해지고 사기가 생겨 병이 악화된다 : 밤중에는 사람의 기가 장부에 들어가 사기가 홀로 인체에 있어 병이 심해진다(夫百病者, 多以旦慧晝安, 夕加夜甚 : 朝則人氣始生, 病氣衰, 故旦慧 : 日中人氣長, 長則勝邪, 故安 ; 夕則人氣始衰, 邪氣始生, 故加 : 夜半人氣入臟, 邪氣獨居於身, 故甚也 -《靈樞·順氣一日分爲四時》).”라고 했다. 이른 새벽, 정오, 黃昏, 夜半에 따라 인체의 양기가 生·長·收·臟하는 규율이 있기 때문에 病情이 慧·安·加·甚의 순서로 변화한다.

이외에 어떤 지역성 질병은 지리환경과 더욱 밀접한 관계가 있다. “남방은 천지가 장양하여 양이 왕성하고 그곳의 지하와 수토는 약하며 안개와 이슬이 많다. 그 곳 사람들은 산성 음식물을 즐겨 먹기 때문에 모두 적색인데 그 병은 경련을 일으키거나 마비되는 것이다(南方者, 天地所長養, 陽之所盛處也, 其地下, 水土弱, 霧露之所聚也, 其民嗜酸而食腑, 故其民皆致理而赤色, 其病

攣痺 -《素問・異法方宜論》).”라고 했다.

사람과 자연계는 대립 또는 통일의 관계에 있으며, 因時・因地・因人制宜는 질병치료의 중요한 원칙이다. 그러므로 변증론치 중에 외적환경과 내재정체의 유기적인 관계를 잘 분석해야 효과적인 치료를 할 수 있다.

위에서 말한 바와 같이 일반적으로 인체의 생리활동과 병리변화는 4계절 기후변화에 따라 변화한다. 그러므로 치료할 때 반드시 “먼저 나쁜 기를 치고 천화는 해치지 말아야 한다(必先穢氣, 無伐天和 -《素問・五常政大論》).”와 같이 因時制宜한다.

2) 변증론치(辨證論治)

변증론치는 질병을 인식하고 치료하는 기본원칙이며 질병에 대한 한의학의 특수한 연구와 처리방법이며, 한의학의 기본적인 특징이다.

證은 기체가 질병의 발전 과정 중에서 어느 한 단계의 병리를 개괄한 것이다. 이는 病變의 부위, 원인, 성질 및 邪正관계를 포괄했기 때문에 질병의 발전 과정 중 어느 한 단계에서 병리변화의 본질을 반영하고 있어 증상보다 더욱 전면적이고 깊으며 정확하게 질병의 본질을 제시한다.

辨證이란 四診(望・聞・問・切)으로 수집한 자료와 증상, 체질 등을 분석하고 결합하여 질병의 원인・성질・부위 및 邪正관계를 辨淸하고 모종 성질의 증을 개괄하고 판단한다. 論治는 施治라고도 하는데 변증의 결과에 근거하여 상응하는 치료방법을 확정한다. 辨證은 치료를 결정하는 전제와 근거이고 논치는 질병을 치료하는 수단과 방법이다. 변증론치의 효과를 거쳐 변증론치의 정확 여부를 판단한다. 변증론치 과정은 질병을 인식하고 질병을 해결하는 과정이다. 辨證과 論治는 질병을 진단하고 치료하는 과정 중에 서로의 관계를 나눌 수 없는 것으로 이론과 실천을 서로 결합한 체현이고 理法方藥이 임상상의 구체적인 운용이며 한의학의 임상을 지도하는 기본원칙이다.

한의약학은 질병을 인식하고 치료하며 변병도 하고 변증도 한다. 辨證은 우선 證의 분변에 착안하고 후에 정확한 施治를 한다. 감기로 예를 들면 발열, 오한, 頭身疼痛 등의 증상은 병이 표에 있다고 하지만 발병원인과 기체의 반응성이 다르므로 항상 風寒感冒와 風熱感冒는 다른 증이다. 感冒에 표현된 證이 風寒에 속하는가 아니면 風熱에 속하는가를 똑똑히 변별해야만 辛溫解表하는가 辛凉解表하는 방법을 확정하고 적당한 치료를 할 수 있다. 이로부터 알 수 있듯이 변증론치는 담증이 있으면 담증을 치료하고 혈병이 있으면 혈병을 치료하며 열이 나면 열을 내리고 머리가 아프면 머리를 치료하며 다리가 아프면 다리를 고치는 국부 對 증 치료법과 구별될 뿐 아니라 主次와 단계를 나누지 않고 하나의 처방과 하나의 약으로 한가지 병을 치료하는 방법과 구별된다.

변증론치는 임상질병의 진단과 치료의 기본법칙이다. 이는 변증적으로 질병과 증의 관계에 대하여 하나의 병이 몇가지 다른 증을 내포하고 있는가를 볼 수 있으며 또 다른 병이 그 발전과정에서 동일한 증이 나타날 수 있다는 것을 나타낸다. 그러므로 임상치료시 변증론치 원칙하에 同病異治, 異病同治의 방법을 취하여 처리한다. 同病異治란 동일한 질병을 발병시간, 지역 및 환자의 반응성이 다르거나 상이한 발전단계에서 표현되는 증이 다르므로 치료방법도 다른 것을 말한다. 感冒를 예로 들면 발병한 계절이 다름에 따라 치료도 같지 않다. 더운 계절에 감기에 걸리면 暑濕邪氣를 받았으므로 치료할 때 일부 芳香化濁藥物로 치료를 하여 暑濕을 제거한다. 이렇게 기타 계절에 걸린 感冒를 치료하는 방법도 같지 않다. 또 痲疹을 실례로 들어보면 병변발전의 단계가 다르기 때문에 초기의 痲疹未透는 發表透疹한다. 중기에는 肺熱이 뚜렷하여 흔히 淸肺해야 한다. 후기에는 餘熱을 없애고 肺胃가 음의 상해를 받으므로 養陰淸熱를 위주로 한다. 서로 다른 질병이 자체 발전 과정 중에 서로 같은 病機가 나타나면 동일한 방법으로 치료할 수 있는데 이를 異病同治라 한다. 久痢脫肛와 子宮下垂 등은 병이 다르지만 中氣下陷證으로 표현되며 모두가 升提中氣하는 방법으로 치료할 수 있다. 이와 같이 治病은 병의 異同에 관계없이 病機의 차이를 보아야 한다. 서로 같은 病機는 기본적으로 동일한 치법을 사용할 수 있다. "證이 같으면 治도 같다. 證이 같지 않으면 治도 같지 않다(證同治亦同, 證異治亦異)."라고 했다. 실질로 證의 개념 중 病機가 내부에 있는 緣故도 포함한다. 이런 질병의 발전과정 중 같지 않는 질적모순을 같지 않는 방법으로 해결하는 법칙이고 변증론치의 정신이다.

4. 한의약학 기초이론의 주요내용

한의약학 기초이론은 인체의 생리, 병리, 병인, 및 질병의 예방과 치료의 원칙을 기본으로 한다. 그 내용은 음양오행, 장상, 기혈진액, 경락, 병인과 발병, 병기, 예방과 치료 등 7개 부분을 서술한다.

陰陽五行은 고대의 철학으로 유물과 변증의 관점을 갖고 있다. 한의약학은 이를 운용하여 인체의 구조, 생리, 병리를 밝히고 임상의 진단과 치료를 지도한다. 본서에서는 음양오행의 기본관념, 기본내용 및 한의약학에서의 응용을 소개한다.

臟象學說은 인체의 각 장부와 기관조직의 생리기능, 병리변화 및 그 상호관계를 연구하고, 장부 조직기관과 외계환경의 상호관계를 연구하며, 한의약학 이론체계의 중요한 부분이고 임상을 지도하는 각과의 변증론치를 하는 기초이론이다. 본장에서 五臟・六腑・奇恒之腑의 생리기능과 상호관계를 설명한다.

氣血津液은 氣·血·津液의 생성과 작용 및 그의 상호관계를 설명하고, 氣·血·津液은 장부 기능활동의 산물일 뿐 아니라 장부 기능활동의 기초물질이라는 것을 설명한다.

經絡學說은 인체 경락계통의 생리기능, 병리변화 및 그의 관계와 장부 조직기관과 외계환경의 상호관계에 대한 학설이며 한의학 기초이론의 중요한 부분이다. 經絡은 인체의 表裏上下를 내통시키고 장부기관을 연락하며 기혈을 통행시키는 完整한 조직적인 계통이다. 본장에서는 12정락과 奇經8脈의 기본개념 분포走向과 交接규율 순행노선, 경락의 생리기능 및 병리 진단치료에서 경락학설의 운용을 설명한다.

病因과 發病에서는 각종 致病素因의 성질, 특징 및 그의 병증을 일으키는 임상표현을 설명한다. 또 질병의 발생은 인체내외 환경의 실조로 생긴다고 설명한다.

病機는 병리변화의 일반 규율을 正邪의 투쟁, 음양의 실조, 기혈의 失常, 內生五邪, 장부경락의 機能失常 등이다.

防治原則은 질병예방과 치료의 기본법칙이다. 예방을 강조하고 治未病을 주장하며 질병의 발생과 발전을 억제하는데 대하여 중요한 의의를 갖고 있다. 치료법은 治病求本, 扶正祛邪, 調整陰陽, 因人·因時·因地制宜 등 몇가지를 소개한다.

상술한 내용은 한의학 이론체계의 중요한 부분이며 이는 실천에서 가져온 실천을 지도하는 기본이론이며 한의학 임상 각과를 학습하는 기초이다. 때문에 확실하게 학습하고 실속있게 이해해야 한다.

한의약학을 공부하는데 명확한 학습목적이 있어야 한다. 즉 의약학의 유산을 계승발전시키고 새로운 의약학을 창립하여 보건사업에 더 훌륭히 수행하기 위해서이다. 한의학을 공부하려면 당연히 변증유물주의와 역사유물주의의 지도사상을 견지하고 기초이론의 중요성을 충분히 인식하며 이론과 실제를 연계시켜야 한다. 한의약학과 현대 의학은 서로 다른 이론체계이므로 학습과정 중 한의약학의 특징을 착실히 이해하여 현대 의약학의 과학지식에도 연계시켜야 한다. 또한 억지로 맞추지 말아야 하며 두가지 의약학의 이론체계를 서로 인정해야 한다. 그들을 대립시켜 명확하게 분석하지 않고 한 쪽만을 긍정하거나 한 면만을 부정하는 것은 과학적인 태도가 아니다.

제2장 陰陽五行

陰陽五行은 음양학설과 오행학설을 합한 것으로서 고대 사람들이 자연을 인식하고 자연을 해석하는 세계관과 방법론이고 고대의 유물론과 변증법이다. 음양학설에서 세계는 물질이고 물질세계는 陰陽 二氣의 상호작용하에서 발생하며 발전하고 변화하였다고 인정한다. 오행학설에서 木·火·土·金·水는 물질세계를 구성하는 가장 기본물질로서 이 5종의 기본물질간에 상호資生과 제약의 운동변화로 물질세계를 구성한다고 인정한다. 이런 관념은 고대 유물주의 철학에 대하여 매우 큰 영향을 주었으며 또 고대 자연과학의 유물주의세계관과 방법론의 기초이다.

고대 의약학자들은 장기간의 의료경험을 기초로 삼아 음양오행학설을 의약학 영역에 운용하고 인체의 생리기능과 병리변화를 설명하고 또 임상의 진단과 치료를 지도하는데 이용했으며 한의약학 이론체계의 중요한 부분이 되었다. 이는 한의학 이론체계의 형성과 발전에 대하여 매우 깊은 영향을 주었다. 그러나 사회·역사 조건의 제한으로 음양오행학설의 유물론과 변증법 사상은 고대 철학적 범주에 속하여 현대 과학적 유물변증법과 똑같게 볼 수 없다. 그래서 변증유물주의와 역사유물주의의 관점으로 장점은 취하고 단점은 버려 더욱 훌륭한 의학실천을 하도록 해야 한다.

1. 음양학설

陰陽은 고대철학의 대립되는 범주이다. 음양의 최초 含意는 아주 소박하여 일광을 향한 쪽을 陽이라 하고 해를 등진 쪽을 陰이라 했다. 후에 이것을 기후의 寒暖, 방위의 상하좌우내외, 운동상태의 躁動과 寧靜 등에 인용하여 넓혔다. 고대 사상가들은 모든 현상에는 正과 反 두가지가 있으며 陰陽이란 이 개념으로 자연계의 2종의 대립과 相互消長하는 물질세력을 해석하고 또 음양의 대립과 消長은 사물의 고유한 것이라고 인정했다. 《老子》는 다음과 같이 말했다. "만물은 陰을 짊어지고 陽을 끌어안고 있다(萬物負陰而抱陽)." 더 나아가 음양의 대립과 消長은 우주의 기본규율이라고 인식했다. 《易傳》에서 "음이 있으면 양이 있는 것은 도리이다(一陰一陽之謂道)."

라고 했다.

陰陽은 자연계 상호관계에 대한 사물과 현상의 대립 쌍방을 개괄했는데, 즉 대립과 통일의 개념을 포함한다. 음과 양은 상호대립하는 사물을 대표할 뿐 아니라 일개 사물 내부에 존재하고 있는 상호대립된 양면을 분석하는 데 쓴다. 그러므로 "음양은 이름만 있고 형태가 없다(陰陽者, 有名而無形 -《靈樞·陰陽系日月》)."라고 했다. "음양은 하나가 둘로 된 것이다(陰陽者, 一分爲二也 -《類經·陰陽類》)."라고 했다.

음양학설에서 세계는 물질성 정체이며 세계는 음양 二氣가 대립·통일된 결과라고 인정한다. 《素問·陰陽應象大論》에서 "淸陽을 天이라 하고 濁陰을 地라 하여 地氣가 오르는 것을 雲이라 하고 天氣가 내려오는 것을 雨라 한다(淸陽爲天, 濁陰爲地 : 地氣上爲雲, 天氣下爲雨)."라고 했다. 우주간의 어떤 사물이든지 모두 음과 양으로 상호대립하는 양면이 있다. 대낮과 밤중, 기후의 晴朗과 陰雨, 무더움과 한냉, 운동상태의 躁動과 정지 등이다. 음과 양의 대립과 통일의 모순운동이 우주간의 모든 사물 내부에 고유하고 있어 우주간의 모든 사물은 발생·발전·변화하며 모두 음과 양의 대립과 통일의 모순운동의 결과이다. 《素問·陰陽應象大論》에서는 "음양은 천지의 도리이고, 만물의 강기이며, 변화의 부모이고, 생살의 본시이며, 신명의 부이다(陰陽者 天地之道也, 萬物之綱紀, 變化之父母, 生殺之本始, 神明之府也)."라고 했다. 神明도 물질세계의 변화는 무궁하다는 뜻이다.

음과 양은 상호대립과 상호관계되는 사물의 속성을 대표한다. 《素問·陰陽應象大論》에서 "천지는 만물의 상하이고, 음양은 혈기의 남녀이며, 좌우는 음양의 도로이고, 수화는 음양의 징조이며, 음양은 만물의 능시이다(天地者 萬物之上下也, 陰陽者 血氣之男女也, 左右者 陰陽之道路也, 水火者 陰陽之徵兆也, 陰陽者, 萬物之能始也)."라고 했다. 일반적으로 극렬한 운동·외향적 상승·온열·밝음 등은 모두 양에 속하고, 정지·內守·하강·한랭·晦暗 등은 모두 음에 속한다. 천지로 말하면 "천은 양이고 지는 음이다(天爲陽, 地爲陰)." 天氣는 가볍고 맑으므로 양에 속하고 地氣는 무겁고 흐려 음에 속한다. 水火로 말하면 "수는 음이고 화는 양이다(水爲陰, 火爲陰)." 水性은 寒하고 潤下하여 음에 속하고 火性은 열이 있고 炎上하여 양에 속한다. 動靜으로 말하면 "정은 음이고 동은 양이다(靜者爲陰, 動者爲陽)." 음은 주로 정지되어 있어 相對靜止의 사물은 음에 속하고 양은 주로 움직이며 극렬한 운동을 하는 사물은 양에 속한다. 물질의 운동변화로 말하면 "양은 기로 변하고 음은 형을 이룬다(陽化氣, 陰成形)." 즉 어떤 물질에 蒸騰氣化의 운동상태가 나타날 때에는 양의 효능에 속하고 凝聚되어 형태를 이루는 상태가 되면 음의 효능에 속한다. 음과 양의 상대속성을 의학약 영역에 도입시켰다. 즉 인체에 대해 推動·溫煦·興奮 등의 작용을 하는 물질과 기능은 다 양에 속하고 인체에 대하여 凝聚·滋潤·억제 등의 작용을 하는 물질과 기능은 다 음에 속한다.

어떤 사물이든지 모두 음양의 속성으로 구분할 수 있지만 음양으로 사물의 속성을 구분할 때 반드시 상호 관련된 한 쌍의 사물이나 한 개 사물의 양면이여야만 실제적 의의가 있다는 것을 제시한다. 만약 양자가 상호 관련되지 않고 통일체의 대립 쌍방이 아니면 음양으로 그의 상대속성 및 그 상호관계를 구분할 수 없으며 또 실제 의의가 없다.

사물의 음양속성은 절대적이 아니라 상대적이다. 이런 상대성은 한 면으로는 일정한 조건하에서 음양 사이에 相互轉化로 표현될 수 있는데, 즉 음이 양으로 전화되고 양이 음으로 전화되며 다른 한면으로는 사물이 무한한 可分性을 나타낸다. 즉《類經·陰陽類》는 "음양은 하나가 둘로 된다(陰陽者, 一分爲二也)."라고 했다. 낮은 양이고 밤은 음이다. 상오와 하오를 상대적으로 말하면 상오는 양중의 양이고 하오는 양중의 음이다. 前半夜와 下半夜를 상대적으로 말하면 전반야는 음중의 음이고 後半夜는 음중의 양이다. 그러므로 음양 가운데도 다시 음양을 나눌 수 있다.

우주간의 어떤 사물이든지 모두 음과 양의 두가지로 개괄하는데 그 어떤 사물의 내부는 또 음과 양의 양면으로 나눌 수 있다. 또 매 사물 중의 음이나 양의 어느 한 면을 다시 음과 양으로 나눌 수 있으면 이런 사물은 상호대립되기도 하고 또 상호연계되며 이런 현상은 자연계에 무궁무진하다. 그러므로《素問·陰陽離合論》에서 "음양은 수하면 십으로 될 수 있지만 추하면 백으로 될 수 있고 수하면 천으로 될 수 있지만 추하면 만으로 될 수 있다. 만이라는 큰 숫자로도 수를 초과할 수 없지만 여전이 하나이다(陰陽者 數之可十, 推之可百, 數之可千, 推之可萬, 萬之大不可勝數, 然其要一也)."라고 했다.

1) 음양학설의 기본내용

(1) 음양의 대립과 제약

음양학설은 자연계의 모든 사물이나 현상에는 상호대립되는 음양의 양면이 존재하고 있다고 인정한다. 예를 들면 상과 하, 좌와 우, 천과 지, 동과 정, 승과 강, 주와 야, 명과 암, 한과 열, 수와 화 등이다. 음양은 대립도 되고 통일도 된다. 통일은 대립의 결과이다. 바꾸어 말하면 대립은 서로 상반된 일면이고, 통일은 이 두가지가 서로 이룩한 것이다. 대립이 없으면 통일이 없고, 상반이 없으면 相成이 없다. 음양의 양면은 상호대립되는데 그들간에 상호제약하고 相互消長한다. 음과 양이 상호제약하고 相互消長하는 결과로 통일하며 動態균형을 얻는데 이를 陰平陽秘라 한다. 예를 들면 봄·여름·가을·겨울 4계절에 溫·熱·冷·寒의 기후변화가 있다. 봄과 여름이 溫熱한 것은 봄과 여름의 온열한 기가 상승하여 가을과 겨울의 寒冷한 기를 억제했기 때문이고, 가을과 겨울이 한냉한 것은 가을과 겨울의 음기가 상승하여 봄과 여름의 온열를 억제한 결과이다. 이는 자연계의 음양이 상호제약하고 相互消長한 결과이다. 그러므로 "동지를 지나 45일이면 양기가 좀 올라가고, 하지를 지나 45일이면 음기가 좀 올라가는데 음기가 좀 올라가면 양기가 좀 내려온다(是故冬至四十五日, 陽氣微上 陰氣微下 ; 夏至四十五日, 陰氣微上, 陽氣微下 -《素問·脈要精微論》).”라고 했다. 45일은 동지로부터 입춘까지, 하지로부터 입추까지의 45일을 말한다. 동지가 되면 양기가 생기는데 동지부터 입춘까지 기간에 양기가 점차 상승하고 음기가 점차 하강한다. 하지가 되면 양기가 가장 강하고 음기가 伏藏한다. 하지에 음기가 생기는데 하지부터 입추까지 음기가 점차 상승하고 양기가 점차 하강하다가 동지가 되면 음기가 가장 강하고 양기가 伏藏한다. 이렇게 순환하며 이것이 해마다 반복된다.

음양의 상호제약의 과정도 相互消長하는 과정이다. 消長이 없으면 제약도 없다. “동극자는 정으로 진정시키고, 음항자는 양으로 이길 수 있다(動極者鎭之以靜, 陰亢者勝之以陽 -《類經附翼·醫易》).”라고 했다. 이는 동과 정, 음과 양의 상호제약과 相互消長의 관계를 설명한다. 사람의 기체가 정상적인 생명활동을 할 수 있는 것은 음과 양이 상호제약하고 相互消長하여 動態均衡한 결과이다. 음과 양 사이에 상호제약하고 相互消長하기만 하면 사물은 발전변화하고 자연계는 생기가 끊임없이 돈다. “적양은 천이고 적음은 지이다. 음은 정하고 양은 조하며, 양은 생하고 음은 장하며, 양은 살하고 음은 장한다. 양은 기로 변하고 음은 형을 이룬다(積陽爲天, 積陰爲地. 陰靜陽躁, 陽生陰長, 陽殺陰藏, 陽化氣, 陰成形 -《素問·陰陽應象大論》).”라고 했다. 양은 주로 剛躁하고 음은 柔靜하다. 動과 靜이 상호제약하고 相互消長하면 사물의 정상운동을 산생시킨다. 양은 주로 萌動하고 음은 주로 성장하며 양은 주로 生發하고 음은 주로 收藏하며 양은 기로 化하며 음은 形을 이룰 수 있다. 음양의 상호제약과 相互消長은 사물이 부단히 협조하고 균형상태를 유지해 준다. 즉,음양을 조화시켜야 생물은 생장되어 收藏될 수 있고 생장하여 壯老한다. 만일 음양의 통일체에 음양의 대립과 消長이 없으면 제약과 통일이 있을 수 없다. 제약과 통일이 없으면 음양의 대립운동도 중지되며 사물은 소실된다. 어떤 사물이든지 상호대립되고 있는 한 면은 언제나 消長하는 다른 한 면을 거쳐 제약하는 작용을 한다. 인체가 정상적인 생리상태에서는 음양 두개의 대립되는 면이 있고, 평정하게 상관되지 않는 한 개의 통일체 중에 같이 있는 것이 아니라 상호제약하고 相互消長하는 상태에 있다. 소위 陰平陽秘(《素問·生氣通天論》)도 음양이 대립제약과 消長하는 상태에서 動態平衡을 유지한다. 만일 이런 動態平衡이 파괴되면 질병이 생긴다. 《素問·陰陽應象大論》에서 “음이 이기면 양병이 생기고, 양이 이기면 음병이 생긴다(陰勝則陽病, 陽勝則陰病).”라고 했다. 이는 음양의 제약과 消長失調는 질병을 발생시킨다는 것을 의미한다.

(2) 음양의 호근호용(互根互用)

음과 양은 대립의 통일이다. 양자는 상호대립도 하고 상호의존도 한다. 어느 한 면이 다른 한 면을 이탈하여 단독으로는 존재하지 못한다. 상이 양이면 하는 음이다. 상이 없으면 하도 없다. 하가 없으면 상도 없다. 좌가 양이면 우는 음이다. 좌가 없으면 우도 없고 우가 없으면 좌도 없다. 열이 양이면 한은 음이다. 열이 없으면 한도 없고 한이 없으면 열도 없다는 등이다. 그러므로 양은 음에 존재하고 음은 양에 존재한다. 각 면은 모두 상대되는 다른 한 면의 존재를 자기의 존재조건으로 삼는다. 《醫貫砭 · 陰陽論》에서 "음양은 각자가 서로 상대방을 근으로 삼는다. 양은 음을 근으로 삼고 음은 양을 근으로 삼는다. 양이 없으면 음도 생기지 못하고 음이 없으면 양도 화하지 못한다(陰陽又各互爲其根, 陽根於陰, 陰根於陽 ; 無陽則陰無以生, 無陰則陽無以化)."라고 말했다. 음양 사이의 이런 상호의존하는 관계를 음양의 互根互用이라 한다.

음과 양 사이의 互根互用은 상대물질 사이의 상호 의존관계를 나타낸다. 인체의 조성과 인체 생명활동을 유지하는 가장 근본물질인 기와 혈의 관계를 보면 기는 양에 속하고 혈은 음에 속한다. 기는 혈의 帥이고 혈은 기의 舍이다. 양자는 互根互用한다. 동시에 기체의 대립기능 사이의 상호 의존관계도 나타낸다. 예를 들면 인체의 본질적인 생리기능은 흥분과 억제이다. 흥분은 양에 속하고 억제는 음에 속한다. 흥분이 없으면 억제가 없고 억제가 없으면 흥분이 없다. 양자 사이에도 互根互用한다. 또 물질과 기능 사이의 상호 존재관계도 나타낸다. 물질은 음에 속하고 기능은 양에 속하는데 기능은 물질운동의 결과이다. 모든 만물은 운동하지 않는 것이 없다. 기능이 없는 물질과 물질운동의 기능이 없는 것은 존재하지 않으며 양자 사이에 互根互用 관계가 존재한다. 《素問 · 陰陽應象大論》에서는 "음이 내에 있으면 양은 수하고 양이 외에 있으면 음이 사한다(陰在內, 陽之守也, 陽有外 陰之使也)."라고 했다. 즉 음양의 互根互用 이론으로 기체의 물질과 물질 사이, 기능과 기능 사이, 기능과 물질 사이의 상호의존하는 관계를 고도로 개괄하였다.

양은 음에 의지하여 존재하고 음도 양에 의지하여 존재한다. 음이 없으면 양을 말할 수 없고 양이 없어도 음을 말할 수 없다. 만일 그 어떤 원인으로 음과 양 사이에 互根互用의 관계가 파괴되면 "음이 고립되어 생기지 않고 양이 독립되어 자라지 않는다(孤陰不生, 獨陽不長)."라는 현상이 초래된다. 즉 다시 말하면 기체의 물질과 물질, 기능과 기능, 기능과 물질 사이의 互根互用의 관계과 失常되면 기체의 끊임없이 생기던 氣도 파괴를 당하며 심하면 "음양이 떨어지고 정기가 끊어진다(陰陽離決, 精氣乃絶)."하여 죽게 된다.

이외에도 음양의 互根互用은 음양轉化의 내재적 근거이다. 이는 음양이 관계가 있는 사물의 대립된 쌍방을 가르키거나 한 개 사물 내부의 대립된 쌍방을 가르키므로 음과 양은 일정한 조건 하에서 각자는 자기와 상반되는 면으로 轉化한다. 만일 음과 양 사이에 互根互用 관계가 존재하지 않으면 음과 양 사이에 한 개 통일체 중에 있지 않는 다른 것을 말한다. 이렇게 되면 상호전화하는 관계가 발생할 수 없다.

(3) 음양의 소장평형(消長平衡)

음과 양 사이에 대립제약의 互根互用은 정지와 불변의 상태에 있는 것이 아니라 시종 부단한 운동변화를 한다고 하여 消長平衡이라 한다. 消長平衡이란 음과 양의 평형이고 정지한 것이나 절대적인 것 사이의 평형이 아니다. 일정한 한도와 일정한 시간내의 陰消陽長과 陽消陰長 사이에는 상대적 평형이 유지되어 있다.

음양의 消長平衡에서 사물의 운동은 절대적이고 정지는 상대적이며 消長은 절대적이고 平衡은 상대적이라는 규율에 부합된다. 다시 말하면 절대적 운동 가운데 상대적 정지가 포함되어 있고 상대적 정지 가운데 절대적 운동이 숨어 있으며 절대적 消長 가운데 상대적 평형이 유지되고 상대적 평형 가운데 절대적 消長도 존재하고 있다. 사물은 절대적 운동과 상대적 정지, 절대적 消長과 상대적 평형 가운데서 끊임없이 생기고 변하며 발생되고 발전한다.

4계절의 기후변화로 말하면 겨울로부터 봄, 여름으로 감에 따라 기후는 한냉으로부터 점차 따뜻해졌다가 무더워지는 陰消陽長의 과정이다. 여름으로부터 가을, 겨울로 가면서 무더움이 점차 서늘했다가 추워지는 陽消陰長의 과정이다. 4계절 기후의 변천과 寒暑의 변화는 실제로 음양의 消長과정을 반영한다. 그 가운데 陰消陽長, 陰長陽消의 다른 현상이 있지만 일년을 총체적으로 말하면 상대적인 動態平衡이다.

인체의 생리기능으로 말하면 낮에는 양이 성하여 기체의 생리기능은 흥분을 위주로 하고 밤에는 음이 성하여 기체의 생리기능은 억제를 위주로 한다. 자정에 양이 생기고 정오에는 양기가 융성하여 기체의 생리기능은 억제로부터 점차 흥분으로 전향하는 陰消陽長의 과정이다. 정오부터 일몰까지 양기는 점차 쇠해지고 음기가 성해져 기체의 생리기능도 흥분으로부터 억제로 전향하는 陽消陰長의 과정이다. 그러므로 음양의 消長平衡은 절대적·정지적 균형상태가 아니라 상대적·동태적평형이다.

음양의 消長은 비록 절대적이고 평형은 비록 상대적이지만 상대평형의 중요성과 필요성을 무시할 수 없다. 끊임없는 消長과 평형이 있어야만 사물의 정상적인 발전을 推動하고 인체도 정상적인 생명활동을 유지할 수 있다. 만일 陰消陽長만 있고 陽消陰長이 없거나, 陽消陰長만 있고 陰消陽長이 없으면, 즉 음양의 상대적 평형을 파괴하면 음이나 양만이 성하거나 쇠하여 음양의 消長失調를 초래하게 되어 인체는 병리상태가 된다. 그러므로《素問·陰陽應象大論》에서 "음이 이기면 양병이 되고 양이 이기면 음병이 생기며 양이 이기면 열이 생기고 음이 이기면 한이 생긴다(陰勝則陽病, 陽勝則陰病 : 陽勝則熱, 陰勝則寒)."라고 했다.

(4) 음양의 상호전화(相互轉化)

음양의 轉化는 음양의 대립된 쌍방이 일정한 조건하에서 각자가 그와 상반되는 방향으로 轉化하는 것을 가르킨다. 즉 음이 양으로 轉化될 수 있고 양도 음으로 轉化될 수 있다. 음양의 相互轉化는 일반적으로 사물변화의 物極단계에서 나타난다. 즉 物極必反이다. 만일 陰陽消長이 하나의 양의 변화과정이면 陰陽轉化는 양의 변화의 기초 위에서 질의 변화이다. 음양의 전화는 돌변을 일으킬 수 있지만 대개 양의 변화가 질의 변화로 되는 발전과정이다.

음양에서 대립한 쌍방이 相互轉化 할 수 있는 것은 대립되는 쌍방이 그의 대립으로 轉化하는 素因이 이미 상호간에 의지하고 있기 때문이다. "물질은 변화로부터 생기고 물질의 극은 변화되고 변화는 서로 박해지고 성패도 그것 때문이다… 성패는 서로 의존하여 생기고 동하며, 동하여 달라졌으면 변해서이다(夫物之生從於化. 物之極由乎變, 變化之相薄. 成敗之所由也… 成敗倚伏生乎動, 動而不已則變作矣. -《素問・六微旨大論》)."라고 했다. 성패가 서로 의존하는 것은 새로운 사물이 생길 때 이미 패망의 素因이 있다. 舊事物이 패망할 때도 새로운 사물이 산생되는 素因을 갖고 있다. 舊事物이 발전하는 것이 곧 變의 과정이다. 새로운 사물의 생산도 化의 과정이므로 "물생은 화이고 물극은 변이다(物生謂之化, 物極謂之變 -《素問・天元紀大論》)."라고 했다.

음양의 轉化는 반드시 일정한 조건을 구비해야 한다. "4시는 변하고 한과 서의 승리에서 음이 중하면 반드시 양이 되고 양이 중하면 반드시 음이 된다. 고로 음은 한이 주이고 양은 열이 주이다. 한이 심해지면 열이 되고 열이 심해지면 한이 된다. 그래서 한이 열을 생하고 열이 한을 생하며 이렇게 음과 양이 변한다(四時之變, 寒暑之勝. 重陰必陽, 重陽必陰. 故陰主寒, 陽主熱. 故寒甚則熱, 熱甚則寒. 故曰 : 寒生熱, 熱生寒, 此陰陽之變也 -《靈樞・論疾診尺》)."라고 했다. "음이 중하면 반드시 양이 생기고 양이 중하면 꼭 음이 생긴다. 한이 극하면 열을 생하고 열이 극하면 한을 생한다(重陰必陽, 重陽必陰, 寒極生熱, 熱極生寒 -《素問・陰陽應象大論》)."라고 했다. 여기에서의 重과 極은 轉化를 촉진하는 조건이다. 음이 重이란 조건이 있어야 양으로 轉化될 수 있고, 양은 重이란 조건이 있어야 음으로 轉化될 수 있다. 寒은 極의 조건하에서 熱의 방향으로 전화된다. 여기서 조건은 중요하며 일정한 조건이 없이는 轉化할 수 없다.

4계절의 기후변천을 보면 春溫으로부터 夏熱의 極點으로 발전하는데 이는 寒冷으로 전화하는 기점이다. 秋凉이 冬寒의 극점으로 발전하는데 이는 溫熱로 점차 轉化하는 기점이다. 밤과 낮의 更迭과 자연계의 雲雨 변화도 이러하다. 《素問・六微旨大論》에서 "올라간 다음에는 내려오고 내려온 것은 천기이고, 내려오면 올라가고 올라간 것은 지기이다. 천기가 내려오고 기는 지에서 흐르며, 지기가 위로 올라가면 기는 천에서 오른다(升已而降, 降者謂天 : 降已而升 升者謂地. 天氣下降, 氣流於地. 地氣上升, 氣騰於天)."라고 했다. 즉 천지의 기가 승강하는 것으로 음양의 轉化를 설명한 것이다.

생리를 보면 억제와 흥분의 相互轉化도 이와 같다. 질병의 발전과정 중 양이 음으로 轉化되고 음이 양으로 변화되는 것은 흔히 볼 수 있다. 예를 들면 어떤 급성 溫熱病은 열독이 極重하여 기체의 원기를 크게 소모・손상시켜 계속되는 고열의 상태에서 돌연적으로 체온이 내려가고 낯빛이 창백하며 사지가 차가워지고 맥이 약하며 식욕이 떨어지는 등의 양기가 暴脫하는 急象이 나타나는데 이런 병증변화는 양증이 음증으로 전화하는데 속한다. 이 때 만약 제 때에 구급처리가 되면 四肢가 따뜻해지고 色脈이 和하며 양기가 회복되고 病情도 좋은 轉機가 나타날 수 있다. 다른 예를 들면 寒飮中阻 환자는 원래 음증이다. 그러나 그 어떤 원인으로 寒飮이 열로 될 수 있는데 이는 음증이 양증으로 전화된 것이다. 변증유물론의 관점으로 볼 때 음양의 相互轉化는 조건이 있어야 한다. 위에서 말한 두 가지 병례 중에서 첫 번째 예는 열독이 極重하여 양기가 진액에 따라 외부로 새어나와 亡脫된 것이고 두 번째 예는 寒飮이 열로 되어 음양 상호 전화의 조건을 만든 것이다.

상술한 것을 종합하면 음과 양은 사물의 상대속성이다 그러므로 무한한 可分性을 갖고 있다. 음양의 대립제약, 互根互用, 消長平衡과 相互轉化 등은 음양의 상호관계가 고립되고 정지·불변하는 것이 아니고 그들간은 상호연계, 상호영향, 相反相成한다는 것을 설명한다. 이런 가장 기본적 관점을 이해하면 음양학설의 적용에 대한 한의학을 깊이 이해하는 것은 비교적 쉬운 것이다.

2) 한의약학에서의 음양학설의 응용

음양학설은 한의약학 이론체계의 각 방면에 이용되었으며 인체의 조직구조와 생리기능, 질병의 발생과 발전규율을 설명하고 임상진단과 치료를 지도한다.

(1) 인체의 조직구조

음양대립통일의 관점에 근거하여 인체는 有機整體이며 인체내부는 음양대립통일의 관계로 충만되였다. 그러므로 "인생은 形이 있고 음양을 떠날 수 없다(人生有形, 不離陰陽 -《素問·寶命全形論》)."라고 했다. 인체의 모든 조직구조는 유기적 관계가 있으며 상호대립되는 음양으로 나눌 수도 있다. "사람의 음양은 밖을 양이라 하고 안을 음으로 한다. 신체의 음양에서 背는 양이고 腹은 음이다. 인체 장부에서 臟은 음이고 腑는 양이다. 肝·心·脾·肺·腎은 모두 음이고 膽·胃·대장·소장·방광·삼초는 양이다(夫言人之陰陽, 則外爲陽, 內爲陰. 言人身之陰陽, 則背爲陽, 腹爲陰. 言人身之臟腑中陰陽, 則臟者爲陰, 腑者爲陽. 肝,心,脾,肺,腎五臟皆爲陰, 膽,胃,大腸,小腸,膀胱,三焦六腑皆爲陽 -《素問·金匱眞言論》)."라고 했다.

인체 장부조직의 음양속성은 상부는 양이고 하부는 음이며 체표는 양에 속하고 체내는 음에 속한다. 背腹·四肢·內外側에서 背는 양에 속하고, 腹은 음에 속하며, 四肢外側은 양이고, 四肢內側은 음이다. 臟腑에서 五臟은 안에 있고 정기를 藏하여 瀉하지 않아 음이고, 六腑는 表에 속하여 물질을 전화시키고 藏하지 않아 양이다. 五臟 가운데 각 臟은 음양에 속해 있다. 즉 心과 肺는 상부(胸腔)에 있어 양이고, 肝·脾·腎은 하부(腹腔)에 있어 음에 속해 있다. 또한 매 장부를 구체적으로 말하면 음양의 구분이 있다. 즉 心에 心陰과 心陽이 있고, 腎에도 腎陰과 腎陽이 있다. "안에도 음양이 있고 밖에도 음양이 있다. 안에 있는 것으로 五臟은 음이고 六腑는 양이며, 밖에 있는 것으로 근골은 음이고 피부는 양이다(是故內有陰陽, 外亦有陰陽. 在內者, 五臟爲陰, 六腑爲陽 ; 在外者, 筋骨爲陰, 皮膚爲陽 -《靈樞·壽夭剛柔》)."라고 했다.

전체적으로 인체의 상하・내외・표리・전후 각 부분간・내장지간 등은 음양의 대립통일을 포함하지 않는 것이 없다.

(2) 인체의 생리기능

인체의 생리기능에 대하여 한의약학도 음양학설로 개괄적인 설명을 한다. 인체의 생명활동은 음양 양면이 대립통일의 협조관계를 유지한 결과이다. 기능과 물질에서 기능은 양에 속하고 물질은 음에 속하며 물질과 기능 사이의 관계는 이런 대립통일 관계의 체현이다. 인체의 생리활동은 물질을 기초로 하고 물질의 운동이 없으면 생리기능이 있을 수 없다. 생리활동의 결과는 부단히 물질의 신진대사를 촉진한다. 인체의 기능과 물질은 음양이 상호의존하고 相互消長하는 관계이다. 만약 음양이 서로 분리되어 작용하면 사람의 생명은 중지된다. 그러므로 "음평양비하면 정신이 치료되고 음과 양이 이결하면 정기는 없어진다(陰平陽秘, 精神乃治 : 陰陽離決, 精氣乃絶 -《素問・生氣通天論》)."라고 했다.

(3) 인체의 병리변화

인체의 내외・표리・상하 각 부분간, 그리고 기체의 물질과 물질, 기능과 기능, 기능과 물질 사이에는 그 상대적 음양의 협조관계가 항상 유지되어야 정상적인 생리활동을 유지할 수 있다. 음양의 상대적 협조는 건강의 표현이며, 질병의 발생과 그 병리과정은 그 어떤 원인으로 음양의 협조가 실조되어 생긴 현상이다.

음양은 互根互用하기도 하고 서로 제약・消長도 한다. 그러므로 음양의 실조는 음양을 偏盛偏衰시켜 질병이 발생한다. 그러나 질병의 발생・발전은 正氣와 邪氣에 관계된다. 正氣란 실제로 기체의 구조와 기능을 가리키는데 질병에 대한 인체의 저항력을 말한다. 邪氣란 각종 병을 일으키는 素因을 말한다. 正氣와 邪氣는 음양으로 그의 속성을 구분한다. 그들간의 상호작용・상호투쟁은 음양의 消長失調를 초래할 수 있다. 즉 偏盛偏衰가 생긴다. 正氣는 음양으로 나누는데 음액과 양기을 포함하고 사기는 陰邪와 陽邪로 나눈다. 즉 六淫致病素因 가운데 寒・濕을 陰邪라 하고, 風・暑・熱(火)・燥를 陽邪라 한다. 질병의 과정은 대개 邪正투쟁의 과정인데 그 결과 기체음양의 偏盛偏衰를 일으킨다. 때문에 질병의 병리변화가 아무리 복잡하더라도 모두 음양의 偏盛偏衰를 벗어날 수 없다.

① 陰陽偏勝 : 陰勝・陽勝을 말하는데 이는 음 혹은 양 중 어느 하나가 정상 수준보다 높은 병변에 속한다.《素問・陰陽應象大論》에서 "음이 이기면 양병이, 양이 이기면 음병이 생긴다. 양이 이기면 열이 나고, 음이 이기면 한이 생긴다(陰勝則陽病, 陽勝則陰病, 陽勝則熱, 陰勝則寒)."라고 했다.

가. 陽勝則熱, 陽勝則陰病 : 양이 이긴다는 것은 일반적으로 陽邪致病을 가르키는데 이는 양의 절대적 亢盛이다. 그러나 양이 長하면 음이 消되며 양이 偏勝하면 필연적으로 傷陰하게 되므로 양이 이기면 음병이 생긴다고 말한다. 陽勝則熱은 陽邪로 일으킨 질병의 성질을 말하는 것이다. 陽勝則陰病은 양이 이긴 病變은 필연적으로 인체의 陰液을 손상하는 것을 말한다.

나. 陰勝則寒, 陰勝則陽病 : 음이 이긴다는 것은 일반적으로 음사가 병을 일으키는데 이는 음의 절대적 偏盛을 가르킨다. 그러나 음이 長하면 양이 消하고 음이 偏勝하면 필연적으로 陽衰를 일으키므로 음이 이기면 양병을 일으킨다고 말한다. 陰勝則寒은 陰邪로 일으킨 질병의 성질을 말하는 것이고, 陰勝則陽病은 음이 이긴 病變은 필연적으로 인체의 양기를 손상시킨다는 것을 의미한다.

② 陰陽偏衰 : 陰虛와 陽虛한 것인데 음이나 양의 어느 하나가 정상 수준보다 낮은 病變에 속한다. 《素問·調經論》에서 "양허하면 외한이고 음허하면 내열이다(陽虛則外寒, 陰虛則內熱)." 라고 했다. 음양 動態平衡의 원리에 근거하여 음이나 양 어느 하나의 부족은 필연적으로 다른 하나의 상대적 亢盛을 초래하게 된다.

가. 陽虛則寒 : 양이 허하면 인체의 양기가 허손되고 음을 제약하지 못하여 음이 상대적으로 偏盛하여 寒象이 나타나므로 陽虛則寒이라고 한다.

나. 陰虛則熱 : 음이 허하면 인체의 음액이 부족되고 양을 제약하지 못하여 양이 상대적으로 偏亢하여 열상이 나타나므로 陰虛則熱이라고 한다.

상술한 것을 종합적으로 말하면 질병의 병리변화가 아무리 복잡다단하다 해도 모두 陰陽失調(偏勝偏衰)로 개괄하여 설명할 수 있다. "陽勝則熱, 陰勝則寒 : 陽虛則寒, 陰虛則熱"은 한의학의 病理總綱이다.

다. 陽損及陰, 陰損及陽, 陰陽俱損 : 陰陽互根의 원리에 근거하면 기체의 음이나 양 중 어느 하나의 허손이 일정한 정도에 이르면 필연적으로 상대방의 부족을 초래하게 된다. 양이 일정한 정도로 허할 때 양허로 化生陰液을 못하며 동시에 陰虛현상이 나타나는데 이를 "양이 허손하면 음에 미친다(陽損及陰)"고 한다. 마찬가지로 음이 일정한 정도로 허할 때 음허하여 양기를 생산시키지 못하고 동시에 陽虛현상을 나타내는데 이를 "음이 허손하면 양에 미친다(陰損及陽)고 한다. 陽損及陰이나 陰損及陽이나 최종에 가서는 陰陽俱損한다. 음양이 다 허한 것은 음양이 대립되어 수평의 평형상태가 아니고 양허에 기울어졌거나 음허에 기울어진 상태에 있다.

③ 陰陽의 轉化 : 인체의 陰陽失調로 나타난 병리현상에는 일정한 조건하에서 각자는 상반되는 방향으로 전화될 수 있다. 즉 양증이 음증으로 轉化될 수 있고 음증이 양증으로 전화될 수 있다. 그러므로 "寒이 重하면 熱하고 熱이 重하면 寒하다. 陰이 重하면 陽으로 되고 陽이 重하면 陰으로 된다(重寒則熱, 重熱則寒, 重陰必陽, 重陽必陰 - 《素問·陰陽應象大論》)."라고 했다.

④ 질병의 진단에 응용 : 질병이 발생하여 발전변화하는 내재적 원인은 陰陽失調에 있으므로

어떤 질병이든지 그의 임상표현이 아무리 복잡하고 千變萬化해도 모두 음이나 양으로 개괄하여 설명할 수 있다. 그러므로 "진단할 줄 아는 자는 면색을 관찰하고 맥을 잘 보아 먼저 음양을 분별해야 한다(善診者, 察色按脈, 先別陰陽 -《素問 · 陰陽應象大論》)."라고 했다.

辨證에서 陰 · 陽 · 表 · 裏 · 寒 · 熱 · 虛 · 實 등의 八綱이 있지만 八綱 가운데서도 음양을 總綱으로 하며 表 · 實 · 熱은 양에 속하고 裏 · 虛 · 寒은 음에 속한다. 임상변증 가운데 먼저 음양을 분별해야만 질병의 본질을 파악한다. 음양으로 전반적인 병증이 음증에 속한 것과 양증에 속한 것을 개괄하고, 작게는 四診 중에서 한개의 구체적인 脈證을 분석한다.

가. 색깔의 음양 : 색깔의 명암으로 병정의 음양속성을 변별할 수 있다. 색깔이 선명하면 양에 속하고 색깔이 어두우면 음에 속한다.

나. 聲息의 음양 : 呼吸氣息의 동태를 관찰하고 나타나는 음성을 듣고 病情의 음양속성을 구별한다. 목소리가 높고 우렁차며 말이 많고 떠드는 사람은 대개 實熱陽이다. 말소리가 낮고 무력하며 조용한 사람은 대개 虛寒陰이다. 호흡이 미약하면 대개 음증에 속하고, 호흡이 힘이 있으며 목소리가 높고 크면 대개 양증에 속한다.

다. 脈象으로 음양을 판별 : 부위에 의해 구분하고 寸을 양이라 하고 尺을 음으로 하며 맥동과정으로 나누어 至(起)者는 양이고 去(伏)者는 음이다. 至數으로 분별하며 數者는 양이고 遲者는 음이다. 형태로는 浮大洪滑은 양이고 沈小細澁은 음이다. 그러므로《素問 · 脈要精微論》에서 "미묘한 것이 맥에 있어 꼭 맥을 봐야 하고 맥을 보면 규칙이 있어 음양부터 분별해야 한다(微妙在脈, 不可不察, 察之有紀, 從陰陽始)."라고 했다.

전체적으로 보면 望 · 聞 · 問 · 切 등 四診은 무엇보다 음양의 분별이다. 음양의 속성을 알면 변증할 때 정확히 음양을 구별할 수 있다. 그러므로 "무릇 병을 진단하고 치료를 할 때 반드시 먼저 음양을 판단하고 의도에서의 강령이므로 음양은 그르치지 말고 치료에 어떤 차가 있는가를 알아야 한다. 의도가 번거롭다 하더라도 한마디로 가질 수 있는 자는 음양을 가지고 있다. 증에 음양이 있고 맥에 음양이 있으며 약에 음양이 있다… 음양을 명철하게 나누지 못하면 의시기 똑똑해도 적반 생각밖에 못한 것이다(凡診病施治, 必須先審陰陽, 乃爲醫道之綱領, 陰陽無謬, 治焉有差? 醫道雖繁, 而可以一言蔽之者, 曰陰陽而已. 故證有陰陽, 脈有陰陽, 藥有陰陽 … 設能明徹陰陽, 則醫理雖玄, 思過半矣 -《景岳全書 · 傳忠錄》)."라고 했다.

⑤ 疾病治療에 응용 : 질병의 발생과 발전의 근본원인은 음양의 실조이므로 음양을 조정하고 부족을 보충하며 남는 것은 배설하여 음양의 상대평형을 회복하는 것은 치료의 기본원칙이다. "음양의 소재를 조절하여 평형을 잡게 한다(謹察陰陽所在而調之, 以平爲期 -《素問 · 至眞要大論》)."라고 했다. 음양학설로 질병의 치료를 지도하는데 첫째로 치료원칙을 확정하고, 둘째는 약물의 성능을 귀납한다.

가. 陰陽偏勝의 치료원칙 : 음이나 양의 하나가 偏盛하여 나머지 증이 생긴다. 陽勝하면 陰

病이 생기고 陽勝하면 열이 나며 陽熱이 성하면 음액을 손상시킨다. 陰勝하면 陽病이 생기고 陰勝하면 한하며 陰寒이 성하면 쉽게 양기를 손상시킨다. 그러므로 음양의 偏勝을 조정할 때는 상응되는 음이나 양의 偏衰현상이 존재하는가 하지않는가에 주의를 돌려야 한다. 만약 음이나 양이 偏勝하여 그와 상대되는 한면이 허손이 되었을 때는 損其有餘 방법을 쓴다. 만일 그에 상대되는 한쪽이 偏衰할 때 그의 부족을 겸해 돌보고 扶陽 또는 益陰하는 방법을 배합한다. 陽勝하면 열은 實熱證에 속하고 寒凉藥으로 양을 제약하며 한으로 열을 치료한다. 즉 熱者寒之한다. 陰勝하면 한은 寒實證에 속하고 溫熱藥으로 그의 음을 제약하여 열로 한을 치료한다. 즉 寒者熱之한다. 양자가 다 실증이므로 이런 치료원칙을 損其有餘, 즉 實者瀉之라고 한다.

나. 陰陽偏衰의 치료원칙 : 음이나 양의 하나가 부족한 것으로 음허 또는 양허한 것이다. 음허하면 양을 제약하지 못하여 陽亢者로 되고 虛熱證에 속한다. 일반적으로 寒凉藥으로 그 열을 직접 내리지 못하고 "많은 물을 주어 양광을 제약하는"(壯水之主, 以制陽光 -《素問·至眞要大論》) 방법을 사용해야 한다. 즉 滋陰壯水의 방법으로 陽亢火盛을 억제한다.《內經》은 이런 치료원칙을 陽病治陰(《素問·陰陽應象大論》)이라 한다. 만일 양허하여 음을 제약하지 못하면 陰盛者가 되고 虛寒證에 속한다. 辛溫發散藥으로 陰寒을 소산시키지 못하고 반드시 "익화를 원으로 하고 음예를 소실시키는(益火之源, 以消陰翳 -《素問·至眞要大論》)" 방법을 써야 한다. 즉 扶陽益火하는 방법으로 陰盛을 소퇴한다.《內經》에서는 이런 치료원칙을 陰病治陽(《素問·陰陽應象大論》)이라 한다. 陰陽偏衰의 치료에 대하여 張景岳은 陰陽互根의 원리에 근거하여 陰中求陽, 陽中求陰의 치료법을 제기했다. 그는 다음과 같이 말하였다. "보양할 줄 아는 자는 반드시 음 중에서 양을 구하고 양이 음의 도움을 받아 무궁하게 생화하며 : 보음할 줄 아는 자는 반드시 양 중에서 음을 구하고 음은 양의 도움을 받아 원천이 마르지 않는다(善補陽者, 必於陰中求陽, 則陽得陰助而生化無窮; 善補陰者, 必於陽中求陰, 則陰得陽升而泉源不竭 -《景岳全書, 新方八陳, 補略》)."라고 했다.

전체적으로 치료의 기본원칙은 여유가 있으면 瀉하고, 부족하면 補한다. 陽盛者는 瀉熱하고 陰盛者는 祛寒하며, 陽虛者는 扶陽하고 陰虛者는 補陰하여 陰陽偏勝, 偏衰의 이상현상을 평형협조의 정상상태로 다시 돌아가게 한다.

다. 약물의 성능을 歸納 : 음양을 질병치료에 써서 치료원칙을 확립하는데 쓸 뿐 아니라 약물의 성미기능을 개괄하는데 써서 임상용약을 지도하는 근거로 한다. 질병을 치료하려면 정확한 진단과 정확한 치료방법이 있어야 되며 동시에 약물의 성질도 잘 알아야 한다. 치료방법에 근거하여 약물이 선용되어야만 양호한 치료효과를 얻을 수 있다.

약물의 성능은 일반적으로 중요한 약물의 氣(性)味와 升降浮沈에 의해 결정되고 또 음양으로 귀납하여 설명한다.

ⓐ 藥性 : 寒·熱·溫·凉의 4개 약성이 있으며 이를 四氣라 한다. 그 중 寒凉은 음에 속하

고(凉은 寒 다음이다). 溫熱은 양에 속한다(溫은 熱 다음이다). 열증을 감경시키거나 소제시키는 약물은 일반적으로 寒性이나 凉性에 속한다. 예를 들면 黃芩·梔子 등이다. 반대로 寒證을 경감시키거나 소제시키는 약물은 일반적으로 溫性이나 熱性에 속한다. 예를 들면 附子·乾姜같은 것이다.

ⓑ 五味 : 辛·甘·酸·苦·鹹 등 5종이다. 어떤 약물은 淡味나 澁味를 갖고 있기 때문에 실제로 5종만이 아니다. 그러나 습관상 5종이라 한다. 그 가운데서 辛·甘·淡은 양에 속하고, 酸·苦·鹹은 음에 속한다. 《素問·至眞要大論》에서 "신감은 발산하여 양이고, 산고는 용설하여 음이며 함미도 용설하여 음이고, 담미는 삼설하여 양이다(辛甘發散爲陽, 酸苦涌泄爲陰, 鹹味涌泄爲陰, 淡味滲泄爲陽)."라고 했다.

ⓒ 升降浮沈 : 升이란 상승을 말하고, 降이란 하강을 말하며, 浮란 浮散을 말하고, 沈이란 重鎭하는 작용을 말한다. 대체로 升陽發表, 祛風散寒, 涌吐, 開竅 등 기능을 갖고 있는 약물은 대개 上行向外하고 그 성질은 升浮하며 升浮者는 대개 양이다. 瀉下, 淸熱, 利尿, 重鎭安神, 潛陽熄風, 消導積滯, 降逆, 收斂 등 기능이 있는 약물은 대개 下行向內 하여 그 성질이 모두 沈降하고 沈降者는 음이다.

전체적으로 질병치료는 병증음양의 偏勝偏衰에 근거하여 치료원칙을 확정한다. 재결합된 약물 성능의 음양속성은 상응한 약물을 선택하여 질병이 일으킨 음양실조 현상을 바로 잡음으로 질병을 잘 치료하는 목적에 도달된다.

2. 오행학설

五行이란 木·火·土·金·水 5종 물질의 운동이다. 고대인들은 장기간의 생활 속에서 木·火·土·金·水는 없어서는 안될 가장 기본물질이란 것을 인식하였다. 그래서 五行을 최초에는 五材라고 했다. 《左傳》에서 "천이 五材를 만들었고 백성들이 사용했는데 한가지도 없어서는 안된다(天生五材, 民幷用之, 廢一不可)."라고 했고, 《尙書》에서는 더욱 똑똑하게 "水火는 백성이 먹는 것이고, 金木은 백성이 즐겨 일하는 것이며, 土는 만물이 자라는 곳으로 사람에게 사용된다(水火者, 百姓之所飮食也 ; 金木者, 百姓之所興作也 ; 土者, 萬物之所資生, 是爲人用)."라고 했다. 오행학설에 의하면 五材의 기초 위에서 한층 더 세상의 모든 사물을 끌어 들였고, 모두 木·火·土·金·水 5종의 기본물질 사이에서 운동변화에 의해 생성되었다. 《國語·鄭語》에서 "우선 土를 왕으로 하고 金·木·水·火를 합쳐서 백물을 형성했다(故先王以土與 金, 木, 水 火雜, 以

成百物).”라고 했다. 동시에 五行의 生克관계로 모든 사물의 상호관계를 해석하여 어떤 사물이든지 모두 고립적이고 정지된 것이 아니라 부단히 相生과 相克하는 운동 가운데 협조와 평형을 유지한다고 인정하였다. 이것이 오행학설의 基本涵義이며 고대 유물변증관의 중요한 근거이다.

한의약학 이론체계의 그 형성과정 중 오행학설의 극히 심한 영향을 받아 음양학설과 마찬가지로 한의학의 독특한 이론체계의 한 부분으로 되였으며 역사적으로 한의약학의 발전에 깊은 영향을 주었다.

1) 오행학설의 기본내용

(1) 오행의 특성

五行의 특성은 고대인들이 장기간의 생활 가운데서 木·火·土·金·水 5종 물질에 대한 소박한 인식의 기초 위에 추상적인 것으로부터 점차 현상적 개념을 형성하고 각종 사물의 오행속성을 분석하고 사물 사이의 상호관계를 연구하는 기본법칙으로 된 것이다. 때문에 오행의 특성은 비록 木·火·土·金·水에서 왔지만 실제로는 木·火·土·金·水의 구체물질의 本身을 초월하였고, 또 더욱 광범한 涵義를 갖고 있다.

① 木의 특성 : 고대인들은 '木曰曲直'이라 했다. 曲直은 실제로 수목의 生長형태를 가르키는데 枝幹은 모두 曲直하고 위와 밖으로 향했으며 주위로 퍼졌기 때문에 生長, 升發, 條達舒暢 등 작용이나 성질을 가진 사물을 모두 木에 귀속시켰다.

② 火의 특성 : 고대인들은 '火曰炎上'이라고 했다. 炎上은 화가 溫熱하고 상승하는 특성을 갖고 있는 것을 가르키므로 溫熱, 升騰作用을 갖고 있는 사물을 모두 火에 귀속시켰다.

③ 土의 특성 : 고대인들은 “土는 곡식을 심고 거두는 일을 즐긴다(土愛稼穡).”라고 했다. 稼穡은 土에 곡식을 심고 수확하는 것을 말하므로 生化, 承載, 受納作用을 갖고 있는 사물을 모두 土에 귀속시켰다. 그래서 '土載四行', '萬物土中生, 萬物土中滅', '土爲萬物之母'라고 말한다.

④ 金의 특성 : 고대인들은 '金曰從革'이라고 한다. 從革이란 變革의 뜻이다. 淸潔, 肅降, 收斂작용을 갖고 있는 사물을 모두 金에 귀속시켰다.

⑤ 水의 특성 : 고대인들은 '水曰潤下'라고 했다. 水는 滋潤과 向下의 특성을 갖고 있는 것을 가르킨다. 寒涼, 滋潤, 向下運行하는 사물을 모두 水에 귀속시켰다.

(2) 사물의 오행속성 추연(推演)과 귀류(歸類)

오행학설은 五行의 특성으로 사물의 오행속성을 推演하고 歸類한 것이다. 그러므로 사물의 오행속성은 木·火·土·金·水의 本身과는 같지 않고 사물의 성질과 작용이 오행의 특성과 서로 유사 비교하여 얻어낸 사물의 오행속성에 어떤 사물이 木의 성질과 서로 유사하면 木에 귀속시키고 火의 특성과 서로 유사하면 火에 귀속시킨다. 그런 실례는 다음과 같다.

① **方位를 五行에 배속시킨다** : 동북에서 해가 뜨기 때문에 이는 木의 升發하는 특성과 서로 유사하여 木에 귀속시킨다. 남쪽은 炎熱하여 火의 炎上특성과 서로 유사하여 火에 귀속시킨다. 서쪽으로 해가 지는데 金의 肅降특성과 서로 유사하여 金에 귀속시킨다. 북방은 寒冷하여 水의 특성과 서로 유사하여 水에 귀속시킨다.
② **五臟을 五行에 배속시킨다** : 肝은 升하여 木에 귀속되고 心陽은 주로 溫煦하여 火에 귀속시키며 脾는 주로 운화하여 土에 귀속시키고 肺는 주로 降하여 金에 귀속시키며 腎은 주로 水를 처리하여 水에 귀속시킨다.

사물의 오행속성은 위에서 말한 방법으로 取象類似比喩할 수 있는 외에 또 간접적인 推演絡繹의 방법도 있다. 肝은 木에 속하며 肝主筋과 肝開竅於目으로 筋과 目은 木에 속한다. 心은 火에 속하여 脈과 舌은 火에 속한다. 脾는 土에 속하여 肉과 口는 土에 속한다. 肺는 金에 속하여 皮毛와 鼻는 金에 속한다. 腎은 水에 속하여 骨, 耳, 二陰은 水에 속한다.

이외에 오행학설은 동일한 오행속성에 속하는 사물은 모두 상관적 관계가 있다고 인정한다. 예를 들면 《素問·陰陽應象大論》에서 "동방이 風을 산생시키고 風이 木을 생기게 하며 木이 酸을 산생시키고 酸이 肝을 산생시키며 肝이 筋을 만든다(東方生風, 風生木, 木生酸, 酸生肝, 肝生筋)."라고 했다. 즉 방위가 東인 것과 자연계의 風·木 및 酸味의 물질은 모두 肝과 상관된다는 것이다. 때문에 어떤 사람은 오행학설은 사람과 자연환경 통일을 설명하는 기초라고도 한다. 자연계와 인체의 오행속성을 간단히 표로 표시하면 다음과 같다.

自然界							五行	人體						
五音	五味	五色	五化	五氣	五方	五季		五臟	六腑	五官	形體	情志	五聲	變動
角	酸	青	生	風	東	春	木	肝	膽	目	筋	怒	呼	握
徵	苦	赤	長	暑	南	夏	火	心	小腸	舌	脈	喜	笑	憂
宮	甘	黃	化	濕	中	長夏	土	脾	胃	口	肉	思	歌	噦
商	辛	白	收	燥	西	秋	金	肺	大腸	鼻	皮毛	悲	哭	咳
羽	鹹	黑	藏	寒	北	冬	水	腎	膀胱	耳	骨	恐	呻	慄

사물을 오행의 특성으로 분석·歸類·推演·絡繹하면 자연계의 千變萬化하는 사물을 木·火·土·金·水의 오행계통에 귀결할 수 있다. 인체에 대해서도 인체의 각종 조직과 기능은 五臟을

중심으로 하는 5개 생리·병리계통에 귀결시킬 수 있다.

(3) 오행의 생극승모(生克乘侮)

오행학설은 정지하고 독립된 것이 아니라 사물을 五行에 귀속시킨다. 동시에 五行 사이의 相生·相克관계로 사물간의 상호연계와 상호 협조평형의 정체성과 통일성을 탐색하고 설명한다. 동시에 오행간의 相乘相侮로도 사물간의 협조평형이 파괴된 후의 상호영향을 탐색하고 설명할 수 있는데 이것이 오행 生克乘侮의 중요한 의의이다.

① 生克과 制化 : 相生이란 한 개 사물이 다른 한 사물에 대해 촉진·조장·資生하는 작용을 갖고 있는 것을 말한다. 相克이란 한 개 사물이 다른 한 개 사물의 생장과 기능을 억제하고 제약하는 작용을 가리킨다. 相生과 相克은 오행학설 중 자연계의 정상현상으로 인정하며, 인체의 생리에 대해서도 정상적인 생리현상에 속한다고 인정한다. 그러므로 사물간에 相生과 相克의 연계가 존재하고 있어 자연계는 生態平衡을 유지하고 인체도 생리평형을 유지한다. 그래서 制則生化라고 한다.

五行相生의 차례는 木生火, 火生土, 土生金, 金生水, 水生木이다.
五行相克의 차례는 木克土, 土克水, 水克火, 火克金, 金克木이다.

이런 순서로 相生하거나 相克한다. 즉 環의 꼬리가 없고 끊임없이 生하여 사물간의 動態平衡은 유지된다. 《類經·圖翼》에서 "조화의 개념에는 무생이 있을 수 없고 무제하는 것이 있을 수 없다. 무생하면 발육될 수 없고 무제하면 항하여 해를 끼친다(造化之機, 不可無生, 亦不可無制. 無生則發育無由, 無制則亢而爲害)."라고 했다.

오행간에 相生과 相克의 관계가 존재하고 있어 오행 중의 어느 一行으로부터 말해도 모두 生我·我生하고 克我·我克의 4개의 관계가 존재하고 있다. 生我와 我生을 《難經》 중에 母와 子의 관계로 비유하였다. 生我者를 母로 하고 我生者를 子로 하였다. 그러므로 五行 중의 相生관계는 母子관계라고 할 수 있다. 만약 火를 예로 들면 木生火하여 生我者를 木으로 하고 火生土하여 我生者는 土이다. 이렇게 木을 火의 母로 하고 土를 火의 子로 한다. 木과 火는 母子이고 火와 土 역시 母子이다. 克我와 我克은 《內經》 중에 所不勝, 所勝이라고 했다. 즉 克我者는 所不勝이고, 我克者는 所勝이다. 火를 실례로 들면 火克金하여 我克者는 金이고, 水克火하여 克我者는 水이다. 生我와 我生은 비록 五行 중에 相生하지만 生 가운데 制가 있다. 만약 木의 生我가 水이면 木의 我生은 火이며 水는 또 火를 制한다. 克我와 我克은 비록 五行 중의 相克이지만 克 가운데 生이 있다. 만약 木의 克我가 金이면 木의 我克은 土이고, 土는 또 金을 生한다. 오행학설은 五行간의 매우 복잡한 관계로서 그 어떤 한 개 사물이 整體의 조절을 받아 그가 太過하거나 부족한 것을 방지하고 상대적 평형을 유지하는 것을 설명한다. 이로서 자연에 대해 기후의 正常變遷과 자연계의 生態平衡을 설명할 수 있다. 또한 인체에 대해 기체의 생리평형을 설명할 수 있다.

② 乘侮 : 五行간의 相乘, 相侮의 기본개념은 먼저《內經》에서 볼 수 있다. 오행간의 生克制化가 파괴된 후 비정상적인 相克현상이 출현하는 것을 가르킨다.

가. 相乘 : 乘은 강한 것이 약한 것을 누른다는 뜻이다. 五行 중의 相乘은 五行 중의 어느 一行이 被克된 一行에 대해 과하게 克하면 그로인해 일계열의 이상 상극반응이 일어나는 것을 가리킨다. 相乘을 일으키는 원인은 양면을 벗어날 수 없다. 하나는 五行 중의 그 어느 一行의 本身이 너무 강성하여 극제된 一行을 너무 극제하여 克된 一行의 허약을 촉진하여 五行간의 生克制化의 이상을 일으킨다. 예를 들면 木이 너무 강성하면 土의 부족이 조성되어 木乘土라 한다. 다른 하나는 오행 중의 그 어느 一行의 本身이 허약하여 그에 대해 克我하고 一行의 相克은 뚜렷하게 상대적으로 증강되어 그 本身이 더욱 쇠약해진다. 예를 들면 木의 본신이 강성하지 않아 土를 克制하는 역량이 정상범위이나 土 본신이 부족하여 木이 土를 克制하는 역량이 상대적으로 증강되어 土가 더욱 부족하게 된다. 이를 土虛木乘이라 한다.

나. 相侮 : 여기서 말하는 侮는 反侮를 가리킨다. 五行 중의 相侮은 五行 중의 그 어느 一行이 너무 강성하여 원래의 克我의 一行에 대하여 反侮을 진행한다. 그러므로 反侮를 反克이라도 한다. 예를 들면 木은 원래 金의 克을 받는다. 그러나 木이 특별히 강성할 때 金의 克制를 받지 않을 뿐 아니라 도리어 金에 대해 反侮(反克)을 진행하는데 이를 木侮金이라 한다. 이는 反侮가 생긴 일면이다. 다른 일면은 金 本身이 아주 허약하기 때문에 木에 대해 克制를 진행하지 못할 뿐아니라 도리어 木의 反侮를 받는다. 이를 金虛木侮라 한다.

相乘과 相侮는 모두 비정상적인 상극현상이다. 양자간에는 구별도 되고 또 관계도 된다. 相乘과 相侮의 중요한 구별은 다음과 같다. 전자는 오행의 相克 순서에 따라 너무 강한 克制를 발생하여 五行간의 生克制化의 이상이 형성된 것이고, 후자는 오행의 相克 순서와 반대 방향의 克制현상이 발생되어 五行간의 生克制化의 이상이 형성된 것이다. 양자간의 관계는 相乘이 발생될 때 동시에 相侮도 발생될 수 있고 相侮가 발생될 때 동시에 相乘도 발생될 수 있다. 만약 木이 너무 강할 때 土를 乘할 수도 있고 金을 侮할 수도 있다. 金이 허할 때 木의 反侮를 받을 수도 있고 火의 乘도 받을 수 있어 相克과 相侮간에 밀접한 관계가 존재한다.《素問·五運行大論》에서 "기의 여유가 있으면 자신을 제약하는 곳은 이길 수 있고 자기를 모하는 곳은 이기지 못한다. 기가 부족하면 자신이 이길 수 없는 곳은 모하여 승하고 자신이 이기는 곳은 경하게 모한다(氣有餘, 則制已所勝而侮所不勝; 其不及, 則已所不勝, 侮而乘之, 已所勝, 輕而侮之)."라고 했다. 이는 五行간의 相乘과 相侮 및 그 상호관계에 대하여 좋은 설명이다.

2) 한의학에서 오행학설의 응용

한의약학 중 오행학설의 응용은 五行의 특성으로 기체의 장부와 경락 등의 오행속성을 분석・연구하고, 五行간의 生克制化로서 기체의 장부와 경락 생리기능의 상호관계를 분석・연구하며, 五行간의 乘侮로서 병리상황하에서 상호영향을 설명한다. 동시에 임상을 지도하는 실제의의도 갖고 있다.

(1) 오장(五臟)의 생리기능 및 상호관계

① 五臟의 생리기능 : 五行은 내장을 五行에 나누어 귀속하고 五行의 특성으로 五臟의 생리기능을 설명한다. 木性은 曲할 수도 있고 直할 수도 있으며 枝葉이 條達하고 生發하는 특성이 있다. 肝은 條達을 좋아하고 抑郁을 싫어하며 疏泄 機能이 있어 肝은 木에 속한다. 火性은 溫熱하고 그 성질은 炎上한다. 心陽은 溫煦의 기능이 있어 心은 火에 속한다. 土性은 敦厚하여 만물을 生化하는 특성이 있다. 脾는 水穀을 운화하는 동시에 精微・營養을 五臟六腑와 四肢百骨에 수송하는 기능이 있고 기혈을 生化하는 원천이므로 脾는 土에 속한다. 金性은 淸肅・收斂한다. 肺는 淸肅하는 성질을 갖고 있다. 肺氣는 肅降으로 順한다하여 肺는 金에 속한다. 水性은 潤下, 寒潤, 下行, 閉藏하는 특성이 있다. 腎은 藏精, 主水 등 기능이 있어 腎은 水에 속한다. 오행학설은 인체의 장부조직을 분별하여 五行에 배속시켰으며 동시에 자연계의 五方, 五時, 五氣, 五味, 五色 등과 인체의 五臟, 六腑, 五體, 五官 등에 관계시켜 사람과 자연계 환경을 통일시켰다. 肝을 예로 들면 "東方에서 風이 生기고 風이 木을 生하며 木이 酸을 産生시키고 酸이 肝을 생하며 肝이 筋을 생한다… 肝은 目을 주관한다 (東方生風, 風生木, 木生酸, 酸生肝, 肝生筋… 肝主目 -《素問・陰陽應象大論》)."라고 했다. 이렇게 자연계의 東方・春季・風・酸 등을 五行의 木과 인체의 肝・근육・눈과 연계시켜 天人이 상응하는 整體관념을 표시했다.

② 五臟간의 상호관계 : 五臟의 기능활동은 고립된 것이 아니라 서로 연계되어 있다. 五臟의 오행귀속은 五臟의 기능특성을 설명했을 뿐 아니라 五行 生克制化의 이치을 운용하여 장부의 생리기능을 연계시켰다. 즉 五臟간에 相互資生의 관계가 있을 뿐 아니라 상호제약의 관계도 있다는 것을 설명한다.

가. 五臟 相互資生의 관계 : 肝이 心을 生하면 木生火이다. 만일 肝臟血이 심장을 도와 心이 脾를 生하면 火生土이다. 만일 心陽이 溫脾하여 脾가 肺를 生하면 木生火이다. "脾氣가 散精하여 肺에 상귀한다(脾氣散精, 上歸於肺)". 肺가 腎을 生하면 金生水이다. 만약 肺金이 淸肅 下行하여 腎水를 돕고 腎이 肝을 生하면 水生木이다. 腎臟精이 肝의 陰血을 자양하는 등이다. 이는 五行의 相生理論으로 五臟의 相互資生의 관계를 설명한 것이다.

나. 五臟의 相互制約하는 관계 : 《素問·五臟生成論》은 "心… 그의 主는 腎이다. 肺… 그의 主는 心이다. 脾… 그의 主는 肝이다. 腎… 그의 主는 脾이다(心… 其主腎也, 肺… 其主心也, 脾… 其主肝也, 胃… 其主脾也)."라고 했다. 여기서 말하는 主는 실제상 제약을 가리키고 相克이다. "극 가운데 생이 있다. 제약하면 생화한다(克中有生, 制則生化)." 그러므로 그를 主라고 한다. 《素問集注》에서 "心은 화를 주관하고 腎水의 제약을 받으며, 腎은 심장생화의 주이다(心主火, 而制於腎水, 是腎乃心臟生化之主)."라고 했다. 이와 유사하게 유추하면 肺는 金에 속하고 心火의 제약을 받아 心은 肺의 主이다. 脾는 土에 속하며 肝木의 제약을 받아 肝은 脾의 主이다. 腎은 水에 속하는데 脾土의 제약을 받아 脾는 腎의 主이다. 이것이 五行相克의 이론으로 五臟 상호제약의 관계를 설명한 것이다.

위의 서술을 종합하면 생리면에서 오행학설의 응용을 아래와 같은 세가지로 개괄할 수 있다.

첫째, 五臟을 五行에 배합시키고 자기 소속의 五體, 五官, 五志 등에 연계시킴으로써 기체의 각 부분을 연결시켰으며 五臟을 중심으로 한의약학의 생리·병리체계를 형성하고 인체의 정체관을 나타냈다.

둘째, 五行의 生克制化 규율에 근거하여 機體의 肝·心·脾·肺·腎 5개 계통간의 상호연계, 상호제약의 관계를 설명하고 인체는 한개의 完整한 유기체라는 기본관념을 한층 더 확립하였다.

셋째, 五臟을 중심으로 한 五行귀속으로 인체와 환경간의 상호관계의 통일성을 설명하였다.

전체적으로 오행학설을 생리에 응용한 것은 인체의 장부간 그리고 인체와 환경간의 상호연계된 통일성을 설명하는 데 있다.

(2) 오장병변(五臟病變)의 상호영향

오행학설은 생리에서 장부 사이의 상호관계를 설명하는데 응용될 뿐만 아니라 병리에서의 장부 사이의 상호영향을 설명하는데도 응용된다.

五臟生理의 상호연계는 병리에서도 필연적으로 상호영향을 준다. 본 장기의 병은 다른 장기에 전할 수 있고, 다른 장기의 병은 본 장기에 전해질 수 있다. 이런 병리의 상호영향을 傳變이라 한다. 오행학설로 五臟질병의 전변을 설명하면 상생관계의 傳變과 상극관계의 傳變으로 나눌 수 있다.

① 相生關係의 傳變 : 母病及子와 子病犯母가 있다.

가. 母病及子 : 질병의 傳變이 母臟으로부터 子臟으로 전변된 것을 말한다. 예를 들면 腎屬水하고 肝屬木하며 水生木하므로 腎은 母臟이고 肝은 子臟으로 腎病은 肝에 파급된다. 즉 母

病及子이다. 임상에서 흔히 볼수 있는 肝腎精血不足과 水不涵木은 모두 母病及子 범위에 속한다. 이는 먼저 腎精不足이 되고 후에 肝에 파급되어 肝血不足을 초래하며 더 나아가 肝腎精血不足이 형성된다. 먼저 腎水가 부족되면 肝木을 자양할 수 없어 肝腎陰虛하고 肝陽上亢한다. 이를 水不涵木이라 한다.

나. 子病犯母 또는 子盜母氣 : 질병의 傳變은 子臟으로부터 母臟에도 전급된다. 예를 들면 肝屬木, 心屬火, 木能生火하므로 肝을 母臟이라 하고 心을 子臟이라 하며 心病은 肝에 파급된다. 즉 子病犯母이며 또는 子盜母氣라고 한다. 임상에서 흔히 볼 수 있는 心肝血虛와 心肝火旺은 모두 子病犯母의 범위에 속한다. 이는 먼저 心血不足이 있고 후에 肝에 영향을 미쳐 肝血不足을 초래하여 心肝血虛가 형성된다. 먼저 心火가 왕성하고 후에 肝에 영향을 주어 肝火를 일으켜 心肝火旺을 형성한다.

② 相克關係의 傳變 : 相乘과 相侮(反侮)가 있다.

가. 相乘 : 相克이 너무 과한 병이다. 相克이 너무 과한 데는 두 가지가 있다. 한가지는 한면의 역량이 너무 강하여 被克된 면이 과분한 克伐을 받은 것이고 다른 한가지는 被克된 한면의 本身이 허약하여 對方의 克伐이 너무 과한 병리현상이 출현될 수도 있다. 예를 들면 木과 土의 상극관계를 보면 전자는 木乘土라 하고 후자는 土虛木乘이라 한다. 이 두 유형의 相克이 너무 과한 원인은 다르지만 그 결과는 한 면은 너무 과하고 다른 한면은 不及할 수 있다. 임상에서 흔히 肝氣橫逆犯胃, 犯脾하는데 이는 相乘하여 병을 일으키는 범주에 속한다.

나. 相侮 : 反侮라고도 한다. 즉 이것은 相克의 반대 방향으로 병이 일어난 것이다. 相侮를 형성하는데 두가지 정황이 있다. 하나는 한 면이 太盛하여 克己를 받지 말아야할 면이 克制될 뿐 아니라 克己할 면에 대해 反克을 진행한다. 다른 하나는 한 면이 허약하여 對方을 克制할 능력을 상실하여 도리어 被克을 받아 反克의 병리현상이 초래된다. 이 두가지 相侮의 원인은 비록 다르지만 그 결과는 모두 한 면이 부족하고 다른 한 면이 너무 과한 것이다. 예를 들면 金克木의 관계를 들면 肺屬金하고 肝屬木한다. 정상적인 생리에서 肺金의 肅降은 肝氣와 肝火의 상승 작용을 제약한다하여 金克木한다. 만약 肺金이 부족하거나 肝의 氣火上逆하는 상황에서는 左昇太過, 右降不及의 肝氣와 肝火가 犯肺하는 反克의 病理變化가 출현될 수 있다.

相乘과 相侮는 모두 相克의 이상으로 병을 일으킨다.《素問・五運行大論》에서 "기의 여유가 있으면 제기하는 쪽은 승하고 모하는 쪽은 불승한다. 기가 부족하면 자기가 이길 수 없는 곳은 모하며 승하고, 자기가 승하는 곳은 경하게 모한다(氣有餘, 則制己所勝而侮所不勝, 其不足, 則己所不勝, 侮而勝之, 己所勝, 輕而侮之)."라고 했다. 즉 相乘과 相侮에 대하여 개괄적으로 설명했다.

전체적으로 오행학설은 五臟 병변시 相互傳變은 모두 五行간의 生克乘侮의 규율로 설명할 수 있다고 인정한다. 또 相生규율대로 傳變할 때 母病及子의 病情은 경하다. 《難經經釋》에서 "병으로 생긴 기가 들어온다고 해도 쉽게 나간다(邪扶生氣而來, 雖進而易退)."라고 했다. 子病犯母 때의 病情은 비교적 중하다. 《難經經釋》에서 "자신이 받는 기는 그 힘이 한쪽으로 치우치고 또 상극하여 그 세력은 필연적으로 심하다(受我之氣者, 其力方旺, 還而相克, 來勢必甚)."라고 했다. 相克규율에 따라 傳變했을 때와 相乘했을 때의 병정은 沈重하다. 相侮 때의 병정은 좀 가볍다.

그러나 五臟간의 상호관계는 그들간의 생리기능의 상호영향, 상호작용, 상호배합하면서 협조평형을 하므로 사실상 五行간의 生克규율로 완전히 해석할 수 없다. 질병에서 受邪의 성질이 다르고 환자의 타고난 강약, 각개 질병 本身의 발생발전 규율의 차이로 질병이 있을 때 五臟傳變도 五行의 生克乘侮 규율에 따라 相傳하는 것이 아니다. 《素問·玉機眞臟論》에서 말한 것처럼 "갑자기 생긴 병은 전변하는 원칙에 따라 치료할 필요가 없거나 그의 전화가 있어도 전변순서대로 되지 않는다(然其卒發者, 不必治於傳, 或其傳化有不以次)."라는 논술이 있다. 《內經》을 볼 수 있는 시대에 이미 질병의 傳變은 五行의 生克乘侮 규율에 속박될 수 없으며 실제 정황에서 출발하여야 질병의 傳變규율을 진정으로 파악할 수 있고 유효하게 병의 예방과 치료를 할 수 있다고 인정했다. 漢代 張仲景의 《傷寒論》 중 六經傳變과 淸代 葉天士의 《溫熱論》 중에 衛氣營血傳變은 모두 임상 실제로부터 출발하여 광범한 임상실천 중에서 얻어낸 傳變규율이다.

(3) 진단과 치료에 응용

① 진단에 응용 : 인체는 有機整體로서 내장에 병이 있으면 체표에 반영된다. "속에 있는 모든 것은 반드시 밖에 형체가 나타난다(有諸內者, 必形諸外)."하여 "외변을 보면 내장을 알 수 있고 병을 알아 볼 수 있다(視其外應, 以知其內臟, 則知所病矣)."라고 했다(《靈樞·本臟》).

내장에 병이 있을 때 인체 내장의 기능활동 및 그 상호관계에는 이상 변화가 생기는데 이 때 체표에 상응한 조직기관에 色澤, 聲音, 形態, 脈象 등 각 방면에 이상변화가 나타나고 五臟과 五色, 五音, 五味 등 모두 五行에 귀속되어 있다. 이것이 진단하는데 오행학설의 응용이다. 그러므로 "상고시대부터 계절에 따라 색맥을 이해하여 신명을 통하고 金·木·水·火·土·四時·八風·六合을 합하면 일상적인 것을 떠나지 않게 되며 변화에 따라 이동하여 묘한 것을 관찰할 수 있다. 요점을 알려면 색맥을 보아야 한다(上古使僦貸季, 理色脈而通神明, 合之金, 木, 水, 火, 土, 四時, 八風, 六合, 不離其常, 變化相移, 以觀其妙, 欲知其要, 則色脈是矣 -《素問·移精變氣論》)."라고 했다. 때문에 질병을 임상 진단할 때 望·聞·問·切의 四診을 하여 얻은 재료를 종합하고 五行의 귀속과 生克乘侮의 변화규율에 근거하여 병정을 推斷할 수 있다. 《難經·六十一難》에서 말한 것처럼 "망진하려면 五色을 보아야 병을 알 수 있고, 문진하려면 五音을 들어야 병을 감별하며, 문진하려면 五味를 물어서 병이 있는 소재지를 알아야 하고, 맥을 짚어 알려면 촌구를 진단하고 허실을 보아 병을 알고 병이 어느 장부인가를 알아야 한다(望而

知之者, 望見其五色, 以知其病. 聞而知之者, 聞其五音, 以別其病. 問而知之者, 問其所欲五味, 以知其病所起所在也. 切脈而知之者, 診其寸口, 視其虛實, 以知其病, 病在何臟腑也)." 만약 얼굴이 靑色이고 신음식을 즐겨 먹으며 脈弦이면 肝病으로 진단하고, 얼굴이 赤色이고 입이 쓰며 脈象洪하면 心火亢盛으로 진단한다. 脾虛한 환자의 얼굴이 靑色이면 木來乘土한 것이고, 心臟病人의 얼굴이 黑色이면 水來克火한 것 등이다.

內臟 精氣의 華彩는 얼굴에 나타나므로 고대인들은 얼굴색을 중시하였다. "천에는 五氣가 있는데 사람은 코로 맡고 五臟에 저장하며 얼굴 위로 나타난다. 간청심적하고 脾는 황색이며 폐백신흑하고 五臟이 정상이면 장색이 주로 나타난다. 四時의 색이 다른데 봄은 청이고 여름은 적이며 가을은 백이고 겨울은 흑이며 장하사계에는 황색이 정상이다. 객이 승하면 주는 선하고 주가 승하면 객이 악해진다(天有五氣, 食人入鼻, 藏於五臟, 上華面頤. 肝靑心赤, 脾臟色黃, 肺白腎黑, 五臟之常, 臟色爲主, 時色爲客. 春靑夏赤, 秋白冬黑, 長夏四季,色黃常則, 客勝主善, 主勝客惡 -《醫宗金鑒·四診心法》)."라고 했다. 만약 色診과 脈診을 결부시켜 응용하면 객관적으로 질병의 상황을 충분히 나타내므로 "맥과 색을 합할 수 있으면 만전을 기할 수 있다(能合脈色, 可以萬全 -《素問·五臟生成論》)."라고 했다. 그러나 色脈으로 病情을 판단하면서 오행 생극도 고려해야 한다. "색을 보고 맥을 얻지 못하나 상승지맥을 얻으면 죽는다. 상생지맥을 얻으면 병은 낫는다(見其色而不得其脈, 反得其相乘之脈 則死矣. 得其相生之脈, 則病已矣 -《靈樞·邪氣臟腑病形》)."라고 했다. "색맥을 서로 결합시키면 청색은 현맥이고 적색은 홍맥이며 황색은 완맥이고 백색은 부맥이며 흑색은 침이나 평맥이다. 색을 보고 맥을 얻지 않으며 상극이 되면 죽고 상생이 되면 산다(色脈相合, 靑弦赤洪, 黃緩白浮, 黑沈乃平. 已見其色, 不得其脈, 得克則死, 得生則生 -《醫宗金鑒·四診心法》)". 만일 肝病으로 청색이고 脈弦이면 色脈이 상호 부합된다. 만일 弦脈이 아니고 浮脈이면 相乘之脈에 속한다. 즉 克色之脈(金克木)으로 逆한 것이다. 沈脈이면 相生之脈(水生木)으로 順이다.

② 치료에 응용하여 질병의 傳變을 억제한다 : 질병의 傳變은 대개 하나의 장이 병에 걸린 후 다른 장기에 파급되어 질병을 일으켜 傳變이 발생된다. 때문에 치료할 때 병에 걸린 本臟을 처리하는 외에 오행의 生克乘侮 규율에 따라 각 장간의 상호관계를 조정해야 한다. 만일 너무 과하면 瀉하고 不及하면 보충하여 傳變을 억제하므로서 정상적인 기능활동을 회복하도록 한다. 만일 肝에 병이 있으면 生克乘侮 규율를 통해 心·脾·肺·腎에 영향을 주고, 또 心·脾·肺·腎의 질병의 영향으로 肝이 병을 얻을 수도 있다. 肝氣가 너무 과하면 木旺必克土하므로 먼저 脾胃를 건강하게 하여 전변을 예방해야 한다. 脾胃가 傷하지 않으면 병이 전변되지 않고 쉽게 나을 수 있다. 때문에 "肝에 병이 있으면 肝이 脾에 당연하게 傳變하므로 먼저 脾氣를 충실히 해야한다(見肝之病, 則知肝當傳之與脾, 故先實其脾氣 -《難經·七十七難》)."라고 했다. 脾氣를 충실히 한다는 것은 健脾하고 調補脾臟하는 의미이다. 木旺克土하여 肝病傳脾하면 반드

시 補脾하여 전변을 예방해야 한다. 五行의 生克乘侮에 의한 질병의 傳變규율과 예방적인 치료조치를 확정해야 한다. 傳變할 수 있는가 없는가 하는 것은 장부의 기능상태에 달렸다. 즉 五臟이 허하면 傳變하고 五臟이 충실하면 傳變되지 않는다. 그러므로 "肝에 병이 있으면 간전비한다는 것을 알고 먼저 脾를 충실히하여 사계절내 脾가 왕성하여 나빠지지 않게 해야한다. 즉 보하지 말아야 한다(見肝之病, 知肝傳脾, 當先實脾, 四季脾旺不受邪, 則勿補之 -《金匱要略》)."

임상에서 우리는 질병의 발전전변 과정 중의 生克乘侮 관계를 알아야 할 뿐 아니라 이들 규율에 근거하여 미리 傳變을 억제하고 치료를 하게 함으로서 병들기 전에 예방하여야 하며 또 구체적인 병정에 근거하여 辨證施治 하는데 절대 고정적인 공식으로 보아 기계적으로 사용하지 말아야 한다.

가. 치료원칙과 방법의 확정 : 오행학설로 치료원칙을 확정하고 치료방법을 제정할 수 있다.

나. 相生규율에 근거하여 치료원칙을 확정 : 임상에서 相生규율을 운용하여 질병을 치료하는데 그 기본 치료원칙은 母를 補하고 子를 瀉하는 것이다. 즉 "허하면 모를 보하고 실하면 자를 사한다(虛則補其母, 實則瀉其子 -《難經·六十九難》)."이다. 이른바 補母한다는 것은 母子관계의 허증에 응용한다. 腎陰이 부족하면 肝木을 자양할 수 없어 肝陰不足이 된 것을 水不生木 또는 水不涵木이라고 한다. 그 치료는 肝을 직접 치료하지 않고 腎虛를 보한다. 腎은 肝의 母이고 腎水는 肝木을 生하기 때문이다. 그러므로 腎水를 보하는 것으로 肝木을 생한다. 또 肺氣虛弱이 어느 정도 발전하면 脾의 健運에 영향을 주어 脾虛가 될 수 있다. 脾土는 母이고 肺金은 子이며 脾土는 肺金을 生하여 脾氣를 보하여 肺氣를 養하는 방법으로 치료한다. 鍼灸療法에서 허증이 있으면 그에 속한 母經이나 母穴을 보할 수 있다. 만약 간허증이 있으면 腎經合穴(水穴)인 陰谷이나 本經合穴(水穴)인 曲泉에서 치료한다. 이런 허증은 母子관계를 이용하여 치료한다. 즉 허하면 그의 母를 보한다는 것은 母를 補하면 子가 실하게 될 수 있다는 것이다. 瀉子를 한다는 것은 母子관계의 실증에 응용한다. 肝火熾盛하고 昇하기만 하고 降하지 않아 간실증이 출현되였을 때 肝木은 母이고 心火는 子이다. 이런 肝實火의 치료는 사심법을 이용할 수 있다. 瀉心火는 瀉肝火를 도울 수 있다. 鍼灸療法은 실증이 있으면 그에 소속된 子經과 子穴을 사한다. 만약 간실증이 있으며 心經滎穴(火穴)少府나 本經滎穴(火穴)行間을 치료한다. 이것이 곧 實則瀉其子의 뜻이다.

임상에서 相生규율을 운용하여 치료할 때 母病及子, 子盜母氣를 제외하고 또 단순한 子病은 모두 母子관계에서 相生力量을 강화할 수 있다. 그러므로 相生의 치료는 母子관계를 파악하는 것이다. 그의 원칙은 虛則補其母, 實則瀉其子이다. 母病及子하면 먼저 母의 증상이 있으며, 子病犯母나 子盜母氣하면 먼저 子의 증상이 있다. 혹은 단순히 한 개 장의 질병이 있는데 이런 것은 모두 補母瀉子의 원칙에 따라 論治할 수 있다.

相生규율에 근거하여 확정한 치료방법에는 흔히 쓰는 다음과 같은 몇가지가 있다.

ⓐ 滋水涵木法 : 滋養腎陰으로 肝陰을 보하는 방법인데 滋腎養肝法 또는 滋補肝腎法이라 한다. 腎陰虧虛와 肝陰不足으로 생긴 肝陽偏亢證에 적용된다.

ⓑ 益火補土法 : 溫腎陽하고 補脾陽하는 방법인데 溫腎健脾法 또는 溫補脾腎法이라고도 한다. 이 방법은 腎陽衰微로 오는 脾陽不振證에 적용된다. 여기서 설명해야 할 것은 五行生克 관계에서 心屬火하고 脾屬土이므로 火가 生土하지 않으면 心도 脾土를 生하지 않는다. 그러나 命門學說이 생긴 이래 일반적으로 火不生土는 대개 命門의 火(腎陽)가 脾土를 溫煦할 수 없는 脾腎陽虛證으로 心火와 脾陽關係를 말한다.

ⓒ 培土生金法 : 補脾益氣로 補益肺氣하는 방법으로 이를 補陽脾肺法이라고 한다. 이 방법은 脾胃虛弱하여 肺臟을 滋養하지 못하는 肺虛脾弱에 적용한다.

ⓓ 金水相生法 : 肺腎陰虛를 滋養하는 치료방법으로 補肺滋腎法 또는 滋養肺腎法이라고 한다. 金水相生은 肺腎을 동시에 치료하는 방법으로 "金은 능히 水를 生할 수 있고, 水는 능히 윤금할 수 있는 묘책이다(金能生水, 水能潤金之妙 -《時病論》)."라고 했다. 이 방법은 肺虛로 진액의 輸布를 못하여 滋腎을 못하거나 腎陰이 부족하여 精氣가 올라가지 못해 肺를 滋하지 못하여 肺腎陰虛할 때에 적용한다.

또 相克규율에 근거하여 치료원칙을 확정할 때 임상에서는 相克규율의 이상으로 병리변화가 출현하며 相克太過하거나 相克不及하거나 反克하는 등이 같지 않지만 전체적으로 말하면 강약 두가지로 나눈다. 즉 克者는 강에 속하고 기능항진으로 표현되며 被克者는 약하여 기능쇠퇴로 표현된다. 때문에 치료에서는 동시에 抑强扶弱하는 수단을 취하며 또 强盛을 제약하는데 치중하여 약자가 쉽게 회복되도록 한다. 만약 일방이 强盛하여 克伐太過한 현상은 아직 발생하지 않았지만 필요시에는 이 규율을 이용하여 미리 被克者의 역량을 강화함으로써 병정의 발전을 방지한다. 抑强은 相克太過할 때 사용할 수 있다. 만일 肝氣橫逆하고 犯胃克脾하여 肝脾不調하고 肝胃不和한 증이 출현하면 이를 木旺克土라 한다. 이 때에는 疏肝과 平肝시키는 것을 주로 한다. 혹은 木本克土의 반대로 土克하는 것을 反克이라 하고 또한 反侮라고도 한다. 만약 脾胃濕熱이나 寒濕壅滯하면 肝의 條達에 영향을 주므로 運脾和胃하도록 한다. 강자를 억제하면 被克者의 기능이 자연히 쉽게 회복된다. 扶弱은 相克不及에 응용할 수 있다. 肝虛하여 脾胃健運에 영향을 주는 것를 木不疏土라 하는데 和肝을 주로하면서 健脾도 하여 쌍방의 기능을 강화한다.

五行의 生克규율을 운용하여 치료할 때 반드시 선후를 분명히 하고 母의 치료를 위주로 해도 그의 子를 잘 돌보아야 하고 子의 치료를 위주로 해도 母를 돌보아야 한다. 혹은 抑强을 위주로 하고 扶弱을 보로 하며, 扶弱을 위주로 할 때 抑强을 보로 한다. 그러나 모순 쌍방의 역량 대비를 고려해야 한다.

相克규율에 근거하여 치료방법을 확정할 때 아래와 같은 몇가지를 응용한다.

ⓐ 抑木扶土法 : 疏肝健脾藥으로 肝旺脾虛를 치료하는 방법이며 疏肝健脾法 또는 平肝和胃法 또는 調理肝脾法이라고도 한다. 木旺乘土, 木不疏土의 증에 운용한다.

ⓑ 培土制水法 : 溫運脾陽이나 溫腎健脾藥으로 水濕停聚를 치료하는 방법이다. 이를 敦土利水法 또는 溫腎健脾法이라 한다. 脾虛不運하고 水濕泛濫하여 水腫脹滿하는 증에 적용한다. 만약 腎陽虛衰하여 溫煦脾陽을 하지 못하여 腎不主水하고 脾不制水하여 水濕不化하는데 이는 水反克土하는 것으로 溫腎을 주로 하고 健脾를 하여 치료해야 한다.

ⓒ 佐金平木法 : 清肅肺氣하여 抑制肝木하는 치료방법이며 瀉肝淸肺法이라고도 한다. 임상에서는 肝火偏盛이 肺氣淸肅에 영향을 주는 증에 운용한다.

ⓓ 瀉南補北法 : 瀉心火하여 腎水를 滋하는 것으로 瀉火補水法 또는 滋陰降火法이라고도 한다. 腎陰不足하고 心火偏旺하며 水火不濟하고 心腎不交한 증에 적용한다. 心主火이고 火는 南方에 속하며 腎主水이고 水는 北方에 屬하여 瀉南補北이라 하는데 水가 火를 제약하지 못하는 것이다. 그러나 腎은 水火의 臟이고 腎陰이 허하면 相火가 偏旺하게 되어 水不制火한다. 이것은 하나의 臟本身의 水火陰陽이 偏盛偏衰한 것에 속한다. 그러나 五行生克의 水不克火한다는 것과 같이 논할 수 없다는 것을 제기한다.

오행학설은 치료에서의 응용이 비교적 광범위한데 이는 약물치료에 적용될 뿐만 아니라 침구요법이나 정신요법 등에도 적용할 수 있다.

침구요법에서 침구 의가들은 手足12經 四肢末端의 穴位를 오행 井·滎·兪·經·合으로 나누고 5종의 穴位를 木·火·土·金·水에 속하게 나누며 임상에서 여러 가지 병정에 근거하여 五行의 生克乘侮 규율로 穴을 선택하고 치료한다. 정신요법은 情志질환 치료에 응용한다. 情志는 五臟에서 생기고 五臟간에 生克관계가 있기 때문에 情志간에도 이런 관계가 존재한다. 생리상 사람의 情志변화에는 상호억제하는 작용이 있기 때문에 병리와 내장은 밀접한 관계를 갖고 있다하여 임상에서 情志의 상호 억제적 작용을 응용하여 치료의 목적에 사용한다. "怒는 肝을 상하고 脾는 怒를 승하며… 喜는 心을 상하고 恐은 喜를 승한다… 思는 脾를 상하고 怒는 思를 승하며… 憂는 肺를 상하고 喜는 憂를 승하며… 恐은 腎을 상하고 思는 恐을 승한다 (怒傷肝, 悲勝怒,……喜傷心, 恐勝喜……, 思傷脾, 怒勝思……憂傷肺, 喜勝憂……恐傷腎, 思勝恐 -《素問·陰陽應象大論》)."라고 했다.

悲爲肺志, 屬金 : 怒爲肝志, 屬木. 金能克木, 所以悲勝怒.
恐爲腎志, 屬水 : 喜爲心志, 屬火. 水能克火, 所以恐勝喜.
怒爲肝志, 屬木 : 思爲脾志, 屬土. 木能克土, 所以怒勝思.
喜爲心志, 屬火 : 憂爲肺志, 屬金. 火能克金, 所以喜勝憂.
思爲脾志, 屬土 : 恐爲腎志, 屬水. 土能克水, 所以思勝恐.

이로서 알 수 있듯이 임상에서 五行 生克규율에 근거하여 치료방법을 확정하면 확실히 일정한 실용 가치가 있다. 그러나 제기할 것은 모든 질병을 다 五行生克의 규율로 치료하면 안된다. 필요할 때에만 응용하고, 맞추어서는 절대로 안된다. 다시 말하면 임상에서 정확히 五行生克 규율을 알고 또 구체적인 병정에 근거하겨 변증론치를 해야한다.

위의 서술을 종합하면 음양학설과 오행학설은 유물변증론적인 철학에 속하는데 의학영역에 참고된 후 한의약학 이론체계의 형성과 발전을 촉진했으며 또한 한의약학 이론의 각 분야에 적용되어 한의약학 이론체계의 중요한 부분으로 되었다. 음양학설과 오행학설은 각자가 다른 특징을 갖고 있는 두가지 학설이지만 양자 사이에는 관련되여 있고 의학 영역에서는 종합적으로 운용하고 있다. 음양학설과 오행학설은 모두 음양오행 각자의 속성 및 그 각자 관련된 법칙을 바탕으로 임상에서 볼 수 있는 인체의 장부, 경락 등의 생리기능과 병리변화를 분석・연구・탐구・설명했다. 그러므로 음양학설과 오행학설을 의학영역에서 종합운용한다.

음양학설은 "하나를 둘로 나누는(一分爲二)" 관점으로 상대사물이나 하나의 사물이 두 면에 존재하고 있어 상호 대립제약하고 互根互用하며 消長平衡하고 轉化하는 관계를 설명한다. 음양학설은 우주를 해석하는 것으로 전반 우주는 한 개 대립의 통일체이며 인체의 해석, 즉 인체를 각종 대립의 조직구조와 기능활동을 조성한 통일체로 보며 사람과 자연의 관계, 즉 사람과 자연도 한 개 대립된 통일체로 해석된다.

오행학설은 五를 기본 숫자로 하여 사물 사이의 生克制化의 상호관계를 설명했다. 오행학설은 우주를 설명하는데 이용했으며, 즉 우주는 木・火・土・金・水 5종 기본 물질의 生克制化를 조성한 정체라고 해석하고 인체를 오행에 배속한 五臟, 五官, 五體, 五志 등으로 그들간에 상호 生克制化하여 조성된 정체라고 해석한다. 사람과 자연과의 관계, 즉 자연계의 五運, 六氣, 五方, 五季, 五化 등은 모든 장부에 응용된다고 인정했다. 인체 장부의 생리활동과 자연환경 사이에는 生克制化의 상호관계가 같이 존재하고 있는 한 개 정체라고 해석한다.

사람과 자연간의 관계는 아주 복잡하기 때문에 아직도 많은 것들이 사람에 의해 발견 인식되지 못했는데 음양학설과 오행학설은 역사와 사회조건의 제약을 받아 인체의 생리활동을 완전하게 해석할 수 없었다. 때문에 의학영역 중 양자의 종합운용을 매우 강조하고 사람의 생명에 대하여 보다 좋은 설명을 시도했었다. 《類經圖翼》에서 "오행을 음양의 질이고, 음양은 오행의 기이다. 기는 질이 아니면 입할 수 없고 질은 기가 아니면 행할 수 없다. 행이란 음양의 기이다(五行則陰陽之質, 陰陽則五行之氣. 氣非質不立, 質非氣不行, 行也者, 所以行陰陽之氣也)."라고 했다. 이는 실제 운용 중에서 음양은 흔히 五行에 연계되고 五行은 필연적으로 음양에 파급된다는 것을 설명한다. 장부의 기능을 토론할 때 장부를 음양으로 나눌 수 있고 각 장도 모두 음양이 있으며 각 장의 생리기능 사이에 상호 生克制化하는 관계가 확실히 존재하고 있다는 것을 알 수 있다. 반대로 五行의 生克制化로 五臟 사이의 상호관계를 탐구할 때 五臟과 陰陽 사이의 상호연결과 제약을 떠날 수 없다. 때문에 장부의 생리기능과 병리변화로 분석·연구·탐토할 때 반드시 음양과 五行을 결합시켜야만 장부 사이의 상호관계를 정확히 인식할 수 있다.

이외에 음양오행학설은 고대의 변증유물관에 속하지만 사회역사의 제한을 받아 상당한 국한성이 있다는 것을 부인해서는 안된다는 것을 꼭 제기한다. 그러므로 우리는 인체의 생명활동, 생리기능, 병리변화를 연구할 때 음양이나 五行의 추상적 개념에 머물러 있을 것이 아니라 실제로부터 출발하여 각종 생리기능과 병리변화를 깊이 연구해야만 보다 실제적이고 보다 구체적으로 한의약학을 계승·발전시켜 인류의 건강을 保衛하는데 기여할 수 있다.

제3장 臟象

臟象은 맨 먼저《素問·六節臟象論》에 있었다. 臟이란 체내에 저장되어 있는 內臟을 가르키고 象이란 외부에 표현된 생리·병리현상을 가리킨다. 張景岳은《類經》에서 "상이란 형상이며 장은 내부에 있고 형은 외부에 보이므로 장상이다(象, 形象也. 藏居於內, 形見於外, 故曰臟象)."라고 했다.

臟象學說은 인체의 생리와 병리현상에 대한 관찰을 거쳐 인체 각 장부의 생리기능, 병리학 및 상호관계를 연구하는 학설이다. 臟象學說은 한의약학의 이론체계 중에서 극히 중요한 지위를 차지하는데 인체의 생리와 병리를 밝히고 임상실천을 지도하는데 의의를 갖고 있다.

臟象學說은 장부를 기초로 하며 臟腑란 내장의 총칭이다. 장부의 생리기능의 특징에 따라 臟·腑·奇恒의 腑로 나눌 수 있다. 臟은 心·肺·脾·肝·腎을 말하며 五臟이라 하고, 腑는 膽·胃·소장·대장·방광·삼초를 말하며 六腑라고 하며, 奇恒의 腑는 뇌·수·골·맥·담·여자포(자궁)를 말한다.

五臟의 공통적 생리특징은 正氣를 만들고 저장하며, 六腑의 공통적 생리특징은 水穀을 受盛하고 轉化하며, 奇恒의 腑는 腑의 형태이나 그 생리기능은 모두 六腑와 다르다. 즉 水穀과 직접 접촉하지 않고 하나의 밀폐된 조직기관이며 또 臟이 精氣를 저장하는 유사한 작용을 하므로 奇恒의 腑라 한다.《素問·五臟別論》에서는 "이른바 五臟은 정기를 장하고 사하지 않아 만하나 실할 수는 없다. 六腑는 물질을 전화하나 장하지 않아 실하나 만할 수는 없다. 그러므로 수곡이 입에 들어오면 胃는 실하지만 腸은 허하고 내려가면 腸은 실하지만 胃는 허하다. 그래서 실하나 만하지 못하고 만하나 실하지 못한다(所謂五臟者, 藏精氣而不瀉也, 故滿而不能實. 六腑者, 轉化物而不藏, 故實而不能滿也. 所以然者, 水穀入口, 則胃實而腸虛, 食下, 則腸實而胃虛. 故曰 實而不滿, 滿而不實也)."라고 했다. 여기서 지적하는 滿과 實은 精氣와 水穀의 각자 특징에 비추어 말하는 것이다. 王冰은 "정기는 만하고 수곡은 실하다. 五臟은 정기만 장하므로 만하나 실하지 않고, 六腑는 정기를 장하지 않고 수곡만 받으므로 실하나 만하지 않는다(精氣爲滿, 水穀爲實. 五臟但藏精氣, 故滿而不實; 六腑則不藏精氣, 但受水穀, 故實而不能滿也)."라고 말했다. 臟과 腑

의 이런 구별은 생리상의 기능특징만 설명하는 것이 아니라 임상실천을 지도하는 데도 의의가 있다. 예를 들면 臟病은 대개 허하고 腑病은 거의 실하다. 臟實하면 그의 腑를 瀉할 수 있고 腑가 허하면 그의 臟을 補할 수 있는 등인데 지금까지도 임상에 준칙으로 되고 있다.

臟象學은 3가지 중요한 것이 있다.

첫째, 고대의 해부지식이다. 예를 들면 《靈樞・經水》에서는 "팔척지사(큰남자)는 피육이 있다. 외부에서 잴 수 있으며 맥을 짚고 어루만져보면 알 수 있다. 그가 죽은 후 해부하면 볼 수 있는데 장의 굳은 정도, 부의 크고 작음, 곡의 많고 적음, 맥의 장단, 혈의 청탁… 모두 개략적인 숫자가 있다(夫八尺之士, 皮肉在此, 外可度量切循而得之, 其死, 可解剖而視之, 其臟之堅脆 腑之小大, 穀之多少, 脈之長短, 血之淸濁… 皆有大數)."라고 했다. 이는 臟腑學說을 형성함으로 형태학의 기초를 닦아 놓았다.

둘째, 인체의 생리와 병리현상에 대하여 장기간 관찰하였다. 예를 들면 피부가 凉하면 감기에 걸려 코가 막히거나 콧물이 흐르고 기침이 나는 증상이 나타나기 때문에 皮毛・鼻・肺 사이에 밀접한 관계가 존재하고 있다는 것을 인식하였다.

셋째, 반복적인 의료실천에서 병리현상과 치료효능으로부터 몸의 그 어떤 생리기능을 분석하고 반증하였다. 예를 들면 많은 안질은 肝부터 치료해야 된다. 그 후에 肝開竅於目의 이론을 얻었다. 또 예를 들면 補腎藥物을 사용한 후 골절의 愈合을 가속화할 수 있다. 이로부터 腎의 精氣는 골격생장을 촉진한다는 것을 인식하여 腎主骨의 말이 생겼다.

臟象學의 중요한 특징은 五臟을 중심으로 한 整體觀이다. 이 整體觀의 중요한 것은 다음과 같다. 臟腑를 음양으로 나누는데 한 개의 음은 한가지 양과 서로 표리를 이룬다. 장과 부는 한 개의 정체이다. 예를 들면 心과 소장, 肺와 대장, 脾와 胃, 肝과 膽, 腎과 방광, 心包와 삼초는 서로 표리관계이다. 하나의 臟이 한개의 腑와 서로 대응되는 표리로 되는 중요한 근거는 경락순행로의 음양상대와 相互屬絡이고, 그 어느 장부간의 생리 기능상 긴밀한 관계이다.

五臟과 몸의 구멍은 하나의 整體를 이룬다. 五臟은 각기 外候가 있으며 몸의 여러 구멍은 다 각자의 특정적 연계가 있는데 이는 臟象學說 整體觀의 구체적인 표현이다. 臟象學의 이론에 의하면 心은 얼굴에 나타나고 血脈을 맡으며 혀에 開竅한다. 肺는 毛에 나타나고 皮膚를 맡으며 코에 개규되어 있다. 脾는 脣四白에 나타나고 살을 맡으며 입에 開竅되어 있다. 肝은 손톱에 나타나고 근육을 맡으며 눈에 開竅되어 있다. 腎은 머리칼에 나타나고 뼈를 맡으며 귀와 二陰에 開竅되어 있다.

五臟의 생리활동과 精神情志는 밀접한 관계가 있다. 사람의 정신정지와 의식사유 활동은 대뇌의 기능이다. 이는 《內經》 등 문헌 중에 이미 기재되어 있다. 그러나 臟象學說에서는 사람의 정신정지와 의식사유 활동은 五臟의 생리활동과 밀접한 관계를 갖고 있다고 인정한다. 五臟의 생리 활동이 전신整體의 생리기능을 통솔할 수 있는 것은 五臟의 생리기능이 균형협조에 의하여 대뇌의 생리기능이 정상적이기 때문이라고 본다. 五臟의 기능활동에 이상이 생기면 대뇌의 정신정지와 의식사유 활동이 영향을 받아서 반대로 그 기능을 잃게 되어 五臟에 반작용을 하여 五臟의 생리기능이 영향을 받는다. 때문에《素問・宣明五氣篇》에서 "心이 神을 장하고 肺가 魄을 장하며 肝이 魂을 장하고 脾가 意를 장하며 腎이 志를 장한다(心藏神, 肺藏魄, 肝藏魂, 脾藏意, 腎藏志)."라고 했는데 이는 대뇌의 생리기능을 인식하지 않는 것이 아니라 한층 더 사람의 정신의식과 사유활동에 과학적인 분류를 하고 그와 각 장의 생리활동의 관계를 논한 것이다.

五臟과 생리기능 사이의 평형협조는 몸의 내재환경을 일정하게 유지하며 동시에 五臟과 몸의 모든 구멍과의 관계, 五臟과 정신정지 활동의 관계, 체내외 환경 사이의 관계를 소통시켜 체내와 환경 사이의 상대적 균형협조를 유지한다.

위에서 말한 것을 종합하면 臟象學의 형성은 일정한 고대 해부지식을 기초로 하지만 그의 발전은 "속에 있으면 밖에 형이 있기 마련이다(有諸內, 必形諸外)."의 관찰과 연구방법에 기초를 두었다. 관찰과 분석의 결과는 필연적으로 인체해부학의 장부 범위를 훨씬 초월하여 독특한 생리와 병리의 이론체계를 형성하였다. 臟象學說 중의 心・肺・脾・肝・腎 등 臟腑의 명칭은 비록 현대의 인체해부학에서의 명칭과 같지만 생리와 병리의 뜻은 완전히 같은 것이 아니다. 臟象學說 가운데 한 개 장기의 생리기능은 현대 해부생리학 중의 몇 개 장기의 생리기능을 포함할 수 있으며 현대 해부생리학 중의 한 개 장기의 생리기능은 臟象學說의 몇 개 장부의 생리기능을 가지고 있다. 이는 臟象學說 중의 臟腑는 해부학상의 단순한 개념이 아니라 인체의 그 어느 한 계통의 생리와 병리학 개념을 개괄하기 때문이다.

1. 오장(五臟)

五臟이란 心・肺・脾・肝・腎을 말한다. 五臟의 생리기능은 각자의 전문적 책임이 있지만 심장의 생리기능이 主宰作用을 한다. 五臟 사이에 생리기능 활동의 상호의존, 상호제약, 상호 협조 평형은 음양오행학설의 이론을 기초로 하여 상술하였다.

1) 심(心)

心은 흉강에 있고 횡격막의 위에 있으며 둥글고 尖長하며 피지 않은 연꽃모양의 거꾸로 된 心包가 외부를 싸서 보호한다. 心은 神이 있는 곳이고 血의 주이며 맥의 근본이고 五行에서는 火

에 속하며 생명활동을 주재하는 작용을 한다하여《素問·靈蘭秘典論》에서 "군주의 관(君主之官)"이라 했다. 心의 생리기능은 중요한 두 가지가 있다. 첫째는 主血脈이고, 둘째는 主神志이다. 심은 혀에 開竅되며 얼굴에 나타나고 志는 喜이며 液은 땀이 된다. 手少陰心經과 手太陽小腸經은 心과 소장 사이에 서로 낙속한다하여 心과 소장은 서로 표리가 된다.

(1) 심장의 중요한 생리기능

① 主血脈 : 心主血脈은 主血과 主脈을 말한다. 전신의 혈은 다 맥 속에서 운행되고 심장의 박동과 수송에 의하여 전신에 가서 그의 濡養작용을 발휘한다하여《素問·五臟生成篇》에서는 "모든 혈은 심에 속한다(諸血者 皆屬於心)."라고 했다. 맥은 血脈으로 經脈이라고도 하며 血의 府이다. 맥은 혈액운행의 통로로서 脈道의 通利여부, 營氣와 혈액의 기능 건전여부는 혈액의 정상운행에 직접 영향을 준다하여《靈樞·決氣》에서 "영기를 막어 피할 데가 없으니 이를 맥이라 한다(壅遏營氣, 令無所避, 是謂脈)."라고 했다. 여기서 알 수 있듯이《素問·痿論》에서 말한 것처럼 "심은 몸의 혈맥을 주관한다(心主身之血脈)."과《素問·六節臟象論》에서 말한 것처럼 "심은 혈맥을 맡는다(心者, 其充在血脈)."라고 했다. 이는 심장·맥·혈액이 구성한 한 개의 독립한 계통을 말한다. 이 계통의 생리기능은 모두 心主에 속하고 심장의 정상적 박동에 의한다. 그러므로 심장박동의 정상여부는 매우 중요하다. 심장의 정상적 박동은 한의약학 이론에서 心氣에 의한다고 인정한다. 心氣가 충만해야 정상적인 心力·心率·心律이 유지되고 혈액이 맥 내에서 정상적으로 운행되며 끊임없이 흐르고 전신을 영양하여 얼굴이 붉고 광택이 나며 맥상이 부드럽고 유력해지고, 혈액의 정상적인 운행은 충분한 혈액이 있어야 한다. 만일 혈액이 부족하면 혈맥이 공허하고 심장의 정상적 박동과 혈액의 정상적 운행에 나쁜 영향을 준다. 때문에 혈액의 정상적인 운행은 반드시 心氣充沛, 血液充盈, 脈道通利를 가장 기본적인 전제 조건으로 한다. 만일 心氣가 부족되고 혈액이 虧虛하며 맥도가 불리하면 혈류가 不暢하거나 혈맥이 공허하여 얼굴이 華하지 않고 맥기가 세약무력하는 등이 밖으로 나타난다. 심하면 氣血瘀滯가 발생하고 혈맥이 장애를 받으며 얼굴이 灰暗색이고 脣舌이 청자색이며 心前區가 답답하거나 자통이 생기고 맥상에 結·代·促·澁 등이 겉에 나타난다.

② 主神志 : 心主神志, 즉 心主神明 또는 心藏神이라 한다. 神에는 광의와 협의가 있다.

광의적 神은 전반 인체 생명활동의 외재표현을 가리킨다. 예를 들면 전반적인 인체의 形象, 面色, 眼神, 言語, 應答, 肢體活動姿態 등이 다 神의 범위에 속한다. 즉 몸에 표현된 외적인 모습으로 생명활동의 반영이며 통상적으로 神氣라 한다.《素問·移精變氣論》에서 "神이 있으면 흥하고 神을 잃으면 멸망한다(得神者昌, 失神者亡)."라고 했다. 이는 광의적인 神을 말한다.

협의적 神이란 心은 神志를 주관하며 이는 사람의 정신·의식·사유활동을 가리킨다. 사람의 정신·의식·사유활동은 인체 생리기능의 중요한 조성부분일 뿐만 아니라 일정한 조건하에서 전반적인 인체 생리기능의 협조균형에도 영향을 줄 수 있어《素問・靈蘭秘典論》에서 "心은 군주의 관이고 신명이 나온다(心者, 君主之官, 神明出焉)."라고 했고,《靈樞・邪客》에서는 "心은 五臟六腑의 대주이며 정신의 집이다(心者, 五臟六腑之大主也, 精神之所舍也)."라고 했다.

사람의 정신・의식・사유활동은 대뇌의 생리기능이다. 즉 외계사물에 대한 대뇌의 반영이다. 이는 일찌기《內經》에 명확한 논술이 있었다. 그러나 한의학의 臟象에서 사람의 정신・의식・사유활동은 五臟에 귀속될 뿐 아니라 心의 생리기능에 귀속된다.《靈樞・本神》에서 "물질을 맡는 것은 心이다(所以任物者 謂之心)."라고 했다. 任은 接受, 擔任한다는 뜻이다. 즉 외래의 소식을 접수하는 작용을 갖고 있는 것을 말한다. 옛 사람들이 心을 五臟六腑의 大主라 한 것은 心主神明機能을 뜻한다. 그러므로 張介賓은《類經》에서 "心은 장부의 왕이고 혼백과 의지를 총통하므로 心이 근심하면 肺에 이상이 생기고, 心이 깊이 생각하면 脾에 이상이 있으며, 心이 화를 내면하면 肝에 이상이 생기고, 心이 두려워하면 腎에 이상이 생긴다. 이는 오직 心이 五志를 부리기 때문이다(心爲臟腑之主, 而總統魂魄, 併該意志, 故憂動於心則肺應, 思動於心則脾應, 怒動於心則肝應, 恐動於心則腎應, 此所以五志唯心所使也)."라고 말했으며 또 "정지가 상하면 비록 五臟 각자가 소속이 있지만 心으로부터 생기지 않는 것이 없다(情志之傷, 雖五臟各有所屬, 然求其所由, 則無不從心而發)."라고 했다. 사람의 정신・의식・사유활동이 비록 각기 五臟에 속하지만 心主神明의 생리기능에 귀속된다. 때문에 心主神明의 생리기능이 정상이면 정신이 振奮되고 신지가 淸晰하며 사고가 민첩하고 외계 정보에 대한 반응이 靈敏하고 정상적이다. 만약 心主神明의 생리기능이 비정상이면 정신・의식・사유의 이상이 출현되어 失眠, 多夢, 神志不寧하고 심하면 譫狂이 출현되거나 반응이 지둔하고 健忘, 精神萎頓하며 심하면 혼미하거나 人事不省 등의 임상표현이 나타날 수 있다.

心主神志의 생리기능과 心主血脈의 생리기능은 밀접한 관계가 있다. 혈액은 神志활동의 기초물질이므로 心은 혈맥의 생리기능을 주관하여 神志의 기능도 주관한다.《靈樞・本神》에서 "심장은 맥을 저장하고 맥 안에 神이 머무른다(心藏脈, 脈舍神)."라고 했다.《靈樞・營衛生會》에서 또 "혈은 신기이다(血者, 神氣也)."라고 했다. 때문에 心主血脈의 기능이 비정상이면 필연적으로 神志의 변화가 나타난다.

(2) 심장의 지(志), 액(液), 체(體), 규(竅)

① 志는 喜이다 : 이는 心의 생리기능과 정신정지가 喜와 관계된다는 것을 가리킨다. 臟象學說에서 외계정보에 대한 사람의 情志變化는 五臟의 생리기능이 만든 것이라고 인정하여 喜・怒・憂・思・恐을 五志라 하고 五臟에 속하게 했다.《素問・天元紀大論》에서 "사람은 五臟을 五氣로 화하여 喜・怒・思・憂・恐이 생겼다(人有五臟化五氣, 以生喜, 怒, 思, 憂, 恐)."라고 했다.《素問・陰陽應象大論》에서는 "臟이 心이면… 志는 喜이다(在臟爲心… 在志爲喜)."라고 했

다. 이는 五志 중 喜가 心의 志라는 말이다. 喜는 일반적으로 외계정보에 대한 반응으로 良性刺激에 속하며 心主血脈의 생리기능에 유익한 것이다. 그러므로《素問・擧痛論》에서 "즐거우면 氣가 평화롭고 志가 편하며 영위가 소통한다(喜則氣和志達, 營衛通利)."라고 했다. 그렇지만 喜樂이 과도하면 심신이 손상받을 수도 있다.《靈樞・本神》에서 "희락하면 신이 흐터져 장하지 못한다(喜樂者, 神憚散而不藏)."라고 했다. 心主神志의 생리기능 상황으로 분석하면 너무 과한 것과 부족한 것이 있다. 일반적으로 心主神志의 기능이 지나치게 항진하면 끊임없이 喜笑하고 心主神志의 기능이 부족하면 사람이 쉽게 悲한다.《素問・調經論》에서는 "신에 여유가 있으면 웃음이 끊이지 않고 신이 부족하면 슬퍼한다(神有餘則笑不休, 神不足則悲)."라고 했다. 그렇지만 心은 神明의 주이므로 喜는 傷心할 뿐 아니라 五志를 過極하게 하여 심신을 손상시킬 수 있다. 그러므로《靈樞・邪氣臟腑病形》에서 "愁・憂・恐・懼하면 상심한다(愁憂恐懼則傷心)."라고 했다.《素問・本病論》에서도 "憂愁思慮하면 傷心한다"고 했다.

② 液은 汗이다 : 땀은 진액이 양기의 蒸騰氣化한 후 玄府(汗孔)로 배출하는 액체이다. 그러므로《素問・陰陽別論》에서 "음액에 양기가 가해진 것이 땀이다(陽加於陰謂之汗)."라고 했다. 吳瑭은《溫病條辨》에서 "땀은 양기와 음정이 합해 증화하여 나온 것이다(汗也者, 合陽氣陰精蒸化而出者也)."라고 했다. 汗의 배설은 衛氣의 腠理에 대한 개폐작용에 의한다. 腠理가 열리면 한액이 배설하고 腠理가 폐하면 한액이 없다. 땀은 진액이 화생한 것이고 혈과 진액도 一源에서 같이 나온 것이므로 汗血同源이란 말이 있고 혈은 心의 主이기에 汗爲心之液이라고도 한다.

③ 體는 脈이고 面에 華한다 : 맥은 혈맥을 말한다. 心은 맥에 합하므로 전신의 혈맥은 모두 심에 속한다. 華는 光彩의 뜻이다. 얼굴에 화하므로 心의 생리기능이 정상적인가 아닌가 하는 것이 얼굴의 색채변화로 나타날 수 있다. 頭面部의 혈맥이 극히 풍부하므로《靈樞・邪氣 臟腑病形》에서 "12경맥과 365락의 혈기는 모두 얼굴로 오르고 공규로 간다(十二經脈三百六十五絡, 其血氣皆上於面而走空竅)."라고 했다. 그러므로 心氣가 왕성하면 血脈充盈하여 얼굴이 붉고 윤기가 나며 心氣가 부족하면 얼굴이 창백하고 어두우며 혈허하면 면색이 不華하고 혈어하면 면색이 청자색이 된다. 그러므로《素問・五臟生成論》에서 "心은 합맥하고 그 영은 색이다(心之合脈也, 其榮色也)."라고 했다.

④ 竅는 舌이다 : 竅는 開竅이다. 心이 혀에 開竅한다는 것은 혀는 心의 外候라는 뜻이며 또 舌을 心之苗라고 한다. 舌의 기능은 미각과 언어이며, 또《靈樞・憂恚 無言》에서 "혀는 음성의 기이다(舌者, 音聲之機也)."라고 했다. 舌의 미각기능과 정확한 언어의 표현은 心主血脈과 心主神志의 생리기능에 의한다. 만약 心의 생리기능이 비정상이면 미각이 변하고 말더듬의 현상을 초래할 수 있다. 그러므로《靈樞・脈度》에서 "心氣는 舌을 通하고 心이 편안하면 舌은 五味를 알아낼 수 있다(心氣通於舌, 心和則舌能知五味矣)."라고 했다. 舌面에는 혈관이 매우 풍

부하기 때문에 舌質의 색택으로 직접 기혈의 운행을 알아내고 心主血脈의 생리기능을 판단할 수 있다. 心이 舌에 開竅되어 있다는 것은 고대 의가들이 생리·병리현상에 대한 장기간의 관찰에서 얻어낸 이론이다. 《靈樞·經脈》에서 "수소음의 구별이 있고… 경맥의 순환은 심중에 들어간후 설본에 이어진다(手少陰之別… 循經入心中, 系舌本)."라고 했다하여 《素問·陰陽應象大論》에서는 "心主舌하고 心은 舌에 竅한다(心主舌, 在竅爲舌)."라고 했다. 心의 기능이 정상이면 舌體는 紅活榮潤하고 柔軟靈活하며 미각이 영민하고 언어가 자유롭다. 만일 心에 병변이 있으면 舌에 반영되어 나올 수 있다. 즉 心의 양기가 부족하면 舌質이 담백하고 胖嫩하며 心의 음혈이 부족되면 舌質이 홍강하며 오그라들고 심화가 상염하면 설홍하고 심하면 염증이 생긴다. 心血瘀阻하면 舌質이 암자색이거나 瘀斑이 생기고, 心主神志의 기능이 비정상이면 舌卷, 舌强, 語蹇, 失語 등의 현상이 나타난다.

전체적으로 臟象學舌 중에서 心의 생리기능은 心·血·脈을 포함한 완전한 순환계통 뿐만 아니라 정신·의식·사유활동도 맡아한다. 《素問·六節臟象論》에서 "心은 생의 본이고 神의 변화이며 면에 화하고 혈맥을 맡는다(心者, 生之本, 神之變也, 其華在面, 其充在血脈)."라고 했다. 이는 心의 중요한 생리기능에 대한 간명한 개괄이다.

【부록】

心包絡

心包絡을 간칭하여 心包라 하고 또 膻中이라고도 한다. 심장의 외면을 둘러싼 包膜으로서 심장을 보호하는 작용을 한다. 心包의 형태와 부위에 대하여 고대인의 描述이 있다. 《醫學正傳》에서는 "심포락은 실제로 심낭 밖의 포막이다. 심외를 둘러싸고 있기에 심포락이라 한다(心包絡, 實乃裹心之包膜也, 包於心外, 故曰心包絡也)."라고 했다. 《醫貫》에서도 "心의 아래에 心包絡이 있다. 즉 膻中이다 마치 사발처럼 心은 그 가운데 들어 있다(心之下有心包絡, 則膻中也, 象如仰盂, 心則居其中)."라고 했다. 心은 包絡 중에 있고 膻中은 심외에 있다. 그러므로 《內經》에서는 비유하여 心의 궁성이라하여 《靈樞·脈論》에서 "전중은 심의 궁성이다(膻中者, 心主之官城也)."라고 한 것과 같다. 경락학설 중 手厥陰經은 心包絡에 속하고 手少陽三焦經과 서로 표리를 이룬다. 그래서 心包絡은 역시 장이라고 칭한다. 단, 臟象學說 중 心包絡은 心의 외위에서 심장을 보호하는 작용을 하고 있기에 외부로부터 병이 心을 침습하려면 우선 포락이 병을 받아 들인다. 《靈樞·邪客》에서 "心은 五臟六腑의 대왕이며 정신이 깃든 곳이다. 장이 견고하면 사기를 허용할 수 없다. 허용하면 心이 상하고 心이 상하면 神이 나가며 神이 나가면 죽는다. 그래서 모든 사가 心에 있으면 대개 心의 포락에 있다(心者, 五臟六腑之大王, 精神之所舍也, 其臟堅固,

邪弗能容也. 容之則心傷, 心傷則神去, 神去則死矣. 故諸邪之在於心者, 皆在於心之包絡).”라고 했기 때문에 온병학설의 외감열병 중 神昏, 譫語 등의 증이 나타나는데 이를 熱入心包거나 蒙蔽心包라고 한다.

2) 폐(肺)

肺는 흉강에 있는데 좌우에 각각 한 개씩 있다. 肺의 위치는 가장 높으므로 華蓋라 한다. 肺葉嬌嫩하고 한열에 견디지 못하며 쉽게 邪의 침입을 받아 嬌藏이라고도 한다. 魄이 처한 곳이고 기의 주이며 五行에서 金에 속한다. 肺의 중요한 생리기능은 主氣, 司呼吸, 主宣發肅降, 水道의 通調, 百脈을 모아 主治節하고 심장을 보좌하여 기혈의 운행을 조절한다. 肺는 목구멍과 통해 있고, 외로 皮毛가 합하여 鼻에 開竅되어 있다. 志는 憂이며 液은 涕이다. 手太陰肺經과 手陽明大腸經은 서로 肺와 대장에 絡屬하여 肺는 대장과 표리를 이룬다.

(1) 폐장의 중요한 생리기능

① 主氣, 司呼吸 : 肺의 主氣機能에는 一身의 기와 호흡의 기를 주관한다.

가. 肺主一身之氣란 一身의 기는 모두 肺에 귀속된다는 뜻이다.《素問·五臟生成篇》에서 “모든 기는 다 폐에 속한다(諸氣者, 皆屬於肺).”라고 했고, 陳修圓은《醫學實在易》에서 “기는 폐장을 통한다. 장부경락의 기는 모두 폐기인 것이다(氣通於肺臟, 凡臟腑經絡之氣, 皆肺氣之所宣).”라고 했다. 肺主一身氣는 먼저 기의 생성에 나타나는데 특별한 것은 宗氣의 생성이며 폐에 의하여 흡입한 청기와 脾胃에서 운화한 수곡정기가 서로 결합되어 생기기 때문에 肺의 호흡 기능의 건전여부가 宗氣의 생성에 직접 영향을 주며 전신의 기 생성에도 영향을 준다. 또한 肺主一身氣는 전신의 몸에 대하여 조절작용을 하고 있다는 것을 표현한다. 肺의 호흡운동은 기의 승강출입 운동이다. 肺는 규칙적으로 1呼 1吸하여 전신의 기의 승강출입 운동에 중요한 조절작용을 한다.

나. 肺主呼吸之氣 : 체내외 기체교환의 장소인 肺를 통해 호흡하여 자연계의 淸氣를 호흡하고 체내의 濁氣를 호출하여 체내외의 기체교환을 실현하는 것을 가리킨다. 부단히 탁기를 내보내고 청기를 흡입하여 낡은 것을 내보내고 새 것을 받아들여 기의 생성을 촉진하고 기의 승강출입 운동을 조절함으로써 인체 신진대사를 조절한다.《素問·陰陽應象大論》에서 天氣通於肺라고 했다. 肺主一身氣와 호흡기는 실제로 肺의 호흡기능에 속한다. 肺의 호흡이 균일하고 조화되는 것은 기의 생성과 氣機調暢의 근본조건이다. 반대로 호흡기능이 失常하면 宗氣의 생성과 기의 운동이 필연적으로 영향을 받아 肺主一身氣와 호흡기의 작용도 약화된다. 肺가 호흡기

능을 상실하면 청기를 흡입할 수 없고 탁기를 배출할 수 없어 사람의 생명활동도 종결된다. 그러므로 肺主一身氣의 작용은 肺의 호흡기능에 달려 있다. 그러나 기의 부족과 승강출입 운동의 이상 및 혈의 운행과 진액의 산포와 배설의 이상은 모두 호흡운동에 영향을 주어 호흡의 이상이 생긴다.

② 主宣發과 肅降 : 宣發이란 宣發과 散布를 말한다. 肺氣向上의 昇宣과 向外周로의 散布이다. 肅降이란 淸肅, 정결, 下降을 말한다. 肺氣의 하강과 호흡도의 정결을 유지하는 작용을 말한다.

肺主宣發의 생리작용에는 3가지가 있다.

첫째, 폐의 氣化를 통해 체내의 탁기를 배출한다.

둘째, 脾가 전수한 진액과 수곡정미를 전신에 산포하고 외면의 피모에 도달하게 한다. 즉 《靈樞·決氣》에서는 "상초가 열려 五穀을 온 몸에 보내고 피부를 따뜻하게 하며 몸을 충실하게 하고 털을 윤택하게 하며 무로를 대면 이것이 기이다(上焦開發, 宣五穀味, 熏膚, 充身, 澤毛, 若霧露之漑, 是謂氣)."라고 했다.

셋째, 宣發衛氣하고 腠理의 개합을 조절하여 대사 후에 진액이 땀으로 되어 체외로 배출한다. 그래서 肺가 宣散을 못하면 呼氣不利, 胸悶, 咳喘, 鼻塞, 噴嚏, 無汗 등의 병리현상이 나타난다.

肺主肅降의 생리작용은 3가지가 있다.

첫째, 자연계의 청기를 흡입한다.

둘째, 肺의 위치가 가장 높고 華蓋의 장이므로 폐는 흡입한 청기와 脾가 폐에 전수한 진액과 수곡정미를 아래로 산포한다.

셋째, 肺와 호흡도내의 이물을 숙청하여 호흡도의 청결을 유지한다. 때문에 폐가 肅降을 못하면 호흡이 短促되거나 表淺하거나 咳痰, 喀血하는 등의 병리 현상이 나타날 수 있다.

肺의 宣發과 肅降은 相反相成되는 모순운동이다. 생리상 정상적인 상호의존과 상호제약은 병리상황에서는 상호 영향을 준다. 그러므로 정상적인 선발이 없으면 肅降이 안되고 정상적인 肅降이 없으면 선발이 안된다. 선발과 肅降이 정상이면 기도가 通暢하고 호흡이 고르며 체내외의 기체가 정상적인 교환을 하게 된다. 만약 양자의 기능이 협조를 잃으면 肺氣失宣이나 肺失肅降의 병변이 발생하여 喘, 咳, 肺氣上逆의 증이 생긴다. 그러므로 《素問·臟氣法時論》에서 "폐가 괴로우면 기가 상역한다(肺苦氣上逆)."라고 했다. 《素問·至眞要大論》에서도 "모든 기가 분울하는 것은 모두 폐에 속한다(諸氣膹鬱, 皆屬於肺)."라고 했다.

③ 水道通調 : 通이란 소통을 말하고, 調란 조절을 말한다. 水道는 수액을 운행시키고 배설하는 도로이다. 肺의 水道通調 기능은 체내 수액의 輸布, 운행, 배설에 대한 폐의 宣發과 肅降이 일으키는 소통과 조절작용을 가리킨다. 肺主宣發은 진액과 수곡정미를 전신에 宣發할 뿐 아니라 主司腠理의 開合, 한액배설에 대한 조절도 한다. 肺氣肅降은 흡입한 청기를 腎에 받도록 내려 보내며 체내의 수액을 아래로 운송하여 요액생성의 源으로 되며 腎과 방광의 기화작용으로 요액을 생성하고 체외로 배출한다. 이것이 肺의 수액 대사 조절작용이고, 通調水道의 생리기능이다. 그러므로 "폐는 행수를 주관하고 물의 상원이다(肺主行水, 肺爲水之上源)."라고 한다. 만일 肺의 水道通調 기능이 감퇴되면 수액이 정체되어 生痰, 成飮하고 심하면 물이 범람하여 부종이 생기는 등의 병변이 발생된다.

④ 肺朝百脈, 主治節 : 朝란 모은다는 뜻이다. 肺朝百脈이란 전신의 혈액이 모두 경맥을 통하여 肺에 모이고 肺의 호흡을 거쳐 기체교환을 진행하고 다시 전신에 산포한다는 뜻이다. 《素問·經脈別論》에서 "식기는 위에 들어가고 탁기는 심에 돌아가 맥으로 흘러들어가 맥기가 경에 흐르고 경기가 폐에 돌아가고 폐가 모든 맥을 끌어들여 피모에 정이 운송된다(食氣入胃, 濁氣歸心, 淫精於脈, 脈氣流經, 經氣歸於肺, 肺朝百脈, 輸精於皮毛)."라고 했다.

전신의 혈과 맥은 모두 心에 統屬되고 심장의 박동은 혈액운행의 기본 동력이다. 혈의 운행은 또 기의 推動에 의하여 기의 승강에 따라 전신에 운행된다. 肺主一身之氣는 肺가 호흡을 주관하여 전신의 氣機를 조절한다. 혈액의 운행은 肺氣의 산포와 조절에 의한다. 《醫學眞傳·氣血》에서 "사람의 몸은 기혈이 순행한다. 기는 혈이 없으면 불화하고 혈은 기가 없으면 불운한다(人之一身, 皆氣血之所循行, 氣非血不和, 血非氣不運)."라고 했다. 治節은 治理와 調節을 말한다. 肺主治節한다는 말은 《素問·靈蘭秘典論》에서 "폐는 상전의 관으로 治理·調節한다(肺者, 相傳之官, 治節出焉)."라고 했다.

肺의 治節作用은 4가지로 나타난다.

첫째, 肺는 호흡을 주관한다. 인체의 호흡운동은 일정하게 한번 呼하고 한번 吸한다.

둘째, 肺의 호흡운동과 더불어 전신의 氣機를 治理하고 조절한다. 즉 기의 승강출입 운동을 조절한다.

셋째, 기의 승강출입 운동을 조절하여 심장을 보조하므로 혈액의 운행을 推動하고 조절한다.

넷째, 肺의 宣發과 肅降은 진액의 수포, 운행, 배설를 治理하고 조절한다. 그러므로 肺가 治節하는 것은 肺의 주요 생리기능에 대한 고도의 개괄이다.

(2) 폐장의 지(志), 액(液), 체(體), 규(竅)

① 志는 憂이다 : 이는 肺의 생리기능과 정신정지가 憂와 관계된다는 것을 가리킨다. 臟象學說

에서 외계정보에 대한 사람의 情志變化는 五臟의 생리기능이 만든 것이라고 인정하여 喜·怒·憂·思·恐을 五志라 하고 五臟에 속하게 했다. 《素問·陰陽應象大論》에서는 "장은 폐이고 … 지는 우이다(在臟爲肺… 在志爲憂)."라고 했다. 憂와 悲의 情志변화는 약간 다르지만 인체 생리활동에 대한 영향은 대체적으로 비슷하다. 憂와 悲는 모두 肺志에 속하기 때문이다. 憂愁와 悲傷은 다 非良性 刺激의 정서반영에 속하며 인체에 대한 그의 주요영향은 기가 부단히 소모되게 하는 것이다. 《素問·擧痛論》에서는 "슬픔은 기를 소모하고… 슬프면 심계가 땅기고 폐엽이 치밀어 상초가 불통하여 영기와 위기가 산포하지 못하게 되므로 열기가 속에 있어 기가 소모된다(悲則氣消… 悲則心系急, 肺布葉擧, 而上焦不通, 營衛不散, 熱氣在中, 故氣消矣.)."라고 했다. 肺主氣이므로 悲憂는 쉽게 肺를 상한다. 반대로 肺가 허할 때 몸은 외래의 非良性刺激의 耐受性에 대해 하강되고 쉽게 悲憂의 정서변화를 일으킨다.

② 液은 涕이다 : 涕는 비점막이 분비하는 점액이다. 이는 鼻竅를 윤택하게 하는 기능을 갖고 있다. 脾는 肺의 竅이다. 《素問·宣明五氣論》에서 "五臟은 액을 화하고… 폐가 화액한 것은 체이다(五臟化液… 肺爲涕)"라고 했다. 정상상태에서 鼻涕는 鼻竅를 윤택하게 하고 外流하지 않는다. 肺寒하면 脾는 淸涕를 흘리고 폐열이면 涕는 黃濁하고 폐가 燥하면 鼻乾하다.

③ 體는 皮이고 毛에 華한다 : 피모는 皮膚, 汗腺, 毫毛 등 조직을 망라하는데 신체 표면에 있다. 衛氣와 진액의 溫養과 윤택에 의하여 外邪의 침습을 막는 장벽이 된다. 肺主氣가 衛에 속하므로 衛氣를 宣發하고 피모에 輸精하는 등의 생리기능을 갖고 있다하여 《素問·五臟生成篇》에서는 "폐는 합피이고 그 영은 모이다(肺之合皮也, 其榮毛也)."라고 했다. 肺의 생리기능이 정상이면 피부는 치밀하고 毫毛는 광택이 있으며 외래의 병사를 방어하는 능력이 강하다. 반대로 肺氣가 허하면 衛氣를 宣發하고 피모에 輸精하는 생리기능이 감약되어 衛表가 不固하고 외사침습을 막는 능력이 저하되어 多汗하고 쉽게 감기에 걸리거나 피모가 초췌하고 파리해지는 등 현상이 나타날 수 있다. 肺와 피모는 相合해 있기 때문에 외사가 피모를 침습하면 腠理가 閉塞되고 衛氣가 鬱滯하는 동시에 흔히 肺에 영향을 주어 폐기가 不宣하게 된다. 외사가 肺를 침습하여 폐기가 不宣할 때도 腠理가 閉塞되고 衛氣가 鬱滯되는 등의 병리 변화를 일으킨다. 한의학중에서 汗孔을 氣門이라 한다. 즉 汗孔은 진액이 화한 汗液을 배설할 뿐 아니라 실제로 肺의 宣散과 肅降에 따라 체내외의 기체교환을 진행한다. 때문에 唐容川은 《醫經精義》에서 피모는 宣肺氣 작용을 한다고 지적했다.

④ 竅는 鼻이다 : 肺는 脾에 開竅되어 있고 脾와 喉는 상통되어 肺에 연계되어 있다. 脾와 喉는 호흡의 門戶이다. 그러므로 "비는 폐의 규이고 후는 폐의 문호이다(鼻爲肺之竅 喉爲肺之門戶)."라는 說法이 있다. 脾의 후각과 후부의 발음은 모두 肺氣의 작용이다. 그러므로 肺氣가 和하고 호흡이 利하면 후각이 靈敏하고 음성이 彰할 수 있다. 《靈樞·脈度》에서 "폐기는 코를 통하고 폐화하면 코가 냄새와 향기를 알 수 있다(肺氣通於鼻, 肺和則鼻能知臭香矣)."라고 했

다. 바로 肺가 脾에 開竅하고 喉와 직접 상통했으므로 외사가 肺를 침습하면 鼻喉로 들어가기 때문에 肺의 병변도 脾·喉의 증후에서 볼 수 있다. 즉 鼻寒, 流涕, 재채기, 喉痒, 音啞, 失音 등이다.

3) 비(脾)

脾는 중초에 위치해 있으며 횡격막의 아래에 있다. 그의 주요한 생리기능은 運化, 昇淸, 血液의 統攝이다. 足太陰脾經과 足陽明胃經은 서로 脾胃에 絡屬하며 脾와 胃는 서로 표리이다. 脾와 胃는 소화기 계통에 다 같이 속한 중요한 장기이며 기체의 소화운동은 脾와 胃의 생리기능에 의한다. 생명활동의 지속과 기혈진액의 生化는 모두 脾胃運化로 얻은 수곡정미에 의하므로 脾胃를 氣血生化의 源이라 하고, "後天의 本이다(後天之本)."이라 한다하여 《素問·靈蘭秘典論》에서 "비위는 창름의 관이고 오미가 있다(脾胃者, 倉廩之官, 五味出焉)."라고 했다. 脾는 口에 開竅하고 그 華는 脣이며 五行은 土에 속하고 志는 思이며 液은 涎이고 肌肉과 사지를 주관한다.

(1) 비장의 중요한 생리기능

① 主運化 : 運은 轉運 輸送이고 化는 소화흡수이다. 脾主運化는 脾가 水穀(음식물)을 精微로 化하고, 精微物質을 전신에 전수하는 생리기능을 가리킨다. 脾의 운화기능은 水穀運化와 水液運化로 나눌 수 있다.

가. 水穀運化 : 음식물에 대한 소화와 흡수이다. 음식이 胃에 들어간 후 음식물에 대한 소화와 흡수는 실제로 胃와 소장 내에서 진행된다. 그러나 반드시 脾의 운화기능에 의해야만 수곡이 정미로 화한다. 이와 같이 脾의 轉輸와 散精기능에 의해 水穀精微를 사방으로 관개하거나 전신에 산포할 수 있다. 《素問·經脈別論》에서 "식기가 위로 들어가면 간에 산정되고… 탁기는 심에 돌아가고 정미물질을 맥에 보낸다(食氣入胃, 散精於肝… 濁氣歸心, 淫精於脈)."와 "위에 음입되면 정기가 유일되고 비로 상수하며 비기가 산정하여 폐에 돌아간다(飮入於胃, 游溢精氣, 上輸於脾, 脾氣散精, 上歸於肺)." 등을 말했다. 이 모든 것은 음식물에서 영양물질의 흡수는 脾의 轉輸와 散精機能에 의한다는 것을 말한다. 脾의 이런 생리기능을 《素問·厥論》에서 "비는 위장으로 하여금 진액을 운행하도록 한다(脾主爲胃行其津液者也)."라고 했다. 脾의 수곡정미를 운화하는 기능이 왕성하면 소화흡수 기능이 건전하고, 精·氣·血·津液을 化生하여 충족한 영양을 제공하므로 장부, 경락, 四肢百骸, 肌肉皮毛 등 조직이 충분한 영양을 얻고 정상적인 생리활동을 수행하도록 한다. 반대로 만약 脾가 수곡정미를 운화하는 기능이 감퇴, 즉 脾失健運하면 소화흡수 기능이 정상을 잃어 腹脹, 便溏, 食慾不振, 倦怠, 消瘦, 氣血生化不足 등 병변이 나타난다. 그러므로 脾胃는 후천의 본이고 氣血生化의 源이라고 말한다.

나. 水液運化 : 水液運化를 어떤 사람들은 水濕運化이라고도 한다. 이는 수액의 吸收·轉輸·布散作用을 가리키며 脾主運化의 한 부분이다. 음식물 중 흡수되는 영양물질은 대개 액체상의 물질이다. 水液運化의 기능은 흡수된 수곡정미 중의 수분을 肺와 腎에 보내고 肺와 腎의 氣化機能에 의해 汗과 尿로 변한 후 체외로 배출되므로, 脾의 水液運化의 기능이 健旺하면 수액이 체내에서 비정상적으로 정체하는 것을 방지할 수 있어 濕·痰·飮 등 병리산물의 생성을 방지할 수도 있다. 반대로 脾의 水液運化의 기능이 감퇴되면 필연적으로 수액이 체내에 정체되어 濕·痰·飮 등 병리산물이 생기고 심하면 水腫까지 초래하게 된다. 그러므로《素問·至眞要大論》에서 "모든 습종만은 다 비에 속한다(諸濕腫滿, 皆屬於脾)."라고 했다. 이것은 脾虛로 습이 생기는데 脾는 痰을 만드는 源泉이고 脾가 허하면 水腫이 발생한다.

수곡과 수액을 운화하는 것은 脾主運化의 2가지 기능이며 양자는 나눌 수 있지만 떨어질 수는 없다. 脾의 운화기능은 脾의 중요한 생리기능일 뿐만 아니라 인체 생명활동에 대하여 중요한 관계가 있어서 脾胃를 後天의 本이라 하고 氣血生化의 源泉이라고 한다. 이는 실제로 음식영양과 소화흡수 기능의 중요한 생리의의에 대한 이론상 고도의 개괄이다. 그러므로 李中梓는《醫宗必讀》에서 "신체가 있으면 필연적으로 곡기를 얻어야 한다. 곡식이 위에 들어가 六腑에서 쇄진하여 기로 되고 五臟을 조화하여 혈을 만드므로 사람은 생명을 가지게 된다. 그래서 후천의 본이 비에 있다고 말한다(有此身, 必資穀氣, 穀入於胃, 灑陳於六腑而氣至, 和調於五臟而血生, 而人資之以爲生者也. 故曰後天之本在脾)."라고 했다. 脾胃를 後天之本이라고 하는 것은 병을 방지하고 養生하는 면에서도 중요한 의의를 가진다. 李東垣은《脾胃論·脾胃盛衰論》에서 "모든 병은 비위가 쇠약하여 생긴다(百病皆由脾胃衰而生也)."라고 했다. 그러므로 일상생활에서 음식영양에 주의해야 할 뿐만 아니라 脾胃를 보호할 줄도 알아야 한다. 만일 병을 앓을 때, 病情에 따라 음식을 먹고, 약을 복용할 때에도 脾胃를 돌보아야 한다. 이는 예방과 양생에서 脾胃가 後天의 本이라는 구체적 표현이다.

② 主昇淸 : 脾의 運化機能은 昇淸을 주로 한다. 昇淸에서의 昇은 脾氣의 운동 특징이 상승을 주로 한다는 뜻이다. 그러므로 脾氣主昇이라고도 한다. 淸은 수곡정미의 영양물질을 말한다. 昇淸은 수곡정미 등 영양물질의 흡수와 心·肺·머리·눈으로의 운송을 말한다. 心肺의 작용에 의해 化生氣血하여 전신을 영양하므로 "비가 승하여 건강해진다(脾以昇爲健)."라고 한다. 승강은 臟腑에서 한 쌍의 대립운동이다. 脾의 昇淸은 胃의 降濁과 상대적인 말이다. 다시 말하면 昇淸과 降濁을 상대적으로 하는 말이다. 장부간의 昇降相因, 協調均衡은 인체 내장이 상대적인 항상성을 유지하는 중요한 요소이다. 그러므로 脾의 昇淸機能이 정상이어야 수곡정미 등 영양물질이 흡수되고 정상적으로 수포된다. 李東垣이 강조한 것처럼 脾氣가 昇發하면 원기가 충만하고 인체는 시종 생기가 넘친다. 동시에 脾氣의 승발작용으로 내장이 하수하지 않는다. 만일 脾氣가 昇淸하지 못하면 수곡이 운화할 수 없다. 기혈이 生化하는데 원천이 없어 神疲乏力,

頭目眩暈, 腹脹, 설사 등 증상이 나타날 수 있다. 《素問·陰陽應象大論》에서 "청기가 아래 있으면 손설이 생긴다(清氣在下, 則生飧泄)."라고 했다. 脾氣(中氣)가 下陷하면 설사를 오래하여 탈항하고 심하면 내장이 하수하는 등의 병증이 생길 수 있다.

③ 主統血 : 脾主統血에서의 統은 統攝, 控制의 뜻이다. 脾는 혈액을 統攝하여 경맥 중에 흐르게 하고 혈관 밖으로 출혈하는 것을 방지하는 기능이 있다. 《難經·四十二難》에서 "비장이 혈액을 싸고 있어 五臟을 따뜻하게 한다(脾裹血, 溫五臟)."라고 했다. 여기서 말하는 裹는 脾가 혈액을 싸서 外逸하지 못하게 한다는 뜻이다. 실제로 脾의 統血하는 기능을 가르키는 것이다. 脾의 統血하는 주 기전은 실제로 氣의 固攝作用이다. 沈目南은 《金匱要略注》에서 "五臟六腑의 혈은 전부 비기통섭에 의한다(五臟六腑之血, 全賴脾氣統攝)."라고 했다. 脾가 統血할 수 있는 것은 脾가 氣血生化의 원천이라는 것과 밀접한 관계가 있다. 脾의 운화기능이 健旺하면 기혈이 充盈하고 기의 固攝作用도 건전하여 혈액이 맥외로 일출되지 않아 출혈을 하지 않는다. 반대로 脾의 운화기능이 감퇴되면 기혈생화의 원천이 없어져 기혈이 생기지 않고 기의 固攝機能이 감퇴되어 출혈을 한다. 脾主昇淸하고 脾氣上昇하는 것 외에 便血, 尿血, 崩漏 등이 있으면 습관상 脾不統血이라고 한다.

(2) 비장의 지(志), 액(液), 체(體), 규(竅)

① 志는 思이다 : 이는 脾의 생리기능과 정신情志가 思와 관계된다는 것을 가리킨다. 臟象學說에서 외계정보에 대한 사람의 情志變化는 五臟의 생리기능이 만든 것이라고 인정하여 喜·怒·憂·思·恐을 五志라 하고 五臟에 속하게 했다. 思는 사려·사고를 가리키며 인체의 정신·의식·사유활동의 한가지 상태이다. 《靈樞·本神》에서 "지가 있으므로 변하여 사가 된다(因志而存變謂之思)."라고 했다. 思란 脾의 志이지만 心主神明과 관계가 있다하여 "思는 心에서 나오고 脾가 응한다(思出於心 而脾應之)."라는 말이 있다. 정상적인 문제를 思考하면 몸의 생리활동에 대해 나쁜 영향이 없다. 그러나 사고가 과도하고 사색이 뜻대로 되지 않는 상황에서는 몸의 정상적인 생리활동에 영향을 줄 수 있다. 그 중 가장 중요한 것은 기의 정상적 운동에 영향을 주어 氣滯와 氣結을 초래한다. 그러므로 《素問·擧痛論》에서 "思는 心에 있는 것이고 神이 귀속될 곳이다. 정기가 머물러 돌지 않으면 기가 뭉친다(思則心有所存, 神有所歸, 正氣留而不行, 故氣結矣)."라고 했다. 장부 생리기능에 대한 영향을 보면 가장 명확한 것은 脾의 운화기능이다. 氣結이 중초에 생겨 脾의 昇淸에 영향을 주므로 사고가 과도하면 음식을 먹고 싶어 하지 않고 脘腹脹悶하며 頭目眩暈 등 증이 초래될 수 있다.

② 液는 涎이다 : 涎은 口津이다. 타액 중에서 묽은 것을 涎이라 한다. 이것은 구강점막을 보호하고 구강을 윤택하게 하는 작용을 한다. 음식이 입 안에 들어가면 많이 분비시켜 음식물을 삼키는 것과 소화를 돕는다. 《素問·宣明五氣篇》에서 "비는 연이다(脾爲涎)."라고 했다. 그러

므로 涎이 脾에서 나와 위로 넘친다는 설이 있다. 脾에서 涎液은 입으로 상행하지만 입 밖으로 넘치지는 않는다. 만약 脾와 胃가 불화하면 涎液의 분비가 급격하게 증가되어 침이 저절로 흘러 나오는 현상이 생긴다. 그러므로 脾의 액을 涎이라 한다.

③ 體는 肌肉이고 四肢를 주관한다 : 《素問・痿論》에서 "비는 몸의 기육을 주관한다(脾主身之肌肉)."라고 했다. 이는 脾胃가 기혈을 생화시키는 원천이기 때문이다. 전신의 기육은 모두 脾胃가 운화시킨 수곡정미의 영양이 필요한다. 또 그것에 의해 기육이 발달하여 풍만하고 건강하게 된다. 《素問集注・五臟生成篇》 에서 "비는 주로 수곡의 정을 운화하여 기육을 기르므로 주육이라 한다(脾主運化 水穀之精, 以生養肌肉, 故主肉)."라고 했다. 그래서 인체 기육의 壯實여부는 脾胃의 운화기능에 상관되고 脾胃의 운화기능이 장애를 받으면 필연적으로 기육이 마르고 연약하며 무력하다. 심하면 萎弱不用한다. 《素問・痿論》에서 "허약을 치료하려면 위와 장에서 취한다(治痿獨取陽明)."라는 중요한 이론에 의거한 것이다. 四肢와 몸은 상대적인 말로 인체의 말단이라 하여 四末이라 한다. 인체의 四肢도 마찬가지로 脾胃가 운화한 수곡정미 등의 영양을 받아야 정상적인 생명활동을 유지한다. 四肢의 영양수송은 전부 淸陽의 昇騰宣發에 의한다 하여 《素問・陰陽應象大論》에 "청양이 사지를 충실히 한다(淸陽實四肢)."라고 했다. 脾는 운화하고 昇淸하므로 脾氣가 건운하면 四肢의 영양이 충족하여 활동이 유력하다. 만일 脾가 건운을 못하면 청양이 불승하고 布散無力하여 四肢의 영양이 부족되므로 권태감을 느끼고 무력하다. 심하면 萎弱不用한다. 그러므로 《素問・太陰陽明論》에서 "사지는 모두 위에서 기를 직접 받으며 12경맥에서 받지 않는다. 위의 작용은 반드시 脾에서 얻으므로 비병이 들면 위가 진액을 보낼 수 없어 사지가 수곡기를 받을 수 없고 기는 날마다 쇠하여 맥도의 순행이 불리해지고 근골기육이 다 생기를 잃어 쓸 수 없게 된다(四肢皆稟氣於胃而不得至經, 必因於脾乃得稟也. 今脾病不能爲胃行其津液, 四肢不得稟水穀氣, 氣日以衰, 脈道不利, 筋骨肌肉皆無氣以生, 故不用焉)."라고 했다. 즉 四肢의 기능여부는 脾의 수곡정미의 운화와 승청기능의 健旺여부와 밀접한 관계가 있다는 것을 말한다.

④ 竅는 口이고, 華는 脣이다 : 脾는 口에 開竅한다. 구강은 소화관의 최상단에 있다. 입에 개규되어 있으므로 음식, 구미 등은 脾의 운화기능과 밀접한 관계가 있다. 구미의 정상여부는 거의 脾胃의 운화기능에 의하는데 脾의 승청과 胃의 강탁의 정상여부에 달려 있다. 脾胃가 건운하면 구미가 정상적이고 식욕이 증진된다. 그러므로 《靈樞・脈度》에서는 "비기는 입에 통해 있고 비기가 화하면 입이 오곡의 맛을 알 수 있다(脾氣通於口. 脾和則口能知五穀矣)."라고 했다. 만약 脾가 건운을 못하면 口淡無味, 口甛, 口膩, 口苦 등 구미의 감각이상이 나타날 수 있어 식욕이 영향을 받는다. 口脣의 色澤은 전신의 기혈이 充盈한지 여부와 관계된다. 脾가 기혈생화의 원천이므로 口脣의 색택이 紅潤한가 하지 않는가는 전신기혈 상황의 반영일 뿐 아니라 실제로 脾胃運化와 수곡정미의 기능상태를 반영하기도 한다. 《素問・五臟生成篇》에서 "비는 기

육과 합하고 그 영은 입술이다(脾之合肉也, 其榮脣也).”라고 했다.

4) 간(肝)

肝은 복부에 있으며 횡격막 아래 우협안에 있다. 肝은 혼이 머무는 곳으로 혈을 장하고 근육의 宗(근본)이다. 肝은 五行의 木에 속하고 主動하고 主昇한다 하여 《素問·靈蘭秘典論》에서 “간은 장군의 관이며 모려를 한다(肝者, 將軍之官, 謀慮出焉).”라고 했다. 《素問·六節臟象論》에서 “간은 극도로 피로한 것의 근본이고, 즉 피로는 간이 해결한다. 또한 혼의 거처다(肝者, 罷極之本, 魂之居也).”라고 했다. 肝의 주요 생리기능은 疏泄과 藏血이다. 肝은 눈에 開竅하고 主筋하며 瓜에 華하고 在志는 怒이며 在液은 淚이다. 肝과 膽은 足厥陰肝經과 足少陽膽經이 서로 낙속되어 있을 뿐만 아니라 肝과 膽의 本身도 직접 연관되어 표리를 이룬다.

(1) 간장의 중요한 생리기능

① 主疏泄 : 肝主疏泄의 疏은 소통이란 뜻이다. 泄은 發泄과 昇發의 뜻이다. 肝의 疏泄機能이 있어 肝을 剛臟이라 한다. 主昇, 主動의 생리특징은 전신의 氣機를 調暢하고 혈과 진액운행을 推動하는 중요한 부분이다.

肝의 疏泄機能에는 중요한 3가지가 있다.

가. 調暢氣機 : 氣機는 기의 升降出入 운동이다. 機體의 장부, 경락, 기관 등의 활동은 전적으로 기의 승강출입 운동에 의한다. 肝의 생리특징이 主昇, 主動이기 때문에 氣機의 疏通, 暢達, 昇發에 대한 중요한 인자이다. 때문에 肝에서 소설기능의 정상여부는 기의 升降出入의 균형협조에 대하여 조절작용을 한다. 肝의 소설기능이 정상이면 氣機가 調暢되고 기혈이 조화되며 경락이 통리하고 장부, 기관의 활동도 정상적으로 조화된다. 만일 肝의 소설기능이 비정상이면 2종류의 병리현상이 나타날 수 있다. 하나는 肝의 소설기능이 감퇴되어, 즉 肝이 소설기능을 잃게되면 기의 승발이 부족하여 기기의 소통이나 暢達이 조애를 받으므로 氣機가 불창하고 氣機鬱結의 병리변화가 胸脇, 兩乳 혹은 少腹 국부의 脹痛 등 병리현상이 나타난다. 다른 하나는 肝의 昇發이 너무 과하여 기의 승발이 과잉항진으로 나타나고 기의 하강이 불급하여 간기상역의 병리변화가 형성되어 頭目脹痛, 面紅目赤, 易怒 등 병리증상이 나타난다. 氣昇이 너무 과하면 혈이 기를 따라 역류하여 吐血, 咯血 등 혈이 上溢하는 병리변화를 일으킨다. 심하면 돌연 혼미하여 사람을 몰라 보게 되는데 이를 氣厥이라 한다. 《素問·生氣通天論》에서 “양기가 대노하면 기절하고 위로 피가 몰려 사람이 박궐한다(陽氣者, 大怒則形氣絶, 而血菀於上, 使人薄厥).”라고 했다. 혈의 운행과 진액의 수포대사도 기의 승강출입 운동에 의한다. 그러므로

氣機의 鬱結은 혈행의 장애를 초래하여 血瘀, 癥積, 腫塊를 형성하고 부녀의 경우 經行不暢, 痛經, 閉經 등을 초래할 수 있다. 氣機의 울결은 또한 진액의 수포대사에 장애를 주어 담과 수 등의 병리산물이 생기거나 痰阻經絡하여 痰核이 형성되거나 水停하여 복부팽만이 된다.

나. 脾胃의 운화기능을 촉진 : 脾胃의 운화기능 정상여부의 극히 중요한 부분이며, 脾의 승청과 胃의 강탁 사이의 협조균형 여부와 肝의 疏泄機能과 脾胃의 승강은 밀접한 관계가 있다. 肝의 소설기능의 정상은 脾胃의 정상적인 승강의 중요한 조건이다. 만일 肝의 소설기능이 비정상이면 脾의 승청기능에 영향을 줄 뿐 아니라 위로는 眩暈하고 아래로는 飧泄한다. 또 胃의 강탁기능에 영향을 미쳐 위로는 트림과 구역을 하며, 중초에서는 완복창만동통하고, 아래로는 변비가 생긴다. 전자를 肝氣犯脾라 하고, 후자는 肝氣犯胃했다 하며 양자를 통칭하여 木旺乘土라 한다. 肝의 소설은 脾胃의 운화를 도우며 또 담즙의 분비와 배설에 영향을 준다. 膽과 肝이 相連되었고, 담즙의 분비와 배설은 실제로 肝主疏泄機能의 한 부분으로 肝의 소설이 정상이면 담즙이 정상적으로 분비하고 배설하며 脾胃의 운화기능에 도움을 준다. 간기가 울결하면 담즙의 분비와 배설에 영향을 주어 脇下脹滿, 疼痛, 口苦, 納食不化, 심하면 황달 등이 나타날 수 있다. 그래서 《素問・寶命全形論》에서 "비위는 간의 소설 기능의 영향을 받는다(土得木而達)." 라고 했다. 《血證論》에서도 "木의 주성은 소설이고 식기가 위에 들어가 전적으로 간목기의 소설에 의하여 수곡이 소화된다. 간의 청양이 불승하면 수곡을 소설할 수 없어 설사하고 중초가 창만해진다(木之性主於疏泄, 食氣入胃, 全賴肝木之氣以疏泄之, 而水穀乃化 : 設肝之淸陽不昇, 則不能疏泄水穀, 滲泄中滿之症, 在所不免)."라고 했다.

다. 調暢情志 : 情志活動은 心主神明의 생리기능에 속하지만 肝의 疏泄機能과 밀접한 관계가 있다. 이는 정상적인 情志活動은 기혈의 정상운행에 의하며, 情志가 비정상이면 생리활동에 중요한 영향을 주어 정상적인 기혈운행을 어렵게 한다. 《素問・擧痛論》에서 "모든 병은 기에서 생긴다(百病生於氣也)."라고 했다. 이는 情志가 상하면 몸의 調暢에 영향을 준다는 것을 말한다. 그러므로 肝의 소설기능은 情志를 調暢하는 작용을 갖고 있다. 이는 실제로 氣機機能을 調暢하는 데서 파생된다. 肝의 소설기능이 정상적이면 氣機가 조창되고 기혈이 조화되며 심정이 명랑해진다. 肝의 소설기능이 감퇴되며 간기가 울결되고 심정이 쉽게 억울되어 자극을 적게 받아도 억울이 잘 풀리지 않는다. 肝의 昇泄이 너무 과하면 위로 양기가 昇騰되고 심정이 쉽게 급조해지며 조금만 자극이 있으면 쉽게 화를 내는데 이는 肝의 소설기능이 情志에 대하여 영향을 미치기 때문이다. 반대로 반복적으로 오랜동안 情志가 이상인 경우에는 肝의 소설기능에 영향을 미칠 수 있고, 또 간기울결을 초래하거나 昇泄이 너무 과한 병리변화가 초래된다.

이외에도 부녀의 배란과 월경, 남자가 사정할 때에도 肝의 소설기능과 밀접한 관계를 갖고 있다.

② 主藏血 : 肝이 혈을 藏한다는 것은 肝이 혈액을 저장하거나 혈량을 조절하는 생리기능을

가리킨다. 肝 내에 일정한 혈량을 가지고 있어야만 肝의 陽氣昇騰을 제약하고 너무 亢하지 못하게 하여 肝의 소설기능을 유지하므로 衝和條達하게 한다. 또 肝이 혈을 저장하는 것은 출혈을 방지하는 중요한 작용이므로 肝이 혈을 장하지 않으면 간혈부족이 나타날 뿐 아니라 陽氣昇泄이 너무 과한 등의 병변이 나타나 출혈을 초래할 수 있다. 그러나 肝의 藏血機能은 또 인체 각 부분의 혈량분배를 조절, 특히 대외 周血量의 조절에 중요한 작용을 하고 있다. 정상적 생리 상황하에서 인체 각 부분의 혈량은 상대적으로 일정하다. 그러나 신체 활동량의 증감, 정서의 변화, 기후의 변화 등에 따라 인체 각 부분의 혈류량이 변한다. 몸의 활동이 극렬하거나 정서가 격동될 때 肝은 저장했던 혈액을 몸의 다른 부위로 보내어 수요를 공급한다. 인체가 안정휴식하거나 정서가 안정되었을 때 전신의 활동량이 적으면 몸 外周의 혈액 수요량이 상대적으로 감소되고 많은 혈액이 肝에 저장된다. 그러므로 《素問 · 五臟生成篇》에서 "사람이 누워 있을 때 피는 간으로 돌아간다(故人臥血歸於肝)."라고 했다. 王冰이 해석하기를 "간이 혈을 저장하고 심장이 행혈하여 사람이 움직이면 혈이 모든 경에 운수되고 사람이 안정하면 혈이 간으로 돌아온다(肝藏血, 心行之, 人動則血運於諸經, 人靜則血歸於肝臟)."라고 했다. 肝이 혈액을 저장하고 조절하는 작용이 있어 인체 각 부분의 생리활동은 肝과 밀접한 관계를 갖고 있다. 만일 肝에 병이 있으면 藏血機能이 상실되며 혈허나 출혈을 일으킬 뿐만 아니라 몸 여러 부분의 혈액濡養不足으로 병변을 일으킬 수도 있다. 간혈이 부족하면 눈에 濡養할 수 없어 눈이 말라 껄끄럽고 어지럽거나 야맹이 된다. 만약 근육에 유양할 수 없으면 근맥이 구급되고 지체가 마목되며 屈身이 불리하게 된다. 그러므로 《素問 · 五臟生成篇》에서 "간이 혈을 받아서 볼 수 있고, 발은 혈을 받아서 걸을 수 있으며 손은 혈을 받아서 잡을 수 있고 손가락은 혈을 받아서 잡을 수 있다(肝受血而能視, 足受血而能步, 掌受血而能握, 指受血而能攝)."라고 했다. 肝이 혈액을 저장하는 것과 혈량을 조절하는 기능은 여자의 월경에도 나타난다. 그러므로 간혈이 부족하거나 肝이 혈을 저장하지 않으면 월경량이 적거나 심하면 폐경하며, 월경량이 늘거나 심하면 붕루 등을 일으킬 수 있다. 肝의 혈량 조절기능은 혈액의 저장을 전제로 하는데 충족한 혈량이 있어야 조절할 수 있다. 그러나 肝 내에 저장했던 혈을 밖으로 수포하는 작용은 실제로 肝의 疏泄機能이 혈액을 운행하는 일종의 표현이므로 《血證論》에서 "간은 목에 속하며 목기가 충화조달하고 알울을 일으키지 않으면 혈맥이 통창한다(以肝屬木, 木氣衝和調達, 不致遏鬱, 則血脈通暢)."라고 했다. 肝 내에 저장했던 혈액이 밖으로 포산할 수 있으므로 肝의 혈량 조절기능은 반드시 藏血과 疏泄機能이 협조균형해야만 된다. 만일 昇泄이 너무 과하거나 藏血機能이 감퇴되면 각종 출혈, 소설불급, 간기울결이 초래되고 또 어혈도 초래될 수 있다.

이외에 臟象學說 중에는 또 肝藏魂이란 말이 있다. 魂은 神의 변화이며 神의 파생이다. 《靈樞 · 本神》에서 "신을 따라 왕래하는 것이 신이다(隨神往來者, 謂之魂)."라고 했다. 《類經》에서 "혼이라고 말하는 것은 몽매황홀하거나 변환 유행할 때에 나타난다(魂之爲言, 如夢寐恍惚, 變幻游行之境, 皆呈也)."라고 했다. 魂은 神과 마찬가지로 모두 혈을 기초물질로 하고 心은 주혈하여 藏神하고 肝은 혈을 저장하며 魂도 저장한다하여《本神》에서 "간이 혈을 저장하고 혈은 혼의 거처이다(肝臟血, 血舍魂)."라고 했다. 肝의 藏血機能이 정상적이면 魂은 머물 데가 있다. 만일 간혈부족하고 심혈휴손하면 魂이 집을 지키지 못하고 驚駭多夢하고 臥寐不安하며 夢游, 夢囈 ,幻覺 등 증을 볼 수 있다.

(2) 간장의 지(志), 액(液), 체(體), 규(竅)

① 志는 怒이다 : 이는 肝의 생리기능과 정신情志가 怒와 관계된다는 것을 가리킨다. 臟象學說에서 외계정보에 대한 사람의 情志變化는 五臟의 생리기능이 만든 것이라고 인정하여 喜·怒·憂·思·恐을 五志라 하고 五臟에 속하게 했다. 분노는 사람들의 정서가 격동할 때에 情志의 변화이다. 몸에 대한 분노의 생리활동은 일반적으로 일종의 불량한 자극에 속하는데 기혈을 上逆시키고 양기를 昇泄하게 한다하여《素問·擧痛論》에서 "노하면 기역하고 심하면 피를 토하며 설사를 하여 기가 상역한다(怒則氣逆, 甚則嘔血, 飧泄, 故氣上矣)."라고 한다. 肝은 疏泄을 주관하고 陽氣昇發하며 肝在志는 怒이다. 만약 대노하면 肝의 양기승발이 너무 과하게 되는데 이를 "분노는 간을 상한다(怒傷肝)."라 하고, 반대로 肝의 음혈이 부족되고 肝의 양기가 너무 과하게 昇泄되면 자극이 조금만 있어도 쉽게 發怒한다 하여《素問·臟氣法時論》에서 "간병이 있으면 양협하통하여 소복에 미치며 사람으로 하여금 화를 잘내게 한다(肝病者, 兩脇下痛引小腹, 令人善怒)."라고 했다.《雜病源流犀燭》에서는 더 한층 "분노를 치료하기 어려우나 간을 평안하게 하면 치료할 수 있다. 이것은 의가들이 노를 치료하는 방법이다(治怒爲難, 惟平肝可以治怒, 此醫家治怒之法也)."라고 제기했다.

② 液은 淚이다 : 肝은 눈에 開竅되어 있고 눈으로부터 눈물이 나온다 하여《素問·宣明五氣篇》에서 "간은 눈물이다(肝爲淚)."라고 했다. 눈물은 眼睛을 유윤시키고 안정의 기능을 보호한다, 정상에서 누액의 분비는 눈망울을 유윤시키고 넘쳐나지 않는다. 그러나 이물이 눈에 들어가면 누액이 많이 분비하여 눈을 청결하게 하고 이물을 배제하는 작용을 한다. 병리상황하에서는 누액의 분비가 이상적이라는 것을 알 수 있다. 만일 肝의 음혈이 부족할 때 안정이 말라 껄끄러운 것은 누액의 부족이다. 만일 風火에 赤眼이 되고 肝經濕熱 등으로 눈꼽이 많아지고 바람을 만나면 눈물이 흐르는 등의 증이 있다. 이외에 극도로 悲哀하면 누액의 분비도 대량 증대될 수 있다.《靈樞·口問》에서 "悲·哀·愁·憂는 심을 동하고 심이 동하면 五臟六腑가 다 동요하고 동요하면 모든 경맥이 눈으로 모여 눈물구멍이 열리게 되어 눈물과 콧물이 나온다(悲哀愁憂則心動, 心動則五臟六腑皆搖, 搖則宗脈感, 宗脈感則液道開, 液道開故泣涕出焉)."라고 했다.

③ 體는 筋이고, 華는 爪이다 : 筋은 근막으로 골에 부착하고 관절에 모여 있다. 관절과 기육에 연결되어 있는 일종의 조직이다. 그러므로 《素問・五臟生成篇》에서 "모든 근은 관절에 속한다(諸筋者, 皆屬於節)."라고 했다. 근과 기육의 수축이완은 지체, 관절운동의 굴신이나 轉側이다. 《靈樞・九鍼論》에서 "간은 근을 주관한다(肝主筋)."과 《素問・痿論》에서 "간은 신의 근막을 주관한다(肝主身之筋膜)."이라 했는데 주로 근막은 간혈의 자양에 의지하기 때문이다. 그러므로 《素問・經脈別論》에서 "식기가 위에 들어가면 정기를 간에 산포하고 정기가 근에 흘러들어간다(食氣入胃, 散精於肝, 淫氣於筋)."라고 했다. 간의 혈액이 충만해야 근을 유양한다. 근이 자양되어야 운동의 힘이 있고 민첩하다. 《素問・六節臟象論》에서 간은 "극심한 피로를 담당한다(罷極之本)."라고 했다. 다시 말하면 지체가 운동하는데 힘의 근원이며, 전적으로 肝의 藏血이 충족한 것과 혈량 조절작용에 의한다. 만일 간의 기혈이 쇠소하면 근막이 실양되어 근력부족, 운동불리가 나타난다. 그러므로 《素問・上古天眞論》에서 "장부… 56세가 되면 간기가 쇠하여 근육이 운동할 수 없다(丈夫… 七八, 肝氣衰, 筋不能動)."라고 했다. 이외에도 肝의 음혈이 부족되면 근이 失養하여 수족이 떨리고 지체가 痲木하며 屈身이 불리하고 심하면 瘈瘲 등의 증이 나타날 수 있다. 그러므로 《素問・至眞要大論》에서 "모든 풍으로 떠는 것은 모두 간에 속한다(諸風掉眩, 皆屬於肝)."라고 했다. 爪는 爪甲으로 손톱과 발톱을 말한다. 이는 근의 연속이라 하여 "조는 근의 잉여분이다(爪爲筋之餘)."라고 한다. 간혈의 성쇠는 爪甲의 榮枯에 영향을 줄 수 있다. 《素問・五臟生成篇》에서 "간은 근과 합하고 그 영은 손톱과 발톱이다(肝之合筋也, 其榮爪也)."라고 했다. 간혈이 충족하면 爪甲이 堅靭하고 明亮하며 紅潤하고 광택이 난다. 만약 간혈이 부족하면 爪甲이 軟薄하며 枯하고 夭色하며 심하면 변형하고 脆裂한다.

④ 竅는 目이다 : 눈을 精明이라고도 하는데 시각기관이다. 《素問・脈要精微論》에서 "정명은 만물을 보고 흑백을 분별하며 장단을 잰다(夫精明者, 所以視萬物, 別白黑, 審短長)."라고 했다. 肝의 경맥은 주로 눈에 연계되었고, 눈의 시력은 肝氣의 疏泄과 간혈의 영양에 의한다 하여 "간은 눈에 개규한다(肝開竅於目)."라고 한다. 《素問・五臟生成論》에서 "간이 혈을 받아서 볼 수 있다(肝受血而能視)."라고 했다. 《靈樞・脈度》에서도 "간기는 눈에 통하고 간화하면 눈이 오색을 변별한다(肝氣通於目, 肝和則目能辨五色矣)."라고 했다. 그러나 또 五臟六腑의 精氣는 모두 눈에 上注하고 있으므로 눈과 五臟六腑는 모두 내재적 연계가 되어있다. 《靈樞・大感論》에서 "五臟六腑의 정기는 모두 상행하여 눈으로 주입되어 정으로 된다. 정의 보금자리는 눈이고 골의 정은 눈동자이며, 근의 정은 검은자이고 혈의 정은 혈락이며 기의 정은 흰자이고 기육의 정은 눈꺼풀이며, 근골혈기의 정을 종합하여 낙맥과 함께 하나의 계통을 형성하여 위로는 뇌에 들어가 항중으로 나온다(五臟六腑之精氣, 皆上注於目而爲之精. 精之窠爲眼, 骨之精爲瞳子, 筋之精爲黑眼, 血之精爲絡, 其窠氣之精爲白眼, 肌肉之精爲約束, 裹擷筋骨血氣之精而與脈幷爲系, 上屬於腦, 後出於項中)."라고 했다. 후세대의 의학가들은 이 기초 위에서 五輪學說을

발전시켰으며 안과의 변증론치에 일정한 기초를 이루었다.

肝과 눈의 관계가 아주 밀접하여 肝 기능의 정상 여부는 흔히 눈에 반영된다. 만일 肝의 음혈이 부족하면 양 눈이 乾澁하고 視物不淸하거나 야맹이 된다. 肝經風熱하면 目赤痒痛한 것을 볼 수 있다. 肝火上炎하면 目赤生翳하며 肝陽上亢하면 頭目眩暈하고 肝風內動하면 目斜上視하는 것을 볼 수 있다.

5) 신(腎)

腎은 요부에 위치하고 척주 양쪽 좌우에 각각 하나씩 있다.《素問·脈要精微論》에서 "허리는 신의 부이다(腰者, 腎之府)."라고 했다. 腎은 先天의 精이므로 臟腑陰陽의 本이고 생명의 원천이다. 그래서 腎을 先天之本이라 한다. 腎은 五行에서 水에 속한다. 중요한 생리기능은 精을 장하고 생장, 발육, 생식, 수액대사 등을 주관한다. 腎은 骨生髓를 주관하며 외영은 모발이고 귀와 二陰에 開竅하며 志는 恐과 驚이고 液은 唾이다. 足少陰腎經과 足太陽膀胱經이 腎과 방광에 낙속해 있고 腎과 방광이 수액대사에 직접 상관되어 있으므로 腎과 방광은 서로 표리이다.

(1) 신장의 중요한 생리기능

① 藏精 : 생장, 발육, 생식, 藏精은 腎의 중요한 생리기능이다. 즉 腎은 精氣에 대하여 閉藏의 작용을 갖고 있다. 정기에 대한 腎의 內藏으로 정기가 체내에서 생리효능을 충분히 발휘시킬 수 있고 양호한 조건을 창조하여 정기가 무고하게 유실되지 않게 하며 몸의 생장, 발육, 생식능력에 영향을 준다. 그러므로《素問·六節臟象論》에서 "신은 주로 칩거하고 봉장의 본이며 정의 거처이다(腎者主蟄, 封藏之本, 精之處也)."라고 했다. 精氣는 인체를 구성하는 기본물질이다. 또한 인체의 생장, 발육 및 각종 기능활동의 기초물질이다. 그러므로《素問·金匱眞言論》에서 "정은 생의 본이다(夫精者, 生之本也)."라고 했다. 腎이 장한 정기에는 先天之精과 後天之精이 있다. 先天之精은 부모로부터 생식의 정을 받은 것으로 나서부터 갖고 있으며 胚胎發育을 구성하는 원시물질이나. 즉《靈樞·本神》에서 말하는 "태어날 때 가져온 정이다(生之來, 謂之精)."이라 하여 "신은 선천의 본이다(腎爲先天之本)."라고 한다. 後天之精은 태어난 후 섭취한 음식물을 원천으로 하며 脾胃의 운화기능을 거쳐 생성된 수곡의 정기와 또 장부의 생리활동 중에서 화생한 정기가 대사평형 후의 잉여부분을 가리키는데 腎에 저장한다 하여《素問·上古天眞論》에서 "신은 수를 주관하고 五臟六腑의 정을 저장한다(腎者主水, 受五臟六腑之精而藏之)."라고 했다. 先天之精과 後天之精의 來源은 비록 다르지만 다 腎에 귀속된다. 이 양자는 서로 의존하고 爲用한다. 先天之精은 後天之精의 부단한 培育과 充養으로 그의 생리효능을 충분히 발휘할 수 있다. 後天之精의 화생은 先天之精의 活力資助에 의지한다. 양자는 相輔相成

하는데 腎 중에서 밀접한 결합을 하여 腎中精氣를 조성한다. 腎中精氣의 중요한 생리효능은 몸의 생장, 발육을 촉진하고 점차 생식능력을 가지도록 하는 것이다. 《素問 · 上古天眞論》에서 "여자 7세면 신기가 왕성하고 영구치가 나오며 머리카락이 길다(女子七歲, 腎氣盛, 齒更, 發長), 14세에는 성호르몬이 생기고 임맥이 통하며 태충맥이 왕성하여 월경이 나오므로 자식이 생긴다(二七而天癸至, 任脈通, 太衝脈盛, 月事以時下 故有子), 21세에는 신기가 평안하고 균형이 잡혀 사랑니가 생기고 최대로 성장한다(三七, 腎氣平均, 故眞牙生而長極), 28세에는 근골이 견강하고 머리가 극히 길며 신체가 성장한다(四七, 筋骨堅, 發長極, 身體盛壯), 35세에는 양명맥이 쇠하고 얼굴이 초췌하기 시작하며 머리카락이 빠지기 시작한다(五七, 陽明脈衰, 面始焦, 發始墮), 42세에는 위의 삼양맥이 쇠하고 얼굴이 초췌하며 머리카락이 희어진다(六七, 三陽脈衰於上, 面皆焦, 發始白), 49세에는 임맥이 허하고 태충맥이 쇠퇴하며 적어지고 여성호르몬이 마르며 월경이 없어져 생식능력이 없어 자식이 없다(七七, 任脈虛, 太衝脈衰少, 天癸竭, 地道不通, 故形環而無子也.), 남자가 8세면 신기가 실하고 머리카락이 길며 이를 간다(丈夫八歲, 腎氣實, 發長齒更), 16세에는 신기가 왕성하고 성호르몬이 생기며 정기가 넘쳐흐르고 음양이 화하여 능히 자식이 생긴다 (二八, 腎氣盛, 天癸至, 精氣溢瀉, 陰陽和, 故能有子), 24세에는 신기가 고르고 근골이 경강하며 사랑니가 나오고 키가 다 자란다(三八, 腎氣平均, 筋骨勁强, 故眞牙生而長極), 32세에는 근골이 융성하고 기육이 만장된다(四八, 筋骨隆盛, 肌肉滿壯), 40세에는 신기가 쇠하고 머리가 빠지며 이가 상한다(五八, 腎氣衰, 發墮齒槁), 48세에는 양기가 위에서 쇠갈되고 얼굴이 초췌해지며 머리카락이 희여진다(六八, 陽氣衰竭於上, 面焦, 發鬢頒白), 56세에는 간기가 쇠하여 근육이 움직일 수 없으며 정력이 쇠진하여 정액이 적으며 신장이 쇠하고 형체가 다 극으로 된다(七八, 肝氣衰, 筋不能動, 天癸竭, 精少, 腎臟衰, 形體皆極), 64세에는 이가 빠진다(八八, 則齒發去)"라고 했다. 《素問 · 上古天眞論》의 이 논술은 몸의 生 · 長 · 壯 · 老 · 已의 자연규율과 腎中精氣의 성쇠와 밀접하게 상관된다는 것을 명확히 지적했다. 사람은 출생한 후 先天之精이 부단히 後天之精의 배육을 얻어 腎中精氣가 점차 충성해지고 유년기에 이를 갈며 머리카락이 자라는 생리현상이 나타난다. 腎中精氣가 부단하게 충성됨에 따라 일정한 단계에 발전되면 성선의 발육과 성숙을 촉진하는 일종의 물질이 출현하는데 이를 天癸라 한다 하여 남자에게는 정자가 생기고 여자는 제 때에 배란한다. 월경이 올 때면 성선의 발육이 점차 성숙되어 생식능력을 구비한다. 이 때 사람도 청춘기에 들어선다. 이후 腎中精氣가 넘쳐 흐르다 점차 쇠퇴해짐에 따라 성호르몬의 생성도 감소되며 심하면 점차 마른다. 성선도 점차 쇠퇴되어 생식능력이 점차 하강되고 심하면 소실된다. 이 때 사람도 중년으로부터 노년으로 전입된다. 그와 같이 이 · 뼈 · 모발의 생장상황은 腎中精氣의 성쇠를 관찰하는 지표가 된다. 즉 생장발육과 노쇠를 구별하는 지표로서 지금까지도 여전히 높은 과학적 가치가 있다. 이외에도 腎中精氣의 성쇠가 몸의 生 · 長 · 壯 · 老 · 已를 결정한다고 전면적으로 이해하여 그 어떤 선천성 질병, 생장발육 불량, 생식기능 저하를 예방하고 치료하거나 노쇠 등을 방지하는데 보편적인 지도의의가 있다. 腎中精氣는 생명활동의 근본이며 몸 전체의 생리활동에 대하여 극히 중요한 작용을 일으킨다. 이론과 실천에서 腎中精氣의 생리효능을 전면적으로 설명하기 위하여 腎陰과 腎陽으로 개괄한다. 몸 각개 장부 조직기관에 자양·유윤작용을 일으키는 것을 腎陰이라 하고 몸 각개 장부 조직기관을 推動·溫煦作用을 하는 것을 腎陽이라 한다. 腎陰과 腎陽을 또 元陰과 元陽, 眞陰과 眞陽이라고도 하는데 이는 몸의 각 장 음양의 근본이다. 이 양자 사이에는 상호제약하고 상호의존하며 相互爲用하면서 각 장의 음양균형을 유지한다. 만일 어떤 원인으로 이런 상대균형이 파괴되고 또 자체로 회복하지 못할 때, 즉 腎陰이 허하거나 腎陽이 허하여 內熱, 眩暈, 耳鳴, 腰膝酸軟, 遺精, 舌質紅, 津液少 등 腎陰虛 증후가 나타나거나 疲憊乏力, 形寒肢冷, 腰膝冷痛, 萎弱, 小便淸長 또는 不利, 遺尿失禁, 舌質淡, 性機能減退, 水腫 등 腎陽虛한 증후들이 나타난다. 腎陰과 腎陽은 각 장 음양의 기본이기 때문에 腎의 음양이 실조되면 각 장의 음양이 실조된다. 肝이 腎陰의 자양을 못 받으면 水不涵木이라고 하며 肝陽上亢이 출현되거나 심하면 肝風內動하고, 心은 腎陰의 상승이 없으면 心火上炎을 일으키거나 心腎陰虛를 초래한다. 肺가 腎陰의 자양을 못 받으면 咽燥, 乾咳, 潮熱, 昇火 등 肺腎陰虛證이 나타난다. 脾가 腎陽의 溫煦를 못 받으면 五更泄瀉, 下利淸穀 등 脾腎陽虛證이 나타날 수 있다. 心이 腎陽의 溫煦를 못 받으면 心悸, 脈遲, 汗出, 肢冷, 氣短 등 心腎陽虛證이 나타날 수 있다. 반대로 기타 장부의 음양이 실조되면 시간이 갈수록 腎中精氣가 소모되어 腎의 陰陽失調를 초래한다. 이것이 久病及腎의 이론이다. 腎陰과 腎陽이 다 腎中精氣를 기초물질로 했으므로 腎陰이 허하거나 腎陽이 허하거나 실지로는 다 腎中精氣가 부족한 것이다. 그러므로 腎陰虛가 일정한 정도에 이르면 腎陽에도 영향을 주어 음양이 다 허하게 된다. 이를 陰損及陽이라 한다. 腎陽虛가 일정한 정도에 이르면 腎陰에 영향을 주어 음양이 다 허하게 된다. 이를 陽損及陰이라고 한다.

이외에 腎中精氣의 虧損으로 오는 것은 다종다양한 데 일정한 조건하에서 腎中精氣가 비록 휴손되였지만 음양의 실조상황이 그렇게 명확하지 않으면 腎中精氣虧損이나 腎精不足 또는 腎氣虛라고 한다.

② 主水 : 腎主水液이란 腎中精氣의 기화기능이 체내 진액의 수포와 배설로 진액대사 평형을 유지하는데 극히 주요한 조절작용을 한다는 것을 가리킨다. 그러므로《素問·逆調論》에서 "신은 수의 장이고 진액을 주관한다(腎者水臟, 主津液)."라고 했다. 정상적인 생리에서 진액의 대사는 위를 통하여 들어와 脾의 운화와 전수, 肺의 선발과 숙강, 腎의 蒸騰氣化에 의해 삼초를 통도로 하여 전신에 수송된다. 대사를 거친 후의 진액은 한액, 요액, 기로 되어 체외에 배출된다. 腎中精氣의 蒸騰氣化는 실제로 전체적인 진액대사를 주재한다. 肺·脾 등 내장이 진액의 기화에 대해서 모두 腎中精氣의 蒸騰氣化에 의한다. 특히 요액의 생성과 배설은 더욱 腎中精

氣의 蒸騰氣化와 직접적인 상관이 있다. 요액의 생성과 배설은 체내의 진액대사 평형에서 극히 중요한 작용을 한다 하여 腎主水液이라 한다. 만일 腎中精氣의 蒸騰氣化가 실조되면 關門이 불리하고 소변대사에 장애가 발생하여 요량이 감소하며 수종이 생기는 등의 병리현상이 나타날 수 있다. 《素問·水熱穴論》에서 "신은 위의 관이며 관문이 불리하면 수액이 모여 피부에 상하로 넘쳐서 부종이 생긴다. 부종은 수액이 모여 병이 생긴 것이다(腎者, 胃之關也. 關門不利, 故聚水而從其類也. 上下溢於皮膚, 故爲胕腫. 胕腫者, 聚水而生病也)."라고 했다. 또 기가 化水하지 못하면 소변이 淸長하거나 요량이 대량으로 증가되는 병리현상도 일으킬 수 있다.

③ 主納氣 : 納은 固攝, 受納하는 뜻이다. 腎主納氣란 腎은 肺가 흡입한 청기를 攝納하여 呼吸表淺의 작용을 방지함으로써 체내외의 정상적인 기체교환을 보증할 수 있다는 것을 가리킨다. 인체의 호흡기능은 비록 肺가 주이지만 반드시 腎의 納氣作用에 의지해야 한다. 《類證治裁·喘症》에서 "폐는 기의 주이고 신은 기의 뿌리이다. 폐는 주로 출기하고 신은 주로 납기하며 음양이 상교하여 호흡이 원활하다(肺爲氣之主. 腎爲氣之根. 肺主出氣. 腎主納氣. 陰陽相交. 呼吸乃和)."라고 했다. 腎의 納氣機能은 실제로 호흡운동 중에서 腎의 閉藏作用의 구체표현이다. 이론상으로 肺가 흡입한 청기는 반드시 腎에 하달된다. 《難經·四難》에서 "심과 폐는 호출하고 신과 간은 흡입한다(呼出心與肺, 吸入腎與肝)."라고 했다. 그러나 실제로는 肺의 호흡이 일정한 심도를 유지해야하며, 腎의 納氣作用에 의한다는 것을 설명한다. 때문에 腎의 納氣機能이 정상적이면 호흡이 일정하게 조화된다. 만약 腎의 納氣機能이 감퇴되면 攝納無權하여 호흡이 表淺하여 動輒氣喘, 呼多吸少 등 병리현상이 나타날 수 있다. 이를 腎不納氣라고 한다.

(2) 신장의 지(志), 액(液), 체(體), 규(竅)

① 志는 恐이다 : 이는 腎의 생리기능과 정신情志가 恐과 관계된다는 것을 가리킨다. 臟象學說에서 외계정보에 대한 사람의 情志變化는 五臟의 생리기능이 만든 것이라고 인정하여 喜·怒·憂·思·恐을 五志라 하고 五臟에 속하게 했다. 恐은 사람들이 사물에 대해 무서워하는 일종의 정신상태이다. 恐과 驚은 유사하나 驚은 自知하지 않아 사건이 돌연히 생긴 후에 驚을 받는다. 恐은 自知하여 膽怯이라고도 한다. 驚과 恐을 機體의 생리활동으로 말하면 일종의 나쁜 자극이다. 驚恐은 腎에 속하며 恐은 腎의 志이다. 그러나 언제든지 心主神明과 상관된다. 心은 腎을 장하며 神傷하면 心怯하고 恐하게 한다. 《素問·擧痛論》에서 "두려우면 기가 아래로 가고 놀라면 기가 혼란된다(恐則氣下, 驚則氣亂)."라고 했다. 즉 恐과 驚의 자극은 몸의 氣機 運行에 나쁜 영향을 준다. 恐則氣下란 사람이 恐懼의 상태에서 상초의 氣機가 폐색되어 不暢하고 하초로 氣迫하므로 하초가 창만하고 심하면 유뇨한다. 驚則氣亂은 몸의 정상적 생리활동이 일시적으로 擾亂을 받아 心神이 불안하고 수족떨림의 현상이 나타난다. 《素問·擧痛論》에서 "놀라면 심이 의지할 곳이 없고 신이 귀속될 데가 없으며 여가 정할 곳 없어 기란한다(驚則心

無所倚. 神無所歸. 慮無所定. 故氣亂矣).”라고 했다.

② 液은 唾이다 : 《難經 · 三十四難》에서 腎液이 唾라 했고, 唾는 口津이며 타액 중 稠厚한 것을 唾라 한다. 唾는 腎精이 화한 것으로 咽이 不吐하고 腎中精氣를 자양하는 작용을 한다. 만약 多唾하거나 久唾하면 腎中精氣를 쉽사리 모손한다. 그러므로 고대의 導引家는 윗턱에 혀를 문질러 침이 입에 차면 삼켜서 腎精을 養하였다. 唾는 脾胃와도 상관된다. 그러므로 《雜病源流犀燭 · 諸汗源流》에서 “타는 신액이고 신은 위와 관계된다. 그러므로 신의 타에 병이 생기면 필연적으로 위를 보아야 한다(唾爲腎液, 而腎爲胃關. 故腎家之唾爲病, 必見於胃也).”라고 했다.

③ 體은 骨이다 : 骨은 주로 髓를 생하고 머리카락에 華한다. 腎主骨하고 髓를 생하는 생리기능은 실제로 腎中精氣가 생장발육 기능을 촉진하는 중요한 부분을 갖고 있기 때문이다. 골의 생장발육은 골수의 充盈과 그가 제공하는 영양에 의한다. 《素問 · 陰陽應象大論》에서 “신이 골수를 생한다(腎生骨髓).”라고 했고, 《素問 · 六節臟象論》에서는 “신이 기르는 것은 골이다(腎其充在骨).”라고 했다. 이런 것은 다 腎中精氣가 充盈해야 골수를 充養한다는 것을 말한다 하여 《素問 · 四時刺逆從論》에서는 “신은 몸의 골수를 주관한다(腎主身之骨髓).”라고 했다. 小兒泉門이 遲閉하고 骨軟無力하여 노인이 되어 골질이 취약하여 골절되기 쉬운 것 등은 腎中精氣가 부족되어 골수가 공허하기 때문이다. 髓에는 骨髓, 脊髓, 腦髓가 있는데 이 3자는 모두 腎中精氣가 화생시킨 것이므로 腎中精氣의 성쇠는 골의 생장, 발육에 영향을 줄 뿐 아니라 脊髓와 腦髓의 충영과 발육에도 영향을 준다. 척수는 뇌에 상통했고 수가 모여 뇌가 되였다하여 뇌를 髓海라고도 한다. 腎中精氣가 충영하면 수해가 養될 수 있고 뇌의 발육이 건전하여 그의 精明之府의 생리기능을 충분하게 발휘할 수 있다. 반대로 腎中精氣가 부족되면 수해가 失養되어 수해부족의 병리변화가 생긴다. 《靈樞 · 海論》에서 “수해에 여유가 있으면 정력이 넘쳐 흘러 성생활을 절제하지 못하여 정을 상실하며 髓海가 부족하면 머리가 흔들리고 이명이 나고 종아리가 저리고 아프며 눈이 어지러워 아무 것도 볼 수 없고 힘이 빠져 눕기를 좋아한다(髓海有餘, 則輕勁多力, 自過其度 : 髓海不足, 則腦轉耳鳴, 脛酸眩冒, 目無所見, 懈怠安臥).”라고 했다. 《素問 · 靈蘭秘典論》에서 “신은 힘이 강하며 민첩한 관으로 기교가 있다(腎者, 作强之官. 伎巧出焉).”라고 했다. 실제로 腎中精氣가 골에서 수를 생산하는 생리기능의 구체표현을 말한다.

가. 齒爲骨之餘 : 치아와 골의 원천은 같다. 치아도 腎中精氣가 充養한다 하여 《雜病源流犀燭 · 口齒脣舌病源流》에서 “치아는 신의 표이고 골의 본이다(齒者, 腎之標, 骨之本也).”라고 했다. 치아의 생장과 탈락은 腎中精氣의 성쇠와 밀접한 관계가 있다. 腎中精氣가 충분하면 치아는 견고하고 탈락되지 않으며 腎中精氣가 부족되면 치아가 쉽게 흔들리고 심하면 조기에 탈락된다. 이외에 수족양명경이 치중에 진입하며 치아에 어떤 병변이 생기는 것은 수족양명경인 장과 위의 생리기능 실조와도 상관된다.

나. 머리카락의 생장은 전적으로 精血에 의한다. 腎이 精을 저장하므로 其華在發이라고 한

다. 머리카락의 생장과 탈락, 윤택, 枯槁는 腎中精氣의 充養에 의할 뿐 아니라 혈액의 濡養에도 의지하므로 發爲血之餘라고 한다. 청장년기에 精血이 充盈하면 머리카락이 자라고 광택이 난다. 노인의 精血은 허쇠되어 머리카락이 희고 탈락된다. 일반적으로 말하면 이는 정상적인 규율이다. 하지만 임상에서 볼 수 있는 늙기 전에 먼저 쇠하고 머리카락이 枯萎하며 일찍 탈락되고 일찍 희어지는데 이는 腎中精氣 부족과 혈허에 관계된다.

④ **竅는 耳와 二陰이다** : 귀는 청각기관이며 청각의 영민여부는 腎中精氣의 盈虧와 밀접한 관계를 갖고 있다. 腎中精氣가 충영하면 수해가 得養하여 청각이 영민해지고 분변력이 높아진다. 그러므로 《靈樞·脈度》에서 "신기는 귀에 통하고 신화하면 귀가 오음을 들을 수 있다(腎氣通於耳, 腎和則耳能聞五音矣)."라고 했다. 반대로 腎中精氣가 허쇠할 때 수해가 失養하여 청력이 감퇴되거나 耳鳴이 있고 심하면 耳聾이 된다. 노년이 되면 腎中精氣가 많이 쇠퇴되므로 귀에 이상이 온다. 二陰은 前陰(외생식기)과 後陰(항문)이다. 前陰은 배뇨하거나 생식하는 기관이고 後陰은 분변을 배설하는 통도이다. 요액이 배설하는데 방광이 있지만 반드시 腎의 氣化에 의해야만 완성할 수 있다. 때문에 尿頻, 遺尿, 尿失禁, 尿少, 尿閉 등은 腎의 氣化機能의 失常과 관계된다. 사람의 생식기능은 腎이 주관한다는 것을 앞에서 서술했기에 다시 부언하지 않는다. 분변의 배설은 원래 대장의 傳化糟粕 기능이다. 그러나 腎의 氣化와도 관계된다. 腎陰이 부족될 때 장액이 고갈되어 변비가 생긴다. 腎陽이 허손할 때 氣化無權하여 양허변비거나 양허설사를 초래하고 腎의 封藏이 失司할 때는 구설활탈을 보게 된다 하여 腎은 二陰에 開竅한다고 한다.

【부록】

命門

命門이라는 말은 가장 일찍 《靈樞·根結》에서 "명문은 목이다(命門者, 目也)."라고 똑똑히 제기했다. 《難經·三十六難》에서 "신은 2개인데 신이 아닌 것도 있다. 좌측의 것이 신이고 우측의 것은 명문이다. 명문은 신정이 있는 곳이고 원기의 계이다. 남자는 정을 저장하고 여자는 포를 연결한다(腎兩者, 非皆腎也. 其左者爲腎, 右者爲命門. 右者爲命門. 命門者, 諸神精之所舍, 原氣之所系也 : 故男子以藏精, 女子以系胞)."라고 했다. 그 후 점차 후세대 의학가들의 중시를 받아 命門의 부위 및 그의 생리기능 등에 대해 일부 논쟁이 있어서 각기 다른 견해를 보였다. 이것을 아래의 몇가지로 귀납하고 기록하여 참고로 제공한다.

① **右腎 命門說** : 신은 2개인데 좌신은 신이고 우신은 명문이라는 설이며 《難經》부터 시작되었다. 《難經·三十九難》에서 "좌를 신이라 하고 우를 명문이라 한다. 명문은 모든 정신이 깃드

는 곳이다. 남자는 장정하고 여자는 계포한다. 그 기는 신에 통했다(其左爲腎, 右爲命門, 命門者, 諸精神之所舍也. 男子以藏精, 女子以系胞, 其氣與腎通.)."라고 했다. 이는 명문의 의의와 생리 기능에 대해 간결한 논술이다.

이 논술에서 포함하고 있는 3개의 의의를 알 수 있다.

첫째, 인체에 대한 命門의 중요성을 설명하였다. 즉 "정신의 집이다(精神之所舍)." 이는 인체 생명의 근본이고 생명을 유지하는 門戶이므로 명문이라 했다.

둘째, 그의 기능을 제시했다. 즉 남자는 장정하고 여자는 계포하는 중요한 작용을 갖고 있어 인체의 생식기관이 명문에 있다는 것을 설명했다.

셋째, 腎과 命門은 상통하고 양자는 비록 좌·우의 구별이 있지만 생리기능에서는 분별하기 어렵다. 命門은 腎의 기능을 갖고 있을 뿐 아니라 腎도 命門의 작용을 갖고 있다. 그 때로부터 우신을 명문이라고 한 사람들은 晉나라 王叔和, 元나라 滑壽, 明나라 李梴 등이였다. 《脈訣琮璜·脈賦》에서 "신은 2개인데 2손의 척부에 나뉘어 있다. 좌는 신이고 우는 명문이다(腎有兩枚. 分居兩手尺部. 左爲腎, 右爲命門)."라고 했다. 이는 명문의 존재를 인정할 뿐만 아니라 固定된 진맥부위가 있다. 《醫學入門·臟腑賦》에서 天倡其가 말하기를 "命門은 右腎의 아래에 있으며 膀胱之間에 絲系曲透되어 있고 上은 心包이며 膈膜으로 脂漫之外에 橫連되어 左腎에 配하여 眞精을 藏한다. 男女陰陽이 攸分하고 相君火를 元氣로 한다. 疾病生死는 이에 의한다(命門下寄腎右. 而絲系曲透膀胱之間. 上爲心包. 而膈膜橫連脂漫之外. 配左腎以藏眞精. 男女陰陽攸分. 相君火以系元氣. 疾病生死是賴)."라고 했다. 그는 또 注說하기를 "命門, 즉 右腎은 寄者라 할 수 있고 非正臟이다.… 命門은 配成한 官이며 左腎이 收血化精하고 運入하여 命門에 藏한다. 男은 이렇게 藏精하고 여자는 이렇게 系胞胎한다(命門則右腎,言寄者,以其非正臟也… 命門爲配成之官, 左腎收血化精運入, 藏諸命門, 男以此而藏精, 女以此而系胞胎)."라고 했다. 본론에서 우신을 명문으로 논술했을 뿐만 아니라 명문과 심포를 연계시켰고 명문의 기능은 남자는 장정하고 여자는 계포한다고 진일보 설명하였다.

② 兩腎俱稱命門說 : 元나라의 滑壽는 비록 좌신을 腎으로, 우신을 命門으로 인정했지만 그는 또 "명문의 기는 신과 통했다 하여 신은 둘이지만 실은 하나이다(命門, 其氣上腎通, 是腎之兩者, 其實則一爾)."라고 인정하였다. 이것은 滑氏는 倡兩腎俱는 명문설의 先導라고 말할 수 있다. 明나라 虞搏은 《醫學正傳》 중에 "양신의 총호를 명문이라 한다(兩腎總號爲命門)."라고 명확히 제시했다. 그는 《醫學或問》 중에서 "양신고는 진원의 근본이며 생명의 관문이다. 비록 수장이지만 실제는 그 안에 상화가 있어 수중의 용화와 같은 데 그것은 동하고 발하기 때문이다.

내 생각으로는 당연히 2개의 신장이 명문이다… (夫兩腎固爲眞元之根本, 性命之所關, 雖爲水臟, 而實有相火寓乎其中, 象水中之龍火, 因其動而發也, 愚意當以兩腎總號爲命門…).”라고 했다. 그의 이 논점은 좌는 신이고 우는 명문이라는 설을 부정하였으며 또 명문의 중요한 작용인 “원기의 근본이고 생명의 관이다(爲元氣之根本, 生命之所關).”라고 제시했다. 명나라의 張景岳은 명문을 해석할 때 여자는 産門이라 하고 남자는 精關이라 했지만 그는 “양신은 다 명문에 속한다”고 인정하였다. 그는 《類經附翼・求正錄・三焦包絡命門辨》에서 “신은 둘인데 감(물)외의 우수이고 명문은 감 중의 기수이다. 하나로 둘을 거느리고 둘은 하나를 포괄한다. 명문은 전체적으로 양신이고 양신은 다 명문에 속한다 하여 명문은 수화의 부이고 음양의 집이며 정기의 바다이고 생사의 움막이다(腎兩者, 坎外之偶也 ; 命門一者, 坎中之奇也, 以一統兩, 兩而包一, 是命門總乎兩腎, 而兩腎皆屬命門, 故命門者, 爲水火之府, 爲陰陽之宅, 爲精氣之海, 爲生死之竇).”라고 했다. 張氏는 인체에서 명문의 중요성을 강조하고 이를 통해 사람들이 명문을 중시했다. 그는 《景岳全書・傳忠錄》에서 “명문은 원기의 뿌리이고 수화의 집이다. 오장의 음기는 이것으로 자양할 수 없는 것이 없고 오장의 양기도 이로하여 발할 수 없는 것이 없다(命門爲元氣之根, 爲水火之宅, 五臟之陰氣, 非此不能滋 ; 五臟之陽氣, 非此不能發).”라고 강조하여 말하였다. 그는 또 명문 중에 음양, 수화 二氣를 갖고 있어 음양, 수화 사이에 상호제약, 相互爲用하는 작용을 발휘한다고 강조하였다. 그는 《類經部翼・眞陰論》에서 “명문의 화는 원기이고 명문의 수는 원정이다(命門之火, 謂之元氣, 命門之水, 謂之元精).”라고 했다. 이 논점은 腎陰・腎陽이론의 기초를 닦아 놓았다.

③ 兩腎之間爲命門說 : 명문은 兩腎의 밖에 독립하여 兩腎의 사이에 있다. 이는 실제로 趙獻可가 처음 제창했다. 그는 《素問・靈蘭秘典論》에서 “주가 불명하면 12관이 위험하다(主不明, 則十二官危).”라는 啓示하에서 12관외에 또 인신의 주가 있는데 이 인신의 주는, 즉 명문이라고 제시했다. 그는 《醫貫・內經十二官論》에서 “명문은 인신 중에 있는데 배꼽 높이의 척골에 부착하여 있다. 위로부터 아래로 14추이고 아래로부터 위로 7추의 부위이다(命門在人身之中, 對臍附着脊骨, 自上數下 則爲十四椎, 自下而上 則爲七椎).”라고 했다. 《內經》에서는 “7절의 옆 중간에 소심이 있다(七節之旁, 中有小心).”라고 했다. “이곳이 양신의 기이고 좌변의 한 개 신은 음수에 속하고 우변의 한 개 신은 양수에 속한다. 각각 한치오푼을 열면 중간은 명문이 있는 궁이다. 그 우방은 상화이고 그 좌방은 천일의 진수이다. 이 화와 수는 무형의 기이며 상화는 명문에 품명하고 진수도 상화에 따라 인부터 신까지 양 25도를 행한다. 유로부터 축까지 음 25도를 행한다. 주야로 五臟六腑의 사이를 주류하는데 체하면 병이 나고 쉬면 죽는다(此處兩腎所寄, 左邊一腎屬陰水, 右邊一腎屬陽水, 各開一寸五分, 中間是命門所居以宮, 其右旁卽相火也, 其左旁卽天一之眞水也. 此一水一火, 俱屬無形之氣, 相火稟命於命門, 眞水又隨相火, 自寅至申, 行陽二十五度, 自酉至丑, 行陰二十五度, 日夜周流於五臟六腑之間, 滯則病, 息則死

矣).”라고 했다. 趙獻可는 命門 부위는 兩腎 사이에 있다고 인정했다. 그의 근거에는 두 가지가 있는데 하나는《素問・刺禁論》에서 “7절의 옆에 소심이 있다(七節之旁中有小心).”라는 논이고 다른 하나는 督脈의 經穴은 命門穴이 있는 곳이다. 그는《內經》의 이 논술에 근거하여 명문의 부위를 확립했다. 명문의 기능에 대해서는 그는 一身之主라고 인정했다. 그러므로 그는 동일편에서 또 “본인은 인신에 다른 주가 있으며 심이 아니다. 명문은 12경의 주이다. 신에 이것이 없으면 작강과 기교가 안 생긴다. 방광에 이것이 없으면 삼초의 기가 불화하고 수도가 불행한다. 비위에 이것이 없으면 수곡을 증부할 수 없어 五味가 불출한다. 간담에 이것이 없으면 장군의 결단이 없고 모려가 불출한다. 대소장에 이것이 없으면 변화가 되지 않아 이변비가 생긴다. 심에 이것이 없으면 심명이 혼미하고 만사에 능력을 발휘할 수 없다. 그러므로 주가 불명하면 12관은 위험하다고 했다(愚謂人身別有一主. 非心也. 命門爲十二經之主. 腎無此, 則無以作强而技巧不出矣 : 膀胱無此. 則三焦之氣不化. 水道不行 : 脾胃無此, 則無能蒸腐水穀, 而五味不出矣 : 肝膽無此, 則將軍無決斷. 而謨慮不出矣 : 大小腸無此, 則變化不行, 而二便秘矣 : 心無此, 則心明昏, 而萬事不能應矣 : 正所謂 ‘主不明則十二官危’).”라고 했다. 또 명문은《走馬灯》중의 灯火를 비유한다. 그는 “화왕하면 빨리 움직이고 화미하면 느리게 움직이며 불이 꺼지면 움직이지 않는다… (火旺則動速, 火微則動緩, 火熄則寂然不動…).”라고 했다. 趙獻可는 명문의 기능은 곧 眞火로서 인체 전신의 양기를 主持한다고 인정하였다. 조씨와 張景岳은 동시에 명문이 진화라는 논점을 내 놓았다. 이 논점은 줄곧 청대까지 영향을 주었다. 陳修圓의《醫學三字經》과 林珮琴의《類證治裁》, 張路玉의《本經逢原》, 黃官琇의《本草求眞》등에서 계속 명문을 진화라 했으며 동시에 명문의 부위는 兩腎 사이에 있다고 했다.

④ 命門爲腎間動氣說 : 이 설은 비록 명문이 兩腎 중간에 있다고는 하지만 그 사이에는 수도 아니고 화도 아닌 일종의 原氣가 존재하고 있는데 이것이 原氣發動하는 機이며 또 命門은 형체를 가진 장기가 아니라고 인정하고 있다. 이 설을 처음 제창한 사람은 명대의 孫一奎이며《難經・八難》에서 腎間의 動氣가 명문이라고 인정하였다. 그러므로 그는《醫旨緖餘・命門圖說》에서 “《靈》,《素》를 잘 관찰하면 兩腎은 붙어 있지 않고 갈라져 있어 분립되었다고 진월인이 처음 이야기 했다. 월인은 명문은 정신의 집이고 원기의 계이며 남자는 장정하고 여자는 계포한다 했는데 너무 지루하다. 신의 극히 귀중한 것을 말하면 신간의 원기는 사람의 생명으로 이를 중요하다고 하지 않을 수 없다… 월인이 말하기를 ‘신간의 동기는 사람의 생명이고 오장육부의 본이며 12경맥의 근이며 호흡의 문이고 삼초의 원이다’라 했다. 명문의 뜻은 여기에 해당한다. 동인도에 보면 명문혈은 우신에 있지 않고 두 신장유의 중앙에 있다… 명문은 두 신장의 중간에 있는 동기로서 수도 아니고 화도 아니며 조화의 추유이고 음양의 근체이다. 즉 선천의 태극이고 오행이 여기서 생겨났으며 장부가 계속 생겼다. 만약 속수, 속화, 속장 등이 형체가 있는 물질의 형이 있으면 겉으로 당연히 경락이 맥을 움직여 진찰을 한다.《靈》,《素》도

역시 경에 나타냈다(細考《靈》,《素》, 兩腎未嘗有分言者. 然則分立者. 自奏越人始也. 考越人兩呼命門爲精神之舍, 原氣之系, 男子藏精, 女子系胞者. 豈漫語哉! 是極重要於腎爲言, 謂腎間原氣, 人之生命, 放不可不重也… 越人亦曰, '腎間動氣, 人之生命, 五臟六腑之本, 十二經脈之根, 呼吸之門, 三焦之原'. 命門之意, 該本於此. 觀銅人圖命門穴, 不在右腎, 而在兩腎兪之中可見也… 命門乃兩腎中間之動氣, 非水非火, 乃造化之樞紐, 陰陽之根蒂, 則先天之太極, 五行由此而生, 臟腑以繼而成. 若謂屬水, 屬火, 屬臟, 屬腑, 乃是有形之物, 則外當有經絡動脈而形於診,《靈》,《素》亦必著之於經也)."라고 했다.

손씨의 命門에 대한 인식은 3가지가 있다.

첫째, 命門은 형태를 가진 장기가 아니므로 경락이 없이 순행하며 또 동맥 없이 진단할 수 있다.

둘째, 命門의 중간에 있지만 腎間動氣의 소재지에 불과하다. 그는 끊임없이 생기고 機樞를 조화한다.

세째, 腎間動機가 비록 장부의 본이고 생명의 원천이지만 火라고 인정할 수 없다.

이상의 명문에 대한 각가의 인식은 각기 다른 견해가 있다. 형태로 말하면 유형론과 무형론이 있고 부위에 대해서도 右腎과 兩腎 사이란 설이 있고 기능도 主火와 非火의 논쟁이 있다. 그러나 그들은 명문에 대한 생리기능에 대해서는 비슷하다. 命門과 腎의 생리기능에 대해서도 유사하게 본다. 腎은 五臟의 본이고 그 속에는 진음과 진양이 있으며 인체 五臟六腑의 음은 다 腎陰이 자양하고 五臟六腑의 양은 다 신양으로 溫養한다. 우리는 腎陽이, 즉 命門의 화이고 腎陰이, 즉 張景岳이 말하는 명문의 수이며 腎陰·腎陽이, 즉 진음, 진양, 원음, 원양이다. 고대 의가들이 命門이라고 하는 것은 腎中陰陽의 중요성을 강조하기 위함이다.

2. 육부(六腑)

六腑는 膽·胃·대장·소장·방광·삼초의 총칭이다. 그들의 공통된 생리기능은 음식물을 腐熟消化시켜 糟粕으로 전화시키는 것이다. 그러므로《素問·五臟別論》에서 "六腑는 전화물을 저장하지 않아 실하지만 만할 수 없다. 그러므로 수곡이 들어가면 위는 실하고 장은 허하며 음식이 장으로 가면 장이 실하고 위는 허하다(六腑者, 轉化物而不藏, 故實而不能滿也. 所以然者, 水穀入口, 則胃實而腸虛, 食下, 則腸實而胃虛)."라고 했다. 六腑는 음식물을 전화하므로 實하고 滿할 수 없다고 말한다. 음식물이 인체에 들어 갔다가 체외로 배출될 때까지 七道關隘를 통과하여 음식물이 소화흡수하게 된다. 이 七道關隘는《難經》에서 七衝門이라 한다.《難經 · 四十四難》에서 "七衝門은 어디에 있는가? 입술은 비문이고 치아는 호문이며 회압은 흡문이고 위는 분문이며 태포하구는 유문이고 대장소장회는 난문이며 하극은 백문이다 하여 칠충문이라 했다(七衝門何在? 脣爲飛門, 齒爲戶門, 會壓爲吸門, 胃爲賁門, 太包下口爲幽門, 大腸小腸會爲闌門, 下極爲魄門, 故曰七衝門也)."라고 했다. 飛門의 飛와 扇은 상통한다. 즉 門扇이란 口脣은 문선처럼 자유로 開合하기 때문에 입술을 飛門이라 한다. 戶는 門戶인데 引申을 守하는 뜻이다. 음식물이 입으로 들어가면 치아에 의해 저작한 후 연하한다 하여 치아를 호문이라 하며 회압은 식도와 기관이 만나는 곳이다. 즉 음식물이 식도에 들어가는 꼭 거쳐야 할 부위이다. 또 호흡기체의 문호이므로 吸門이라 한다. 분문은 위의 상구이다. 太包를 大包이라고도 하는데 음식물을 盛受하는 지방이다. 즉 위이다. 위의 하구는 소장의 상구로 幽門이다. 소장의 하구와 대장 상구의 연접처를 闌門이라 한다. 闌이란 遮攔이다. 이는 음식물 중의 정미물질이 여기서 阻攔을 받는다 하여 얻은 이름이다. 下極이란 소화관의 말단이다. 즉 糞便을 배설하는 항문이다. 이를 魄門이라고도 한다. 七衝門중 어느 한 개문에 병변이 발생하면 모두 음식물의 수납, 소화, 흡수와 배설이 영향을 받는다.

六腑는 음식물의 전화를 그의 생리특징으로 하므로 實하지만 滿할 수 없다. 六腑는 降을 順으로 하고 通을 用이라고 말한다. 그러나 通과 降의 不及과 太過는 모두 병태에 속한다.

1) 담(膽)

膽은 六腑의 首이며 또 奇恒의 腑로 귀속되어 있다. 肝과 膽은 또 경맥이 상호낙속되어 표리로 되어 있다.《靈樞 · 本輸》에서 "담은 중정의 부이다(膽者, 中精之府)."라 하여 淸淨한 액을 내장한다. 즉 담즙이다. 담즙은 맛이 쓰고 색이 황록인데 肝의 精氣가 화생한 것이고 膽에 모여 소장으로 배설하고 음식물의 소화를 돕는다. 또한 脾胃의 운화기능이 정상적으로 진행되게 하는 중요한 소신이니.《東醫寶鑑》에서 "간의 여기가 담으로 배설하고 이것이 모여 정으로 되었다(肝之餘氣, 泄於膽, 聚而成精)."라고 했다. 이는 담즙의 化生來源을 말한다.《素問 · 寶命全形論》에서 "土는 木의 도움을 얻어 정상기능을 발휘한다(土得木而達)."라고 했다. 즉 오행학설의 이론으로서 肝膽과 脾胃 사이에 존재하고 있는 克中有用과 制則生化의 관계를 개괄하였다.

담즙의 생성과 배설은 肝의 疏泄機能의 억제와 조절을 받는다. 만일 肝의 소설기능이 정상적이면 담즙의 배설이 원활하고 비위운화의 기능도 건전하다. 반대로 肝이 疏泄을 못하면 담즙배설이 불리하게 되어 脾胃의 운화기능도 영향을 받아 脇下가 창만동통하고 식욕이 감퇴되며 복창하고 변당 등의 증이 나타난다. 만일 담즙이 上逆하면 口苦, 黃綠色苦水를 구토하고 담즙이 외일하면 황달이 나타날 수 있다.

전체적으로 膽의 주요 생리기능은 담즙을 저장하거나 배설하는 것이다. 담즙은 직접 음식물의 소화를 도와 주므로 六腑의 하나라 한다. 膽의 본신은 음식물을 직접 傳化하지 않는 생리기능이 있어 精汁을 저장하고 위장 등의 부와는 구별이 있어 또한 奇恒의 府에 속한다.

2) 위(胃)

胃를 胃脘이라고도 하며 상·중·하 3개 부위로 나눈다. 胃의 상부를 上脘이라 하는데 賁門도 포괄한다. 胃의 중부를 中脘이라 하며 위체의 부위이다. 胃의 하부를 下脘이라 하며 幽門을 포함한다.

(1) 수납(受納)을 주관하고 수곡(水穀)을 부숙(腐熟)한다

受納은 接受와 容納한다는 뜻이다. 腐熟은 음식물이 胃의 초보적인 소화를 거쳐 반죽으로 된다는 뜻이다. 음식물이 입에 들어간 후 식도를 거쳐 위에 용납되므로 胃를 太包, 水穀之海라 한다. 몸의 생리활동과 기혈진액의 化生은 모두 음식물의 영양에 의하므로 胃를 水穀氣血之海라 한다. 《靈樞·玉版》에서 "사람이 받는 기는 곡식이다. 곡식을 주입하는 곳은 위이다. 위는 수곡기혈의 바다이다(人之所受氣者, 穀也 : 穀之所注者, 胃也; 胃者, 水穀氣血之海也)."라고 했다. 胃 중에 水穀을 용납하고 胃의 腐熟을 거친 후 소장에 내려가며 그 精微를 脾의 운화를 거쳐 전신의 영양으로 한다. 그러므로 胃는 비록 수곡을 受納腐熟하는 기능은 있지만 반드시 脾의 운화기능이 배합하여야만 수곡이 정미로 화할 수 있고 기혈진액으로 화생해야 전신에 영양을 공급한다. 음식영양과 음식수곡에 대한 脾胃의 운화기능은 몸의 생명활동을 유지하는데 대해 아주 중요하다. 그러므로 《素問·平人氣象論》에서 "사람은 수곡을 본으로 한다(人以水穀爲本)."라고 했다. 《素問·玉機眞藏論》에서 "오장은 모두 위에서 기를 얻고 위는 오장의 본이다(五臟者, 皆稟氣於胃 : 胃者, 五臟之本也)."라고 했다. 胃氣의 성쇠하는 인체의 생명활동과 그의 존망에 관계된다는 것을 설명하였다. 李東垣은 《脾胃論·脾胃虛實傳變論》에서 "원기가 충족하려면 비위의 기가 상하지 않아야 능히 원기를 자양한다. 위기의 본이 약하면 음식이 소화되지 않아 비위의 기가 상하고 원기가 충족할 수 없어 여러 가지 병이 생긴다(元氣之充足, 皆由脾胃之氣無傷, 而後能滋養之氣. 若胃氣之本弱, 飮食自倍, 則脾胃之氣旣傷, 而元氣亦不能充, 而諸病之所由生也)."라고 했다. 임상에서 질병을 치료할 때 위기를 아주 중시하는데 《景岳全書·雜證謨·脾胃》에서 "무릇 병을 보려는 사람은 반드시 먼저 위기를 보아야 하며 병을 치료하려는 사람은 반드시 위기를 늘 고려해야 한다. 위기에 손실이 없으면 염려를 안해도 된다(凡欲察病者, 必須先察胃氣 : 凡欲治病者, 必須常顧胃氣. 胃氣無損, 諸可無慮)."라고 했다.

(2) 통강(通降)을 주관한다

胃를 水穀之海라 하고 음식물이 胃에 들어가 胃의 腐熟을 거친 후에 반드시 소장에 하행하여 들어가 한층 더 소화・흡수된다. 그러므로 胃主通降하고 降爲和라고 한다. 臟象學 중에서 脾는 昇하고 胃는 降하는 것으로 몸 전반의 소화계통의 생리기능을 개괄하였으므로 胃의 通降作用은 또 소장이 음식물 잔사를 대장에 하수하고 대장은 조백을 傳化하는 기능도 있다.

胃의 通降은 降濁이다. 降濁은 수납의 전제조건이므로 胃가 通降을 못하면 식욕에 영향을 줄 뿐 아니라 濁氣가 위로 올라와 구취, 완복창민, 동통 등이 나고 대변비결, 병상이 발생한다. 《素問・陰陽應象大論》에서 "탁기가 위에 있으면 진창이 생긴다(濁氣在上, 則生䐜脹)."라고 했다. 만일 胃氣가 通降을 못했을 뿐 아니라 나아가 胃氣가 상역하면 暖氣酸腐, 惡心, 구토, 딸꾹질 등 증이 나타날 수 있다.

3) 소장

소장은 상당히 긴 管道器官인데 복중에 위치하고 있다. 그의 상구는 유문처와 胃의 하구에 상접되였고 그의 하구는 闌門處와 대장의 상구에 上緣되어 있다. 소장과 心은 경맥이 상호낙속되어 있다 하여 心과 표리이다. 소장의 주요 생리기능은 受盛, 化物, 泌別淸濁하는 것이다.

(1) 수성(受盛)과 화물(化物)을 주관한다

受盛은 접수하는 것으로 以器盛物하는 뜻이다. 化物은 변화, 소화, 화생하는 뜻이다. 소장의 受盛機能은 2가지로 표현되는데 하나는 소장이 위를 거쳐 초보소화한 음식물을 접수하는 盛器라는 것을 설명하고 다른 하나는 胃를 거쳐 초보적으로 소화된 음식물을 소장 내에서는 상당히 긴 시간 정류해야 하는데 이는 한층 더 소화 흡수되게 한다. 소장의 化物機能은 胃를 거쳐 초보적으로 소화된 음식물을 한층 더 소화시켜 수곡을 精微로 변화시킨다. 그러므로 《素問・靈蘭秘典論》에서 "소장은 수성하는 관이고 화물한다(小腸者, 受盛之官, 化物出焉)."라고 했다.

(2) 비별청탁(泌別淸濁)

泌는 분비이고 別은 분별이다.

소장의 淸濁을 泌別機能은 3가지로 표현된다.

첫째, 소장을 경과하여 소화 후의 음식물은 수곡정미와 음식물 잔사 2개 부분으로 분별한다.

둘째, 소장은 수곡정미를 흡수하고 음식잔사를 대장으로 보낸다.

세째, 소장은 수곡정미를 흡수하는 동시에 대량의 수액도 흡수한다 하여 小腸主液이라 한다.

張介賓은 《素問・靈蘭秘典論》의 주해에서 "소장은 위 아래 있는데 胃의 수곡을 수성하여 청탁을 나누고 수액은 이로 인하여 먼저 삼입되고 조백은 밑으로 돌아가며 비기는 화하여 상승하고 소장은 화하여 하강한다. 그러므로 화물이 된다(小腸居胃之下, 受盛胃中水穀而分淸濁, 水液由此而滲入前, 糟粕由此而歸於後, 脾氣化而上昇, 小腸化而下降, 故曰化物出焉)."라고 했다. 이는 소장의 泌別·淸濁機能은 또 요액의 양과도 유관된다는 것을 한층 더 제시한다. 만일 소장의 泌別·淸濁機能이 정상이면 二便이 정상적이다. 만일 소장의 泌別淸濁이 비정상이면 대변이 묽고 소변은 적어진다. 또한 소장 내 수액량의 다과와 요량은 유관된다. 임상에서 "소변이 이하면 대편이 실하다(利小便則所以實大便)."라는 치법을 쓴다. 즉 이런 원리는 임상치료 중에 응용한다.

그러므로 소장의 수성화물 비별청탁의 기능은 수곡이 정미로 변화하는데 가장 중요한 과정이다. 실제로 이것은 脾胃의 승청강탁기능의 구체적인 표현이다. 이 때문에 소장의 기능이 실조되면 탁기가 위로 올라와 복창, 복통, 구토, 변비 등의 증이 생기거나 또한 청기가 아래로 가면 변당, 설사 등의 증이 생긴다

4) 대장

대장은 복중에 있다. 그의 상구는 闌門處에서 소장과 긴밀히 연접되어 있고, 그 하단은 항문과 긴밀히 연접되어 있다. 대장과 폐는 경맥이 상호낙속되어 표리관계에 있다. 대장의 주요한 생리기능은 조백을 傳化하는 것이다.

대장은 소장을 거쳐 淸濁을 泌別한 후 남은 음식물 잔사를 접수하는 것이며, 남은 수액을 다시 흡수하고 분변을 형성한 후 항문을 거쳐 체외로 배출하는 것이다. 그러므로《素問·靈蘭秘典論》에서 "대장은 전도하는 관으로 변화시켜 내 보낸다(大腸者, 傳導之官, 變化出焉)."라고 했다. 전도는 위에서 접수하고 아래로 전한다는 뜻이다. 變化出焉은 조백을 분변으로 화하는 것이다. 대장의 전도변화 작용은 胃의 降濁機能의 연장이며 동시에 肺의 肅降과 유관된다. 唐崇海는《醫經精義·臟腑之官》에서 대장의 傳導作用을 "대장이 능히 전도할 수 있는 것은 폐의 부이기 때문이다. 폐기가 하달하면 능히 전도할 수 있다(大腸之所以能傳導者, 以其爲肺之腑. 肺氣下達, 故能傳導)."라고 했다. 이외에도 대장의 傳導作用은 腎의 氣化機能과 유관된다. 그러므로 腎主二便라고 말하였다.

5) 방광

방광은 소복 중앙에 위치하고 있는데 저뇨하는 기관이다. 방광과 腎은 직접 상통되어 있고 양자는 또 경맥으로 상호낙속되어 표리에 있다. 방광의 주요한 생리기능은 저뇨와 배뇨이다.

요액이 진액에서 화한 것은 腎의 기화작용에 의해 요액이 생성되어 아래 방광으로 보낸다. 요

액이 방광 내에서 일정한 정도로 저류하면 자주적으로 체외에 배출할 수 있다. 그러므로《素問·靈蘭秘典論》에서 "방광은 주도의 관으로서 진액은 저장하고 기화하여 나갈 수 있다(膀胱者, 州都之官, 津液藏焉, 氣化則能出矣)."라고 했다.

방광의 저뇨·배뇨기능은 腎의 氣化機能에 전적으로 의지한다. 그러므로 방광의 氣化는 실제로 腎의 蒸勝氣化에 속한다. 방광의 병변은 尿頻, 尿急, 尿痛 혹은 小便不利, 尿有餘瀝 심하면 尿閉, 혹은 遺尿, 소변실금이다.《素問·宣明五氣論》에서 "방광불리하여 소변이 잘 안 나오고 괄약근의 기능이 나빠 유뇨한다(膀胱不利爲癃, 不約爲遺尿)."라고 했다. 방광의 이전 병변은 대개 腎의 氣化機能과 유관되였다.

6) 삼초

삼초는 상·중·하초를 총칭하는데 삼초는 六腑의 하나이다. 삼초의 어떤 구체개념이 명확하지 못하고《難經》의《25難》과《38難》에서 또 有名而無形이라고 말하여 후세대의 쟁론을 야기시켰다. 그러나 삼초의 생리기능에 대한 인식은 일치하였다. 삼초의 중요한 생리기능은 諸氣를 主持하고 水道를 통행하는 것이라 인정하였다. 형태면에서 일부 학자들은 삼초는 흉복강의 大腑에 분포되어 있어 인체 장부 중에서 그가 최대라고 인정하여 孤腑라고 했다. 張介賓이《類經·臟象類》에서 제시한 것처럼 삼초는 "장부 외에 있고 체구 안에 있는데 모든 장을 망라하고 체강에 있는 대부이다(臟腑之外, 軀體之內, 包羅諸臟, 一腔之大腑也)."라고 했다. 그러나 더욱 중요한 것은 삼초가 그 어느 실질성 장기에 있는가 하는 것을 확정하는 것이 아니라 삼초의 생리·병리학상의 실제의의를 연구하고 장악하는 것이다.

삼초의 주요한 생리기능 중 하나는 원기를 通行하는 것이고 다른 하나는 수액을 운행하기 위한 도로이다.

(1) 제기(諸氣)를 주지(主持)하고, 몸의 기기(氣機)와 기화(氣化)를 총사(總司)

삼초는 기의 승강출입의 통로이며 또 氣化의 장소이므로 諸氣를 主持하고 전신의 氣機와 氣化를 總司하는 기능이 있다. 원기는 인체의 가장 근본적인 기이고 원기의 뿌리는 신이다. 삼초를 통과하여 전신에 充沛한다 하여《難經·三十一難》에서 "삼초는 기의 처음과 끝이다(三焦者, 氣之所終始也)."라고 했다.《難經·三十八難》에서 삼초는 "원기와는 구별되는데 제기를 주지한다(有原氣之別焉, 主持諸氣)."라고 했으며《難經·六十六難》에서는 "삼초는 원기와 달리 사용된다. 주로 삼기를 통행시키고 五臟六腑를 경역한다(三焦者, 原氣之別使也, 主通行三氣, 經歷五臟六腑)."라고 했다(여기서 말하는 三氣는 宗氣·營氣·衛氣이다). 이런 논술은 삼초는 기의 승강출입의 통로이고 인체의 기는 삼초를 통과하여 五臟六腑에 수포되며 전신에 充沛한다는 것을 설명한다. 《中藏經》에서는 삼초가 原氣를 통행하는 작용을 상세하게 묘술하고 그는 《論三焦虛實寒熱生死順逆脈證之法》에서 삼초는 "五臟六腑, 營衛經絡, 내외좌우상하의 기를 총령하며 삼초가 통하면 내외・좌우・상하도 통한다. 그는 온 몸에 체액이 돌게 하고 내외를 조화하며 좌우를 영양하고 상하를 연결하는 등 그 기능이 이렇게 막대하다(總領五臟六腑, 營衛經絡, 內外左右上下之氣也 : 三焦通, 則內外左右上下皆通也. 其於周身灌體, 和內調外, 榮左養右, 導上宣下, 莫大於此者也)."라고 했다.

(2) 수액운행(水液運行)의 도로

《素問・靈蘭秘典論》에서 "삼초는 결독의 관으로 수도를 소통시킨다(三焦者 決瀆之官, 水道出焉)."라고 했다. 決은 疏通시킨다는 뜻이다. 瀆은 溝渠이다. 決瀆은 수도를 소통시키는 것이다. 다시 말하면 삼초는 수도를 소통시키고 수액을 운행하는 작용을 한다. 즉 수액의 승강출입의 통로이다. 전신의 수액대사는 肺・脾・胃・腸・腎・방광 등 많은 장부의 협동작용하에서 완성한다. 그러나 반드시 삼초를 통로로 해야 정상적으로 승강출입한다. 만일 삼초의 수도가 통리하지 않으면 肺・脾・胃 등의 수액을 수포하고 조절하는 기능도 실현하기 어렵다. 그러므로 수액대사의 협조평형 작용을 三焦氣化라고 한다.

삼초의 위에서 말한 2개의 기능은 상호관련되어 있다. 이는 수액의 운행은 기의 승강출입에 의하기 때문이다. 인체의 기는 혈・진액에 의지하여 존재하므로 기의 승강출입의 통로는 필연적으로 혈이나 진액의 통로이다. 실제로 한 개 기능이 2가지 작용을 한다.

(3) 상초, 중초, 하초의 부위와 생리기능의 특징

① 上焦 : 상초의 부위는 일반적으로 《靈樞・營衛生會》에 근거하며 "상초는 위의 상구(賁口)에서부터 인후의 위까지도 포함하며 횡격막을 통과하여 흉중에 분포한다(上焦出於胃上口, 幷咽以上, 貫膈而布胸中)."라고 했다. 횡격 이상의 흉부・心・肺 2개 장과 두면부를 포함하여 상초라 한다. 어떤 사람은 상지도 상초에 귀속시킨다. 상초의 생리기능의 특징도 《靈樞・決氣》의 논술에 근거하여 開發, 宣化, 霧露의 漑를 그의 주요한 생리기능이라 한다. 다시 말하면 상초는 기의 升發과 宣散을 주관하며, 升만 하고 降하지 않는 것이 아니라 이것은 "승하고 나면 강한다(升已而降)."하는 것이다. 그러므로 霧露의 漑라 한다. 《靈樞・營衛生會》에서도 上焦如霧라고 개괄했다. 《溫病條辨》에서는 "상초를 치료하는 것은 날개(저울질할 때 드는 부위)와 같아 가볍게 들어서는 안된다(治上焦如羽, 非輕不擧)."라는 치료원칙을 제기하였다. 이를 중요한 이론근거로 한다.

② 中焦 : 중초의 부위는 膈以下, 臍以上의 상복부이다. 그러나 《靈樞・營衛生會》에서는 위 전체, 즉 위의 상구(賁口)로부터 위의 하구(幽口)를 가리킨다. 중초의 생리기능 특징에 대하여

실제로는 脾胃의 운화기능을 말하므로 중초를 泌糟粕, 蒸津液한다고 말한다. 승강의 樞이고 기혈생화의 근원이라고도 한다. 《靈樞 · 營衛生會》에서 中焦如漚와 《溫病條辨》에서 "중초를 치료하는 것은 저울대와 비슷하여 평형이 되어야만 한다(治中焦如衡, 非平不安)."라는 치료원칙을 제기하였다 하여 모두 중초는 升降之樞를 중요한 이론근거로 한다.

중초에 속하는 장부를 해부한 부위는 脾 · 胃 · 肝 · 膽을 포함한다. 《內經》 중에서 구체적으로 지명하지 않았지만 《內經》의 맥법과 晉나라 王叔和의 《脈經》 중에서는 모두 肝을 左關이라 하는데 중초에 속한다고 했다. 후세대 온병학설은 三焦를 변증강령으로 한 후 외감으로 걸린 열병후기에 출현된 일 계열간의 병증은 하초의 범위에 넣은 후 현재 임상변증 중에서 여전히 많이 쓰고 있다.

③ 下焦 : 하초의 부위도 일반적으로 《靈樞 · 營衛生會》의 설에 근거하여 위 이하의 부위와 장기인데 소장 · 대장 · 腎과 방광 등이 하초에 속한다. 하초의 생리기능 특징은 《內經》 중에서 그는 조백과 요액을 배설한다고 했다. 《靈樞 · 營衛生會》에서는 下焦如瀆라고 개괄했다. 그러나 후세인들은 臟象學說을 발전시켜 肝 · 腎 · 精血 · 命門原氣 등을 모두 하초에 귀속시켰다 하여 하초의 생리기능 특징이 확대됐다. 《溫病條辨》에서 "하초를 치료하는 것은 저울추와 같아 중침해야 한다(治下焦如權, 非重不沈)."라고 제시했다. 실제로도 이런 개념을 包涵했다.

3. 기항의 부(奇恒之府)

奇恒의 府는 뇌 · 수 · 골 · 맥 · 담 · 여자포(자궁) 등 6개 장기의 조직을 말한다. 그들은 형태상으로 대개 中空하여 腑와 유사하다. 기능상으로 음식물을 소화배설하는 통로가 아니고 精氣를 저장하여 장의 생리특징과 서로 유사하다. 그러므로 《素問 · 五臟別論》에서 "뇌 · 수 · 골 · 맥 · 담 · 여자포 이 여섯가지는 지기가 생기는 곳이고 음을 지에 장하므로 장하고는 불사하여 기항의 부미 한다(腦, 髓, 骨, 脈, 膽, 女子胞, 此六者, 地氣之所生也. 皆藏於陰而象於地. 故藏而不瀉, 名曰奇恒之府)."라고 했다. 奇恒의 府 가운데 六腑의 膽을 제외한 나머지는 모두 표리배합이 없고 五行의 배속도 없는데 이것이 五臟六腑와 같지 않은 또 하나의 특징이다.

脈 · 髓 · 骨 · 膽의 생리는 위에서 이미 논술하였으므로 본절에서는 뇌와 여자포만 논술한다.

1) 뇌

뇌는 頭內에 있으며 髓가 彙集되어 이루어졌다. 《素問 · 五臟生成論》에서 "모든 수는 뇌에 속한다(諸髓者, 皆屬於腦)."라고 했고, 《靈樞 · 海論》에서는 "뇌는 수의 바다이다(腦爲髓之海)."라고 했다. 뇌는 수가 모여 형성되였을 뿐만 아니라 동시에 수와 뇌의 관계도 설명했다. 뇌의 기능은《素問・脈要精微論》에서 "머리는 정명한 부이다(頭者, 精明之府)."라고 했다.《靈樞・大惑論》에서 눈의 구조 명칭과 뇌와의 관계에 대해서도 설명을 했다. 그는 "五臟六腑의 정기가 눈으로 상주한 것이 정이고 정의 보금자리는 눈이며 골의 정은 눈동자이고 근의 정은 흑안이며 혈의 정은 낙이고 그 과기의 정을 백안이라 하며 기육의 정을 약속이라 하고 과힐한 근・골・혈・기의 정은 맥과 연계하며 위로는 뇌에 속하고 목덜미로 나온다(五臟六腑之精氣, 皆上注於目而爲之精, 精之窠爲眼, 骨之精爲瞳子, 筋之精爲黑眼, 血之精爲絡, 其窠氣之精爲白眼, 肌肉之精爲約束, 裹擷筋, 骨, 血, 氣之精而與脈併爲系, 上屬於腦, 後出於項中)."라고 했다.《大惑論》에서는 또 시각의 병리 변화와 뇌를 연계시켜 "그러므로 사가 목덜미로 들어가 몸이 허한 틈을 타고 깊이 들어가면 안계를 따라 뇌에 들어가고 입뇌하면 뇌가 흔들린다. 뇌전하면 목계를 당기고 목계를 당기면 눈이 어지럽게 된다(故邪中其項, 因逢其身之虛, 其入深, 則隨眼系以入於腦, 入腦則腦轉, 腦轉則引目系急, 目系急則目眩以轉矣)."라고 했다. 또《靈樞・海論》에서는 "수해가 부족하면 머리가 흔들리고 이명이 나며 다리가 저리고 눈이 어지러우며 눈으로 볼수 없고 피로해서 편안히 눕는다(髓海不足, 腦轉耳鳴, 脛酸眩冒, 目無所見, 懈怠安臥)."라고 했다.《靈樞・口問》에서는 또 "상기가 부족되면 뇌가 충만되지 못하고 귀에서 소리가 나며 머리는 기울어지고 눈이 어지럽다(上氣不足, 腦爲之不滿, 耳爲之苦鳴, 頭爲之苦傾, 目爲之眩)."라고 했다. 이는 시각, 청각, 정신상태의 병리 변화와 뇌를 연계시킨 것이다. 뇌・귀・눈은 모두 頭部에 있다. 뇌가 不滿되면 耳鳴, 목현, 精神萎頓 등을 초래할 수 있다. 명나라 때 李時珍은 뇌와 정신활동은 유관되고 腦爲元神之府라고 명확히 제시했다. 청나라 汪昻는《本草備要》에서 "사람의 기억력은 뇌 중에 있다(人之記性, 皆在腦中)."라고 했다. 후에 와서 王淸任이 전인들의 인식의 기초 위에 뇌의 기능에 대하여 비교적 상세하게 논술하였다. 그는《醫林改錯》에서 "심령의 기능과 기억은 뇌에 있으며 음식은 기혈을 만들고 기육을 기르며 정즙의 맑은 것은 수로 변화하고 척수를 상행하여 뇌에 들어가므로 뇌수라 한다. 두 귀는 뇌에 통하여 들은 음성은 뇌에 돌아가고 두 눈은 긴 실처럼 뇌에 연결되어 본 물건은 뇌에 돌아가고 코도 뇌에 통하여 맡은 냄새도 뇌에 귀하고 소아가 나이를 먹으며 뇌가 점차 자라 한두마디 말을 한다(靈機記性在腦者, 因飮食生氣血, 長肌肉, 精汁之淸者, 化而爲髓, 由脊髓上行入腦, 名曰腦髓. 兩耳通腦, 所聽之聲歸腦, 兩目系如線長於腦, 所見之物歸腦 ; 鼻通於腦, 所聞香臭歸於腦, 小兒周歲腦漸生, 舌能言一二字)."라고 했다. 그는 이미 憶・視・聽・嗅・言 등 感官 機能이 다 뇌에 귀속한다고 인식했다. 뇌에 대한 이런 인식은《內經》에 비해 크게 발전했다.

한의약학의 臟象學說은 뇌의 생리와 병리를 통합하여 心에 귀속시키고 五臟에 분속시켰다 하여 心은 君主之官, 神明出焉, 五臟六腑之大主, 精神之所舍也라고 했다. 사람의 정신의식과 사유활동을 통합하여 心에 귀속시켜 心藏神한다고 했다. 동시에 腎을 다섯가지, 즉 魂・魄・意・志

·神으로 나누고 이 5가지 腎을 분별하여 五臟에 귀속시켰다. 그러나 모두가 心의 통령하에서 작용을 발휘한다. 心은 神을 장하고 主喜하며, 肝은 魂을 장하고 主怒하며, 脾는 意를 장하고 主思하며, 肺는 魄을 장하고 主悲하며, 腎은 志를 장하고 主恐하는 등이다. 그 가운데서 특히 心·肝·腎과의 관계는 더욱 밀접하여 정신·의식·사유활동 이상의 정신정지병에 대하여 절대 心主神明의 병변으로 보고 四臟과 무관하다고 간단하게 인정할 수 없다. 뇌의 병변에 대해서도 腎에 책임이 있고 四臟과 무관하다고 간단하게 인정할 수 없다.

2) 여자포(자궁)

女子胞를 胞宮이라고도 한다. 즉 자궁으로 방광의 뒤에 있고 倒梨形이다. 女子胞의 발생은 월경과 태아를 孕育하는 기관이다.

여자 월경의 도래와 태아의 잉육은 복잡한 생리활동 과정이다.

아래와 같은 세가지 중요한 생리가 있다.

(1) 천계작용(天癸作用)

생식기관의 발육은 전부 天癸에 의한다. 天癸는 腎에 精氣充盈이 일정한 정도일 때 생긴 산물로서 성선발육과 성숙을 촉진하는 생리효능이 있다. 이 때문에 天癸의 촉발로 여자 생식기관이 발육성숙하고 월경이 도래되는 것은 태아의 잉육하는 준비조건이다. 반대로 노년에 진입되면 腎中精氣가 쇠소하여 天癸도 따라 쇠소해진다. 심하면 쇠갈되어 절경기에 진입하여 形壞而無子가 된다. 《素問·上古天眞論》에서 "二七而天癸至, 任脈通, 月事以時下, 故有子… 七七任脈虛, 太衝脈衰少, 天癸竭, 地道不通, 故形壞而無子也."라고 했다. 여기서 볼 수 있듯이 天癸가 있고 없는 것은 월경도래 여부의 전제 조건이며 天癸가 있고 없는 것은 衝脈과 任脈을 활성화하는 생리효능이다.

(2) 충맥(衝脈)과 임맥(任脈)의 작용

衝脈과 任脈은 胞中에서 같이 생긴다. 衝脈과 腎經이 병행하고 양명맥과 상통하여 12경맥의 기혈을 조절할 수 있어 衝爲血海라 한다. 任脈은 胞胎를 주관하고 소복부에 있으며 足三陰經과 相會하여 전신의 음경을 조절할 수 있어 陰脈之會라 한다. 12경맥의 기혈이 충영해야 衝脈과 任脈에 溢入하여 衝脈과 任脈의 조절을 거쳐 胞宮에 주입하여 월경이 생긴다. 衝脈과 任脈의 성쇠는 天癸의 조절을 받는다. 유년기에 腎中精氣가 미성하여 天癸가 없으면 任脈이 未通하고 衝脈이 未盛하여 월경이 없다. 사람이 노년으로 되면 天癸가 점차 쇠갈되고 衝脈과 任脈의 기혈도 점차 쇠약해지며 절경기에 진입하고 월경문란이 생겨 경절된다. 임상에서 그 어떤 원인으로 衝脈과 任脈이 失調하면 월경주기가 문란하며 심하면 불임 등이 나타날 수 있다.

(3) 심(心)·간(肝)·비(脾)의 작용

心은 主血하고 肝은 藏血하며 脾는 氣血生化의 원천으로 統血한다. 전신 혈액의 化生과 운행에 대하여 모두 조절작용을 한다. 월경의 도래, 주기 및 태아의 잉육은 다 기혈의 충영과 혈액의 정상적 조절을 떠날 수 없기 때문에 월경의 도래와 心·肝·脾의 생리기능 상태는 서로 관계된다. 만일 肝의 藏血과 脾의 統血機能이 감퇴되면 월경과다, 주기단축, 주기연장 등이 생기고 심하면 붕루 등이 나타난다. 만약 脾의 생화기혈 기능이 감약되면 월경의 화원이 부족되어 월경량이 적고 주기가 연장되며 심하면 폐경까지 된다. 만일 情志가 상하면 심신을 손상하거나 肝의 疏泄機能에 영향을 주어 월경실조 등 병리현상을 초래할 수 있다.

위의 것을 종합하면 월경도래의 생리는 복잡한 과정으로 단일의 소인이 아니라 전신의 整體情況과 정신상태와 관계된다. 장부경락의 생리기능으로 보면 心·肝·腎과 衝脈과 任脈의 관계가 가장 밀접하다.

4. 장부(臟腑)의 관계

인체는 통일된 有機整體이다. 인체는 장부경락 등 많은 조직기관으로 구성되었다. 각 장부, 조직, 기관의 기능활동은 고립적이 아니라 정체활동의 조성부분이며 그들은 생리기능에서 상호제약하고 상호의존하며 상호이용하는 관계일 뿐 아니라 또 경락을 연계하여 通道하고 각 장부조직 사이에 각종 정보를 相互傳遞하고 기혈진액이 전신을 돌고 있는 정황하에서 아주 잘 협조되고 통일된 整體를 이루고 있다.

1) 장(臟)과 부(腑)의 관계

臟과 臟의 관계를 고인들은 이론상으로 五行의 生克乘侮로 설명했다. 그러나 역대 의가들의 관찰과 연구를 거쳐 臟과 臟의 관계는 일찍 五行의 生克乘侮의 범위를 초월하였다. 현재는 각 장의 생리기능으로부터 그 상호관계를 설명한다.

(1) 심(心)과 폐(肺)

心과 肺의 관계는 心主血과 肺主氣가 중요하며 心主行血과 肺主呼吸하는 관계이다. "모든 혈은 심에 속하고 모든 기는 폐에 속한다(諸血者, 皆屬於心, 諸氣者, 皆屬於肺)."에서 心主血과 肺主氣의 관계는 실제로 기와 혈이 상호의존하고 상호이용하는 관계이다.(제4장 기·혈·진액을 참조)

肺主宣發肅降과 朝百脈은 心이 혈을 행하는 작용을 촉진할 수 있기 때문에 혈액이 정상적으로 운행하는 필요한 조건은 氣爲血帥로 하는 일반 규율에 부합된다. 반대로 정상적인 혈액순환이 있어야만 폐호흡의 정상적 진행을 유지할 수 있다 하여 또 呼出心與肺라고 말한다. 이 역시 氣舍於血한다는 일반 규율에 부합된다. 그러나 심장의 박동과 肺의 호흡을 연결하는 중심부분은 흉중에 싸이는 宗氣에 있다. 宗氣는 貫心脈하면서 司呼吸하는 생리기능을 구비하고 있다. 그래서 혈액순환과 호흡의 협조균형을 강화한다. 肺의 기허와 폐의 宣肅이 안되면 心의 行血機能에 영향을 줄 수 있으며 혈액의 운행실상, 澁遲를 초래하여 흉민하거나 心率이 개변되거나 심하면 脣青, 舌紫 등 혈어의 병리표현이 나타난다. 반대로 심기가 부족하고 심양이 부진하며 瘀阻心脈하는 등의 혈행이상이 초래될 때도 肺의 宣發과 肅降機能失常이 생겨 咳嗽, 氣促 등 肺氣가 상역하는 병리현상이 나타난다. 이것이 心肺之間이 병리상 상호영향하는 것이다.

(2) 심(心)과 비(脾)

心主血하고 脾統血한다. 脾는 또 氣血生化의 源이다 하여 心과 脾의 관계는 아주 밀접하다. 脾의 운화기능이 정상이면 화생혈액의 기능도 왕성하다. 혈액충영하면 心에 主가 있다. 脾氣가 건왕하고 脾의 統血機能이 정상이면 血行脈中하고 맥외에 일출하지 않기 때문에 心과 脾의 관계는 혈액의 생성과 운행에 나타난다. 병리상 心·脾는 항상 서로 영향을 준다. 사려가 과도하면 심혈을 暗耗할 뿐 아니라 脾의 운화기능도 영향을 받는다. 만일 脾氣가 허약하면 운화가 안되어 기혈생화의 원이 없고 혈허하여 心에 主가 없어질 수도 있다. 만일 脾가 혈을 불통하면 혈액이 망행하여 심혈부족을 일으킬 수 있다. 이상에서 말한 여러 가지는 모두 眩暈, 心悸, 失眠, 腹脹, 식소, 체권, 면색무화 등을 중요 증상으로 하는 心脾兩虛의 병리변화가 형성될 수 있다.

(3) 심(心)과 간(肝)

心主血하고 肝藏血한다. 인체의 혈액은 脾에서 생화하여 肝에 저장한다. 心을 통과하여 전신에 운행한다. 心의 행혈기능이 정상이면 혈의 운행이 정상이고 肝이 혈을 저장한다. 만일 肝이 혈을 저장하지 않으면 心에 主가 없고 혈액의 운행이 필연적으로 비정상으로 된다. 이렇기 때문에 혈행에서 心과 肝은 밀접하게 상관된다 하여 임상에서 心肝血虛가 동시에 나타난다.

心의 主는 神志이고 肝의 主는 疏泄이다. 사람의 정신의식과 사유활동은 心이 主이지만 肝의 疏泄機能과도 밀접히 상관된다. 情志가 상하면 대개 化火하여 음을 상하여 임상에서 心肝陰虛, 心肝火旺이 서로 영향을 주거나 동시에 나타날 수 있다.

(4) 심(心)과 신(腎)

心은 五行에서 火에 속하고 위에 있어 양에 속한다. 腎은 五行에서 水에 속하고 아래에 있어 음에 속한다. 음양, 수화의 升降理論으로 말하면 아래에 있는 것이 상승하면 順이고 위에 있는 것이 하강하면 和이다. 《素問·六微旨大論》에서 "상승하면 하강하고 하강자는 천이다. 하강하면 상승하고 승자는 지이다. 천기는 하강하여 땅에서 기류를 이루고 지기는 상승하여 하늘에서 기등한다(升已而降, 降者爲天 ; 降已而升, 升者爲地. 天氣下降, 氣流於地, 地氣上升, 氣騰於天)."라고 했다. 즉 우주의 범위에서 음양, 수화의 승강을 설명하였다. 그러므로 이론상 심화는 반드시 腎으로 하강해야 하고 신수는 반드시 심으로 上濟해야 한다고 인정했다. 心腎 사이의 생리기능이 협조되는 것를 心腎相交라 한다. 또는 水火旣濟라고도 한다. 반대로 심화가 腎에 하강할 수 없어 獨亢하고 신수가 心에 상제할 수 없어 응취되면 이는 心腎 사이의 생리기능이 협조를 상실하게 되고 일련의 병리표현이 나타난다. 즉 心腎不交라 한다. 또 水火失濟라고도 한다. 임상에서 나타나는 失眠을 주증으로 하는 心悸, 怔忡, 심번, 요슬산연, 혹은 男子夢遺, 女子夢交 등 증은 대개 心腎不交에 속한다.

이외에 心腎陰陽 사이에는 밀접한 관계가 있어 心이나 腎의 병변이 상호영향을 줄 수 있다. 腎이 陽虛水泛하면 心에 上淩할 수 있어 水腫驚悸 등의 水氣淩心의 증후를 볼 수 있으며 心陰이 허하면 腎陰에 하급할 수 있어 陰虛火旺의 증이 있을 수 있다.

(5) 폐(肺)와 비(脾)

肺와 脾는 밀접한 관계가 있는데 기의 생성과 진액의 수포대사에서 표현된다. 기의 생성은 肺의 호흡기능과 脾의 운화기능에 의하여 肺가 흡입한 청기와 脾胃가 운화한 수곡정기는 기를 조성하는 중요한 기초물질이기 때문에 肺의 호흡기능과 脾의 운화기능의 健旺여부는 기의 성쇠와 밀접한 관계가 있다.

진액의 수포대사는 肺의 宣發肅降, 通調水道와 脾의 運化水液, 輸布津液으로 이루어진다. 肺의 宣發肅降, 通調水道는 脾의 운화수액 기능에 도움을 주므로 內濕의 산생을 방지한다. 脾가 肺에 轉輸津液하고 散精하는 것은 肺의 通調水道를 전제로 하는 동시에 실제로는 肺의 생리기능에 필요한 영양을 제공한다. 때문에 양자간 진액의 수포대사 중에서 相互爲用하는 관계로 존재하고 있다.

肺·脾는 병리상 상호영향을 주며 기의 산생이 부족한 것과 수액대사의 失常하는 2가지가 있다. 脾氣가 허손할 때 흔히 肺氣의 부족을 초래한다. 脾가 건운을 상실하면 진액대사가 장애를 받고 수액이 정체되어 오래되면 生痰하고 成飮하여 대개 肺의 宣發과 肅降에 영향을 주어 喘咳痰多 등의 임상표현이 출현할 수 있다. 그러므로 "비는 생담의 원천이고 폐는 저담의 그릇이다(脾爲生痰之源, 肺爲貯痰之器)."라는 설이 있다. 肺病이 오래되면 脾도 영향을 받아 脾의 운화기능이 失常하거나 脾氣가 허하여 納食不化, 腹脹, 便溏, 심하면 水腫 등 병리현상이 나타난다. 이를 上病及中이라 하고 이는 培土生金 치법의 이론에 의한 것이다.

(6) 폐(肺)와 간(肝)

肺와 肝의 관계는 氣機의 조절에 표현된다. 肺主降하고 肝主昇하며 양자는 상호협조하는데 이는 전신 氣機의 調暢에 대하여 중요한 부분이다. 만일 肝이 너무 과하게 승하거나 폐강이 불급하여 氣火上逆하면 해역상기가 출현되거나 심하면 각혈 등의 병리표현이 나타나며 이를 肝火犯肺라 한다. 반대로 肺가 청숙을 못하고 燥熱內盛하면 肝에 영향을 주어 肝失條達, 疏泄不利 등 현상이 생겨 咳嗽하는 동시에 胸脇引痛 脹滿, 頭暈頭痛, 面紅目赤 등 증이 나타난다.

(7) 폐(肺)와 신(腎)

肺와 腎의 관계는 수액의 대사와 호흡운동에 표현된다. 腎은 主水의 장이고 肺는 水의 上源이며 肺의 宣發肅降과 通調水道는 腎의 蒸騰氣化에 의한다. 반대로 腎의 주수기능은 肺의 宣發肅降과 通調水道에 의하기 때문에 肺失宣肅하고, 通調水道를 못하면 필연적으로 腎에 영향을 주어 尿小하고 심하면 水腫까지 생긴다. 腎의 氣化失司, 關門不利는 水腫이 되고 심하면 喘呼, 咳逆倚息하여 平臥하지 못한다. 《素問・水熱穴論》에서 "본은 신에 있지만 폐에서 오기 때문에 적수된다(其本在腎, 其來在肺, 皆積水也)."라고 했다.

肺主呼氣이고 腎主納氣이다. 肺의 호흡기능은 腎의 納氣作用의 협조를 요한다. 腎氣가 충성하고 흡입한 기가 肺의 肅降을 거쳐 腎에 하납할 수 있다 하여 "폐는 기의 주이고 신은 기의 근이다(肺爲氣之主, 腎爲氣之根)."라고 말한다. 만일 腎의 精氣가 부족되고 攝納無權하면 기가 위로 뜨고, 만일 肺氣가 오래 허하거나 久病及腎하면 腎이 納氣하지 못하여 동하면 氣喘하는 등의 증이 나타난다.

이외에 肺와 腎의 음액도 상호자생하며, 腎陰은 체내 일체 음액의 근본이다. 그러므로 肺陰이 허하면 腎陰을 상할 수 있다. 반대로 腎陰이 허하면 肺陰을 上滋할 수 없다. 그러므로 肺腎陰虛는 동시에 나타나 兩顴嫩紅, 骨蒸潮熱, 盜汗, 乾咳音啞, 腰膝酸軟 등의 증이 나타난다.

(8) 간(肝)과 담(膽)

肝은 혈을 저장하고 疏泄을 주관하며 脾는 統血하고 運化를 주관하여 기혈이 생화하게 하는 기본이다. 먼저 肝・脾의 관계는 肝의 疏泄機能과 脾의 運化機能의 상호영향이다. 脾의 運化는 肝의 疏泄에 의해야 한다. 肝의 疏泄機能이 정상이면 脾의 運化機能도 健旺하다. 만약 肝이 疏泄을 못하면 脾의 運化機能에 영향을 줄 수 있다. 그러므로 肝脾不和의 병리표현을 야기시킨다. 精神抑鬱, 胸脇脹滿, 腹脹腹痛, 泄瀉便溏의 현상을 볼 수 있다.

肝과 脾는 혈을 생성, 저장, 운행 등에서 밀접한 연관이 있다. 비운건왕하고 生血有源하면 혈이 맥외로 일출하지 않아 肝에 혈을 저장한다. 만일 비허하고 기혈의 생화에 원이 없거나 비불통혈하여 실혈이 과다하면 간혈부족을 초래할 수 있다.

이외에도 만일 脾胃에 습열이 鬱蒸하고 膽熱液泄하면 황달이 발생될 수 있다. 이로부터 병리상 肝病은 脾에 전할 수 있고 脾病도 肝에 미칠 수 있다. 肝・脾의 병변은 항상 서로 영향을 준다.

(9) 간(肝)과 신(腎)

肝・腎의 관계는 극히 밀접하여 肝腎同源이란 말이 있다. 肝은 혈을 저장하고 腎은 精을 저장한다. 藏血과 藏精의 관계는 실제로 精과 血은 상호자생하고 상호전화하는 관계가 있다. 혈의 화생은 腎中精氣의 氣化에 의한다. 腎中精氣의 充盛은 혈액의 자양에 의한다. 그러므로 정이 혈을 생할 수 있고, 혈이 정을 화할 수 있어 精血同源이라 한다. 병리상 정과 혈의 병변은 상호영향을 준다. 예를 들면 신정휴손은 간혈부족을 초래할 수 있고 반대로 간혈부족도 신정휴손을 야기시킬 수 있다.

肝主疏泄과 腎主封藏 사이에 상호제약하고 相反相成하는 관계가 존재하고 있다. 중요한 것은 여자 월경의 도래와 남자의 泄精 생리기능에서 표현된다. 만일 양자가 실조하면 여자의 월경주기 실상, 월경량 과다, 폐경, 남자는 유정활설, 陽强不泄 등의 증이 나타난다.

肝腎同源이므로 肝腎陰陽 사이의 관계도 극히 밀접하다. 肝腎陰陽은 빈틈없이 서로 통하고 상호제약하며 협조균형되어 병리상 상호영향을 준다. 만약 신음부족되면 간음부족도 일으키고 음이 양을 제약하지 못하면 간양상항을 초래한다 하여 水不涵木이라 한다. 만일 간음부족하면 신음휴허를 초래할 수 있어 相火上亢을 초래한다. 반대로 간화가 너무 성해도 下劫腎陰하여 신음부족의 병리변화를 일으킨다.

(10) 비(脾)와 신(腎)

脾는 후천의 본이고 腎은 선천의 본이다. 脾가 건운하며 精微를 생화하려면 반드시 腎陽의 온후의 도움을 받아야 한다 하여 脾陽根於腎陽이라고 말한다. 腎中精氣는 수곡정미의 培育과 充養에 의해야만이 부단히 충영되고 성숙되기 때문에 脾와 腎은 생리상 후천과 선천의 관계가 있다. 그들은 相互資助, 相互促進한다. 병리상 상호영향을 주고 인과관계가 있다. 만일 腎陽이 부족되면 溫煦脾陽할 수 없어 복부냉통, 下利淸穀, 五更泄瀉, 水腫 등을 볼 수 있다. 만일 비양구허하면 더욱 腎陽을 상할 수 있어 비신양허의 병증을 일으킬 수 있다.

2) 육부(六腑)의 관계

六腑는 傳化物을 그의 생리특징으로 한다. 六腑간의 상호관계는 음식물의 소화, 흡수와 배설과정에서 상호연계와 밀접한 배합에서 표현된다.

음식이 위에 들어간 후 위의 腐熟과 초보소화를 거쳐 소장에 하전되고 소장의 소화를 통과하여 청탁을 泌別하고 淸은 정미물질로 脾의 전수을 거쳐 전신의 영양으로 된다. 그 나머지 수액은 흡수한 후 방광에 삼입되어 요액의 원으로 화한다. 濁은 조백(음식물의 잔사)로 대장에 하달된다. 방광에 삼입한 요액은 기화작용을 거쳐 제 때에 체외로 배출된다. 대장에 들어간 조백은 傳導와 燥化를 거쳐 항문으로 체외에 배출된다. 음식물의 소화, 흡수와 배설 과정 중에는 담즙의 배설에 의하여 음식의 소화를 돕는다. 삼초는 수곡전화의 도로일 뿐만 아니라 더욱 중요한 것은 삼초의 기화는 전화기능을 推動하고 지지하여 정상적으로 진행되게 한다. 그러므로《靈樞 · 本臟》에서 "六腑는 수곡을 화하고 진액을 행한다(六腑者, 所以化水穀而行津液也)."라고 했다. 六腑가 수곡을 전화하고 부단히 수납, 소화, 전도, 배설하며 허실을 更替하고 宣通하며 정체하지 않는다 하여《素問 · 五臟別論》에서 "위가 실하면 장이 허하고 장이 실하면 위가 허하다(胃實腸虛, 腸實胃虛)."라고 했다. 이는 위장 중에서 음식물은 운화로 오래 남아 있지 못한다 하여 후세의 의가들은 "六腑는 통으로 이용했고, 부병은 통하는 것이 보하는 것이다(六腑以通爲用, 腑病以通爲補)." 등 설법이 있었다.

병리상 六腑간에는 상호영향을 줄 수 있다. 만약 위가 실열하여 진액을 消灼하면 대장의 전도가 잘 되지 않아 대변이 비결하여 불통한다. 이는 대장이 燥結하여 변폐불행하면 이는 또한 위의 和降이 영향을 받아 위기상역하여 惡心, 구토 등의 증이 나타난다. 또 膽火熾盛하면 위를 범할 수 있고 위가 和降을 못하게 되어 苦水를 구토하는 것을 볼 수 있다. 비위습열하고 肝膽熏蒸하면 담즙이 외설하여 황달병증이 발생할 수 있다. 六腑가 비록 以通爲用하지만 너무 과하거나 미급하면 반드시 신중히 변증분석을 진행해야 한다.

3) 오장(五臟)과 육부(六腑)의 관계

臟과 腑의 관계는 실제로 음양의 표리관계이다. 臟은 음에 속하고 腑는 양에 속하며 臟은 裏이고 腑는 表이며 일개 臟에 일개 腑, 일개 음에 일개 양, 일개 表에 일개 裏 이렇게 상호배합되어 경맥은 상호낙속하고 이로 인해 장부간에는 밀접한 관계가 있다.

(1) 심(心)과 소장

心의 경맥은 心에 속하고 소장에 낙하며 소장의 경맥은 소장에 속하고 心에 낙한다. 이 양자는 경맥의 상호낙속으로 표리관계를 구성한다. 이것이 병리에 표현되는데 예를 들면 心에 실화가 있으면 소장으로 移熱하여 尿少, 尿熱赤, 尿痛 등을 일으킬 수 있다. 반대로 소장에 열이 있으면 循經에서 心을 上炎하여 心煩, 舌赤, 口舌生瘡 등을 볼 수 있다.

(2) 폐(肺)와 대장

肺와 대장은 경맥의 낙속을 통해 표리관계를 구성한다. 肺氣의 肅降은 대장 傳導機能의 발휘에 도움을 준다. 대장의 傳導機能이 정상이면 肺의 肅降에 도움을 준다. 만일 大腸失肅이면 腑氣가 불통하여 肺의 肅降에 영향을 주어 흉만, 천해 등의 증이 생긴다. 만일 肺가 淸肅을 못하여 진액이 하달하지 않으면 대변곤란이 생기고 폐기허약으로 기허하면 추동력이 없어 대변난삽하고 나가지 못하여 氣虛便秘가 생긴다. 만약 기허하여 固攝할 수 없으면 청탁이 혼잡되어 내려가 大便溏泄이 된다.

(3) 비(脾)와 위(胃)

脾와 胃는 경맥을 통해 상호낙속되어 표리관계를 이룬다. 胃主受納하고 脾主運化한다. 이 양자간의 관계는 "비는 위가 진액을 순행하게 한다(脾爲胃行其津液)."이다. 공동으로 음식물의 소화, 흡수 및 그 정미의 수포를 수행한다. 그리고 전신을 자양한다 하여 脾胃를 後天의 本이라 한다.

脾主升이고 胃主降이며 서로 반대된다. 脾氣가 승하면 水穀의 정미가 수포되고 胃氣가 강하면 수곡과 그의 조백은 하행할 수 있다 하여 《臨證指南醫案》에서 "비가 승하면 건전하고 위가 강하면 화한다(脾宜升則健, 胃宜降則和)."라고 했다. 胃는 燥에 속하고 脾는 濕에 속하므로 胃는 潤을 좋아하고 燥를 싫어하며 脾는 燥를 좋아하고 濕을 싫어한다. 兩臟燥濕이 相濟하고 음양이 서로 합하여야 음식물의 전화과정을 완성할 수 있다. 그러므로 《臨證指南醫案》에서 또 "태음습토는 양을 얻어야 운화하기 시작하고 양명조토는 음을 얻어야 편안하다(太陰濕土得陽始運, 陽明燥土得陰自安)."라고 했다.

脾胃는 생리상 상호연계가 있어 병리상으로도 상관연계가 있다. 만일 脾가 濕困하고 運化失職하며 청기불승하면 胃의 受納과 和降에 영향을 주어 食消, 구토, 惡心, 완복창만 등이 출현할 수 있다. 반대로 飮食失節, 食滯胃脘, 胃失和降 등은 脾의 승청과 운화에 영향을 주어 복창설사 등이 출현할 수 있다. 《素問·陰陽應象大論》에서 "청기가 아래 있으면 손설하고 탁기가 위에 있으면 진창을 생한다(淸氣在下, 則生飧泄 : 濁氣在上, 則生䐜脹)."라고 했다. 이는 비위승강이 실상되어 일으킨 병리 및 임상표현에 대한 개괄이다.

(4) 간(肝)과 담(膽)

경맥이 서로 낙속하여 표리관계를 이룬다. 담즙의 來源은 肝의 餘氣이다. 담즙이 정상으로 배설하고 발휘하는 작용은 肝의 疏泄機能에 의거한다. 만일 肝의 疏泄機能이 失常하면 담즙의 분비와 배설에 영향을 줄 수 있다. 만일 담즙배설이 불창하면 肝의 疏泄에 영향을 줄 수 있기 때문에 肝과 膽은 생리와 병리상 밀접한 관계가 있다. 肝病은 항상 膽에 영향을 주고 膽病도 肝에 파급한다. 결국은 肝膽同病한다. 예를 들면 肝膽火旺과 肝膽濕熱 등이다. 이외에 肝主謀慮하고 膽主決斷하며 情志意識으로 말하면 謀慮後에는 반드시 決斷해야 하고 결단은 또 모려로부터 온다 하여 양자는 역시 밀접한 연계를 갖고 있다.

(5) 신(腎)과 방광

腎과 방광은 경맥을 통하여 서로 낙속을 이루고 표리관계를 이룬다. 방광의 저뇨와 배뇨기능은 腎의 氣化에 의한다. 腎氣가 충족하여 固攝作用이 있고 방광의 개합작용도 있어 수액의 정상대사를 유지한다. 만일 腎氣가 부족하면 氣化가 실상하고 固攝이 안되어 방광의 개합이 안된다. 즉 소변불리하거나 失禁, 혹은 遺尿, 尿頻 등의 증이 나타날 수 있다. 예를 들면 노인들에게서 늘 볼 수 있는 소변실금, 多尿 등은 대개 신기쇠약이 원인이다.

제4장 氣·血·津液

氣·血·津液은 인체를 구성하는 기본물질이고 장부경락 등 조직기관이 생리활동을 수행하는 기초물질이다.

기는 부단히 운동하며 또한 강력한 활성이 있는 정미물질이고, 혈은 기본적으로 혈액을 가리키며, 진액은 기체의 모든 정상수액의 총칭이다. 기·혈·진액의 상대속성으로 음양을 나누며 기는 推動, 溫煦 등의 작용을 가지고 있어 양에 속하고 혈과 진액은 모두 액체물질로서 濡養, 滋潤 등의 작용을 가지고 있어 음에 속한다.

기체의 장부, 경락 등의 조직기관이 생리활동을 수행하는데 수요되는 에너지는 기·혈·진액에서 오고 그것의 생성과 대사는 또한 장부경락 등 조직기관의 정상적인 생리활동에 의해 이루어진다. 그러므로 생리와 병리를 막론하고 기·혈·진액과 장부경락 등의 조직기관 사이에는 언제나 서로 밀접한 관계가 있다.

그밖에 한의약학에는 인체를 구성하는 기본물질로 精이 있다. 한의약학 이론에서 精은 협의적인 것과 광의적인 것으로 나눌 수 있는데 협의적인 精은 바로 생식의 精이고, 광의적인 精은 모든 정미물질을 가리키며 기·혈·진액과 음식물 중에서 섭취된 영양물질이 포함되므로 精氣라고도 부른다. 생식의 精과 腎은 밀접한 관계가 있으나 제3장 臟腑에서 논술하였으므로 여기서는 생략한다.

1. 기

1) 기의 기본개념

氣에 대한 옛날 사람들의 인식은 자연현상의 일종으로 보는 매우 소박한 것이었다. 일찍 춘추전국시대의 유물주의 철학가들은 氣는 세계를 구성하는 가장 기본물질이고 우주간의 모든 사물은 모두 기의 운동변화에 의하여 생긴다고 인정하였다. 예를 들면《周易·係辭》에서는 "천지의 기가 합하여 만물이 생성된다(天地絪縕, 萬物化生)."라고 했다. 이런 소박한 유물주의관점이 의약학 영역에 도입되었는데 한의약학에서 점차적으로 氣의 기본개념이 형성되었다.

氣는 인체를 구성하는 가장 기본적인 물질이다.《素問·寶命全形論》에서 "사람은 천지의 氣로 생겼고 4계절이 있다 : 천지의 기를 합한 것이 사람이다(人以天地之氣生, 四時之法成 : 天地合氣, 命之曰人)."라고 했다. 이것은 바로 사람은 자연의 산물, 다시 말해서 天地之氣의 산물이라는 것을 말한다. 사람의 형체구성도 실제로 氣를 가장 기본물질로 한다. 그러므로《醫門法律》에서는 "기가 모여 형체를 이루고 기가 흐트러지면 형체가 죽는다(氣聚則形成, 氣散則形亡)."라고 했다.

氣는 또 사람의 생명활동을 유지시키는 가장 기본물질이다.《素問·六節臟象論》에서 "하늘은 사람을 오기(五氣: 風·寒·濕·燥·寒)로 기르고 땅은 사람을 오미(五味: 酸·苦·甘·辛·鹹)로 기른다. 五氣는 코로 들어가 心과 肺에 저장되었다가 위로 올라가서 눈에는 五色을 밝게 하고, 음성을 좋게 한다 : 五味는 입으로 들어가 胃에서 소화흡수되어 五臟으로 들어가 五臟의 정기를 기른다. 이들의 작용에 의해 진액이 생성되어 생명활동이 영위된다(天食(音義同〈飼〉)人以五氣, 地食(音義同〈飼〉)人以五味. 五氣入鼻, 藏於心肺, 上使五色修明, 音聲能彰 : 五味入口, 藏於腸胃, 味有所生, 以養五氣. 氣和而生, 津液相成, 神乃自生)."라고 했다. 사람의 생명활동은 天地之氣에서 영양성분을 섭취하여 五臟의 기를 기르므로서 기체의 생리활동을 유지하게 되므로 氣는 인체 생명활동을 유지시키는 가장 기본물질이다.

氣는 인체를 구성하고 인체 생명활동을 유지시키는 기본물질이다. 氣는 활력이 매우 강하고 부단히 운동하는 특성을 갖고 있어서 인체 생명활동에 대하여 推動과 溫煦 등의 작용을 갖고 있다. 그러므로 한의약학에서는 기의 운동변화로 인체의 생명활동을 설명하고 있다.

2) 기의 생성

인체의 氣는 부모의 先天之精氣를 받고, 음식물 중의 영양물질(수곡의 정기, 穀氣)과 자연계에 존재하는 淸氣에서 얻으며, 肺·脾·胃·腎 등의 장기 생리기능의 종합 작용을 거친 후 삼자가 결합되어 생성된다.

선천적인 정기는 신장정기의 생리기능에 의해 선천적인 精氣의 생리효능을 충분히 발휘할 수 있게 되고, 수곡의 정기는 비위의 운화기능에 의해 음식물 중에서 섭취되어 생기며, 자연계에 존재하는 淸氣는 폐의 호흡기능에 의해 흡입된다. 그러므로 氣의 來源이나 氣의 생성으로 볼 때, 인체의 氣는 先天稟賦 後天飮食營養 自然環境 등과 관계되는 외에 腎·脾·胃·肺의 생리기능과 긴밀한 관계가 있다. 腎·脾·胃·肺 등의 생리기능이 정상적이고 평형이 유지되어야 인체의

氣는 충실하고, 반대로 腎·脾·胃·肺 등의 생리기능의 이상이나 평형이 깨어지면 氣의 생성에 영향을 주거나 氣의 생리효능에 영향을 주어 기허 등의 병리변화가 생긴다.

氣의 생성과정에서 脾胃의 운화기능이 매우 중요하다. 그것은 사람이 출생한 후 반드시 음식물의 영양에 의해 생명활동을 유지할 수 있고, 기체의 영양물질의 섭취는 완전히 脾胃의 受納과 運化機能에 의해 음식물을 소화흡수하여 그 중의 영양물질에서 수곡정기가 생긴다. 선천의 정기는 반드시 수곡정기를 보충받아야 생리기능을 발휘한다. 그래서《靈樞·營衛生會》에서는 “사람은 곡식에서 기를 얻는다(人受氣於穀).”라고 했고,《靈樞·五味》에서는 “수곡을 반나절 먹지 않으면 기가 쇠약해지고, 하루를 굶으면 기가 적어진다(故穀不入半日則氣衰, 一日則氣少矣).”라고 했다.

3) 기의 생리기능

氣는 인체의 생명활동을 유지시키는 기본물질이며 그것은 인체에 대하여 매우 중요한 여러 가지 생리기능을 갖고 있으므로《難經·八難》에서는 “기란 인간의 근본이다(氣者, 人之根本也).”라고 하였고, 張景岳은 “인체의 생명은 전적으로 기에 의존한다(人之有生, 全賴此氣).”라고 말했다(《類經.攝生類》).

(1) 추동작용(推動作用)

氣는 활력이 매우 강한 정미물질이며 그것은 인체의 생장발육과 각 장부경락 등 조직기관의 생리활동, 혈의 생성과 운행, 진액의 생성수포와 배설 등 推動과 운동을 하는 작용을 한다. 만약 氣가 쇠하거나 氣의 推動과 激活作用이 감약되면 기체의 생장발육에 영향을 주거나, 早衰가 나타나거나, 장부경락 등 조직기관의 생리활동이 감약되거나, 혈과 진액의 생성부족과 운행지연이 생기면서 혈허·혈류부전과 수액정체 등 병리변화가 나타난다.

(2) 온후작용(溫煦作用)

《難經·二十二難》에서 “기는 온난을 주관한다(氣主煦之).”라고 했다. 이것은 바로 氣는 체온의 근원이라는 것을 말한다. 체온은 氣의 溫煦作用에 의하여 유지되고, 각 장부경락 등 조직기관도 氣의 溫煦作用하에서 정상적인 생리활동을 진행하며, 혈과 진액 등 액체물질도 氣의 溫煦作用에 의하여 정상적인 순환운행을 하므로 “혈액이 따뜻하면 운행하고 차면 엉긴다(血得溫而行, 得寒而凝).”라고 했다. 만약 기의 溫煦 作用이 없으면 畏寒喜熱 四肢不溫 體溫低下 및 혈과 진액운행의 遲緩 등 寒象이 생길 뿐만 아니라 또한 어떤 원인에 의하여 氣聚而不散과 氣鬱而化熱을 일으켜 惡熱喜冷 發熱 등 熱象이 생기게 할 수도 있다. 그러므로《素問·刺志論》에서는 “기가 실하면 열이 나고 기가 허하면 냉하다(氣實者, 熱也 : 氣虛者, 寒也).”라고 했다.

(3) 방어작용(防禦作用)

기체의 방어작용은 매우 복잡하며 비록 기·혈·진액과 장부경락 등 조직기관의 여러 가지 종합적인 작용이 포함되었지만 氣는 매우 중요한 작용을 한다. 氣의 방어작용은 주로 전신을 護衛하는 肌表에서 병사의 침입을 방어한다.《素問·評熱病論》에서는 "병사가 침입하면 기는 반드시 허하다(邪之所湊, 其氣必虛)."라고 하였는데 其氣必虛라는 것은 방어작용이 감약되면 외사가 기체에 침입하여 병을 일으킨다는 것을 말한다. 이로서 알 수 있듯이 氣의 방어작용이 감약되면 전신의 抗病能力이 약해지며 기체도 쉽게 질병에 걸릴 수 있다는 것을 알 수 있다.

(4) 고섭작용(固攝作用)

氣의 固攝作用은 주로 혈·진액 등 액체물질이 저절로 유실되는 것을 방지하는 작용을 갖게 하는 것이다. 구체적인 표현으로 혈액을 固攝시켜 혈액이 순행하면서 맥외로 넘쳐나오는 것을 방지하고, 한액, 요액, 타액, 위액, 장액, 정액 등을 固攝시키고 분비 배설량을 억제하여 저절로 유실되는 것을 방지한다. 만약 氣의 固攝作用이 감약되면 체내 액체물질이 대량으로 유실될 위험을 초래하게 된다. 만약 氣가 不攝血하면 각종 실혈을 일으키고, 氣가 不攝津하면 자한, 다뇨, 소변실금, 유연, 泛吐淸水, 설사활탈 등을 초래하며, 氣가 不固精하면 유정, 활정, 조설이 생긴다.

氣의 固攝作用과 推動作用은 相反相成이다. 氣는 한편으로 혈액의 운행과 진액의 수포, 배설을 推動하고 또 한편으로는 체내의 액체물질을 固攝시켜 저절로 유실되는 것을 방지한다. 이 두 가지 작용의 상호협조는 氣가 체내의 액체물질에 대한 정상운행, 분비, 배설의 조절과 억제를 하는데, 이것은 인체의 정상적인 혈액순환을 유지시키는 것과 수액대사의 중요한 조절이다.

(5) 기화작용(氣化作用)

氣化는 氣의 운동을 통하여 생기는 각종 변화를 가리킨다. 구체적으로 말하면 정·기·혈·진액의 신진대사 및 상호전화를 의미한다. 예를 들면 기·혈·진액의 생성은 모두 음식물이 수곡의 정기로 전화된 후 다시 기·혈·진액 등이 생성되는 것이고 진액은 대사를 거쳐 한액과 요액으로 전화되며 음식물은 소화와 흡수를 경과한 후 잔사가 조백 등으로 전화되는데 이 모두가 기화작용의 구체적인 표현이다. 만약 기화기능이 상실되면 기·혈·진액의 신진대사, 음식물의 소화흡수, 요액과 분변 등의 배설 등에 영향을 주므로 각종 대사이상의 병변이 생긴다. 그러므로 기화작용의 과정은 실제로 체내 물질의 대사과정이며 질적전화와 양적전화의 과정이다.

氣의 5개 기능은 서로 다르지만 인체의 생명활동에서 어느 하나도 결여되어서는 안되며 그것들은 긴밀하게 배합협조하면서 相互爲用되고 있다.

4) 기의 운동과 운동형식

인체의 氣는 부단히 운동하고 매우 강한 활력을 갖고 있는 정미물질이다. 그것은 전신의 각 장부경락 등 조직기관에 유행하고 있으며 없는 곳이 없고 시시각각 인체의 각종 생리활동을 推動하고 激發한다.

氣의 운동을 氣機라 한다. 氣의 운동형식은 다종 다양해도 이론상 그것들을 昇・降・出・入 4가지의 기본형식으로 귀납된다.

인체의 장부경락 등 조직기관은 모두 氣의 승강출입의 장소이다. 氣의 승강출입 운동은 인체 생명활동의 근본이고, 氣의 승강출입 운동이 일단 정지되면 생명활동이 곧 중지되어 사망한다는 것을 의미한다. 《素問・六微旨大論》에서 "기의 출입이 없으면 生長壯老死가 없고 승강이 없으면 生長化收藏이 없으며 기가 거처할 기관이 없으면 기가 없으므로 기관이란 생화할 집이며 기관이 흐트러지면 생화는 끝난다(故非出入, 則無以生長壯老死 : 非昇降, 則無以生長化收藏. 是所昇降出入, 無器不有. 故器者, 生化之宇, 器散則分之, 生化息矣)."라고 했다.

氣의 승강출입 운동은 인체의 각종 생리활동을 推動하고 激發할 뿐만 아니라 장부경락 등 조직기관의 생리활동 중에서 구체적으로 체현된다. 예를 들면 肺의 호흡기능에서 呼氣는 出, 吸氣는 入, 宣發은 乘, 肅降은 降으로 체현되고 脾胃와 腸의 소화기능에서는 脾主昇淸, 胃主降濁으로 기체가 음식물에 대한 소화, 흡수, 수포와 배설의 전 과정을 개괄하며 기체의 수액대사는 肺의 宣發肅降, 脾胃의 運化轉輸, 腎의 蒸騰氣化와 吸淸排濁 등으로 수액대사의 과정을 개괄한다. 그러므로 기체의 각종 생리활동은 모두 氣의 승강출입의 구체적인 체현이다.

氣의 乘과 降, 出과 入은 대립통일의 모순운동이다. 국부적으로 볼 때 각기 하나의 생리활동이 꼭 승강출입를 구비한다고 할 수 없으며 각기 한쪽으로 치우치는 경향이 있다. 예를 들면 肝과 脾는 主昇이고, 肺와 胃는 主降이다. 기체의 생리활동으로 볼 때 乘과 降, 出과 入 사이는 반드시 평형이 유지되어야 정상적인 생리활동을 유지할 수 있다. 그래서 氣의 승강출입 운동은 각종 생리기능을 협조평형시키는데 중요한 것이다.

氣의 승강출입 운동 사이의 협조평형을 氣機調暢이라 하는데 승강출입의 평형실조는 곧 氣機失調의 병리상태이다. 氣機失調에는 여러 가지 표현이 있다. 예를 들면 어떤 원인으로 氣의 승강출입 운동이 受到阻碍된 것을 氣機不暢이라 하고, 어느 국부에 조체불통이 발생되었을 때를 氣滯라 하며, 氣의 上乘太過이거나 下降不及일 때를 氣逆이라 하고, 氣의 上乘不及이나 下降太過일 때를 氣陷이라 하며, 氣가 內守를 못하고 외일일 때를 氣脫이라 하고, 氣가 外達을 못하고 내부에 結聚된 것을 氣結이나 氣鬱이라 하며, 심한 경우에는 氣閉라 한다. 《素問・六微旨大論》에서 "기의 승강출입이 있고 기화의 대소가 있으며 기간의 원근이 있다. 4가지 작용이 다 있으면 생명이 유지되고 승강출입이 없으면 재해가 온다(故無不出入, 無不昇降, 化有大小, 期有遠近, 四者之有, 而貴常守, 反常則災害至矣)."라고 했다. 이것은 氣의 승강출입 운동이 국부로부터 볼 때는 한쪽으로 치우치지만 전체적으로는 오히려 일정한 규율이 있을 뿐만 아니라 협조평형된다는 것을 충분히 설명해준다.

5) 기의 분포와 분류

인체의 氣는 전체적으로 腎中精氣, 脾胃에서 운화되어 온 水穀精氣, 肺에서 흡입된 淸氣로 조성되였고, 腎·脾·胃·肺 등 생리기능의 종합작용으로 생성되며 전신에 퍼져 無處不到한다. 하지만 구체적으로 말할 때 인체의 氣는 다종다양한데 그 주요조성, 분포부위, 기능의 특징이 다를 뿐만 아니라 다음과 같은 여러 가지 고유의 명칭이 있다.

(1) 원기(元氣)

元氣는 또한 原氣·眞氣라고도 하는데 인체의 가장 기본이고 중요한 氣이며 인체 생명활동의 원동력이다.

① 조성과 분포 : 元氣는 腎에 저장된 精氣를 위주로 하고 腎中精氣에 의하여 화생된다. 《難經·三十六難》에서는 "명문이란… 원기의 계이다(命門者… 原氣之所系也)."라고 하였는데 元氣의 뿌리는 腎에 있다는 것을 명확히 지적하였다. 腎中精氣는 부모에게 이어받은 선천의 정을 기초로 하고 또 후천적인 수곡정기에 의하여 培育된다. 예를 들면 《景岳全書》에서는 "사람은 태어나서 늙는데 선천의 기가 부족하면 후천의 기로 배양하는데 그 힘이 반이며 이는 비위의 기가 인생에 관여하는 것은 작지 않다(故人之自生至老, 凡先天之有不足者, 但得後天培養之力, 則補天之功, 亦可居其强半, 此脾胃之氣所關於人生者不小)."라고 했다. 元氣의 성쇠는 先天稟賦에 의하여 완전히 결정되는 것이 아니라 脾胃의 수곡정기의 운화기능과 밀접한 관계가 있다. 元氣는 삼초를 통하여 전신에 流行되는 데 속으로는 臟腑, 겉으로는 肌膚·腠理에 이르기까지 모두 삼초를 통로로 하여 기체의 각 부분에 작용한다.

② 주요기능 : 元氣의 주요기능은 인체의 생장과 발육을 推動하고 장부경락 등 조직기관의 생리활동을 溫煦하며 激發한다. 그러므로 元氣는 인체 생명활동의 원동력이며 생명활동을 유지시키는 가장 기본물질이다. 기체의 원기가 충실하면 장부경락 등 조직기관의 활력이 왕성해지고 기체의 소질이 건강해지게 되어 병이 적게 생긴다. 만약 先天稟賦不足, 後天失調, 久病損耗로 元氣의 생성부족이나 지나친 소모가 생기면 원기허쇠로 여러 가지 병변이 나타난다.

(2) 종기(宗氣)

宗氣는 가슴에 모여 있는 흉중의 氣를 말하며 宗氣의 胸中積聚處를 氣海 또는 膻中이라고도 한다. 그러므로《靈樞 · 五味》에는 "대기가 엉겨 나가지 않는 것은 가슴에 싸여 있으며 기해라고 한다(其大氣之搏而不行者, 積於胸中, 命曰氣海)."라고 했다.

① 조성과 분포 : 宗氣는 肺가 자연계로부터 흡입한 청기와 脾胃가 음식물로부터 운화하여 생성시킨 수곡정기를 주조성으로 하며 그것들이 서로 결합하여 생긴다. 그러므로 肺의 호흡기능과 脾胃의 운화기능의 여하는 宗氣의 왕성과 쇠소에 직접적인 영향을 준다. 宗氣는 가슴 속에 모이며 心肺의 맥에 들어가 위로는 "폐에서 나가 인후를 순행하므로 불면 나가고 마시면 들어간다(出於肺, 循喉咽, 故呼則出, 吸則入 -《靈樞 · 五味》)."하고, 아래로는 "단전에 축적되었다가 족양명의 기가(복고구 부위에 해당)로 주입된 후 발로 내려간다(蓄於丹田, 注足陽明之氣街(腹股溝部位) 而下行於足 -《類經 · 鍼刺類 · 鮮結推引》)."한다. 그러므로《靈樞 · 邪客》에서는 "종기는 가슴에 싸여 있으며 인후로 나가며 심맥을 관통하고 호흡을 한다(宗氣積於胸中, 出於喉嚨, 以貫心脈而行呼吸焉)."라고 하였고,《靈樞 · 刺節眞邪》에서는 또 "종기는 기해에 머무르면서 아래로 가는 것은 기가로 들어가고 위로 가는 것은 기도로 간다(宗氣留於海, 其下者, 注於氣街; 其上者, 走於息道)."라고 했다.

② 주요기능 : 宗氣의 주요기능에는 2가지가 있는데 첫 번째는 기도를 따라 호흡하는 것으로 언어, 음성, 호흡의 강약은 모두 宗氣의 성쇠에 관계된다. 두 번째는 심맥을 따라 기혈을 운행하는 것이다. 기혈의 운행, 지체의 寒溫과 활동능력, 視聽의 감각능력, 심박의 강약 및 조절 등은 모두 宗氣의 성쇠에 관계된다. 그래서《素問 · 平人氣象論》에는 "위의 대락을 虛里라고 하며 횡격막을 통과하여 폐에 낙하고 왼쪽 젖 밑으로 나와 그 맥박이 겉으로 나타나 의복에도 보이는 것이 종기이다. 환자의 숨이 거칠고 천식이 있으며 박동이 때때로 정지되는 경우는 위의 대락에 병이 있는 것이다 : … 맥박이 멎었던 것이 박동되지 않으면 죽는다 : 젖 밑에서 옷 위로 뛰는 것은 종기가 작용하고 있는 것이다(胃之大絡, 名曰虛里, 貫膈絡肺, 出於左乳下, 其動應衣, 脈宗氣也. 盛喘數絶者, 其病在中 : … 絶不至, 曰死 ; 乳之下, 其動應衣, 宗氣泄也)."라고 했다. 이것은 宗氣가 심장의 박동을 推動하고 心率과 心律을 조절하는 효능을 갖고 있다는 것을 충분히 설명해준다. 그러므로 임상에서는 虛里處(심첨박동부위)의 박동상황과 맥상으로 宗氣의 성쇠를 알아낸다.

(3) 영기(營氣)

營氣는 혈과 함께 순행하는 맥중의 氣이다. 營氣는 영양이 많이 들어있는 고로 榮氣라고도 불리운다. 營과 血의 관계는 극히 밀접하며 나눌 수는 있으나 떨어질 수 없으므로 營血이라고도 칭한다. 營氣는 衛氣에 대하여 상대적으로 말할 때 음에 속하므로 또 營陰이라고도 부른다.

① 조성과 분포 : 營氣는 주로 脾胃에서 운화된 수곡정기에서 오며 수곡정기 중의 精華部分에서 생성된다. 營氣는 혈맥 속에 분포되어 혈액의 조성부분으로 되며 循脈上下하면서 전신에 營運한다. 고로《素問·痺論》에는 "영은 수곡의 정기이다. 五臟에서 조화를 이루고 육부에 뿌려져 종내에는 혈맥에 들어갈 수 있어 상하를 순행하고 五臟을 관통하여 六腑에 낙한다(營者, 水穀之精氣也. 和調於五臟, 灑陳於六腑, 乃能入於脈也. 故循脈上下, 貫五臟, 絡六腑也)."라고 했다.

② 주요기능 : 營氣의 주요기능에는 영양과 화생혈액의 2가지가 있다. 수곡정미 중의 精專 部分은 營氣의 주요성분이며 장부경락 등 생리활동에 수요되는 영양물질임과 동시에 또 혈액의 조성부분이기도 하다. 그러므로《靈樞·邪客》에는 "영기는 진액을 분비하고 맥으로 들어가 혈액이 되어 사지말단에 퍼지고 五臟六腑에 주입된다(營氣者, 泌其津液, 注之於脈, 化以爲血, 以榮四末, 內注五臟六腑)."라고 했다.

(4) 위기(衛氣)

衛氣는 맥외에서 운행하는 氣이다. 衛氣는 營氣에 대하여 상대적으로 말할 때 양에 속하므로 또 衛陽이라 부른다.

① 조성과 분포 : 衛氣는 주로 수곡정기에서 화생되며 그것의 특성은 "재빠르고 미끄럽다(慓疾滑利)."한 것이다. 즉 그것의 활동력이 매우 강하고 流動이 신속하며 맥관의 구속을 받지 않고 피부·분육 사이를 운행하면서 肓膜을 熏하고 胸腹에 산포한다.

② 주요기능 : 衛氣의 생리기능에는 3가지가 있는데 첫째는 기표를 호위하고 외사의 침입을 방어하는 것이고, 둘째는 장부·기육·피모 등을 溫養시키는 것이며, 세째는 腠理의 개폐, 한액의 배설을 調節控制하여 일정한 체온을 유지시키는 것이다.《靈樞·本藏》에는 "위기는 분육을 따뜻하게 하고 피부를 충실하게 하며 주리를 살찌우고 열고 닫게 하는 것이다(衛氣者, 所以溫分肉, 充皮膚, 肥腠理, 司開合者也).", "위기가 조화를 이루면 분육의 기능이 정상이며 피부가 윤활하고 연하며 주리가 치밀해진다(衛氣和, 則分肉解利, 皮膚潤柔, 腠理緻密矣)."라고 했다.

營氣와 衛氣는 모두 수곡정기를 주요한 生成來源으로 하며 "영기는 맥 안에 있고, 위기는 맥 외에 있다((營在脈中, 衛在脈外 -《靈樞·營衛生會》)."이고, 營氣는 속에 있어 음에 속하고 衛氣는 외위에 있어 양에 속하며 양자 사이의 운행이 반드시 협조되고 정상이어야 정상적인 주리개합, 체온, 晝精而夜寐 및 정상적인 외사의 방어능력을 유지할 수 있게 된다. 반대로 만약 營衛가 불화되면 곧 오한발열, 無汗이나 汗多, 晝不精而夜不寐 및 외사를 방어하는 능력저하 등의 증상이 생기게 된다.

인체의 氣는 상술한 제일 중요한 4종의 氣 외에 臟腑之氣, 經絡之氣 등이 있다. 이른바 臟腑之氣와 經絡之氣라는 것은 실제로 모두 元氣에서 파생된 것이고, 元氣가 어느 장부나 어떤 경락에 분포되어 형성된 장부나 경락의 氣는 인체 원기의 일부분에 속하고 각 장부와 경락을 구성하는 가장 기본물질이며 각 장부와 경락의 생리활동을 推動하고 유지시키는 기초물질이다.

한의약학에서 氣의 명칭은 매우 많다. 예를 들면 기체가 음식물에서 흡수한 영양물질을 水穀精氣, 즉 穀氣라 하고, 致病시키는 물질을 邪氣라 하며, 체내에 비정상인 수액을 水氣라 하고, 기체의 생리기능과 항병능력을 正氣라 하며, 한약의 寒·熱·溫·凉의 성질과 작용을 四氣라고 하는 등이다. 氣는 한의약학에서 一字多義인데 성질을 나타내는가 하면 기능을 나타내는 것이 있고, 또 기후를 나타내는 것도 있다. 이런 것들은 본 장에서 논술한 인체를 구성하는 기본물질인 氣와는 다르다.

2. 혈

1) 혈의 기본개념

血은 홍색의 액체물질이며 인체를 구성하고 인체의 생명활동을 유지시키는 기본물질의 하나이며 매우 높은 영양과 자윤작용을 갖고 있다.

血은 반드시 맥중에서 운행해야 그것의 생리효능을 발휘할 수 있다. 만약 어떤 원인으로 맥외로 일출하는 것을 출혈, 또는 離經之血이라 한다. 맥은 혈액일출을 막는 기능을 갖고 있어 血府라고 불리운다.

2) 혈의 생성

血은 주로 營氣와 津液으로 조성되였다. 營氣와 津液은 모두 섭취된 음식물이 脾胃를 거쳐 생성된 수곡정미에서 온다. 그러므로 脾胃는 기혈의 生化之源이라고 말할 수 있다.《靈樞·決氣》에서 말한 "중초가 기를 받고 즙을 취해 붉은 색으로 변화시킨 것이 혈이다(中焦受氣取汁, 變化而赤, 是謂血)."은 脾胃의 운화기능이 혈액생성 과정 중에서의 부위와 작용을 충분히 설명하여 준다. 혈액의 생성과정에서 營氣와 肺의 작용을 거쳐야만 血을 화생한다. 예를 들면《靈樞·邪客》에서 營氣가 혈액으로 화생되는 기능에 대하여 다음과 같이 말했다. "영기는 진액을 분비하여 맥에 주입되어 혈이 된다 : 사지를 따뜻하게 하고 五臟六腑에 들어간다… (營氣者, 泌其津液, 注之於脈, 化以爲血; 以榮四末, 內注五臟六腑… -《靈樞·營衛生會》)."에서는 肺의 化生血液 작용을 더 강조했는데 다음과 같이 말하였다. "중초와 위에서 상초로 나간 후 거기서 기를 받고 난 후 조백을 걸러내고 진액을 훈증하여 정미를 만들어 위로 폐맥에 들어가 혈이 되어 신체에 생명을 유지시키니 이보다 더 귀한 것이 없으며 혼자만이 경맥을 따라 다닌다(中焦亦倂胃中, 出上焦之後, 此所受氣者, 泌糟粕, 蒸津液, 化其精微, 上注於肺脈, 乃化而爲血, 以奉生身, 莫貴於此, 故獨得於經隧)."

상술한 것들을 종합하면 營氣와 津液은 모두 혈을 생성시키는 중요한 기초물질이다. 營氣와 津液은 모두 수곡정기에서 오므로 음식영양의 우열과 脾胃에서 운화기능의 강약은 직접적으로 혈액의 화생에 영향을 준다. 음식영양의 섭취가 장기간 부족되거나 脾胃의 운화기능이 장기간 실조되면 혈액부족이 초래되면서 혈허의 병리변화가 생긴다.

그밖에 精과 血 사이에는 상호자생과 轉化의 관계가 있다. 精은 腎에 들어 있고 血은 肝 속에 들어 있다. 腎中精氣가 충영해야 肝은 자양되고 혈이 충분해야 肝의 혈량이 충만되어 腎有所藏, 精有所資된다. 고로 精血同源이란 말이 있다.

3) 혈의 기능

血은 전신을 영양하고 자윤하는 생리기능을 갖고 있다. 血은 맥중을 순행하면서 속으로는 臟腑, 겉으로는 피부·근골에 이르기까지 끝이 없는 고리처럼 운행하면서 부단히 전신의 각 장부와 조직기관에서 영양과 자윤작용을 하며 정상적인 생리활동을 유지시킨다.《難經·二十二難》에서는 血主濡之라 하였는데 이것은 血의 영양과 자윤작용에 대한 요약한 개괄이다.《素問·五臟生成篇》에서는 "간은 혈을 얻어 볼 수 있고 발은 혈을 얻어 걸을 수 있으며 손은 혈을 얻어 쥘 수 있고 손가락은 혈을 얻어 잡을 수 있다(肝受血而能視, 足受血而能步, 掌受血而能握, 指受血而能攝)."라고 했다. 이것은 더한층 기체의 감각과 운동은 반드시 血에서 제공한 영양과 자윤작용에 의해서만이 비로서 정상적인 기능활동을 유지시킬 수 있다는 것을 논술하였다.

血의 영양과 자윤작용은 면색의 홍윤, 기육의 충만과 장실, 피부와 모발의 潤澤有華, 감각과 운동의 靈活 등에서 구체적으로 체현된다. 만약 혈의 생성부족이나 계속적인 소실, 혈의 영양과 자윤작용이 감약되면 전신이나 국부혈허의 병리 변화를 일으키게 되면서 頭昏目花, 面色不華나 萎黃, 毛髮乾枯, 肌膚乾燥, 肢體나 肢端이 麻木되는 등의 임상증상이 생긴다.

血은 기체의 정신활동에 주요한 기초물질이므로《素問·八正神明論》에서 다음과 같이 말하였다. "혈기는 사람의 신이며 양육되어야 한다(血氣者, 人之神, 不可不謹養.)." 사람의 精神充沛, 神志淸晰, 感覺靈敏, 活動自如는 모두 혈기의 충성, 혈맥의 조화와 流利에 의한다. 바로《靈樞·平人絶穀》에서 "혈맥이 화리하면 정신이 그 안에 있다(血脈和利, 精神乃居)."라고 말한 바와 같다. 때문에 어떠한 원인으로 생긴 혈허나 혈열이나 運行失狀은 모두 다 정신쇠퇴, 건망, 多夢, 실면, 번조, 심지어는 신지황홀, 경계불안, 譫狂, 昏迷 등의 神志失常의 임상표현이 생긴다.

4) 혈의 운행

血은 맥관 속에서 계속 운행하고 전신에 유포되며 環周不休하는데 운행과 더불어 전신의 각 장부와 조직기관에 충분한 영양을 제공한다.

血은 음에 속하고 主靜이다. 血의 운행은 주로 氣의 推動作用에 의한다. 血이 맥관 중에 운행하면서 脈外로 빠져나가지 않는 것은 氣의 固攝作用에 의하며 맥관이 "영기를 싸서 빠져나가지 못하게 한다(壅遏營氣, 令無所避 -《靈樞·決氣》)."의 기능을 갖고 있기 때문에 정상적인 정황하에서 출혈을 하지 않는다.

맥관은 상대적으로 밀폐된 관도계통이며 血과 營氣는 맥관 중에서 순환운행한다. 일찍《內經》에 명확히 기재되어 있다. 예를 들면《靈樞·營衛生會》에서는 "영기는 맥 안에 있고 위기는 맥 밖에 있으며 영기는 쉬지 않고 돌아 하루에 50회 돌며 음양을 꿰어 마치 끝이 없는 고리와 같다(營在脈中, 衛在脈外, 營周不休, 五十而復大會, 陰陽相貫, 如環無端)."라고 하였고, 혈액순환의 具體走向에 대해《素問·經脈別論》에서는 "음식이 위로 들어간 후 정기가 되어 간으로 간다.… 음식이 위로 간 후 탁기인 열기는 심으로 가고 정기는 맥으로 들어가며 맥기는 경을 따라 흐르고 경기는 폐로 돌아간다. 모든 경맥은 폐에 모여 정기를 피모에 보내고 이 정기는 기의 부인 膻中으로 모인다. 이 전중의 종기는 정기를 四藏에 보내어 머무르게 하여 균형을 이룬다(食氣入胃, 散精於肝 [illegible] 食氣入胃, 濁氣歸心, 淫精於脈, 脈氣流經, 經氣歸於肺, 肺朝百脈, 輸精於皮毛, 毛脈合精, 行氣於府, 府精神明, 留於四藏, 氣歸於權衡)."라고 되어 있다. 이 원문은 水穀精氣의 運行走向을 묘술했지만 실제로 수곡정기는 혈액순환에 진입한다는 것을 명확하게 지적하였다. 그러므로 혈액순환의 具體走向을 이해하게 되었는데 이 走向은 비록 현대 생리학에서 말하는 것과는 좀 다르지만 心·肺·脈이 혈액의 순환계통을 구성한다는 것을 명확히 지적하였다.

혈액의 정상운행은 氣의 推動作用과 固攝作用의 협조평형에 의하여 결정된다. 심장의 박동은 혈액의 운행을 推動하므로《素問·痿論》에서는 心主身之血脈이라 하였고,《醫學入門》에서는 人心動, 則血行諸經라고 했다. 혈액의 정상적인 순행은 또한 다른 장기 생리기능의 협조평형과 밀접한 관계가 있다. 예를 들면 肺의 宣發과 朝會百脈, 肝의 疏泄 등은 혈액운행을 推動하고 촉진하는 중요한 요소이고, 脾의 統血과 肝의 藏血 등은 혈액을 固攝시키는 중요한 요소이다. 그밖에 맥도는 通利하는 길일 뿐이며, 血의 한과 열은 혈액운행의 遲速에 직접적으로 영향을 준다. 《素問・調經論》에서는 "혈기는 온을 좋아하고 한을 싫어하며 한하면 혈류가 삽하여 흐를 수가 없고 따뜻하면 혈류가 좋다(血氣者, 喜溫而惡寒, 寒則澁不能流, 溫則消而去之)."라고 했다. 그 외에 혈액순환의 정상운행은 心의 생리기능이 정상인가 아닌가에 의할 뿐만 아니라 또 肺・肝・脾 등 장기의 생리기능이 협조평형되는가 안되는가에도 관계된다. 만약 혈액운행을 推動하고 촉진하는 요소가 증가되거나 固攝血液의 작용이 감약되면 혈액의 운행이 이로 인하여 가속되며 심하면 출혈도 일으킨다. 반대로 혈액의 운행이 느려지고 운행이 불리하면 혈어 등의 병리변화를 일으킨다.

3. 진액

1) 진액의 기본개념

津液은 기체의 모든 정상수액의 총칭이며 각 장부와 조직기관의 내재체액과 정상적인 분비물로서 예를 들면 위액・장액・체・누 등이 포함된다. 津液은 氣, 血과 마찬가지로 인체를 구성하고 인체의 생명활동을 유지시키는 기본물질이다.

津과 液은 다 수액에 속하고 모두 음식에서 오며 脾胃의 운화기능에 의하여 생성된다. 津과 液은 성상, 기능 및 분포 부위에서 서로 다르기 때문에 구별된다. 일반적으로 성질이 비교적 淸稀하고 유동성이 크고 체표피부, 기육과 孔竅에 산포되고 혈맥에 滲注되어 자윤작용을 하는 것을 津이라 하고, 성질이 비교적 稠厚하고 유동성이 적으며 골절・장부・뇌・수 등 조직에 灌注되어 유양작용을 하는 것을 液이라고 한다. 그러므로 《靈樞・五癃津液別》에는 "진과 액은 주행하는 길이 다르다, 삼초가 기를 내보내 기육을 온난하고 피부를 충실하게 하는 것이 진이다 : 흐르기는 하나 순행하지 않는 것을 액이라 한다(津液各走其道, 故三焦出氣, 以溫肌肉, 充皮膚, 爲其津 : 其流而不行者, 爲液)."라고 했다. 津과 液 사이는 서로 전화될 수 있어 津과 液을 동시 병칭한다. 그러나 傷津과 脫液의 병리변화가 생겼을 때에는 변증론치에서 반드시 구분한다.

2) 진액의 생성, 수포, 배설

津液의 생성, 수포, 배설 등은 복잡한 생리과정이며 여러 장부에서 일 계열의 생리기능에 파급된다.《素問 · 經脈別論》에서는 "음식물이 위로 들어가면 정기를 넘쳐 흐르게 하여 위로는 비장으로 수송하고 비장은 정기를 폐로 보낸다. 폐는 通調水道하여 정기를 방광으로 내려보내며 또 정기를 온 몸에 산포하여 경맥의 흐름이 이루어진다(飮入於胃, 游溢精氣, 上輸於脾, 脾氣散精, 上歸於肺, 通調水道, 下輸膀胱, 水精四布, 五經併行)."라고 했다. 이것은 津液의 생성과 수포, 배설과정에 대한 개괄적인 요약이다.

津液은 음식수곡에서 온다. 津液의 생성은 胃가 음식물에 대한 游溢精氣와 소장의 分淸別濁, 上輸於脾를 거쳐 생성된다. 津液의 수포와 배설은 주로 脾의 전수, 肺의 선강, 腎의 蒸騰氣化 및 삼초를 통도로 하여 전신에 수포된다.

脾가 津液에 대한 輸布作用은《素問 · 太陰陽明論》에서 爲胃行其津液라고 말한 것과 같다. 脾胃는 경맥을 통하여 진액을 以灌四旁(《素問 · 玉機眞藏論》), 즉 전신에 내보내고 다른 한 쪽으로는 津液을 上輸於肺하는데 이들은 모두 脾의 散精機能에 속한다.

津液에 대한 肺의 輸布와 배설작용을 通調水道라 한다. 肺의 宣發作用을 통하여 津液이 전신 체표에 수포되고 津液의 영양과 자윤작용이 발휘되며 津液이 대사를 통해 汗液으로 되어 체외에 배설되기 때문에 肺는 輸精於皮毛(《素問 · 經脈別論》)라고 했다. 津液은 肺의 肅降作用을 통해 아래로 수송되어 腎과 방광에 이른 후 최후에 요액으로 되어 체외에 배설된다. 이외에 肺는 호기 중에도 대량의 수분을 배설한다. 이로부터 肺가 宣發肅降하고 通調水道하는 작용이 진액의 수포와 배설에 대하여 중요한 작용을 한다는 것을 알 수 있다.

腎도 津液의 수포와 배설에 대하여 중요한 主宰作用을 한다.《素問 · 逆調論》에서는 "신은 수장이고 진액을 주관한다(腎者水臟, 主津液)."라고 했다. 腎의 津液에 대한 主宰作用은 주로 腎이 저장한 精氣는 기체 생명활동의 원동력이고 또 기화작용의 원동력으로 표현된다. 그래서 胃의 游逸精氣, 脾의 散精, 肺의 通調水道 그리고 소장의 分淸別濁은 모두 腎의 蒸騰氣化作用에 의해서 실현된다. 전신의 津液도 모두 腎의 蒸騰氣化와 昇淸降濁하에서 淸者는 蒸騰上昇하여 전신에 산포되고, 濁者는 하강하여 요액이 되어 방광에 주입된다. 요액 배설량의 다소는 실제로 전신 津液의 대사평형을 조절한다. 때문에《素問 · 水熱穴論》에서는 "신장은 위의 관문이다. 관문이 불리하면 수액이 모여 여러 가지 병을 일으킨다(腎者, 胃之關也, 關門不利, 故聚水而從其類也)."라고 했다.

전체적으로 津液의 생성은 脾胃가 음식물에 대한 운화기능에 의하고 津液의 수포는 脾의 散精과 肺의 通調水道의 기능에 의하며 진액의 배설은 주로 한액, 요액과 호흡에 따라 배출되는 수기에 의하고 진액이 체내에서의 승강출입은 腎의 氣化蒸騰作用하에서 삼초를 통도로 하여 氣의 승강출입에 따라 전신에 산포되어 環流不息한다. 때문에《素問 · 靈蘭秘典論》에서는 "삼초는 결독의 관으로 수도이다(三焦者, 決瀆之官 水道出焉)."라고 했다. 津液의 생성, 수포, 배설과 대사

평형의 유지는 氣와 여러 장부의 일 계열 생리기능의 협조평형에 의하고 그 가운데서 특히 肺·脾·腎의 생리기능이 주요한 평형작용을 조절한다. 그러므로 氣의 병변 혹은 여러 장부의 병변은 모두 津液의 생성, 수포, 배설에 영향을 주고 津液의 대사평형을 파괴할 수 있으며 傷津, 脫液 등 진액부족의 병리변화 혹은 內生水·濕·痰·飮 등 津液의 환류장애가 형성되어 수액이 정체·적취된 병리변화가 나타날 수 있다.

3) 진액(津液)의 기능

津液은 자윤과 유양의 생리기능을 갖고 있다. 예를 들면 기표에 산포된 津液은 피모기부를 자윤하는 작용을 갖고 있고, 孔竅에 流注된 津液은 눈·코·입 등의 孔竅作用을 자윤하고 보호하며, 혈맥에 滲入된 津液은 혈맥을 充養하고 滑利하는 작용이 있을 뿐만 아니라 혈액을 조성하는 기본물질이다. 내부의 조직기관에 주입된 진액은 각 장부와 조직기관을 濡養하고 자윤하는 작용이 있고, 骨에 삼입된 津液은 골수·척수·뇌수 등을 充養하고 柔潤하는 작용이 있다. 그러므로 《靈樞·決氣》에는 "주리에서 발하여 땀이 촉촉히 나오는 것이 진이다…. 수곡이 위로 들어가 소화흡수된 정기가 충만하여 뼈로 들어가 뼈가 굴신을 하도록 하고 정기를 삼출하여 뇌수를 보익하며 피부를 윤택하게 하는 것이 액이다(腠理發泄, 汗出溱溱, 是謂津… 穀入氣滿, 淖澤注於骨, 骨屬屈伸, 泄澤, 補益腦髓, 皮膚潤澤, 是謂液)."라고 했다.

4. 기·혈·진액의 상호관계

氣·血·津液의 성상과 기능에는 모두 각자의 특징이 있다. 그러나 이 삼자는 모두 인체를 구성하고 인체의 생명활동을 유지하는 가장 기본적인 물질이다. 삼자의 조성은 모두 脾胃運化로 생성된 수곡정기이다. 삼자의 생리기능은 상호의존, 상호제약, 相互爲用의 관계를 갖고 있다. 그러므로 생리 혹은 병리상태에서 기·혈·진액의 사이에는 밀접한 관계가 있다.

1) 기와 혈의 관계

氣는 양에 속하고 血은 음에 속한다. 《難經·二十二難》에서는 "기는 온난하게 하고 혈은 유양한다(氣主煦之, 血主濡之)."라고 하였다. 이것은 氣와 血의 기능상의 차이를 간결하게 개괄한 것이다. 그러나 氣와 血의 사이에는 "기는 혈을 거느린다(氣爲血之帥)", "혈은 기의 어머니이다(血

爲氣之母)"의 밀접한 관계가 있다. 구체적으로 말하면 氣는 生血하고 行血하며 攝血하고, 血은 氣의 母라는 4가지 관계가 있다.

(1) 기능생혈(氣能生血)

氣能生血이란 혈의 조성과 그 생성과정에서 氣와 氣의 운동변화, 즉 기화기능을 떠날 수 없다는 것을 가리킨다. 營氣와 津液은 혈의 중요한 조성부분으로서 그들은 脾胃가 운화한 수곡정기에서 온다. 섭취된 음식물로부터 수곡정기로 전화되고 수곡정기로부터 營氣와 津液으로 전화되며 營氣와 津液으로부터 적색의 혈로 전화되는데는 모두 氣의 운동변화가 필요하므로 氣能生血이라고 말한다. 氣旺하면 화생혈의 기능도 강하고 기허하면 화생혈의 기능도 약하며 심하면 혈허를 일으킬 수 있다. 그래서 임상에서 血의 병증을 치료할 때에 흔히 補氣의 약물을 배합하여 효과를 높인다. 이것은 氣能生血의 이론이 임상에서 실제 응용을 하도록 한 것이다.

(2) 기능행혈(氣能行血)

혈은 음에 속하고 主靜한다. 혈은 自行하지 못하고 기의 推動에 의하며 氣行하면 혈행하고 기체하면 혈어한다. 혈액의 순행은 心氣의 推動, 肺氣의 선발포산, 肝氣의 소설조달에 의하므로 기허하면 추동무력하고 기체하면 혈행불리하고 혈행지완하여 혈어가 형성되며 심하면 낙맥에 阻滯하여 어혈이 생긴다. 氣機逆亂하면 혈행도 氣의 승강출입의 이상에 따라 역란된다. 예를 들면 血이 氣를 따라 위로 올라가면 면홍, 목적, 두통하며 심하면 吐血할 수 있고 血이 氣를 따라 陷하면 脘腹墜脹하며 심하면 하혈, 붕루 등이 나타날 수 있다. 임상에서 혈행이상인 병증을 치료할 때에 흔히 분별하여 補氣·行氣·降氣 등 약물들을 배합응용해야만 비교적 좋은 효과를 얻을 수 있다. 이것은 氣能行血의 이론이 임상에서 실제응용을 하도록 한 것이다.

(3) 기능섭혈(氣能攝血)

攝血은 氣의 固攝機能의 구체적인 표현이다. 血이 맥중에서 순행할 때 맥외에 일출하지 않는 것은 주로 氣가 血에 대한 固攝作用에 의한 것이다. 만약 기허하여 혈액을 固攝하는 작용이 감약되면 각종 출혈의 병증이 유발될 수 있는데 이것을 氣不攝血이라고 한다. 치료시 반드시 보기섭혈의 방법을 써야만 목표에 도달할 수 있다.

이상의 氣가 血에 대한 3가지의 작용은 氣爲血帥로 개괄할 수 있다.

(4) 혈은 기의 어미(血氣之母)

血은 氣의 母라고 하는 것은, 血은 氣의 載體이고 또 氣에게 충분한 영양을 준다는 것을 가리킨다. 氣의 활력은 매우 강하여 쉽게 일탈하므로 기는 반드시 血과 津液에 의지해야만 체내에 존재한다. 만약 氣가 依附를 잃으면 浮散無根하여 氣脫이 발생되기 때문에 血虛인 자는 氣도 쉽게 쇠하고 血脫인 자는 氣도 일탈된다. 대출혈을 치료할 때에 흔히 補氣固脫法을 많이 쓰는 원리가 바로 이것이다.

2) 기와 진액의 관계

氣는 양에 속하고 津液은 음에 속한다. 氣와 津液의 관계는 氣와 血의 관계와 매우 유사하다. 津液의 생성, 수포, 배설은 모두 氣의 승강출입 운동과 氣의 氣化, 溫煦, 推動, 固攝 등의 작용에 의한다. 氣가 체내에 있을 때에는 血에 依附할 뿐만 아니라 津液에도 의존하고 있어 津液도 氣의 載體이다.

(1) 기능생진(氣能生津)

津液의 생성은 섭취한 음식물이 胃의 游溢精氣와 脾의 수곡정기의 운화에 의하므로 脾胃의 氣가 건강하면 화생된 津液도 充盛하고 脾胃의 氣가 허쇠하면 津液의 생성이 영향을 받아 津液不足이 생기며 임상에서도 흔히 氣津兩傷證을 볼 수 있다.

(2) 기능행진(氣能行(化)津)

津液의 수포와 汗, 尿 등으로 변화되어 체외에 배출되는 것은 모두 氣의 승강출입에 의한다. 脾氣의 散精과 轉輸, 肺氣의 선발과 숙강, 腎中精氣의 蒸騰氣化가 있어야만 津液이 전신에 수포되어 環周不休하고 대사를 경과한 많은 津液이 한액과 요액으로 전화되어 체외에 배출되어야 津液의 대사가 생리평형을 유지할 수 있다. 氣의 승강출입이 불리하면 津液의 수포와 배설도 受阻되고 어떤 원인으로 津液의 수포와 배설이 수조되어 停聚가 발생되면 氣의 승강출입도 그에 따라 불리하게 된다. 그래서 氣虛, 氣滯하여 津液이 정체되는 것을 氣不行(化)水라 하고 津液이 정체되어 氣機不利된 것을 水停氣滯(阻)라고 한다. 양자는 상호인과로서 內生水의 濕·痰·飮을 형성하고 심지어 水泛爲腫의 병리변화를 형성한다. 임상 치료시에 행기와 이수법를 병용해야 비교적 좋은 효과를 얻을 수 있다.

(3) 기능섭진(氣能攝津), 진능재기(津能載氣)

津液의 배설은 氣의 推動과 氣化作用에 의한다. 진액대사의 정상평형을 유지하는 것은 氣의 固攝作用에 의하므로 기허 혹은 氣의 固攝作用이 감약되면 반드시 체내 津液의 流失이 생겨 多汗, 漏汗, 多尿, 遺尿 등 병리현상이 생긴다. 반대로 津液은 載氣할 수 있어 多汗, 多尿, 吐瀉 등 대량의 津液이 유실되면 氣隨津脫의 병증이 발현될 수 있다. 《金匱要略心典》에서 "구토하고 설사하면 기도 없어진다(吐下之餘, 定無完氣).”라고 말한 것은 바로 이 뜻이다.

3) 혈과 진액의 관계

血과 津液은 모두 액체의 물질이고 모두 자윤과 유양작용이 있으며 氣에 대해 이들은 모두 음에 속하며, 血과 津液 사이에는 밀접한 관계가 있다.

血과 津液의 생성은 모두 수곡정기에서 화생되므로 津血同源이라고 말한다. 津液이 맥 중에 滲注되면 곧 혈액의 조성부분으로 된다. 《靈樞·癰疽》에서 “정기는 중초에서 나와 雨露가 대지를 적신 것처럼 인체 조직에 속속들이 삼입하여 스며들어 진액이 조화되면 변화하여 적색인 혈로 된다(中焦出氣如霧, 上注溪谷, 而滲孫脈, 津液和調, 變化而赤爲血).”라고 한 것은 생리상 진액은 혈액의 중요한 조성부분이라는 것을 설명한다.

병리상황하에서 血과 津液 사이에도 서로 영향을 준다. 예를 들면 실혈을 과도하게 했을 때에 맥외의 津液은 맥중에 滲注되어 맥내 혈액량의 부족을 보충할 수 있고 이와 동시에 맥외의 津液이 대량으로 맥내에 삼주되면 津液의 부족으로 口渴, 尿少, 皮膚乾燥 등 병리현상이 나타날 수 있다. 반대로 津液이 대량으로 소모될 때에 맥내에 삽입된 津液이 부족될 뿐만 아니라 심지어 맥내의 津液도 맥외에 삼출되어 血脈空虛, 津枯血燥 등 병변이 형성될 수 있다. 그러므로 실혈 환자에게는 임상에서 汗法를 쓰지 말아야 한다. 《傷寒論》에는 “코피를 흘리면 발한할 수 없다(衄家不可發汗).”와 “출혈하면 발한할 수 없다(亡血家不可發汗).”의 誡가 있다. 多汗奪津과 津液大虧된 환자에 대해서도 破血, 逐血의 峻劑를 함부로 사용하지 말아야 한다. 그러므로 《靈樞·營衛生會》에는 또 “혈을 잃으면 땀이 없고 땀이 많이 나면 혈이 없다(奪血者無汗, 奪汗者無血).”라고 했다. 바로 津血同源의 이론이 임상에서 응용되고 있다.

제5장 經絡

經絡學說은 인체 경락의 생리기능, 병리변화와 장부간의 상호관계를 연구하는 학설로서 한의약학 이론체계의 중요한 부분이다.

경락학설은 고인들이 장기간의 의료실천 중에서 鍼灸, 推拿, 氣功 등에서 경험을 누적하고 당시의 해부지식과 결합하여 점차적으로 이론으로 상승한 기초 위에서 생긴 것이다. 물론 鍼灸, 推拿, 氣功 등 학술의 기초이론일 뿐만 아니라 중의 임상각과를 지도함에 있어서도 매우 중요한 의의가 있다. 臟腑學說, 氣血津液論, 病因學說 등 기초이론은 경락학설과 결합해야 비교적 완전하게 인체의 생리이론과 병리변화를 이해할 수 있고 또한 진단을 하여 치법을 확정할 수 있으므로 역대의 의학가는 모두 경락학설을 제일 중시하고 심지어 "12경락을 모르면 입이 있어도 말하지 말고 손이 있어도 행동하지 말라. 모두 착오를 일으킨다(不誦十二經絡, 開口動手便錯)."라고 했다(見《醫學入門》引張子和語).

1. 경락의 개념과 경락계통의 조성

1) 경락의 개념

경락은 전신의 기혈이 운행하고 臟腑肢節을 연락하며 상하내외를 溝通하는 통로이다.

경락은 經脈과 絡脈의 총칭이다. 《醫學入門》에서는 "經이란 체간의 상하로 행하는 것이고 : 경에서 옆으로 분지가 나온 것을 락이라 한다(經者, 徑也 : 經之支脈旁出者爲絡)"라고 했다. 이 말은 經脈은 主幹이고 絡脈은 분지라는 것을 의미한다. 經은 路徑의 뜻을 갖고 있고 絡은 網絡의 뜻을 갖고 있다. 經脈은 대부분 深部에서 순행하고 絡脈은 비교적 淺部에서 순행하며 어떤 絡脈은 체표에 나타난다. 《靈樞·經脈》에서 "12경맥은 분육 깊은 곳에서 숨어 순행하여 보이지 않고… 겉에 떠있어 항상 보이는 것은 絡이라고 한다(經脈十二者, 伏行分肉之間, 深而不見,…

諸脈之浮而常見者, 皆絡脈也)."라고 했다. 經脈은 일정한 순행경로가 있으며 絡脈은 縱橫交錯하고 전신을 網絡하여 인체의 모든 臟腑, 器官, 孔竅 및 分肉筋骨 등 조직을 하나의 통일된 有機整體로 연결한다.

2) 경락계통의 조성

경락계통은 經脈과 絡脈으로 조성되었으며 속으로 장부에 연속되고, 외로는 근육・피부에 연속되기 때문에《靈樞・海論》에서는 "속으로는 장부에 속하고, 겉으로는 지절에 연결된다(內屬於臟腑, 外絡於肢節)."라고 했다.

經脈은 正經과 奇經 두가지로 분류한다. 正經에는 12개가 있으며 手足三陰經과 手足三陽經이고 12경맥이라 한다. 이것은 기혈운행의 주요통로이며 12경맥은 일정한 起止, 순행부위, 교접순서가 있고 肢節에서의 분포와 走向에 일정한 규율이 있으며 체내의 장부와 직접적인 낙속관계가 있다. 奇經에는 8개가 있다. 즉 督・任・衝・帶・陰蹻・陽蹻・陰維・陽維로서 奇經八脈이라고 한다. 奇經은 12맥을 통솔, 연결하고 조절하는 작용을 한다. 正經과 奇經의 구별에 관하여《聖濟總錄》에서는 "맥에는 기형적인 것과 정상적인 것이 있다. 12경맥은 정상맥이고 기경8맥은 정상이 아니므로 기경이라 한다. 사람의 기혈은 항상 12경맥에 흐르고 모든 경락이 차고 넘치면 기경으로 흐른다(脈有奇常, 十二經者, 常脈也, 奇經八脈則不拘於常, 故謂之奇經. 盖以人之氣血常行於十二經脈, 其諸經滿溢則流入奇經焉)."라고 인정하고 있다. 十二經別는 12경맥에서 別出한 經脈으로서 그들은 각기 四肢에서 시작하여 체강장부의 심부를 순행하고 頸項淺部로 나온다. 양경의 경별은 본경에서 別出하여 체내를 순행한 후 본경으로 돌아온다. 음경의 경별은 본경에서 별출하여 체내를 순행한 후 서로 표리인 양경과 相合한다. 12경별의 작용은 주로 12경맥 중의 서로 표리인 兩經사이의 관계를 보강하고 또 어떤 정경이 순행하지 못하는 기관과 형체부위에 통달하여 정경의 부족을 보하는 작용을 한다.

絡脈는 經脈의 분지이고 別絡・浮絡・孫絡으로 나눈다. 別絡은 비교적 크고 주요한 絡脈이다. 12경맥과 督脈・任脈은 각기 하나의 別絡이 있고, 또 脾之大絡까지 합하면 十五別絡이 있다. 別絡의 주요기능은 체표에서 서로 표리인 兩經脈 사이의 관계를 보강하는 것이다. 浮絡은 인체 천표부위를 순행하는 흔히 浮現되는 絡脈이다. 孫絡는 제일 세소한 絡脈이고《素問・氣穴論》에서는 溢奇邪, 通營衛의 작용이 있다고 했다.

經筋과 피부는 12경맥과 근육, 체표의 연속 부분이다. 경락학설에서 인체의 經筋은 12경맥의 氣가 근육과 관절에 結・聚・散・絡으로 된 체계로서 12경맥의 부속부분이므로 十二經筋이라고 한다. 經筋은 四肢百骸를 연결하고 관절운동을 主司하는 작용을 한다. 전신의 피부는 12경맥의 기능활동이 체표에 반영된 부위이고 또한 경락의 氣가 산포된 곳이기도 하다. 때문에 전신 피부를 12개부분으로 나누고 12경맥에 分屬시켜 十二皮部라고 한다.

〈경락계통표〉

<table>
<tr><td rowspan="19">경락계통</td><td rowspan="14">경 맥</td><td rowspan="12">정경12
(12경맥)</td><td rowspan="3">수삼음경</td><td>수태음 폐경</td><td rowspan="12">기혈 운행의 주요 통로이며 속에 있는 장부와 직접적인 낙속 관계가 있다.</td></tr>
<tr><td>수궐음 심포경</td></tr>
<tr><td>수소음 심경</td></tr>
<tr><td rowspan="3">수삼양경</td><td>수양명 대장경</td></tr>
<tr><td>수소양 삼초경</td></tr>
<tr><td>수태양 소장경</td></tr>
<tr><td rowspan="3">족삼음경</td><td>족태음 비경</td></tr>
<tr><td>족궐음 간경</td></tr>
<tr><td>족소음 신경</td></tr>
<tr><td rowspan="3">족삼양경</td><td>족양명 위경</td></tr>
<tr><td>족소양 담경</td></tr>
<tr><td>족태양 방광경</td></tr>
<tr><td>기경8맥</td><td colspan="3">12경맥이외의 중요한 경맥에는 임맥, 독맥, 충맥, 대맥, 음교맥, 양교맥, 음유맥, 양유맥 등이 있으며 12경맥의 작용을 통솔하고 연락, 조절한다.</td></tr>
<tr><td>12경별</td><td colspan="3">12경맥을 따라 별출하는 경맥. 12경맥의 표리인 양경사이의 연결 작용을 보강</td></tr>
<tr><td rowspan="3">낙 맥</td><td>15별락</td><td colspan="3">12경맥과 임맥, 독맥을 따라 나오는 별락에 비지대락은 추가하여 표리양경재체표의 연결을 보강하고 기혈을 삼투하여 흐르게 함</td></tr>
<tr><td>손 락</td><td colspan="3">세소한 낙맥</td></tr>
<tr><td>부 락</td><td colspan="3">체표에 떠있는 낙맥</td></tr>
<tr><td>12 경 근</td><td colspan="4">12경맥의 氣가 근육관절에 결·취·산·낙하는 체계로서 사지백해를 연결하며 관절운동을 하게 하는 작용</td></tr>
<tr><td>12 피 부</td><td colspan="4">12경맥의 기능활동을 체표에 반영하는 부위</td></tr>
</table>

2. 12경맥

1) 명칭

12경맥은 대칭되게 인체의 양측에 분포되어 각기 上肢 혹은 下肢의 내측과 외측를 순행하고 매 經脈은 각기 한 개 장 혹은 한 개 부에 속하므로 12경맥의 각각 經脈 명칭은 手 혹은 足, 陰 혹은 陽, 臟 혹은 腑 3개 부분이 포괄된다. 手經은 상지에서 순행하고, 足經은 하지에서 순행하며 음경은 사지내측에서 순행하고 臟에 속하며 양경은 사지외측에서 순행하고 腑에 속한다(아래의 표를 참조).

〈12경맥명칭분류표〉

	음경(속장)	양경(속부)	순행부위(음경은 내측, 양경은 외측에 주행)	
수	태음폐경	양명대장경	상지	전연
	궐음심포경	소양삼초경		중선
	소음심경	태양소장경		후연
족	태음비경*	양명위경	하지	전연
	궐음간경*	소양담경		중선
	소음신경	태양방광경		후연

※ 小腿下半部와 足背部에서 肝經이 前緣에 있고 脾經은 中線에 있다.
內踝上八寸處에서 交叉한 후 脾經이 前緣에 있고 肝經은 中線에 있다.

2) 주향(走向), 교접(交接), 분포, 표리관계와 유주(流注) 순서

(1) 주향(走向)과 교접(交接)의 규율

12경맥의 走向과 交接은 일정한 규율이 있다. 《靈樞・逆順肥瘦》에서는 "手의 三陰은 臟으로부터 手로 가고, 手의 三陽은 手로부터 頭로 가며 ; 足의 三陽은 頭로부터 足으로 가고, 足의 三陰은 足으로부터 腹으로 간다(手之三陰, 從臟走手; 手之三陽, 從手走頭; 足之三陽, 從頭走足, 足之三陰, 從足走腹)."라고 했다. 즉 수삼음경은 흉강으로부터 手의 말단으로 가서 수삼양경과 交하고 수삼양경은 手의 말단으로부터 頭面部로 가서 족삼양경과 교하며 족삼양경은 頭面部로부터 足의 말단에 가서 족삼음경과 교차한다. 족삼음경은 足趾로부터 복강, 흉강으로 가서 수삼음경과 교차한다(부록1참조).

이렇게 "음양은 서로 연결되어 환을 이루어 끝이 없다(陰陽相貫, 如環無端 -《靈樞·營衛生會》)."의 순환경로를 구성한다.

수삼양경은 頭部에서 끝나고 족삼양경은 頭部에서 시작하며, 수삼양과 족삼양은 頭面部에서 서로 만나므로 "머리는 모든 양경맥이 모이는 곳(頭爲諸陽之會)"이라고 말한다.

(2) 분포규율

12경맥의 체표분포(순행부위)도 일정한 규율이 있다. 즉 四肢에서 음경은 내측면에 분포되고 양경은 외측면에 분포된다. 내측은 삼음으로 나뉘고 외측은 삼양으로 나눈다. 대체로 태음과 양명은 前緣에 있고, 소음과 태양은 後緣에 있으며, 궐음과 소양은 中線에 있다. 頭面部에서 양명경은 面部와 額部에서 순행하고, 태양경은 面頰 頭頂 頭後部에서 순행하며, 소양경은 頭側部에서 순행한다. 軀幹部에서는 수삼양경은 肩胛部에서 순행하고, 족삼양경은 양명경이 앞(胸·腹面)에서 순행하고 태양경이 뒤(背面)에서 순행하며 소양경은 측면에서 순행한다. 수삼음경은 모두 腋下에서 나오고 족삼음경은 모두 腹面에서 순행한다. 복면에서 순행하는 경맥은 안으로부터 밖으로의 순서가 족소음, 족양명, 족태음, 족궐음이다.

(3) 표리관계

수족삼음과 삼양은 經別과 別絡의 상호溝通을 통하여 六對 表裏相合의 관계로 조합된다.《素問·血氣形誌篇》에서 "족태양과 소음은 표리이고, 소양과 궐음은 표리이며, 양명과 태음은 표리인데 이것은 족음양이다. 수태양과 소음은 표리이고, 소양과 심주는 표리이며, 양명과 태음은 표리인데 이것은 수의 음양이다(足太陽與少陰爲表裏, 少陽與厥陰爲表裏, 陽明與太陰爲表裏, 是爲足陰陽也. 手太陽與少陰爲表裏, 少陽與心主爲表裏, 陽明與太陰爲表裏, 是爲手之陰陽也)."라고 했다. 서로 표리인 두 개의 경맥은 모두 四肢말단에서 교차하여 만나고 각기 四肢내외의 양측면의 상대위치에서 순행한 후(예외로 족궐음간경과 족태음비경은 下肢內踝上八寸處에서 교차한 후 전후위치를 바꾸어 족태음이 前緣에 있고 족궐음이 中線에 있다.) 각기 서로 표리인 장부에 낙속한다(족태양은 방광에 속하고 腎에 낙하며 족소음은 腎에 속하고 방광에 낙한다).

12경맥의 표리관계는 서로 표리인 2경맥의 銜接으로 연계가 보강될 뿐만 아니라 서로 동일한 장부에 낙속되어 서로 표리인 장과 부가 생리기능상 서로 배합되고 병리상으로도 서로 영향을 준다. 예를 들면 脾主運化하여 昇淸하고 胃主受納하여 降濁하며 心火可下移小腸하는 등등이다. 치료에서 서로 표리인 2경맥의 兪穴은 交叉使用할 수 있다. 예를 들면 폐경의 穴로 대장 혹은 대장경의 질병을 치료할 수 있다.

(4) 유주(流注) 순서

12경맥은 인체내외에 분포되어 있고 경맥 중의 기혈운행을 循環貫注한다. 즉 수태음폐경으로부터 시작하여 차례로 족궐음간경에 전하고 다시 수태음폐경에 전하며 머리에서 발 끝까지 관통하고 고리처럼 끝이 없다. 그 流注 순서는 아래의 표와 같다.

手太陰肺經(食指端)→ 手陽明大腸經(鼻翼旁)→ 足陽明胃經(足大趾端)→ 足太陰脾經
↓
← 心 中 ←
↓
→ 手少陰心經(小指端)→ 手太陽小腸經(目內眥)→ 足太陽膀胱經(足小趾端)→
↓
← 胸中 ← 足少陰腎經 ←
↓
→ 手厥陰心包經(無名指端) → 手少陽三焦經(目外眥) → 足少陽膽經(足大趾)
↓
← 胸中 ← 足厥陰肝經 ←
↓
→ 手太陰肺經

3) 순행부위

(1) 수태음폐경(手太陰肺經)

중초에서 시발하여 대장에 下絡하고 胃口(下口幽門, 上口賁門)를 환순하며 횡격막을 통과하여 폐에 속하고 인후부에 도달한 후 옆으로 가서 흉부외상방(中府穴)에 도달하며 腋下에서 나와 上肢內側前緣을 따라 하행하고 肘窩를 지나 寸口上 魚際에 들어간 후 拇指의 끝(少商穴)으로 直出한다.

分支 : 手腕의 후방(列缺穴)에서 分出하여 손등을 따라 食指橈側端(商陽穴)으로 가 수양명대장경과 만난다(부록2참조).

(2) 수양명대장경(手陽明大腸經)

食指橈側端(商陽穴)에서 시발하여 손등을 경과한 후 上肢伸側前緣으로 순행하여 '어깨 위에 도달하고 견관절 前緣에 이른 후 뒤로 가서 第七頸椎棘突下(大椎穴)에 가서 다시 앞으로 하행하여

鎖骨上窩(缺盆)에 들어간 후 흉강에 들어가 낙폐하고 아래로 내려가 횡격막을 통과하여 대장에 속한다.

分支 : 鎖骨上窩로부터 위로 올라가 목을 지나 面頰에 이르고 下齒中에 들어가 挾口 양쪽을 回出한 후 좌우가 人中에서 교차하고 對側鼻翼旁(迎香穴)에 이른 후 족양명위경과 맞난다(부록3참조).

(3) 족양명위경(足陽明胃經)

鼻翼旁(迎香穴)에서 시발한 후 挾鼻上行하여 좌우측이 鼻根部에서 서로 만난 후 코 옆으로 올라가 目內眥에 들어간 후 족태양경과 서로 교차하여 鼻柱外側을 따라 하향하여 上齒中에 들어간 후 돌아 나와 양 쪽으로 입을 끼고 입술을 돌아 承漿穴處에서 좌우 서로 교차하여 하악골後下緣을 따라 大迎穴處에 돌아온 후 下顎角을 따라 上行하여 귀 앞을 지난 후 上關穴(客主人)을 지나 髮際를 따라 앞 이마에 도달한다.

分　支 : 大迎穴앞에서 나와 大迎穴에 이르러 인후를 따라 하향한 후 大椎에 이르고 다시 앞으로 구부러져 缺盆에 들어가 體腔에 깊이 들어가 하행하여 횡격막을 통과한 후 위에 속하고 脾에 낙한다.

直行者 : 缺盆으로부터 체표로 나와 乳中線을 따라 하행한 후 배꼽양쪽(旁開二寸)을 지나 腹股溝處의 氣街穴에 이른다.

分　支 : 胃 유문처에서 分出하여 복강내를 따라 氣街穴에 하행한 후 직행하는 맥과 만나고 대퇴 앞을 하행하여 무릎에 이른 후 下肢脛骨앞을 따라 발등에 하행하고 足第二趾外側端(厲兌穴)으로 들어간다.

分　支 : 膝下三寸處(足三里穴)에서 分出한 후 하행하여 中趾外側端으로 들어간다.

分　支 : 발등의 衝陽穴에서 分出한 후 앞으로 가서 足大趾內側端(隱白穴)로 들어간 후 足太陰脾經과 만난다(부록4참조).

(4) 족태음비경(足太陰脾經)

足大趾內側端(隱白穴)에서 시발하여 內側赤白肉際를 따라 상행한 후 內踝의 앞을 지나 小腿內側 정중선을 따라 상행한 후 內踝上八寸處에서 족궐음간경의 앞을 교차하여 나오고 상행하여 大腿內側앞을 따라 복부에 진입하고 비에 속하며 위에 낙한다. 상행하여 횡격막을 통과하고 식도양방을 따라 舌本으로 가서 舌下에 퍼진다.

分支 : 위에서 別出한 후 상행하여 횡격막을 통과하고 心中에 깊이 들어간 후 수소음심경과 만난다(부록5참조).

(5) 수소음심경(手少陰心經)

心中에서 나와 心系에 속하고 하행하여 횡격막을 통과한 후 소장에 낙한다.

分 支 : 心系에서 分出하여 식도를 끼고 상행한 후 目系에 이어진다.

直行者 : 心系로부터 나와 뒤로 돌아 상행한 후 肺를 경과하고 하행하여 겨드랑이밑(極泉穴)에서 淺出한 후 上肢內側 뒤를 따라 肘中을 지나 掌後銳骨端을 지나 掌中에 진입한 후 小指橈側을 따라 小指橈側端(少衝穴)을 나와 手太陽小腸經과 만난다(부록6참조).

(6) 수태양소장경(手太陽小腸經)

小指外側端(少澤穴)에서 시발한 후 손등, 上肢外側 뒤를 따라 팔꿈치를 지나 肩關節 후면에 도달한 후 肩胛部를 繞하여 肩上(大椎穴)으로 간 후 前行하여 缺盆에 들어간 후 체강에 깊이 들어가 심장에 낙하고 식도를 따라 횡격막을 통과한 후 위에 도달하고 하행하여 소장에 속한다.

分支 : 결분에서 나와 목을 따라 상행하여 面頰에 이르고 目外眥에 간 후 뒤로가 耳中(聽宮穴)에 진입한다.

分支 : 面頰部에서 分出한 후 眼下로 상행하여 目內眥(睛明穴)에서 족태양방광경과 만난다(부록7참조).

(7) 족태양방광경(足太陽膀胱經)

目內眥(睛明穴)에서 시발 상행하여 이마에 이르고 좌우가 두정부(百會穴)에서 만난다.

分 支 : 두정부에서 分出한 후 耳上角部에 도달한다.

直行者 : 두정부로부터 각기 뒤로가 枕骨處에 이른 후 顱腔에 진입하고 뇌에 낙한 후 回出하여 각기 하행해서 項部(天柱穴)에 이르고 하행하여 大椎穴에서 교차한 후 다시 좌우로 나누어 견갑내측의 척주양방(一寸五分)을 따라 요부(腎兪穴)에 도달한 후 척주양방의 기육(膂)에 진입하고 체강에 깊이 들어가 신에 낙하고 방광에 속한다.

分 支 : 허리에서 分出한 후 척주양방을 따라 하행하고 臀部를 관통한 후 大腿後側外緣으로 하행하여 膕窩中(委中穴)에 이른다.

分 支 : 목덜미로부터 分出하여 하행한 후 견갑내측을 지나 附分穴에서 척주(三寸)를 끼고 하행한 후 髀樞에 이르고 대퇴후측을 지나 膕窩中에 이른 후 前一支脈과 합하고 하행하여 腓腸肌를 관통한 후 足外踝를 出走하고 발등외측을 따라 小趾外側端(至陰穴)에 이른 후 족소음신경과 만난다(부록8참조).

(8) 족소음신경(足少陰腎經)

足小趾下에서 시발한 후 足心(湧泉穴)을 斜行하고 舟骨粗隆의 아래를 出行한 후 內踝뒤를 따라 分出한 후 足跟에 진입하고 상행하여 小腿內側뒤를 따라 膕內側에 이르고 계속 올라가 股內側 뒤에서 상행하여 척주내(長强穴)에 들어간 후 척주를 관통하고 腎에 속하고 방광에 낙한다.

直行者 : 腎을 따라 상행한 후 肝과 횡격막을 통과하여 肺에 진입하고 인후를 따라 舌根兩旁에 이른다.

分 支 : 폐에서 分出한 후 心에 낙하고 흉중에 들어가 수궐음심포경과 만난다(부록9참조).

(9) 수궐음심포경(手厥陰心包經)

흉중에서 시발하고 나와 心包絡에 屬하고 아래로 횡격막을 통과한 후 차례로 상·중·하 삼초에 낙한다.

分 支 : 흉중에서 分出하여 가슴을 따라 脇部에 淺出하고 腋下三寸處(天池穴)에서 위로 腋窩下에 이른 후 上肢內側中線을 따라 肘에 들어가 腕部를 지나 손바닥(勞宮穴)에 들어가 中指橈側을 따라 中指橈側端(中衝穴)로 나온다.

分 支 : 손바닥에서 分出하여 무명지를 따라가 尺側端(關衝穴)에서 나온 후 수소양삼초경과 만난다(부록10참조).

(10) 수소양삼초경(手少陽三焦經)

무명지 尺側端(關衝穴)에서 시발하여 위로 무명지 尺側을 따라 手腕背面에 이른 후 尺骨과 橈骨 사이를 상행하여 肘尖을 통과하고 上臂外側를 따라 위로 어깨에 이르며 前行하여 缺盆에 들어가 膻中에 분포하며 心包에 散絡된 후 횡격막을 통과하여 차례로 상·중·하 삼초에 속한다.

分 支 : 膻中에서 分出하여 상행하고 缺盆을 나와 어깨에 이른 후 좌우가 大椎에서 서로 만나며 상행하여 목덜미에 이르고 귀 뒤(翳風穴)를 따라 直上한 후 耳上角에서 나오고 굴곡하행하여 面頰部를 지난 후 目眶下에 이른다.

分 支 : 귀 뒤에서 分出하여 귀에 진입한 후 귀 앞에서 出走하여 上關穴 앞을 지난 후 面頰部에서 前一分支와 서로 교차하고 目外眥(瞳子髎穴)에 이르러 족소양담경과 만난다(부록11참조)

(11) 족소양담경(足少陽膽經)

目外眥(瞳子髎穴)에서 시발하여 頭角(頷厭穴)에 이른 후 다시 아래로 귀 뒤(完骨穴)에 이르고 또 折向上行하여 이마를 지나 眉上(陽白穴)에 이르고 또 向後하여 風池穴에 이른후 목을 따라 肩上까지 하행하고 좌우가 大椎穴에서 교차한 후 前行하여 缺盆에 들어간다.

分 支 : 귀 뒤에서 귀 속으로 진입한 후 귀 앞으로 나와 目外眥後方에 이른다.

分 支 : 目外眥에서 分出하고 하행하여 大迎穴에 이른 후 面頰部에 분포된 수소양경의 支脈

과 합하여 目眶下에 이르고 向下者는 下頷角部를 경과하여 목까지 하행한 후 前脈과 缺盆에서 회합하고 체강에 진입한 후 횡격막을 통과하여 絡肝, 屬膽하고 脇裏를 따라 氣街에서 淺出한 후 毛際를 繞하여 옆으로가 環跳穴處에 이른다.

直行者 : 缺盆에서 하행하여 腋에 이른 후 옆가슴을 따라 季肋을 지난 후 하행하여 環跳穴處에서 前脈과 합하고 다시 하행하여 大腿外側, 膝關節外緣을 따라 腓骨前面으로 행하고 直下해서 腓骨下端에 이른 후 外踝의 앞에서 淺出하여 발등을 따라 足第四趾外側端(竅陰穴)으로 나온다.

分 支 : 발등(臨泣穴)에서 分出하고 前行하여 足大趾外側端에 나온 후 折回하여 조갑을 관통하고 足大趾爪甲後叢毛處에 분포되어 족궐음간경과 만난다(부록12참조)

(12) 족궐음간경(足厥陰肝經)

足大趾爪甲後叢毛處에서 시발하고 상행하여 발등을 따라 內踝前一寸處(中封穴)에 이른 후 상행하여 脛骨內緣을 따라 內踝上八寸處에서 足太陰脾經과 교차한 후 상행하여 膝內側을 지나고 大腿內側中線을 따라 陰毛中에 진입하고 陰器를 繞해서 소복에 이르고 胃兩旁을 끼고 屬肝, 絡膽한 후 상행하여 횡격막을 통과해서 脇肋部에 분포된 후 인후의 뒤를 따라 상행하여 鼻咽部에 진입하고 상행하여 目系를 連接한 후 이마에서 나와 상행하여 督脈과 두정부에서 만난다.

分 支 : 目系에서 分出하여 頰裏에 하행한 후 입술의 裏邊을 環繞한다.

分 支 : 肝에서 分出하여 횡격막을 통과한 후 상행하여 肺에 들어가 수태음폐경과 만난다(부록13참조).

【부록】

《靈樞 · 經脈》 12경맥 원문

肺手太陰의 맥은 중초에서 시발하여 하행하여 대장에 낙하고, 다시 돌아 胃口로 와서 횡격막을 지나 屬肺하고 肺系로부터 腋下로 나와 下循臑內한 후 少陰, 心主의 앞을 순행하여 팔꿈치에 이른 후 臂內上骨下廉을 순행하고 寸口로 들어가 魚際를 순행하여 大指의 끝으로 나온다. 분지는 腕後에서 次指內廉을 直出하여 차지 끝으로 나온다.

大腸手陽明의 脈은 大指와 次指 끝에서 시발한 후 指上廉을 순행하여 合谷兩骨 사이를 나온 후 兩筋 사이로 들어가 臂上廉을 순행하고 肘外廉에 들어간 후 위로 臑外前廉을 지나 어깨로 올라가 髃骨의 앞에서 나오고 위로 柱骨之會로 간 후 缺盆으로 들어가 絡肺하고 횡격막을 지나 屬大腸한다. 분지는 缺盆에서 목으로 올라가 貫頰하고 下齒中에 들어간 후 還出挾口하고 人中에서 좌우가 교차하여 鼻孔을 끼고 올라간다.

胃足陽明의 脈은 鼻에서 시발하여 之(저자 注: 上자를 잘못 쓴 것 같음)交頞中, 旁納太陽之脈한 후 下循鼻하고 上齒中에 들어간 후 입을 끼고 돌아 나와 입술을 돈 후 承漿에서 만나 다시 턱 뒤를 돌아 大迎으로 나와 頰車를 순행한 후 귀 앞으로 가서 客主人을 지나 髮際로 가서 額顱에 이른다. 분지는 大迎앞에서 내려가 人迎으로 간 다음 인후로 가서 缺盆으로 들어가 횡격막을 지나 屬胃 絡脾한다. 直者는 缺盆의 아래 젖을 지나 배꼽을 끼고 내려가 氣街로 들어간다. 분지는 胃口에서 시발하여 아래 뱃속으로 가 氣街에서 합하고 아래로 髀關, 伏兎에 간 후 무릎을 지나 脛外廉을 거쳐 足跗로 가서 中趾內間(저자 注 ; 次趾外間으로 해야 한다)으로 들어간다. 또 한 분지는 下廉三寸에서 갈라지고 中趾外間으로 들어간다. 또 다른 분지는 跗에서 갈라져 위로 大趾間으로 들어가 끝에서 나온다.

脾足太陰의 脈은 大趾 끝에서 시발하여 趾內側白肉際를 지나 核骨에 이른 후 內踝 앞으로 가서 踹(저자 注 ; 腨으로 해야 한다) 속을 지나 脛骨을 지나 厥陰 앞에서 교차하고 膝股內 앞을 지나 배로 들어가 屬脾 絡胃하고 횡격막을 관통하고 위로가 인후를 끼고 舌本으로 가서 舌下에 분산한다. 분지는 다시 위에서 떨어져 횡격막을 관통하고 심장으로 들어간다.

心手少陰의 脈은 심장에서 시발하여 屬心系하며 횡격막을 통과하여 絡小腸한다. 또 다른 분지는 心系를 따라 위로 가서 인후를 끼고 가서 目系에 이른다. 直者는 心系를 지나 肺로 간 후 腋下로 나와 臑內 뒤를 순행하고 手太陰과 心主를 순행한 후 肘內를 지나 臂內뒤로 순행하고 銳骨끝을 지나 손바닥으로 들어가 小指 끝으로 나온다.

小腸手太陽의 脈은 小指 끝에서 시발하여 手外側을 지나며 腕에 올라간 후 踝中에서 나오고 直上하여 臂骨下廉을 순행하며 肘內側 兩骨 사이를 나와 臑外後廉을 상행한 후 肩解를 나와 肩胛을 繞하여 肩上에서 교차한 후 缺盆에 들어가 心에 絡하고 咽을 지나 횡격막을 통과한 후 胃에 이르고 小腸에 屬한다. 분지는 缺盆으로부터 목을 지나 頰으로 가서 目銳眥에 이른 후 귀로 들어간다. 또 한 분지는 頰에서 갈라져 䪼에 간 후 鼻를 지나 目內眥에 이른다.

膀胱足太陽의 脈은 目內眥에서 시발하여 이마로 간 후 두정으로 간다. 분지는 巓으로부터 耳上角에 이른다, 直者는 巓으로부터 들어가 絡腦하고 뒷목으로 나와 肩髆內를 지나 척주를 끼고 허리로 가서 膂로 들어간 후 腎에 絡하고 膀胱에 屬한다. 분지는 腰中으로부터 하행하여 貫臀하고 膕中에 들어간다. 분지는 髆內를 따라 좌우로 나뉘어 하행하여 貫胛하고 척주를 끼고 하행한 후 髀樞를 지나 髀外 뒤를 지나며 膕中으로 내려가 腨內를 관통하고 外踝 뒤로 나온 후 京骨를 지나 小趾外側에 이른다.

腎足少陰의 脈은 小趾 아래에서 시발하여 斜走足心하고 然谷 아래로 나와 內踝 뒤를 지나 갈라져 踝中으로 들어가며 위로 腨內를 지나 膕內廉으로 나와 股內 뒤로 올라가 척주를 통과하여 屬腎, 絡膀胱한다. 直者는 腎으로부터 위로 간장과 횡격막을 지나 肺中에 들어가 인후를 지나 舌本으로 간다. 분지는 肺에서 나와 絡心하고 胸中에 들어간다.

心主手厥陰心包絡의 脈은 胸中에서 시발하여 屬心包絡하며 횡격막을 지나 三焦에 낙한다. 분지는 가슴을 지나 脇에서 나와 아래로 腋三寸, 위로 腋下를 이으며 臑內를 지나 太陰, 少陰사이를 순행하며 肘中에 들어가 아래로 臂의 兩筋사이를 지나며 掌中에 들어가 中指를 지나 그 끝으로 나온다. 분지는 나뉘어 손바닥으로 가서 小指와 次指를 지난 후 그 끝으로 나온다.

三焦手少陽의 脈은 小指와 次指의 끝에서 시발하여 양 손가락 사이로 나와 手表腕을 지나 臂外兩骨사이로 나와 팔꿈치를 뚫고 상행하여 臑外를 지나 어깨로 간 후 足少陽뒤로 나와 缺盆에 들어가고 膻中에 분포한 후 心包에 散絡하고 횡격막을 지나 循屬三焦한다. 분지는 膻中으로부터 나와 缺盆을 지나 項에 간 후 귀 뒤로 直上하여 耳上角에서 나와 頰을 내려와 䪼에 이른다. 분지는 귀 뒤로부터 耳中에 들어간 후 귀 앞으로 나와 客主人앞을 지나 頰에서 교차하고 目銳眥에 이른다.

膽足少陽의 脈은 目銳眥에서 시발하여 頭角을 지나 귀 뒤로 내려가 목을 지나 手少陽앞을 순행하여 어깨에 이른 후 다시 手少陽 뒤에서 교차하여 나와 缺盆에 들어간다. 분지는 귀 뒤로부터 耳中으로 들어가 귀 앞으로 나와 目銳眥 뒤로 나온다. 분지는 나뉘어 銳眥을 지나 大迎에 내려간 후 手少陽과 합하고 䪼에 가서 頰車로 내려가 목을 지나 缺盆에서 합하고 胸中으로 내려가 횡격막을 지나 肝에 絡하고 膽에 屬하며 脇裏를 지나 氣街로 나와 毛際를 繞하여 옆으로 髀厭中으로 들어간다. 直者는 缺盆에서 腋으로 간 다음 가슴을 지나 季脇을 순행하고 髀厭中에서 합하고 髀陽을 순행한 후 膝外로 나와 輔骨 앞을 지나 直下하여 絶骨 끝을 지나 外踝 앞으로 나와 足跗上을 지나 小趾와 次趾 사이에 들어간다. 분지는 跗上에서 나뉘어 大趾사이에 들어간 후 大趾歧骨內를 순행하여 其端을 나온 후 還貫爪甲하고 三毛로 나온다.

肝足厥陰의 脈은 大趾叢毛之際에서 시발하여 足跗 위로 순행하고 內踝一寸를 지나, 踝八寸에서 太陰 뒤에서 교차하며 상행하여 膕內廉을 지나 股陰을 순행하여 毛中에 들어가고 陰器를 지나 小腹에 이르고 胃를 끼고 지나가 肝에 屬하고 膽에 絡한 후 횡격막을 통하여 脇肋에 분포하며 인후 뒤를 지나 項顙으로 들어가 目系에 연결되며 이마로 나와 巓에서 督脈과 만난다. 분지는 目系를 따라 내려가 頰裏로 가서 입술 안을 돈다. 분지는 다시 간과 나뉘어 횡격막을 지나 肺로 들어간다.

3. 기경8맥(奇經八脈)

奇經8脈은 督脈·任脈·衝脈·帶脈·陰蹻脈·陽蹻脈·陰維脈·陽維脈의 총칭이다. 이들의 분포는 12경맥처럼 규칙이 없이 장부와 직접적인 相互絡屬이 없으며 서로 표리관계가 없고 12正經과 다르므로 奇經이라고 한다.

기경8맥은 12경맥 사이에 縱橫交叉해 있고 아래와 같은 3가지 작용을 한다.

첫째, 12경맥 사이의 연계를 진일보 밀접하게 한다. 예를 들면 陽維維於陽하여 소유의 양경을 조합하고 陰維維於陰하여 소유의 음경을 조합하며 帶脈은 約束諸經하여 腰腹部의 경맥를 溝通하며 衝脈은 상하를 통행하고 삼음, 삼양을 滲灌하며 督脈은 總督諸陽하고 任脈은 諸陰之海하는 등이다.

둘째, 12경맥의 기혈을 조절한다. 12경맥의 기혈이 여유가 있을 때 기경8맥에 流注하여 저축하고 12경맥의 기혈이 부족할 때에는 기경에서 溢出하여 보충한다.

셋째, 奇經은 肝·腎 등의 장 그리고 여자포·뇌·수 등 기항의 부와 관계가 비교적 긴밀하고 서로 생리·병리면에서 일정한 연계가 있다.

1) 독맥(督脈)

(1) 순행부위

胞中에서 시발하여 會陰 아래로 나와 脊柱裏面을 따라 상행하여 項後 風府穴處에 이른 후 顱內에 진입하여 絡腦하고 또 뒷목에서 두부정중선을 따라 頭頂, 額部, 鼻部, 上脣을 지난 후 上脣系帶處에 이른다.

分 支 : 脊柱裏面에서 分出하여 腎에 속한다.

分 支 : 小腹內部에서 直上하여 배꼽중앙을 지나 심장을 관통한 후 인후에 이르고 또 상행하여 下頷部에 이른 후 口脣을 環繞하고 상행하여 兩眼下部의 중앙에 이른다(부록14참조).

(2) 기본기능

督은 總管·統率의 뜻을 갖고 있다. 督脈은 背部正中에서 순행하고 그 맥은 수족삼양경 및 陽維脈과 여러번 교차하며 온 몸의 陽經을 總督하므로 陽脈之海라고도 한다. 督脈은 脊裏에서 순행하고 상행하여 뇌에 들어가며 脊裏에서 分出하여 腎에 속하는데 이는 뇌·척수·신과 밀접한 연계를 갖고 있다.

2) 임맥(任脈)

(1) 순행부위

胞中에서 시발하여 會陰 밑으로 나와 陰阜를 지나 복부와 흉부정중선을 따라 상행한 후 인후에 이르고 下頷部에 상행한 후 구순을 環繞하고 面頰을 따라 分行하여 目眶下에 이른다(부록15참조).

(2) 기본기능

任은 擔任·任受의 뜻을 갖고 있다. 任脈은 복면 정중선으로 순행하고 그 맥은 수족삼음 및 陰維脈과 여러번 교차하고 전신의 음경을 總任하여 陰脈之海라고도 한다. 任은 또 姙과 뜻이 상통한다. 그 맥은 복중에서 시발하고 임신과 관계가 있어 任主胞胎라고 한다.

3) 충맥(衝脈)

(1) 순행부위

胞中에서 시발하여 會陰 밑으로 나온 후 氣街部에서 족소음경과 같이 올라가 배꼽을 끼고 상행한 후 흉중에 산포하고 다시 상행하여 인후를 지나 口脣을 環繞한 후 目眶下에 이른다.

分 支 : 족소음의 大絡과 함께 腎에서 같이 시발하고 상행하여 氣街部에서 體表로 나와 大腿內側을 따라 膕窩에 진입하고 다시 脛骨內緣을 따라 足底에까지 하행한다. 또 한 支脈이 內踝 뒤로부터 分出하여 발 등으로 들어간 후 大足趾에 진입한다.

分 支 : 胞中에서 나와 뒤로 가서 督脈과 상통하고 脊柱內에서 상행한다(부록16참조)

(2) 기본기능

衝은 要衝의 뜻을 갖고 있다. 衝脈은 머리에 가서 다시 발로 가면서 전신을 관통하고 기혈의 要衝으로 되어 12경의 기혈을 조절하므로 十二經脈之海라고 불리운다. 衝脈은 또 血海라고도 불리우는데 부녀의 월경과 밀접한 관계가 있다.

4) 대맥(帶脈)

(1) 순행부위

季脇에서 시발하여 斜向下해서 帶脈穴까지 순행한 후 繞身一周한다(복부의 帶脈에서 下垂到少腹한다). (부록17참조)

(2) 기본기능

帶脈은 허리를 한바퀴 돌아 마치 束帶처럼 叢行諸脈을 約束한다.

5) 음교맥(陰蹻脈), 양교맥(陽蹻脈)

(1) 순행부위

蹻脈은 좌우대칭이다. 陰蹻脈·陽蹻脈은 모두 足髁下에서 시발한다.

陰蹻脈는 內踝 아래의 照海穴에서 分出하여 內踝 뒤를 따라 하지내측을 直上한 후 前陰을 지나 흉복을 따라 缺盆에 진입한 후 人迎穴 앞에서 나와 순행하여 鼻旁을 지나 目內眥에 이른 후 手足太陽經, 陽蹻脈과 회합한다(부록18참조).

陽蹻脈은 外踝 뒤의 申脈穴에서 分出하여 外踝 뒤를 따라 상행하고 복부를 지나 흉부후외측을 따라 肩部, 頸外側을 지나 口角을 끼고 올라가 目內眥에 도달하여 手足太陽經, 陰蹻脈과 회합 후 다시 상행하여 髮際에 진입하고 하행하여 귀 뒤에 도달한 후 項後에서 足少陽膽經과 만난다(부록19참조)

(2) 기본기능

蹻는 輕健蹺捷의 뜻을 갖고 있다. 눈을 濡養하고 眼瞼의 개합을 하게 하며 하지운동의 효능을 갖고 있다. 옛 사람들은 또 陰陽蹻脈은 分主一身左右之陰陽라고 말했다.

6) 음유맥(陰維脈), 양유맥(陽維脈)

(1) 순행부위

陰維脈은 小腿內側의 足三陰經이 교차하는 곳에서 시발하여 하지내측을 따라 상행하고 복부에 가서 족태음비경과 동행하고 脇部에 이르러 족궐음경과 相合한 후 상행하여 인후에 간 후 任脈과 서로 만난다(부록20참조).

陽維脈은 外踝 아래에서 시발하여 족소양담경과 같이 순행하고 하지외측을 따라 상행한 후 軀幹部後外側을 지나 겨드랑이 뒤에서 어깨로 올라가 목을 지나 귀 뒤를 거쳐 앞으로 가서 이마에 도달한 후 측두와 두항부에 분포되어 督脈과 만난다(부록21참조).

(2) 기본기능

維는 維係의 뜻을 갖고 있다. 陰維脈의 기능을 維絡諸陰하고 陽維脈의 기능을 維絡諸陽이라 한다.

4. 경별(經別)·별락(別絡)·경근(經筋)·피부(皮部)

1) 경별(經別)

經別은 바로 別行의 正經이다. 12經別은 12經脈에서 갈라져 나와 胸腹과 頭部의 중요한 맥을 순행한다.

12경별의 순행은 모두 12경맥의 四肢 부분(주로 肘와 膝以上)에서 떨어져 나온 후(離) 체강

장부의 심부에 들어가고(入) 체표로 나와(出) 두면으로 올라간 후, 음경의 경별이 양경의 경별과 합하여(合) 각기 六陽經脈에 주입한다. 때문에 12경별의 순행하는 특징은 離·合·出·入으로 개괄할 수 있다. 각각 표리가 되는 경별은 하나의 合을 조성하여 12경별은 모두 六合를 조성한다.

(1) 생리기능

12경별의 순행부위는 어떤 것은 12경맥의 순행이 못 미치는 곳이므로 생리, 병리와 치료 등에서 모두 중요한 작용이 있다. 주요한 것은 아래와 같은 것이다.

① 12경맥 중의 表裏인 양경맥이 체내에서 연계를 강화한다 : 12경별은 체내에 진입한 후 표리양경이 서로 병행하고 표리인 장부를 경과하고 체표로 나올 때 음경경별이 양경경별에 합하여 체표의 양경에 함께 주입한다. 그러므로 서로 표리인 경맥의 內在聯係가 강화된다.

② 체표와 체내, 四肢와 구간의 向心性 연계를 강화한다 : 12경별은 모두 12경맥의 四肢 부분에서 別出하고 체내에 진입 후 또 모두 向心性으로 순행하며 경락의 연계를 확대하고 체외로부터 내부로 정보전달하는데 중요한 작용을 한다.

③ 12경맥의 頭面에 대한 연계를 강화한다 : 12경맥이 頭面部에서 순행하는 것은 주로 6개의 양경이고 12경별은 6개 양경의 경별이 두부에서 순행할 뿐만 아니라 6개 음경의 경별도 頭部에 상달한다. 족삼음경의 경별은 양경 경별에 합입된 후 두부에 상달하고 수삼음경경별은 모두 인후를 지나 두면부에서 합한다. 이것을 "十二經脈, 三百六十五絡, 其血氣皆上於面而走空竅 - 《靈樞·邪氣臟腑病形》)"의 이론에 기초를 확정하였다.

④ 12경맥의 주치범위를 확대하였다 : 12경별의 분포는 12경맥이 닿지 않는 부위를 보충하므로 경락혈 위의 주치범위를 확대한다. 예를 들면 족태양경맥은 항문에 도달하지 않지만 해당 경별은 別入於肛한다. 때문에 족태양경의 承山, 承筋 등의 혈로 항문병을 치료할 수 있다.

⑤ 족삼음·족삼양경맥과 심장의 연계를 강화한다 : 족삼음·족삼양의 경별은 상행하여 흉복을 경과하면서 복강내 장부의 표리연계를 강화한 외에 또 모든 흉부내의 심장과 연계된다. 때문에 12경별은 복강내 장부와 心의 생리·병리연계를 분석하는데 중요한 의의가 있다. 그러므로 12경별은 心爲五臟六腑之大主의 이론에도 일정한 기초을 제공하였다.

(2) 순행노선

① 足太陽과 足少陰經別(一合) : 족태양경별은 족태양경맥의 膕窩部에서 分出하고 그 중 하나는 骶骨下五寸處에서 別行하여 항문에 진입한 후 상행하여 방광에 귀속하고 신장에 낙하며 척주양방의 기육을 따라 심장에 이른 후 심장내에 산포한다. 직행한 하나의 맥은 척주양방의 기육처에서 계속 상행하여 項部로 나오고 맥기는 족태양본경에 주입한다. 족소음경별은 족소음경

맥의 膕窩部에서 分出하여 족태양경별과 상합하여 병행하고 신장에 이르러 十四椎(第二腰椎)에서 分出하여 帶脈에 귀속한다. 直行한 하나는 계속 상행하여 舌根에 이르고 다시 項部로 나와 脈氣는 족태양경의 경맥에 주입한다.

② 足少陽과 足厥陰經別(二合) : 족소양경별은 족소양경맥의 대퇴외측 순행 부위에서 分出하여 대퇴전측을 繞過한 후 毛際에 진입하여 족궐음경별과 회합하고 상행하여 季脇사이에 진입한 후 胸腔裏를 따라 膽에 귀속된 후 肝에 산포하고 心을 통과하여 식도를 끼고 상행하여 아랫턱으로 나와 입 옆으로 얼굴에 산포되고 目系에 이르며 目外眥部에서 맥기는 족소양경에 주입한다. 족궐음경별은 족궐음경맥의 발등에서 分出하여 毛際까지 상행한 후 족소양경별과 회합하여 병행한다.

③ 足陽明과 足太陰經別(三合) : 족양명경별은 족양명경맥의 대퇴전면에서 分出하여 복강 속으로 진입한 후 위에 귀속되어 脾에 산포되고 상행하여 心을 통과한 후 식도를 따라 구강으로 나와 鼻根과 目眶下에 상달 후 되돌아와 目系를 연계하고 맥기는 족양명본경에 주입한다. 족태음경별은 족태음경맥의 股內側에서 분출한 후 대퇴전면에 이르러 족양명의 경별과 상합 병행하고 상행하여 인후에 이르고 舌中을 관통한다.

④ 手太陽과 手少陰經別(四合) : 수태양경별은 수태양경맥의 견관절부에서 분출하여 하행하여 腋窩로 들어가 心으로 간 후 소장에 연계한다. 수소음경별은 수소음경맥의 腋窩 兩筋사이에서 분출한 후 흉강에 진입하고 心에 귀속하여 인후까지 상행한 후 얼굴로 나와 目內眥에서 수태양경과 상합한다.

⑤ 手少陽과 手厥陰經別(五合) : 수소양경별은 수소양경맥의 두정부에서 분출한 후 하행하여 鎖骨上窩으로 들어간 후 상・중・하 삼초를 지난 후 흉중에 산포한다. 수궐음경별은 수궐음경맥의 腋下 3치에서 분출하여 흉강에 진입한 후 각기 상・중・하 삼초에 귀속하고 상행하여 인후를 지나 귀 뒤로 나온 후 乳突下에서 수소양경과 회합한다.

⑥ 手陽明과 手太陰經別(六合) : 수양명경별은 수양명경맥의 肩髃穴處에서 분출하여 項後柱骨에 진입한 후 하행자는 대장으로 가고 폐에 귀속한다. 상행자는 인후를 따라 鎖骨上窩로 나와 맥기는 수양명본경에 귀속한다. 수태음경별은 수태음경맥의 淵腋處에서 분출하여 수소음경맥의 앞을 순행하고 흉강에 진입하여 폐장으로 향하고 대장에 산포한 후 상행하여 鎖骨上窩로 나와 수양명의 경별과 합한다.

2) 별락(別絡)

別絡도 경맥에서 분출한 지맥으로서 대부분이 체표에 분포한다. 別絡은 15개가 있는데 12경맥의 각기 일조가 있고 거기에 任脈과 督脈의 絡脈과 脾之大絡이 포함된다. 이외에 만약 또 胃之

大絡을 가하면 16別絡이라고도 칭할 수 있다.

別絡은 絡脈 중에서 비교적 중요한 부분으로서 전신의 무수하고 세소한 絡脈에 대하여 주도작용을 한다. 별락에서 분출한 세소 絡脈을 孫絡이라고 한다. 즉《靈樞・脈度》는 소위 絡之別者爲孫라고 했다. 피부표면에 분포한 絡脈을 浮絡이라고 한다. 즉《靈樞・經脈》에서의 諸脈之浮而常見者이다.

(1) 생리기능

① 12경맥 중 서로 표리인 양경맥 사이의 연계를 강화한다. 이는 주로 음경별락이 양경으로 가는 것과 양경별락의 음경으로 가는 것이 途徑을 통과하여 서로 표리인 양경맥 사이를 지체에서 연계를 溝通하고 강화한다. 別絡 중에는 비록 흉복강에 진입하여 내장과 연락하는 것도 있지만 고정된 낙속연계는 없다.

② 別絡은 기타 絡脈에 대하여 통솔작용을 하고 인체의 전・후・측면의 통일 연계를 강화한다. 任脈의 別絡은 복부에 산포해 있고 督脈의 別絡은 背部에 산포해 있으며 脾之大絡은 흉협부에 산포해 있으므로 인체의 전・후・측면의 통일연계를 강화한다.

③ 灌滲氣血하여 전신을 유양한다. 別絡에서 분출한 孫絡, 浮絡은 從大到小로 전신에 분포되고 망상으로 확산되어 온 몸의 조직과 접촉면이 매우 확대되어 경맥 중에서 순행하는 기혈이 別絡과 孫絡을 통과하면서 線上流注로부터 面狀彌散으로 확전되어 기체에 대한 영양작용이 충분이 발휘하게 된다.

(2) 분포부위

15별락의 분포는 일정한 부위가 있는데 그 중에서 12經脈의 別絡은 모두 四肢肘膝 이하에서 분출하고 표리양경의 別絡은 상호연락된다. 任脈의 絡은 복부에 분포되고 督脈의 絡은 배부에 분포되며 脾之大絡은 몸의 측부에 분포된다. 그 구체적인 분포 부위는 아래와 같다.

① 수태음의 別絡은 列缺穴處에서 분출하고 腕關節 상방에서 起한 후 腕後半寸處에서 手陽明經으로 향하고, 그 지맥은 수태음과 같이 直入掌中하고 魚際部에 산포한다.

② 수소음의 별락은 通里穴處에서 분출하고 腕後一寸處에서 수태양경으로 향하며 其支脈은 腕後一寸半處에서 따로 상행하고 본경을 따라 심중에 진입한 후 위로 가서 舌本을 연계하고 連屬目系한다.

③ 수궐음의 別絡은 內關穴處에서 분출하여 腕後二寸處에서 양 근육사이로 나와 본경을 따라 상행하여 維係心包하고 絡心系한다.

④ 수태양의 別絡은 支正穴處에서 분출하여 腕後五寸處에서 속으로 향하여 수소음경에 주입하고 其支脈은 상행하여 肘部를 지나 肩髃部에 網絡한다.

⑤ 수양명의 別絡은 偏歷穴處에서 분출하여 腕後三寸處에서 수태음경으로 향하고 其支脈은 臂膊을 따라 상행한 후 肩髃를 지나 상행하여 下頷角에 이른 후 치아에 분포되고 其支脈은 귀속으로 진입하여 宗脉과 합한다.
⑥ 수소양의 別絡은 外關穴處에서 분출하여 腕後二寸處에서 臂膊外側을 繞行한 후 흉중에 진입하여 수궐음경과 합한다.
⑦ 족태양의 別絡은 飛陽穴處에서 분출하여 外踝上七寸處에서 족소음경으로 향한다.
⑧ 족소양의 別絡은 光明穴處에서 분출하여 外踝上五寸處에서 족궐음경으로 향하고 하행하여 발등에 낙한다.
⑨ 족양명의 別絡은 豊隆穴處에서 분출하여 外踝上八寸處에서 족태음경으로 향하고 其支脈은 脛骨外緣을 따라 상행하여 頭項에 낙하고 각경의 맥기와 합하여 인후부에 낙한다.
⑩ 족태음의 別絡은 公孫穴處에서 분출하여 第一趾跖關節後一寸處에서 족양명경으로 향하고 其支脈은 복강에 진입하여 장위를 연락한다
⑪ 족소음의 別絡은 大鍾穴處에서 분출하여 內踝後에서 足跟을 繞過하고 족태양경으로 향한다. 其支脈은 본경과 같이 상행하여 심포에 도달한 후 하행하여 腰脊외측을 순행한다.
⑫ 족궐음의 別絡은 蠡溝穴處에서 분출하여 內踝上五寸處에서 족소양경으로 향하고 其支脈은 脛骨을 지나 고환부에 상행한 후 음경처에 結聚한다.
⑬ 임맥의 別絡은 鳩尾(屋翳)穴處에서 분출하여 胸骨劍突로부터 하행하고 복부에 산포한다.
⑭ 독맥의 別絡은 長强之處에서 분출하여 척주 양방을 끼고 상행하여 項部에 이른 후 頭上에 산포한다. 하행하는 絡脈은 肩胛部에서 시작하여 좌우양 족태양경으로 향하고 척주양방의 기육에 진입한다.
⑮ 脾之大絡은 大包穴處에서 분출하여 淵腋穴下三寸處로 나와 흉협부에 산포한다.

3) 경근(經筋)

經筋은 12經脈이 근육에 연속된 체계로서 기능활동은 경락기혈의 유양에 의하고 12經脈의 조절을 받는다. 때문에 이것도 12계통으로 나누고 12經筋이라고 한다.

(1) 생리기능

經筋의 주요작용은 골격을 約束하는 것으로서 관절의 굴신운동을 利한다.《素問·痿論》에서 宗筋主束骨而利機關也라고 했다.

(2) 분포부위

經筋의 분포는 일반적으로 모두 천부로서 사지말단에서 頭身으로 향하고 대부분 관절과 골격

부근에 結聚한다. 어떤 것은 흉복강에 진입하지만 장부에 낙속하지 않는다. 經筋의 분포는 12경맥이 체표에서의 순행부위와 기본적으로 일치한다. 그러나 그 循行走向은 매우 복잡하다. 수족삼양의 經筋은 肢體의 외측에 분포되어 있으며 수족삼음의 經筋은 肢體의 내측에 분포되어 있고 어떤 것은 또 흉곽과 복강에 진입한다. 그 구체적인 분포는 아래와 같다.

① 足太陽經筋은 足小趾에서 시발하여 상행하여 外踝에 結하고 斜上結於膝部하며 在下者는 外踝를 따라 結於足跟하고 상행하여 跟腱을 따라 結於膕部하며 其分支는 結於小腿肚(腨外)하고 上向膕內側하여 膕部의 別支와 합병되여 상행해서 結於臀部하고 척주를 따라 올라가 項部에 도달한다. 분지는 入結於舌根하고 상행자는 結於枕骨하며 상행하여 頭頂에 이르러 이마로 내려와 結於鼻한다. 분지는 目上網(上瞼)을 形成하고 向下結於鼻旁한다. 背部의 분지는 腋後外側으로부터 結於肩髃하고 일지는 액하에 진입한 후 缺盆으로 올라와 上方結於耳後乳突(完骨)한다. 또 하나의 분지는 缺盆으로부터 나와 斜上結於鼻旁한다.

② 족소양경근은 第四趾에서 시발하여 向上結於外踝하고 상행하여 脛外側緣을 따라 結於膝外側한다. 其分支는 腓骨部에서 따로 시발하여 上走大腿外側하고 前邊은 結於 '伏兎'하고 후변은 結於骶部한다. 직행자는 계협을 지나 上走腋前緣하고 흉측과 유부에 연계한 후 結於缺盆한다. 직행자는 上出腋部하고 결분을 통과하여 태양경근의 전방에서 순행하고 귀 뒤를 따라 額角에 올라간 후 頭頂에서 交會하고 向下走向下頷하여 上結於鼻旁하며, 분지는 目外眥에서 결하여 外維를 이룬다.

③ 족양명경근은 제2, 3, 四趾에서 시발하여 結於足背하고 斜向外上하여 腓骨를 盖한 후 上結於膝外側하고 直上結於髀樞(大轉子部)한 후 상행하여 협륵을 따라 連屬脊椎한다. 직행자는 脛骨을 따라 위로 가서 무릎에서 結한다. 분지는 結於腓骨部하고 족소양의 경근과 병합한다. 직행자는 伏兎을 따라 상행하고 結於股骨前한 후 陰部에 聚集하고 向上하여 복부에 분포하고 結於缺盆하며 上頸部, 挾口旁, 會合於鼻旁한 후 下方結於鼻部하고 上方合於足太陽經筋한다. 태양은 目上網(上瞼), 양명은 目下網(下瞼). 其分支는 面頰로부터 耳前에 結한다.

④ 족태음경근은 大足趾內側端에서 시발하여 위로 올라가 內踝에 結하고 직행자는 膝內輔骨(脛骨內踝部)에 결하며 위로 올라가 대퇴내측을 따라 股骨前에 결하고 음부에 聚集한 후 上向腹部하고 臍에 결한 후 복내를 따라 늑골에 결하고 흉중에 산포하며 그 속에 있는 것은 척추에 부착한다.

⑤ 족소음경근은 足小趾의 하변에서 시발하여 족태음경근과 함께 內踝下方으로 斜行한 후 足跟에 결하고 족태양경근과 합한 후 위로 가 脛骨內踝下에 결하고 족태음경근과 함께 向上하여 대퇴내측을 따라 음부에 결하고 脊裏를 따라 挾膂하고 위로 가 項에 간 후 枕骨에 결하며 족태양경근과 합한다.

⑥ 족궐음경근은 足大趾上邊에서 시발하여 向上結於內踝之前하고 脛骨을 따라 향상하여 結於脛骨內踝之下하고 향상하여 대퇴내측을 따라 음부에 결하고 각경근을 연락한다.

⑦ 수태양경근은 手小指上邊에서 시발하고 腕背에 결하며 前臂內側緣을 따라 향상하고 肘內銳骨(肱骨內上踝)의 후면에 결한 후 腋下에 진입하여 결하며 其分支는 向後하여 走腕後側緣하고 향상하여 견갑을 繞한 후 頸旁을 따라 족태양경근의 전방을 出走한 후 귀 뒤乳突에 결한다. 분지는 귀로 진입하고 직행자는 귀 위로 나와 下頷에 결한 후 目外眥에 連屬한다. 또 일조의 支筋은 頷部에서 분출하여 上下頷角部에서 귀 앞을 따라 目外眥에 連屬하고 이마로 가서 結於額角한다.

⑧ 수소양경근은 무명지 말단에서 시발하여 結於腕背하고 前臂를 따라 向上하여 肘部에 결하며 臂外側緣을 따라 올라가 어깨를 上繞하여 走向頸部하며 수태양경근과 합한다. 其分支는 下頷角處에서 진입하여 聯係舌根하고 다른 일지는 下頷角에서부터 상행하여 耳前을 따라 連續目外眥한 후 額部로 상행하여 結於額角한다.

⑨ 수양명경근은 식지 말단에서 시발하여 結於腕背하고 前臂를 따라 向上하여 肘外側에 결하며 臂外側을 따라 상행하여 結於肩髃한다. 其分支는 견갑을 繞하고 척주양방을 끼고 하행하며 직행자는 肩髃部를 따라 목으로 상행한다. 분지는 上面頰하고 結於鼻旁하며 직행자는 수태양경근의 전방을 나와 額角에 상행하며 두부에 絡하고 반대편下頷으로 간다.

⑩ 수태음경근은 手大拇指上에서 시발하여 손가락을 따라 상행한 후 魚際後에서 결하고 촌구동맥외측을 순행하여 前臂을 따라가 肘中에 결한다. 또, 팔내측을 따라 향상하여 액하에 진입하고 결분에서 나와 肩髃前方에 결하여 상면은 결분에 결하면 胸裏에 결하여 분산되어 횡격부를 통과한 후 膈下에서 합하고 계협에 도달한다.

⑪ 수궐음경근은 手中指에서 시발하여 수태음경근과 병행하고 結於肘內側하며 上臂內側을 따라 상행하여 結於腋下하고 향하하여 협륵의 전후에 산포하며 其分支는 腋內에 진입하고 흉중에 산포되어 結於膈한다.

⑫ 수소음경근은 手小指側에서 시발하여 腕後銳骨(豆骨)에 결하고 향상하여 肘內側에 결하며 계속 상행하여 腋內에 진입하고 수태음경근과 교차한 후 乳裏에 순행하고 흉중에 결하며 횡격막을 따라 향하한 후 臍部에 繫한다.

4) 피부(皮部)

皮部란 체표의 피부를 經絡의 분포 부위에 따라 분구한 것을 가리킨다.《素問·皮部論》에서 皮有分部, 皮者, 脈之部也라고 했다. 12경맥과 그 소속낙맥은 체표에 일정한 분포범위가 있고 상응하여 전신의 피부도 12개 부분으로 나누어 12皮部라고 칭한다. 바로《素問·皮部論》에서

慾知皮部, 以經脈爲紀 : 凡十二經絡脈者, 皮之部也라고 말한 것과 같다. 그러므로 皮部는 곧 12경맥과 그 소속 낙맥의 皮表分區이고 12경맥기의 산포소재이기도 하다. 각기 다른 피부부위의 색택과 형태변화를 관찰하는 것은 어떤 장부와 경락의 병변을 진단하는데 도움을 준다. 피부의 일정한 부위에 敷貼, 溫灸, 熱熨 등 요법을 시행하여 내장의 병변을 치료하는 등은 피부이론이 진단과 치료에 인용된다는 증거이다.

5. 경락의 생리와 경락학설의 응용

1) 경락의 생리기능

경락의 기능활동을 經氣라고 한다. 그 생리기능은 주로 표리상하를 溝通하고 장부기관을 연계하며 通行氣血하고 장부조직을 유양하며 感應傳導와 인체 각 부분의 기능을 조절하는 등으로 나타난다.

(1) 구통표리상하(溝通表裏上下), 연계장부기관(聯係臟腑器官)

인체는 五臟六腑, 四肢百骸, 五官九竅, 皮肉脈筋骨 등으로 조성되었다. 그들은 비록 각기 다른 생리기능이 있지만 서로 유기적인 整體活動을 진행하여 기체의 내외, 상하가 협조통일을 유지하고 하나의 유기적인 整體를 구성하도록 한다. 이런 유기적인 배합과 상호연계는 주로 경락의 溝通·聯絡作用에 의하여 실현된다. 12경맥과 그 분지가 縱橫交錯하고 入裏出表하며 通上達下하고 장부를 서로 낙속하여 기경8맥이 12정경을 聯係溝通하고, 12경근과 12피부가 근맥피육을 연락하기에 인체의 각 장부 조직기관이 유기적으로 연계되어 표리, 상하, 피차간에 긴밀히 연계되고 협조공제한 통일체로 구성된 것이다. 경락이 전신의 장부조직 기관을 연락하는 것은 아래와 같은 4가지 연계가 있다.

① 臟腑와 外周肢節間의 연계 : 주로 12경맥을 통과한다. 12경맥은 五臟六腑에 낙속하고 그 經脈의 기는 또 經筋에 散絡結聚할 뿐만 아니라 피부에 산포한다. 피부·근육조직과 내장간은 경맥의 溝通을 통하여 연계된다. 때문에 《靈樞·海論》에서는 "12경맥은 속으로는 장부에 속하고 밖으로는 지절에 낙한다(夫十二經脈者, 內屬於臟腑, 外絡於肢節)."라고 했다.

② 臟腑와 五官九竅之間의 연계 : 눈·귀·코·입·혀·前陰·後陰은 모두 경맥순행이 지나는 부위이고 경맥은 또 대부분 장부에 내속된다. 五官九竅와 내장간은 경맥의 구통을 통해서도 연계된다. 예를 들면 수소음심경은 屬心, 絡小腸, 上連 目系하고, 그 別絡은 혀로 상행하고 족궐

음간경은 屬肝, 絡膽 上連 目系하며 족양명위경은 屬胃, 絡脾, 環繞口脣하는 등이다.

③ 臟腑間의 연계 : 12경맥 중의 각 경은 모두 각기 一臟一腑에 낙속되어 서로 표리인 一臟一腑간의 연계를 강화한다. 어떤 경맥은 또 여러개 장부를 연계한다. 예를 들면 胃經의 경별은 上通於心하고, 脾經은 注心中하며, 膽經의 경별은 貫心하고, 腎經은 出絡心하며, 心經은 도리어 上肺하고, 腎經은 入肺하며, 肝經은 注肺中하고, 小腸經은 抵胃하며, 肝經은 挾胃하고, 肺經은 循胃口하며, 腎經은 貫肝하는 등이다. 이와 같이 장부간에는 여러 가지의 연계가 구성되어 있다.

④ 經脈과 經脈間의 聯係 : 12정경의 陰陽表裏相接은 일정한 銜接과 流注의 순서가 있다. 12정경과 기경8맥간의 縱橫交錯 그리고 기경8맥간에도 서로 연계되어 경맥과 경맥 사이에는 여러 가지의 연계가 구성되어 있다. 예를 들면 12정경의 수삼양경과 족삼양경은 모두 督脈의 大椎穴에서 만나고 陽蹻脈과 督脈은 風府穴에서 만나므로 督脈을 陽脈之海라고 칭하며 12정경의 족삼음경과 奇經 중의 陰維脈, 衝脈는 모두 任脈에서 만나고 족삼음경은 또 上接手三陰經하므로 任脈을 陰脈之海라고 칭하며 衝脈은 앞에서 任脈과 흉중으로 병행하고 뒤로는 通督脈하며 督脈과 任脈은 12경맥을 通會하고, 또 衝脈은 "위로 가는 것은 항상에서 나와 모든 양을 삼하고… 아래로 가는 것은 소음경과 병행하여 삼음을 삼한다(其上者, 出於頏顙, 滲諸陽… 其下者, 併於少陰之經, 滲三陰 -《靈樞·逆順肥瘦》)."한다하여 12경맥으로부터 오는 기혈을 수용하여 衝脈을 十二經脈之海라고 칭하며 督·任·衝 三脈은 모두 흉중에서 시발하는 등이다.

(2) 통행기혈(通行氣血), 유양장부조직(濡養臟腑組織)

인체의 각 조직기관은 모두 기혈을 받아 유양해야만 그 정상적인 생리활동을 유지할 수 있다. 기혈이 전신에 통달하여 장부 조직기관을 영양하고 외사에 대항하며 기체를 보호하는 작용을 발휘하는데 반드시 경락의 傳注에 의해야 한다. 때문에 《靈樞·本臟》에서는 "경맥은 기혈을 운행하며 음양을 영양하고 근골을 유양하며 관절을 이하게 하는 것이다(經脈者, 所以行氣血而營陰陽, 濡筋骨, 利關節者也)"라고 했다.

(3) 감응전도작용(感應傳導作用)

感應傳導란 경락계통이 鍼刺 혹은 기타 刺激에 대한 感覺傳導와 通道作用을 가리키고 鍼刺 중의 得氣現狀과 行氣現狀은 바로 經絡傳導感應作用의 표현이다.

(4) 조절기능평형(調節機能平衡)

經絡은 기혈을 운행하고 음양을 협조하여 인체 기체활동으로 하여금 상대적인 평형을 유지하게 한다. 인체에 질병이 발생해서 기혈불화하고 陰陽偏勝偏衰의 증후가 출현하여 鍼灸 등 치법를 운용하여 경락의 조절작용을 激發함으로써 "여유가 있는 것은 사하하고 부족한 것은 보하여 음양을 조절하는 것이다(瀉其有餘, 補其不足, 陰陽平復 -《靈樞 · 刺節眞邪》)"라고 할 수 있다. 실험에서 증명하듯이 유관경락의 穴 위를 鍼灸하면 각 장부기능에 대하여 조정작용을 한다. 즉 항진된 것은 억제시키고 억제된 것은 흥분시킨다.

2) 경락학설의 응용

(1) 천석병리변화(闡釋病理變化)

정상적인 생리정황하에서는 경락이 기혈을 운행하고 感應傳導하는 작용이 있지만 질병이 발생했을 때에는 경락이 병사를 傳遞하고 병변을 반영하는 途徑으로 된다.《素問 · 皮部論》에서 "병사가 피부에 머무르면 주리가 열리고 열리면 사가 경맥에 들어가며 낙맥이 차면 경맥으로 가고 경맥이 차면 장부로 들어간다(邪客於皮則腠理開, 開則邪入客於經脈, 絡脈滿則注於經脈, 經脈滿則入舍於臟腑也)"라고 한 것은 경맥은 외사가 피모주리에서 五臟六腑로 전하는 전변도경이라는 것을 말하는 것이다. 장부간은 경맥을 통하여 溝通聯係하므로 경락은 臟腑간에 병변이 서로 영향을 주는 도경으로도 된다. 예를 들면 족궐음간경은 挾胃, 注肺中하여 간병은 犯胃, 犯肺할 수 있고 족소음신경은 入肺, 絡心하기에 腎虛水泛하면 凌心, 射肺할 수 있다. 서로 표리인 양경은 相同한 臟腑에 낙하거나 속하여 서로 표리인 臟과 腑는 병리상 흔히 상호영향을 준다. 예를 들면 心火는 소장에 下移할 수 있고, 대장실열하고 부기불통하면 폐기불리하고 喘咳胸滿할 수 있는 등이다.

경락은 외사가 表를 통해 裏로 들어가고 臟腑간에 병변이 서로 영향을 주는 도경일 뿐만 아니라 장부와 체표 조직간의 병변이 서로 영향을 주는 도경이기도 하다. 경락의 전도를 통하여 내장의 병변이 외표에 반영될 수 있고 어떤 특정된 부위 혹은 相應한 孔竅에 표현될 수 있다. 예를 들면 간기울결하면 흔히 兩脇과 소복이 창통한 증상이 나타나는데 이것은 족궐음간경이 抵小腹, 布脇肋하기 때문이다. 眞心痛은 心前區疼痛으로 표현될 뿐만 아니라 흔히 상지내측의 尺側緣까지 방사되는데 이것은 수소음심경이 상지내측후연을 순행하기 때문이다. 기타 위화가 있으면 牙齦腫痛하고 肝火上炎하면 목적한 등은 모두 경락전도의 현상이다.

(2) 질병의 진단과 치료를 지도한다

① 질병의 진단을 지도한다 : 경락은 일정한 순행부위와 낙속장부가 있어 소속 장부의 병증을 반영할 수 있으므로 임상에서는 질병증상이 출현된 부위에 근거하고 경락순행의 부위와 연계된 장부에 결합하는 것을 이용하여 질병진단에 활용할 수 있다. 예를 들면 양협동통은 대부분 肝膽질병이고 缺盆中痛은 흔히 肺의 병변이다. 또 두통증이 痛在前額者는 흔히 양명경과 유관되

고 痛在兩側者는 흔히 소양경과 유관되며 痛在後頭部와 項部者는 대부분 태양경과 유관되고 痛在巓頂者는 흔히 궐음경과 유관된다. 《傷寒論》의 六經分證은 경락학설의 기초 위에서 발전된 변증체계이다. 이외에 임상실천에서 경락순행의 부위 혹은 經氣聚集된 어떤 穴 위치에 선명한 압통 혹은 結節狀, 條索狀의 반응물이 있거나 국부 피부에 어떤 형태변화가 나타나면 질병의 진단에 도움을 준다. 예를 들면 肺에 병이 있으면 肺兪穴에 結節이 출현되거나 中部穴에 압통이 있고, 腸癰이 있으면 闌尾穴에 압통이 있으며 장기간 소화불량이 있는 환자는 脾兪穴에서 이상변화를 볼 수 있는 등이다. 《靈樞 · 官能》에서 "통증을 관찰하고 좌우상하를 알아내며 차고 더운 것을 알면 어느 경락인가를 알 수 있다(察其所痛, 左右上下, 知其寒溫, 何經所在)" 라고 말한 것은 경락이 임상진단에 관계가 있다는 것을 말한다.

② 임상치료를 지도한다 : 경락학설은 임상각과의 치료에 널리 사용되고 특히 鍼灸 · 按摩와 약물치료에 더욱 큰 지도의의를 갖고 있다. 鍼灸療法과 按摩療法은 주로 어느 경 혹은 어느 장부의 병변에 대하여 병변의 인근 부위 혹은 경락순행의 遠隔部位에서 穴을 취한 후 鍼灸 혹은 안마를 통하여 경락기혈의 기능활동을 조정함으로써 치료할 수 있다. 혈 위의 연계는 반드시 경락학설에 따라 변증하고 질병이 어느 경에 속하는가를 단정한 후 다시 경락의 순행 분포노선과 연계범위에 근거하여 선정한다. 이것이 바로 循經取穴이다. 약물치료도 경락을 渠導로 하고 경락의 傳導轉輸를 통해야만 약물이 病所에 도달하여 치료작용을 발휘할 수 있다. 고대 의가는 장기간의 임상실천의 기초에서 어떤 약물이 어느 장부경락에 대하여 특수 선택성 작용을 갖고 있는 것에 근거하여 藥物歸經 이론을 창립하고 형성하였다. 金元醫家인 張潔古, 李杲는 경락학설에 근거하여 引經報使 이론을 창립하였다. 예를 들면 두통을 치료할 때 태양경에 속하는 것은 羌活을 사용하고 양명경에 속하는 것은 白芷를 사용하며 소양경에 속하는 것은 柴胡를 사용할 수 있는 등이다. 羌活 · 白芷 · 柴胡는 각기 수족태양, 양명, 소양경에 귀경할 뿐만 아니라 타약의 向導로 되어 타약을 인도하여 위의 각 경락에 歸入시켜 치료작용을 발휘한다.

이외에 요즈음 임상에서 널리 쓰이고 있는 鍼刺麻醉와 耳鍼, 電鍼, 穴位埋線, 穴位結紮 등 치료방법도 모두 경락이론의 지도하에서 창립되고 발전된 것으로서 이미 좋은 성과를 거두었다. 물론 그 본신도 경락학설에 대한 진일보된 발전과 충실이다

제6장 病因과 發病

한의약학은 인체의 각 장부조직 사이 그리고 인체와 외계환경 사이는 서로 대립도 되고 통일도 되며 그들은 부단히 모순을 일으키고 또 모순을 해결하는 과정에서 상대적인 動態平衡을 유지하면서 인체의 정상적인 생리활동을 유지한다고 인정하고 있다. 이런 動態平衡이 모종의 원인으로 파괴되고 또 자체로 조절회복되지 못하면 인체는 곧 질병이 발생하게 된다.

인체의 상대적인 평형상태를 파괴시켜 질병을 일으키는 원인을 病因이라고 한다. 병을 일으키는 원인은 다종다양하다. 예를 들면 기후의 이상, 疫癘의 전염, 정신상태, 飮食勞倦, 持重努傷, 跌撲金刃外傷, 그리고 蟲獸咬傷 등은 모두 질병을 발생시킬 수 있다. 이외에 질병의 과정에서 원인과 결과는 상호작용하는데 이는 한 병리단계에서 결과인 것이 다른 한 단계에서는 원인으로 될 수 있다. 예를 들면 痰飮과 瘀血 등은 장부의 기혈기능 실조로 형성되는 병리산물이기도 하고 어떤 병변의 원인이기도 하다.

1. 병인(病因)

질병을 일으키는 원인은 다종다양한데 그 가운데는 주로 六淫, 癘氣, 七情, 飮食, 勞倦, 外傷, 蟲獸傷 등이 포함된다. 이런 소인은 일정한 조건에서 사람으로 하여금 질병을 발생시킨다. 病因의 성질과 그 특징을 설명하기 위하여 고대의 의학가는 病因에 대하여 일정한 歸納을 하였다. 예를 들면《內經》에서는 처음으로 그것을 음양 두가지 류로 나누었고,《素問·調經論》에서는 "병사는 음 혹은 양에서 생긴다. 양에서 생긴 것은 풍·우·한·서로 얻은 것이고 음에서 생긴 것은 음식거처에서 얻은 것으로 음양은 잘 노한다(夫邪之生也, 或生於陰, 或生於陽. 其生於陽者, 得之風雨寒暑. 其生於陰者, 得之飮食居處, 陰陽喜怒)"라고 지적했다. 漢代의 張仲景은《金匱要略》에서 질병의 발생에는 3개 途徑이 있다고 지적하면서 다음과 같이 말하였다. "모든 병의 원인은 3가지이다. 하나는 경락이 병사를 받아 장부로 들어간 것으로 내소인이고, 두 번째는 병사가 사지구규 혈맥으로 상전하여 막혀서 통하지 않아 외피부에 직중한 것이며, 세 번째는 방실금인 충수상이고 병의 원인은 이것이 전부다(千般疢難, 不越三條, 一者, 經絡受邪入臟腑, 爲內所因也 : 二者, 四肢九竅, 血脈相傳, 壅塞不通, 爲外皮膚所中也, 三者, 房室, 金刃, 蟲獸所傷, 以此詳之, 病由都盡)."

晉代의 陶弘景은 《肘後百一方·三因論》에서 "첫째는 내질이고, 둘째는 외발이며, 셋째는 타범이다(一爲內疾, 二爲外發, 三爲他犯)"라고 했다. 宋代의 陳無擇은 또 《金匱要略》에서의 千般疢難, 不越三條를 인용하여 三因學說를 다음과 같이 말했다. "六淫은 天의 常氣로서 그것을 冒하면 먼저 經絡으로부터 流入하여 내에서 臟腑와 합하여 外所因이 된다. 七情은 사람의 常性으로서 그것이 움직이면 먼저 臟腑에서 鬱發되어 肢體의 외부에 형성되는 데 이것은 內所因이다. 飮食饑飽, 呼吸傷氣, 金瘡踒折, 疰忤附着, 畏壓溺 등과 같은 것은 일반적인 이치를 벗어난 것으로서 內外因에 屬하지 않는다(六淫, 天之常氣, 冒之則先自經絡流入, 內合於臟腑, 爲外所因, 七情, 人之常性, 動之則先者臟腑鬱發, 外形於肢體, 爲內所因 : 其如飮食饑飽, 呼吸傷氣, 金瘡踒折, 疰忤附着, 外壓溺等, 有背常理, 爲不內外因.)." 즉 六淫邪氣가 침습한 것이 외인이고 情志가 상한 것이 내인이며 飮食勞倦, 跌撲金刃, 그리고 蟲獸咬傷 등은 내외인이 아니다. 이로부터 알 수 있듯이 고인들의 이런 발병인자와 발병경로를 종합해서 분류한 방법는 임상에서 辨別病證하는데 큰 도움을 준다.

임상에는 원인이 없는 증후가 없고 모든 증후는 어떤 원인의 영향과 작용하에서 환자의 機體에 생긴 일종의 병태현상이라고 인정한다. 병인을 인식함에 있어서 발병인자를 될 수 있는 한 객관적으로 이해하는 외에 주로 병증의 임상표현에 의거하여 질병의 증상, 환자의 자각증상 등을 분석한 후 병인을 찾아 투약하고 치료한다. 이런 방법를 辨證求因이라고 한다. 때문에 病因學은 病因의 성질과 발병특징을 연구할 뿐만 아니라 각종 발병인자로 인한 병증의 임상표현도 탐구함으로써 진단과 치료에 더욱 도움을 준다.

1) 육음(六淫)

六淫이란 風·寒·暑·濕·燥·火 6가지 외감병사의 통칭이다. 風·寒·暑·濕·燥·火를 일반적으로 六氣라고 하는데 六氣는 자연계의 6가지 다른 기후변화이다. 六氣는 만물생장의 조건으로서 인체에 무해하다하여 《素問·寶命全形論》에서는 "사람은 천지의 기에 의해 살아가며, 4계절의 규율이 있다(人以天地之氣生, 四時之法成)"라고 했다. 다시 말하면 사람은 천지간의 대기와 수곡의 기에 의하여 생존하고, 또 四時 生長收藏의 규율에 따라 성장발육한다. 동시에 사람들은 생활하면서 점차적으로 그들의 변화특징을 인식하였고 또 일정한 적응능력이 생겼으므로 정상적인 六氣에는 사람이 쉽게 병에 걸리지 않는다. 그러나 기후의 변화가 비정상이고 六氣의 발생이 太過 혹은 不及 혹은 非其時而有其氣(예를 들면 봄에는 더워야 하는데 오히려 춥고, 가을에는 선선해야 하는데 오히려 더운 등을 말한다)하거나 기후의 변화가 너무 急驟(예를 들면 너무 갑자기 추워지거나 더워지는 등을 말한다)할 때 인체의 精氣不足, 抵抗力下降하면 六氣는 發病因子로 되어 인체에 침범하여 질병을 발생한다. 이런 정황에서의 六氣를 六淫이라고 한다. 淫이란 바로 太過와 浸淫의 뜻을 말한다. 六淫은 不正之氣이므로 또 六邪라고도 한다. 六淫, 즉 六邪는 외감병의 병인이다.

六淫이 병을 일으키는 데는 일반적으로 아래와 같은 몇 개 특징이 있다.

첫째, 계절기후, 거처환경과 관련있다. 예를 들면 春季에는 風病이 많고, 夏季에는 暑病이 많으며, 長夏·初秋에는 濕病이 많고, 深秋에는 燥病이 많으며, 冬季에는 寒病이 많은 등이다. 이외에 습지에 久居하면 흔히 濕病이 나고, 高溫環境에서 작업하면 흔히 燥熱病이나 火病이 생긴다.

둘째, 六淫邪氣는 단독으로 인체에 침습하여 발병하기도 하고 두 가지 이상이 동시에 인체에 침범하여 발병하기도 한다. 예를 들면 風寒感冒, 濕熱洩瀉, 風寒濕痹 등이다.

셋째, 六淫은 발병과정에서 상호영향을 줄 뿐만 아니라 일정한 조건에서 상호전화된다. 예를 들면 寒邪入裏하면 化熱될 수 있고 暑濕日久하면 化燥傷陰할 수 있는 등이다.

네째, 六淫이 병을 일으킬 때 그 受邪途徑은 흔히 肌表를 침범하거나 입과 코로 들어가며 혹은 양자가 동시에 受邪한다. 때문에 六淫을 外感六淫이라고도 한다.

六淫致病은 기후조건외에 병원미생물, 화학물질 등 여러 가지 병원체에 의해 일어난 병리현상도 포함된다. 六淫으로 병사를 개괄하고 발병인자와 기체반응을 결합시켜 질병의 발생발전 규율을 연구하는 이런 방법은 비록 세밀하지 못하지만 비교적 정확한 방법이다.

이외에 임상에는 또 六淫邪로 인한 외감인 것이 아니라 장부기능 실조로 생긴 化風, 化寒, 化濕, 化燥, 化熱 化火 등 병리현상도 있다. 그 임상표현은 비록 風·寒·濕·燥·火 등 六淫致病 특징, 증후와 유사하지만 그 치병원인은 外來邪가 아니고 기체 내재의 어떤 병리상태로서 外感六淫과 구별된다. 때문에 이것을 內傷五邪라고 하며 內風, 內寒, 內濕, 內燥, 內火(內熱) 등이 있다. 이런 내생의 병리과정과 유관되는 것은 內傷五邪 병기에서 소개한다.

(1) 풍(風)

風은 春季의 주기이지만 4계절에 모두 풍이 있어 풍사로 인한 질병은 춘계에 많으나 춘계에만 제한되지 않고 기타 계절에도 모두 발생된다. 풍사는 외감발병의 일종으로 극히 중요한 발병인자로 인정한다.

풍사외습는 흔히 皮毛肌腠로 들어와 외풍병증을 일으킨다. 예를 들면《素問·風論》에서 "풍기는 피부 사이에 있고 주리가 열리면 오슬오슬 추우며 닫히면 열이 나고 답답하다(風氣藏於皮膚之間, 腠理開則灑然寒, 閉則熱而悶)"라고 했다.

風邪의 성질과 발병 특징은 아래와 같다.

① **풍은 陽邪로서 그 성질이 開泄하고 쉽게 陽位에 침습한다** : 風邪는 움직이기 좋아하고 제자리에 머물러 있지 않으며 升發, 向上, 向外하는 특성을 갖고 있어 陽邪에 속한다. 성질이 개설하다는 것은 쉽게 腠理로 하여금 疏泄하여 開張되게 한다는 것이다. 풍사는 升發, 向上, 向外하는 특징이 있어 풍사가 침습하면 흔히 인체의 상부(頭面), 陽經, 肌表가 상하여 피모주리가 개설하여 두통, 한출, 惡心 등 증상이 나타난다. 때문에《素問·太陰陽明論》에서는 "적풍허사가 침범했다는 것은 양사를 받은 것이다(故犯賊風虛邪者, 陽受之)", "풍사에 상하면 먼저 상초부터 받는다(傷於風者, 上先受之)"라고 했다.

② **風邪의 성질은 善行하고 數變한다** : 善行이란 風邪致病하면 병위가 아무 곳이나 이동하는 특성을 말한다. 예를 들면 風寒濕이 일으킨 痺證이 만약 流注性 關節疼痛이 있고 痛無定處하면 風氣偏盛에 속하므로 行痺 혹은 風痺라고도 한다. 數變이란 風邪致病은 변화무쌍하고 신속히 발병하는 특성이 있는 것을 말한다. 예를 들면 風疹塊는 피부소양이 있고 여기저기에서 발진하는 특징이 있다. 동시에 풍사를 선도로 한 외감질병은 일반적으로 발병이 급하고 전변도 비교적 신속하다. 때문에《素問·風論》에서 말한 "풍사는 잘 움직이고 변화가 심하다(風者, 善行而數變)"는 풍사병의 이 특성을 개괄하고 있다.

③ **풍은 百病의 長이다** : 風邪는 六淫病邪의 주요한 발병인자로서 寒·濕·燥·熱 여러 邪는 대부분 풍에 의지하여 인체를 침범한다. 예를 들면 외감풍한, 풍열, 풍습 등이다. 때문에 풍사는 흔히 외사치병의 선도이다. 옛 사람들은 심지어 풍사를 외감치병 소인의 총칭으로 여겼었다. 때문에《素問·骨空論》에서는 "풍은 만병의 시초이다(風者, 百病之始也)."라고 하였고,《素問·風論》에서는 "풍은 만병의 어른이다(風者, 百病之長也)"라고 했다.

(2) 한(寒)

寒은 冬季의 주기이다. 기온이 비교적 낮은 동계 혹은 기온이 급강할 때 인체가 防寒保煖에 주의하지 않으면 흔히 한사를 감수한다. 이외에 淋雨涉水하거나 汗出當風하는 것도 한사를 감수하는 중요원인이다.

한사병은 외한과 내한으로 나눈다. 외한이란 한사가 외습하는 것으로 傷寒과 中寒으로 나눈다. 한사가 기표에 상하여 鬱遏衛陽한 것을 傷寒이라 하고, 한사가 直中於裏하여 臟腑陽氣가 상한 것을 中寒이라 한다. 내한이란 기체양기가 부족하여 失欲溫煦한 병리현상을 말한다. 외한과 내한은 비록 구별이 있지만 그들은 또 서로 연계되고 상호영향을 준다. 陽虛內寒하면 쉽게 외한을 감수하고 外來寒邪가 기체에 침입하여 續久不散하거나 인체의 양기가 손상을 받으면 내한을 일으킨다.

寒邪의 성질과 치병특징은 아래와 같다.

① 寒爲陰邪, 易傷陽氣 : 한은 음기가 성한 결과이므로 그 성질은 음에 속한다. 소위 陰盛則寒이다. 양기는 본래 制陰할 수 있지만 음한편성하면 양기가 음한사를 구제할 수 없을 뿐만 아니라 오히려 陰寒所侮하므로 陰勝則陽病이라고도 한다(《素問·陰陽應象大論》). 때문에 한사를 감수하면 제일 쉽게 인체 양기가 손상받는다. 양기가 손상받으면 정상적인 溫煦氣化作用을 못하여 양기쇠퇴의 寒證이 출현될 수 있다. 예를 들면 外寒侵襲肌表, 衛陽被遏하면 오한이 생길 수 있고 寒邪直中脾胃하여 脾陽이 손상을 받으면 脘腹冷痛, 嘔吐, 腹瀉 등의 증이 생길 수 있으며 만약 心腎陽虛하고 寒邪直中少陰하면 惡寒踡臥, 手足厥冷, 下利淸穀, 小便淸長, 精神萎靡, 脈微細 등의 증이 생길 수 있다.

② 寒性凝滯 : 凝滯란 응결, 阻滯不通의 뜻을 갖고 있다. 인체의 기혈진액이 運行不息, 通暢無阻할 수 있는 것은 모두 一身陽和之氣의 溫煦推動에 의해서이다. 일단 음한사가 偏盛하여 양기가 受損하면《素問·擧痛論》에서 말한 바와 같이 "한기가 경에 들어오면 혈액순환이 안되고 한기가 맥외에 있으면 혈류량이 적어지며 맥 안에 있으면 기가 불통하여 별안간 아프다(寒氣入經而稽遲, 泣而不行, 客於脈外則血少, 客於脈中則氣不通, 故卒然而痛)"라고 한다. 稽遲, 泣而不行, 不通이란 경맥기혈이 한사로 인해 凝閉阻滯된 것을 가리킨다. 기혈이 조체되어 불통하면 통증이 생긴다. 때문에 한사가 들어오면 흔히 동통증상이 나타난다.《素問·痺論》에서 "통은 한기가 많은 것이다. 한이 있으면 아프다(痛者, 寒氣多也, 有寒故痛也.)"라고 말한 바와 같다. 때문에 寒性凝滯되면 主痛이라고도 말한다.

③ 寒性收引 : 收引이란 收縮牽引의 뜻을 말한다. 한사가 인체에 침습하면 氣機가 수렴되고 주리·경락·근맥이 수축, 연급된다.《素問·擧痛論》에서는 "한하면 기가 수렴된다(寒則氣收)", "한기가 맥외에 머물면 맥한이 되고, 맥한하면 수축되고, 수축하면 맥이 땅기고, 땅기면 소락을 수축하여 졸연 동통한다(寒氣客於脈外則脈寒, 脈寒則縮踡, 縮踡則脈絀急, 絀急則外引小絡, 故卒然而痛)"라고 했다. 縮踡, 絀急이란 바로 경락과 혈맥의 收引을 말한다. 예를 들면 한사가 기표에 침습하면 毛竅腠理가 폐색되고 衛陽이 엉켜 宣洩하지 못하므로 오한발열, 無汗 등의 증이 나타날 수 있다. 한이 혈맥에 머물면 기혈이 응체되고 혈맥이 연축되어 頭身疼痛, 脈緊 등의 증이 생길 수 있다. 한이 경락 관절에 머물면 경맥이 拘急收引되어 肢體가 굴신불리하거나 冷厥不仁한 증상이 나타날 수 있다.

(3) 서(暑)

暑는 夏季의 주기이고 火熱이 변화된 것이다. 《素問·五運大論》에서 "그것은 天에서 熱이고 地에서 火이며… 그 性은 暑이다(其在天爲熱, 在地爲火… 其性爲暑)"라고 했다. 暑邪가 致病하는데는 명확한 계절성이 있는데 주로 하지이후와 입추이전에 발생한다. 《素問·熱論》에서는 또 "하지 전에는 온병, 하지 후에는 서병이 생긴다(先夏至日者爲病溫, 後夏至日者爲病暑)"라고 했다. 서사는 외사에 속하고 內暑란 없다.

暑邪의 성질과 치병특징은 아래와 같다.

① 暑爲陽邪, 其性炎熱 : 暑는 하계의 화열기가 변화된 것으로서 화열은 양에 속하므로 서는 양사에 속한다. 서사가 傷人하면 흔히 일계열의 양열증상이 출현한다. 예를 들면 장열, 심번, 면적, 맥상홍대 등의 증상이다.

② 暑熱升散, 耗氣傷津 : 暑는 양사로서 양성은 升發하므로 서사가 인체를 침범하면 대부분 直入氣分되어 腠理開泄하므로 多汗일 수 있다. 한출이 과다하면 耗傷津液되고 津液虧少되어 口渴喜飮, 尿赤短少 등의 증이 출현할 수 있다. 서열사가 心神을 요동하면 心煩悶亂하고 不寧하다. 대량으로 한출하는 동시에 대개 氣隨津洩하여 기허를 일으킬 수 있다. 서에 상한 자는 흔히 氣短乏力하거나 심지어 갑자기 昏到하여 인사불성할 수 있다. 《素問·擧痛論》에서는 "더우면 주리가 열려 영위가 통하여 땀이 많이 나므로 기가 빠져나간다(炅則腠理開, 營衛通, 汗大洩, 故氣洩矣.)"라고 하였고, 《素問·六元正紀大論》에서는 "무더운 여름에,… 사람들이 소기병에 걸리며… 심하면 정신이 흐리고 가슴이 답답하며 잘 죽는다(炎火行, 大暑至,… 故民病少氣… 甚則瞀悶懊憹, 善暴死)"라고 했다.

③ 暑多挾濕 : 暑季는 기후가 炎熱한 외에 흔히 비가 많고 潮濕하여 熱蒸濕動하며 공기 중의 습도가 증가하므로 서사병일 때 흔히 습사도 같이 인체를 침범한다. 임상특징은 발열, 번갈 등 서열증상 외에 흔히 四肢困倦, 胸悶嘔惡, 大便溏泄而不爽 등 습조증상도 나타난다.

(4) 습(濕)

濕은 長夏의 주기이다. 夏秋之交에는 양열하강하고, 氣溫熏蒸하며, 水氣上騰하고, 燥濕充斥하므로 일년 중에서 습기가 제일 성한 계절이다. 습사병도 외습과 내습으로 나눈다. 외습은 대부분 氣候潮濕하거나 涉水淋雨하거나 居處潮濕하는 등 외재습사가 인체를 침입하여 발생된다. 내습은 脾失健運, 水濕停聚하여 형성된 병리상태이다. 외습과 내습은 비록 서로 다르지만 발병과정에서 흔히 상호영향을 준다. 외습에 상하여 濕邪困脾, 健運失職하면 쉽게 濕濁內生하고 脾陽虛損, 水濕不化하면 또 쉽게 외습의 침습을 초래한다.

濕邪의 성질과 치병특징은 아래와 같다.

① 濕性重濁 : 重은 沈重 혹은 重着의 뜻을 말한다. 습사를 감수하면 흔히 頭重如裹, 周身困重, 四肢酸賴沈重 등의 증상이 나타난다는 것을 가리킨다. 《素問・生氣通天論》에서 "습병에 걸리면 머리를 싸맨 것 같다(因於濕, 首如裹)"라고 했다. 습사가 기표를 외습하면 淸陽不升, 營衛不和하여 頭昏而沈하여 마치 布帛으로 속박하는 것과 같다. 습사가 경락관절에 유체하면 陽氣布達이 장애를 받아 肌膚不仁, 關節疼痛重着 등의 증이 생긴다. 때문에 또 이것을 濕痺 혹은 着痺라고 한다. 濁이란 穢濁으로서 분비물이 穢濁不淸한 것을 가리킨다. 습사가 致病하면 각종 穢濁證狀이 출현할 수 있는데 예를 들면 面垢眵多, 大便溏瀉, 下利粘液膿血, 小便混濁, 婦女白帶過多, 濕疹浸淫流水 등은 모두 습성예탁의 병리현상이다.

② 濕爲陰邪, 易阻遏氣機, 損傷陽氣 : 습성은 중탁하고 流水하여 음사에 속한다. 습사가 인체에 침입하여 장부경락에 유체되면 제일 쉽게 기기를 막아 승강이 안되고 경락이 조체불창하게 되어 胸悶脘痞, 小便短澁, 大便不爽 등의 증이 생긴다. 습은 음사에 속하여 陰勝하면 양병이므로 습이 인체를 침범하면 쉽게 양기에 손상을 준다. 脾는 陰土이고 운화수습의 주요장기로서 그 성질은 喜燥 惡濕하므로 습사외감하여 체내에 유체하면 먼저 困脾하여 脾陽不進, 運化不權, 水濕停聚하므로 복사, 尿小, 수종, 복수 등의 병증이 발생한다. 《素問・六元正紀大論》에서 "濕勝하면 설사하고, 심하면 수폐되어 부종이 생긴다(濕勝則濡洩, 甚則水閉浮腫)."라고 했다.

③ 濕性粘滯 : 粘이란 粘膩를 말하고, 滯란 정체를 말한다. 습사의 성질이 粘膩停滯한 것은 2가지로 표현된다. 하나는 습병증상이 대부분 粘滯하고 不爽한 것이다. 예를 들면 배출물과 분비물이 滯澁하고 불창한 것이다. 다른 하나는 습사로 인한 병은 대부분 纏綿難癒하고 病程이 비교적 길며 반복적으로 발작한다. 예를 들면 濕痺, 濕疹, 濕溫 등이다.

④ 濕性趨下, 易襲陰位 : 습사로 인한 병은 하부의 증상을 많이 볼 수 있다. 예를 들면 수종은 대부분 下肢에서 비교적 현저하다. 이외에 임탁, 대하, 설리 등의 병증은 대부분 습사가 下注하여 생긴 것이다. 《素問・太陰陽明論》에서 "濕에 傷한 자는 먼저 下가 受한다(傷於濕者, 下先受之)"라고 했다.

(5) 조(燥)

燥는 秋季의 주기이다. 추계의 천기는 부단히 斂肅하고 공기 중의 수분의 濡潤이 결핍하므로 凉하고 乾燥하다. 燥邪의 감염경로는 대부분 口鼻로 들어가 폐위를 침범한다. 조사로 인한 병은 또 溫燥와 凉燥로 나눈다. 이른 가을에는 하열의 癘氣가 있어 燥와 溫熱이 결합되어 인체에 침범하면 흔히 온조병증이 나타난다. 늦가을에는 또 겨울과 유사한 한기가 있어 조와 한사가 결합되어 인체에 침범하면 凉燥病證도 나타난다.

燥邪의 성질과 치병특징은 다음과 같다.

① 燥性乾澁, 易傷津液 : 조사는 乾澁한 병사이므로 외감조사하면 인체의 진액이 소모되어 陰津虧虛의 병변이 조성되어 口鼻乾燥, 咽乾口渴, 皮膚乾澁, 甚則皸裂, 皮毛不榮, 小便短少, 大便乾結 등의 증이 출현한다.《素問・陰陽應象大論》에서 "燥가 勝하면 건조하다(燥勝則乾)."라고 했다.

② 燥易傷肺 : 肺는 嬌臟으로서 喜潤惡燥한다. 肺는 主氣하고 呼吸하며 외계의 대기와 상통한다하여《素問・陰陽應象大論》에서 "天氣는 肺와 通한다(天氣通於肺)."라고 했다. 肺는 또 피모와 외합하여 코에 개규한다. 燥邪는 입과 코로 들어오므로 쉽게 肺津이 손상받아 肺의 宣發肅降 기능이 영향을 받아 乾咳小痰, 痰液膠粘難咯, 痰中帶血, 喘息胸痛 등의 증이 출현한다.

(6) 화(열)

火熱은 陽盛으로 생긴 것이므로 화열을 흔히 혼칭한다. 그러나 火와 溫熱은 同中에 異가 있다. 열은 溫之漸이고 화는 熱之極이다. 열은 대개 外淫에 속하며 예를 들면 風熱, 暑熱, 濕熱 등이다. 그러나 화는 흔히 內生하는데 예를 들면 心火上炎, 肝火亢盛, 膽火橫逆 등이다.

화열로 인한 병도 內外로 나누는데 外感者에 속하는 것은 대부분 직접 溫熱邪氣의 침습을 감수하는 것이고 內生에 속하는 것은 흔히 장부의 음양 기혈 실조와 陽氣亢盛으로 생성된다.《素問・調經論》에서 말한 "陰虛하면 內熱이 생기고 陽盛하면 外熱이 생긴다(陰虛生內熱, 陽盛生外熱)."하는 것과 朱丹溪가 말한 "氣가 有餘하면 변하여 火가 된다(氣有餘變是火)."하는 것은 이런 류의 병증을 가리킨다. 이외에 風・寒・暑・濕・燥 등 각종 외사 혹은 정신자극을 감수하는 것, 즉 소위 情志過極은 일정한 조건에서 모두 化火하므로 또 五氣化火, 五志化火라고 한다.

火熱邪氣의 성질과 치병특징은 아래와 같다.

① 火熱爲陽邪, 其性炎上 :《素問・陰陽應象大論》에서 "陽이 勝하면 熱하다(陽勝則熱)."라고 했다. 양은 주로 躁動하고 向上하며 화열의 성질은 燔灼焚焰하고 升騰上炎하므로 양사에 속한다. 때문에 화열에 상하면 高熱, 惡熱, 煩渴, 汗出, 脈洪數 등이 생긴다. 화열이 炎上하므로 화열양사는 흔히 상염하여 神明을 요란하므로 心煩失眠, 狂躁妄動, 神昏譫語 등의 증이 출현한다.《素問・至眞要大論》에서 "번조하고 발광하는 것은 모두 화에 속한다(諸躁狂越, 皆屬於火)."라고 했다. 임상에서 볼 수 있는 화열병증도 인체의 상부, 즉 두면부위에서 많이 나타난다.

② 火易耗氣傷津 : 화열사는 쉽게 迫津外洩, 消灼陰液하여 인체로 하여금 陰津耗傷하게 하므로 火邪致病하면 열상이 있는 외에 대개 口渴喜飮, 咽乾舌燥, 小便短赤, 대변비결 등의 傷津液耗된 증이 있다.《素問・陰陽應象大論》에서 "화가 심하면 기가 소모된다(壯火食氣)."라고 했다. 壯火란 陽熱亢盛의 실화를 가리키는데 인체의 정기를 손상하여 전신성 津氣衰脫을 일으킨

다.

③ 火易生風動血 : 화열사가 인체에 침습하면 자주 燔灼肝經하고 劫耗陰液하여 근맥을 滋養濡潤하지 못하므로 肝風內動을 일으키고 이것을 熱極生風이라고 하며 高熱, 神昏譫語, 四肢抽搐, 目睛上視, 頸項剛直, 角弓反張 등의 증이 나타난다.《素問・至眞要大論》에서 "열이 나고 어지러우며 경련이 일어나는 것은 다 화에 속한다(諸熱瞀瘛, 皆屬於火)."라고 했다. 동시에 화열사는 혈행을 가속하고 灼傷脈絡하며 심하면 박혈망행하여 각종 출혈(吐血, 衄血, 便血, 尿血, 皮膚發斑, 婦女月經過多, 崩漏 등) 병증을 일으킨다.

④ 火易致腫瘍 : 화열사가 血分에 들어가면 국부에 모여 혈육을 부식시켜 癰腫瘡瘍을 일으킨다.《靈樞・癰疽》에서 "大熱이 계속 나서 熱勝하면 기육이 썩으며 肉腐하여 膿이 생기는 것을 癰이라고 한다(大熱不止, 熱勝則肉腐, 肉腐則爲膿, 故名曰癰)."라고 하였고,《素問・至眞要大論》에서는 또 "諸痛癢瘡은 모두 심장의 화열에 속한다(諸痛癢瘡, 皆屬於心)."라고 했다. 여기에서 心은 주로 心經火熱을 말한다.《醫宗金鑑・癰疽總論歌》에서 "癰疽는 원래 火毒에서 생긴다(癰疽原是火毒生)."라고 했다. 임상변증하면 창양국부가 홍종이 있고 高突灼熱한 것은 양과 화에 속한다.

이외에 화열은 心과 상응하며 心主血脈하고 藏神하므로 火盛하면 혈열 혹은 動血證狀이 있는 외에 또 火邪擾心으로 인한 神志不安, 煩躁 혹은 譫妄發狂 혹은 昏迷 등의 증도 있다.

2) 여기(癘氣)

癘氣는 전염성이 강렬한 병사이다. 문헌의 기재에는 또 瘟疫・疫毒・戾氣・異氣・毒氣・乖戾之氣 등의 명칭이 있다.

癘氣致病은 發病急驟하고 病情較重하며 證狀相似하고 전염성이 강하며 유행을 잘하는 등의 특징이 있다.《素問・遺篇・刺法論》에서 "전염병이 돌면 쉽게 전염되고 크고 작은 것을 불문하고 증상이 비슷하다(五疫之至, 皆相染易, 無問大小, 病狀相似)."라고 말한 것과 같다.《諸病源候論・卷十》에서 "전염병에 걸려 병이 나면 전염이 잘 되어 집안이 멸망한다(人感乖戾之氣易生病, 則病氣較相染易, 乃之滅門)."라고 했다. 옛 사람들은 癘氣의 병사가 전염성이 있다는 것을 제시했을 뿐만 아니라 동시에 역려가 인류에 대한 심한 위해가 된다고 제시했다.《溫疫論・原病》에서 "전염병은 天地를 감염시킨다.… 이 氣가 오면 老少强弱을 막론하고 접촉한 자는 곧 병에 걸린다. 邪는 口鼻로 침입한다(疫者, 感天地之戾氣… 此氣之來, 毋論老少强弱, 觸之者則病, 邪從口鼻而入)."라고 했다. 여기에서 또 戾氣病邪는 공기를 통하여 전염되고 흔히 口鼻로 인체에 침입한다는 것을 명확하게 제시했다.

癘氣致病은 散在하여 발생할 수도 있고 流行을 할 수도 있다. 예를 들면 大頭瘟, 蝦蟆瘟, 疫利, 白喉, 爛喉丹痧, 天花, 霍亂, 鼠疫 등이다. 실제는 현대의 많은 전염병과 열성 전염병이 포괄되었다.

역려의 발생과 유행은 흔히 下列의 소인과 유관된다.

① 氣候素因 : 자연기후의 反常變化 예를 들면 高熱, 濕霧瘴氣 등이다.

② 環境과 飮食 : 예를 들면 空氣, 水源 혹은 음식물의 오염 등이다.

③ 豫防과 隔離事業을 제 때에 하지 못한 것이다.

3) 칠정내상(七情內傷)

七情은 喜·怒·憂·思·悲·恐·驚의 7가지 情志변화로서 機體의 정신상태이다. 七情은 인체가 객관사물에 대해 각기 다른 현상으로서 정상적인 상황하에서 일반적으로 致病하지 않는다. 갑자기 강렬하거나 장기적인 情志자극이 인체의 정상적인 생리활동 범위를 초과하여 인체의 氣機가 문란되고 장부 음양기혈이 실조되어야만 질병이 발생한다. 七情은 內傷病을 일으키는 중요한 발병인자이므로 內傷七情이라고도 한다.

(1) 칠정(七情)과 내장기혈의 관계

인체의 情志활동과 내장은 밀접한 관계가 있고 장부 기능활동은 주로 氣의 溫煦, 推動과 血의 濡養에 의한다. 《素問·陰陽應象大論》에서 "사람은 五臟이 있고 五氣를 화하여 喜怒悲憂恐가 생긴다(人有五臟化五氣, 以生喜怒悲憂恐)."라고 했다. 여기서 情志활동은 반드시 五臟精氣를 물질기초로 해야한다는 것을 알 수 있다. 또 心은 在志爲喜하고, 肝은 在志爲怒하며, 脾는 在志爲思하고, 肺는 在志爲憂하며, 腎은 在志爲恐한다. 喜·怒·思·憂·恐을 五志라고 간칭한다. 情志변화는 각 장부에 대하여 영향을 주고 장부기혈의 변화도 情志의 변화에 영향을 준다. 《素問·調經論》에서 "혈이 여유가 있으면 怒하고 부족하면 恐한다(血有餘則怒, 不足則恐)."라고 했다. 《靈樞·本神》에서는 또 "肝氣는 虛하면 恐하고, 實하면 怒한다. 心氣가 虛하면 悲하고, 實하면 笑不休한다(肝氣虛則恐, 實則怒, 心氣虛則悲, 實則笑不休)."라고 했다. 그러므로 7정은 내장기혈과 관계가 깊다.

(2) 칠정치병(七情致病)의 특징

七情致病은 六淫과 다르다. 六淫이 인체에 침습하면 피부와 口鼻로 침입하여 발병초에 표증이 나타나지만 7정내상하면 직접 상응한 내장에 영향을 주어 장부기기가 逆亂되고 기혈실조되어 병변이 발생된다. 때문에 《三因極一病證方論·三因篇》에서 "七情은 사람의 常性으로서 동하면 먼저 臟腑로부터 鬱發되고 肢體에 나타난다(七情, 人之常性, 動之則先自臟腑鬱發, 外形於肢體)."라고 했다.

① 直接傷及內臟 : 《素問·陰陽應象大論》에서 "怒하면 肝이 傷하고", "喜하면 心이 傷하며", "思하면 脾가 傷하고", "憂하면 肺가 傷하며", "恐하면 腎이 傷한다"라고 했다. 임상에서 情志자극이 각 장부에 대하여 영향을 준다. 그러나 인체는 하나의 有機整體로서 절대적인 것은 아니다. 《靈樞·口問》에서 "심장은 五臟六腑의 主이다… 때문에 悲哀愁憂하면 心動하고 心動하면 五臟六腑가 다 동요한다(心者 五臟六腑之主也,… 故悲哀愁憂則心動, 心動則五臟六腑皆搖)."라고 했다. 여기에서 각종 정지자극은 모두 심장과 유관되고, 心은 五臟六腑의 大主이며 心神이 수손하면 기타의 장부에 파급한다는 것을 제시하였다. 또 울노하면 肝이 상하여 肝氣橫逆하고 또 흔히 脾胃를 침범하여 간비부조, 간위불화 등의 증이 출현한다. 心은 主血하고 藏神하며 肝은 藏血하고 主疏泄한다. 脾는 主運化하고 중초에 있어 기기승강의 樞紐이고 또 기혈생화의 원이다. 때문에 情志所傷의 병증은 心·肝·脾의 기혈실조를 많이 볼수 있다. 예를 들면 思慮勞神過度하면 흔히 心脾를 손상하여 心脾氣血兩虛를 유발하므로 신지이상과 비실건운하는 등의 증이 출현한다. 鬱怒傷肝, 怒則氣上, 血隨氣逆하면 肝經氣鬱의 兩脇脹痛, 善太息 등의 증이 출현한다. 혹은 氣滯血瘀하여 脇痛, 婦女痛經, 閉經 혹은 癥瘕 등의 증이 출현한다. 이외에 情志內傷하면 化火하는데, 즉 五志化火하여 陰虛火旺 등의 증을 유발하거나 濕·食·痰의 鬱病을 일으킨다.

② 臟腑氣機의 영향 : 《素問·擧痛論》에서 "怒하면 氣上하고, 喜하면 氣緩하고, 悲하면 氣消하고, 恐하면 氣下한다.… 驚하면 氣亂하고… 思하면 氣結한다(怒則氣上, 喜則氣緩, 悲則氣消, 恐則氣下… 驚則氣亂… 思則氣結)."라고 했다.

가. 怒則氣上 : 크게 분노하면 肝氣橫逆相衝되어 血隨氣逆하고 상초까지 영향을 준다는 것을 의미한다. 임상에서 氣逆하면 面紅目赤하거나 嘔血하며 심하면 昏厥卒倒하는 것을 볼 수 있다. 《素問·生氣通天論》에서 "크게 노하면 몸의 기가 끊어지고 혈이 위로 솟구치며 박궐한다(大怒則形氣絶, 而血菀於上, 使人薄厥)."라고 하였고, 《素問·擧痛論》에서 "怒하면 氣逆하고, 甚하면 嘔血하며 飧泄한다(怒則氣逆, 甚則嘔血及飧泄)."라고 했다.

나. 喜則氣緩 : 긴장된 情志를 완화하는 것과 心氣渙散하는 두면을 말한다. 정상적인 정황하에서 喜는 정신긴장을 완화할 수 있고 營衛通利하며 心情舒暢하게 한다. 《素問·擧痛論》에서 "喜하면 氣和志達하고, 營衛通利하여 氣緩한다(喜則氣和志達, 營衛通利, 故氣緩矣)."라고 했다. 그러나 과도하게 暴喜하면 心氣渙散하고 神不守舍하여 精神集中이 안되고 심지어 실신, 광란 등의 증상이 출현할 수 있다. 《靈樞·本神》에서 "喜樂者는 神이 憚散하고 不藏한다(喜樂者, 神憚散而不藏)."라고 했다.

다. 悲則氣消 : 과도하게 悲憂하면 肺氣抑鬱하고 意志消沈하며 肺氣耗傷한다는 것을 말한다.《素問·擧痛論》에서는 "悲하면 心系急하고 肺布葉擧하여 上焦不通하고 營衛不散하며 熱氣在中하므로 氣消한다(悲則心系急, 肺佈葉擧, 而上焦不通, 營衛不散, 熱氣在中, 故氣消矣)."라고 했다.

라. 恐則氣下 : 과도하게 恐懼하면 腎氣不固하고 氣洩以下하므로 임상에서 二便失禁 혹은 恐懼不解하여 傷精하거나 骨痠痿厥, 遺精 등의 증이 발생하는 것을 볼 수 있다.

마. 驚則氣亂 : 갑자기 놀라 心無所倚하고 神無所歸하며 慮無所定하고 驚慌失措하는 것을 말한다.

바. 思則氣結 : 과도하게 思慮勞神하면 傷神損脾하여 氣機鬱結을 일으키는 것을 말한다. 고인은 思發於脾하면 心에까지 미쳐 思慮過度하고 耗傷心神할 뿐만 아니라 脾氣에도 영향을 준다고 인정하였다.《素問·擧痛論》에서 "깊이 생각하면 심장에 생각하는 곳이 있으므로 神氣가 모이고, 정기가 머물러 나가지 않으므로 기가 맺힌다(思則心有所存, 神有所歸, 正氣留而不行, 故氣結矣)."라고 했다. 陰血暗耗하고 心神失養하면 心悸, 健忘, 失眠, 多夢 등의 증이 출현한다. 기기가 鬱結阻滯하고 脾의 운화가 무력하며 胃의 수납이 腐熟失職하면 納呆, 脘腹脹滿, 便溏 등의 증이 출현한다.

③ 정지가 이상적으로 波動하면 병정이 가중되고 신속히 악화된다. 임상관찰에 의하면 많은 질병의 과정에서 만약 환자가 비교적 극렬한 정지파동이 있으면 흔히 병정이 가중되거나 급속히 악화한다. 만약 고혈압환자가 過事惱怒하면 肝陽暴張하고 혈압이 신속히 올라 眩暈이 발생하거나 심지어 갑자기 昏厥하거나 昏僕不語, 半身不遂, 口眼喎斜 등의 증이 출현할 수 있다. 심장병 환자도 흔히 정지파동으로 병정이 가중되거나 신속히 악화될 수 있다.

4) 음식, 노일(勞逸)

음식, 노동과 휴식은 인류가 생존하고 건강을 유지하는데 필요한 조건이다. 그러나 음식은 일정하게 절제하고, 勞逸은 적당하게 안배해야 한다. 그렇지 않으면 인체의 생리기능에 영향을 주어 기기가 문란되고 정기가 손상받으므로 질병이 발생한다.

(1) 음식부절

음식은 영양을 섭취하여 인체의 생명활동을 유지하는데 없어서는 안될 물질이다. 그러나 飮食失宜 飮食不潔 飮食偏嗜 등은 질병발생의 원인이 된다. 음식은 脾胃에 의해 소화되어 음식을 절제하지 않으면 주로 脾胃가 손상받아 脾胃昇降失常을 초래하고 또 聚濕, 生痰, 化熱 혹은 기타의 병이 발생될 수 있다.

① 飢飽失常 : 음식은 적당량을 섭취하는 것이 좋고 飢飽失常하면 질병이 발생할 수 있다. 과기하면 攝食不足하여 氣血生化之源이 결핍되므로 기혈이 충족한 보충을 받지 못한다. 이렇게 오래 지나면 기혈쇠소하여 병이 되고 기혈부족하면 정기가 허약해져 저항력이 떨어져 기타의 병증도 속발될 수 있다. 반대로 폭식폭음, 過飽하면 脾胃의 소화흡수와 운화기능에 부담을 주게되므로 음식조체와 비위손상이 일어나 脘腹脹滿, 噯腐泛酸, 厭食, 吐瀉 등 食傷脾胃病證이 출현될 수 있다. 《素問 · 痺論》에서 "음식을 너무 많이 먹으면 위장이 상한다(飮食自倍, 腸胃乃傷)."라고 했다. 이런 병증은 어린이들한테 더욱 많이 볼 수 있는데 그것은 어린이들의 脾胃가 성인들보다 약하기 때문이다. 식체가 장기간 지속되면 鬱而化熱하고 生冷寒凉에 상하며 또 聚濕生痰될 수 있으며, 영유아가 食滯日久하면 疳積이 생겨 手足心熱, 心煩易哭, 脘腹脹滿, 面黃肌瘦 등의 증이 출현할 수 있다. 음식을 과량섭취하면 소화불량을 일으킬 뿐 아니라 기혈유통과 筋脈鬱滯에도 영향을 주어 이질 혹은 痔瘡이 출현할 수 있다. 《素問 · 生氣通天論》에서 "포식을 하면 근맥에 이상이 생기고 이질이 되어 치질이 생긴다(因而飽食, 筋脈橫解, 腸澼爲痔)."라고 했다. 肥食을 지나치게 먹고 厚味를 좋아하면 쉽게 化生內熱하거나 심지어 癰疽瘡毒 등의 증이 생긴다. 《素問 · 生氣通天論》에서 "기름진 음식을 많이 먹으면 발에 정창이 생긴다(高梁之變, 足生大丁)."라고 했다.

② 飮食不潔 : 불결한 음식을 먹으면 각종 장위병이 생겨 복통, 토사, 이질 등이 출현할 수 있다. 또 기생충 예를 들면 蚘蟲, 蟯蟲, 寸白蟲 등이 있으면 腹痛, 嗜食異物, 面黃肌瘦 등의 증을 볼 수 있다. 만약 蚘蟲이 장도에 있으면 상복부에 통증이 있고 時發時止하며 吐蚘하고 사지궐냉한 蚘厥證이 생길 수 있다. 만약 부패변질하고 유독한 음식물을 먹으면 흔히 극렬한 복통, 토사 등의 중독증상이 출현할 수 있고 심하면 昏迷 혹은 사망할 수도 있다. 《金匱要略 · 禽獸魚蟲禁忌并治第二十四》에서는 "상한 음식, 썩은 고기, 냄새나는 생선 등을 먹으면 사람을 해친다…. 가축이 죽고 모두 전염병으로 죽게되므로 독성이 있는 것을 먹어서는 안된다(穢飯, 餒肉, 臭魚, 食之皆傷人,… 六畜自死, 皆疫死, 則有毒, 不可食之)"라고 했다. 독물을 오식하면 기체 중독을 일으킬 수 있다.

③ 飮食偏嗜 : 음식은 적당히 조절하고 偏嗜하지 말아야만 인체가 필요한 각종 영양을 얻을 수 있다. 만약 음식이 과한과열하거나 음식오미를 偏嗜하면 음양실조가 일어나거나 일부 영양이 결핍되어 질병이 발생할 수 있다.

가. 飮食偏寒偏熱 : 만약 生冷寒凉한 음식을 많이 먹으면 脾胃의 양기가 상손받아 寒濕內生이 되고 복통설사가 생길 수 있다. 만약 신온조열한 음식을 편식하면 위장이 積熱되어 구갈 복만창통 변비, 痔瘡 등의 병증이 출현될 수 있다.

나. 飮食五味偏嗜 : 인체의 精神氣血는 모두 五味로 資生되고 五味와 五臟은 각기 그 친화성이 있다. 《素問 · 至眞要大論》에서 "五味가 들어가면 各歸所喜攻하는데 酸은 먼저 肝에 入하

고, 苦는 먼저 心에 入하며, 甘은 먼저 脾에 入하고, 辛은 먼저 肺에 入하며, 鹹은 먼저 腎에 入한다(夫五味入胃, 各歸所喜攻, 酸先入肝, 苦先入心, 甘先入脾, 辛先入肺, 鹹先入腎)."라고 했다. 만약 장기간 어떤 음식물을 기호하면 해당 장부의 기능이 편성되고 오래되면 내장이 손상되어 각종 병변이 발생될 수 있다.《素問·生氣通天論》에서 "酸味를 과량섭취하면 肝氣가 넘쳐 脾氣를 손상한다 : 鹹味를 과잉섭취하면 腎氣가 커져 기육의 힘이 줄어들며 심기가 억제된다 : 甘味를 과잉섭취하면 가슴이 답답하고 숨이 차며 피부가 검어지고 腎氣가 불균형이 된다 : 苦味를 과잉섭취하면 脾氣가 영양을 충분히 공급하지 못하여 기육은 수척해지나 胃氣는 충실하여 식욕은 항진된다 : 辛味를 과잉섭취하면 筋脈이 느슨해지고 精神이 없어진다(味過於酸, 肝氣以津, 脾氣乃絶 : 味過於鹹, 大骨氣勞, 短肌, 心氣抑 : 味過於甘, 心氣喘滿, 色黑, 腎氣不衡 : 味過於苦, 脾氣不濡, 胃氣乃厚 : 味過於辛, 筋脈沮弛, 精神乃央)."라고 했다.《素問·五藏生成篇》에서는 또 "鹹을 많이 먹으면 脈이 凝泣하고 變色하며, 苦를 多食하면 피부가 마르고 머리가 빠지며, 辛을 多食하면 脈急하고 손발톱이 마르며, 酸을 多食하면 기육이 굳어지고 입술이 들리며, 甘을 多食하면 骨痛하고 털이 빠진다(多食鹹, 則脈凝泣而變色 : 多食苦, 則發槁而毛拔 : 多食辛, 則脈急而爪枯 : 多食酸則肉胝腸而脣揭 : 多食甘, 則骨痛而發落)."라고 했다. 때문에 음식오미는 適宜해야 하고 평소에 음식을 편기하지 말아야 하며 아플 때에는 飮食宜忌에 더욱 주의해야 한다. 음식은 병변과 유관하며 보조치료할 수 있고 질병의 호전을 촉진할 수도 있으며 반대로 음식을 잘못 먹으면 질병이 가중될 수 있다.

(2) 노일손상(勞逸損傷)

勞逸은 過度勞累와 過度安逸 두 가지가 있다. 정상적인 노동과 체육단련은 기혈유통과 체력의 증강에 도움을 준다. 필요한 휴식은 피로를 해소하고 체력과 정신력을 회복시키므로 병에 걸리지 않게 한다. 비교적 장기간의 과도노동, 예를 들면 體力勞動, 腦力勞動과 房勞의 과도, 혹은 過度安逸, 完全不勞動, 不運動, 過逸 등은 발병인자가 된다.

① 過勞 : 過度勞累를 가리키며 과잉의 勞力, 勞神, 房勞 등이다.

가. 勞力過度 : 비교적 장시간의 노력으로 병이 생긴 것을 가리킨다. 勞力過度하면 傷氣하고 오래되면 氣少力衰하고 神疲消瘦한다.《素問·擧痛論》에서 "과로하면 기가 소모된다(勞則氣耗).", "과로하면 숨이 차고 땀이 나며 내외가 다 지나치면 기가 소모된다(勞則喘息汗出, 外內皆越, 故氣耗矣)."라고 말한 것과《素問·宣明五氣篇》에서 "久立하면 骨를 傷하고 久行하면 筋을 傷한다(久立傷骨, 久行傷筋)."라고 말한 것은 이것을 뜻한다.

나. 勞神過度 : 思慮太過하고 勞傷心脾하는 것을 말한다.《素問·陰陽應象大論》에서는 "비의 지는 사이다(脾在志爲思)."라고 했다. 그러나 心은 主血藏神하므로 思慮勞神過度하면 耗傷心血하고 損傷脾氣하여 心神失養한 心悸, 健忘, 失眠, 多夢 등의 증과 脾不健運한 納呆, 腹

脹, 便溏 등의 증이 출현한다.

다. 房勞過度 : 성생활이 부절제하고, 방사과도한 것을 가리킨다. 腎藏精하고 主封藏하며 腎精은 過度耗洩하지 말아야 한다. 만약 房事過頻하면 腎精이 耗傷되어 임상에서 흔히 腰膝痠軟, 眩暈耳鳴, 精神萎靡, 性機能減退 혹은 遺精, 早洩, 심지어 陽痿 등의 병증이 출현한다.

② 過度安逸 : 過度安閑하고 노동하지 않으며 운동하지 않는 것을 가리킨다. 인체는 매일 적당히 활동해야만 기혈이 유창된다. 만약 장기간 노동하지 않고 또 체육단련을 하지 않으면 쉽게 인체의 기혈이 不暢되고 비위기능이 감약되어 食少乏力, 精神不振, 肢體軟弱 혹은 發斑癰腫, 動則心悸, 氣喘, 汗出 등의 증과 기타의 병이 속발된다.《素問・宣明五氣篇》에서 "오래 누워 있으면 기가 상한다(久臥傷氣)."라고 한 것은 바로 이 뜻이다.

5) 외상(外傷)

外傷은 槍彈, 金刃傷, 跌打損傷, 持重努傷, 燒燙傷, 凍傷과 蟲獸傷 등을 포괄한다. 槍彈, 金刃傷, 跌打損傷, 持重努傷 등 외상은 피부기육의 어혈종통, 출혈, 혹은 근상골절, 탈구 등을 야기할 수 있다. 심하면 내장을 손상하고 혹은 출혈과다하여 昏迷, 抽搐, 亡陽虛脫 등의 중병변을 일으킬 수 있다.

(1) 소탕상(燒燙傷)

흔히 高溫物品, 沸水 ,혹은 滾熱한 기름, 혹은 불 등에 燒燙되어 생긴다. 경한 것은 기부를 손상하고 수상부위가 紅, 腫, 熱, 痛, 皮膚乾燥, 혹은 水疱가 생기고 몹시 아프다. 심한 燒燙傷은 기육근골이 손상받아 통각이 소실되고 創面이 皮革樣, 혹은 蠟白, 焦黃 혹은 炭化된다. 심한 소탕상의 창면이 과대하면 국부증상이 있는 외에 흔히 극렬한 동통, 火毒內攻, 체액증발, 혹은 삼출 등의 원인으로 번조불안, 발열, 구건갈, 尿小 등의 증이 출현하고 심지어 사망할 수 있다.

(2) 동상(凍傷)

凍傷은 인체가 저온의 침습을 받아 생기는 전신성 혹은 국부성 손상으로서 겨울에 흔히 볼 수 있는 병이다. 온도가 낮고 受凍시간이 길수록 凍傷 정도가 더욱 중하다. 전신성 凍傷은 한이 음사이므로 쉽게 양기를 상한다. 음한이 過盛하면 양기가 손상받아 溫煦와 推動血行 작용이 안되므로 寒栓, 체온하강, 면색창백, 脣舌指甲靑紫, 感覺麻木, 神疲乏力, 혹은 혼수, 호흡감약, 脈遲細 등의 증이 나타난다. 만약 치료를 하지 않으면 쉽게 사망한다. 국부동상은 手, 足, 耳廓, 鼻尖과 面頰部位에 많이 발생한다. 발병초에는 受凍部位가 寒主收引으로 經脈攣急되고 기혈이 凝滯不暢되어 受凍局部의 溫煦와 영양이 영향을 받으므로 국부의 피부가 창백, 冷麻되고 계속하여

腫脹青紫되며 痒痛灼熱되거나 크기가 다른 수포가 생기고 潰爛된 후 쉽게 감염된다.《諸病源候論·第 三十五》에서 "엄동추위에 풍설독기를 만나면 기부를 상하고 기혈이 막혀 동상이 생겨 헐며 붉고 아프며 부우며 동창이 된다(嚴冬之月, 觸冒風雪毒之氣, 傷於肌膚, 血氣壅澁, 困卽瘃凍, 焮赤疼腫, 便成凍瘡)."라고 했다.

(3) 충수상(蟲獸傷)

毒蛇, 猛獸, 瘋狗咬傷, 혹은 蝎, 蜂螫傷 등을 포괄한다. 경하면 국부가 손상받아 종통, 출혈 등이 출현하고 중하면 내장이 손상받거나 출혈과다하여 사망할 수도 있다. 독사에게 교상되면 전신 중독증상이 출현하는데 만약 제 때에 치료하지 않으면 흔히 중독사망한다. 瘋狗에 교상되면 처음에는 국부동통, 출혈만 나타나고 傷口가 癒合된 후 일단의 잠복기를 거쳐 번조, 惶恐不安, 牙關緊閉, 抽搐, 恐水, 恐風 등의 증이 출현한다.

6) 담음(痰飮), 어혈(瘀血)

痰飮과 瘀血은 인체가 어떤 病因의 작용을 받은 후 질병의 과정에서 형성된 병리산물이다. 이런 병리산물은 형성된 후 또 직접 혹은 간접적으로 인체의 어떤 장부조직에 작용하여 여러 가지 병증을 일으키므로 병인의 하나에 속한다.

(1) 담음(痰飮)

痰과 飮은 모두 수액대사 장애로 형성되는 병리산물이다. 일반적으로 비교적 稠濁한 것을 痰이라고 하고 淸稀한 것을 飮이라고 한다.

痰은 喀吐生來한 눈에 보이는 담음 뿐만 아니라 瘰癧 痰核과 장부경락 등의 조직 중에 정체해 있는 배출되지 않은 담액도 포함된다. 임상에서는 표현된 증후로 확정하는데 이런 담을 無形之痰이라고 한다.

飮은 수액이 인체 국부에 정류해 있는 것을 말한다. 飮이 정체해 있는 부위와 증상의 다름에 따라 명칭이 다르다. 예를 들면《金匱要略》에는 痰飮, 懸飮, 溢飮, 支飮 등 구분이 있다.

① 痰飮의 形成 : 담음은 外感六淫 혹은 음식과 7정내상 등으로 肺·脾·腎과 삼초 등의 장부 기화기능이 상실되고 수액대사가 장애되어 水津停滯가 되어 형성된다. 肺·脾·腎과 삼초는 수액대사와 관계가 밀접하여 肺는 主宣降하고 通調水道하며 진액을 산포한다. 脾는 主運化水液하고 腎陽은 主水液蒸化하며 삼초는 수액통조의 도로이다. 때문에 脾·肺·腎과 삼초의 기능이 상실되면 취습하여 痰飮이 생길 수 있다. 痰飮이 형성된 후 飮은 대부분 장위, 흉협, 기부에 留積되지만 담은 기를 따라 昇降流行하여 안으로는 장부에 밖으로는 筋骨皮肉에 이르러 여

러 가지 병증을 형성한다. "모든 병은 대개 담으로 생긴다(百病多由痰作祟)."라는 말이 있다.

② 痰飮病證의 특징 : 痰飮이 형성된 후 정체된 부위에 따라 임상표현도 다르다. 경맥에 조체되면 기혈유행과 경락의 생리기능에 영향을 주고 장부에 정체된 것은 장부의 기능과 기혈의 승강에 영향을 준다.

③ 痰病證의 특징 : 담이 肺에 정체되면 천해객담이 나타나고 담이 心에 막히면 심혈불창하여 胸悶心悸가 나타나며 담이 심규에 迷하면 神昏, 痴呆 등의 증이 나타나고 痰火가 心을 요란하면 癲狂이 발생하며 담이 胃에 정체하면 胃失和降하여 오심구토, 위완비만 등이 나타나고 담이 經絡筋骨에 있으면 瘰癧痰核, 肢體麻木, 혹은 반신불수, 혹은 陰疽流注 등이 생기며 痰濁이 상하여 머리에 넘치면 眩暈, 昏冒 등이 나타나고 痰氣가 인후에 응결되면 咽中梗阻, 呑之不下, 吐之不出 등의 증이 출현한다.

④ 飮病證의 특징 : 飮이 장간에 있으면 장명이 나고 음이 흉협에 있으면 흉협창만, 해수인통하며 음이 胸膈에 있으면 胸悶, 咳喘하여 平臥하지 못하는데 그 모양이 부종과 같으며 음이 기부에 넘치면 기부수종, 無汗, 지체동중 등이 나타난다.

담음병증을 인식함에 있어서 임상병증 특징에 근거하는 외에 흔히 舌苔滑膩, 脈滑, 혹은 弦 등과 결합분석한 후 판단을 한다.

(2) 어혈(瘀血)

瘀血은 체내에 혈액이 정체한 것을 의미하는데 離經之血이 체내에 積存한 것도 포함되며 혹은 血運不暢하여 경맥과 장부내에 혈액이 조체된 것도 어혈이라고 한다. 어혈은 질병과정에서 형성된 병리산물이고 또 어떤 질병의 병인이기도 하다.

瘀血의 형성은 주로 두 가지가 있다. 하나는 氣虛, 氣滯, 血寒, 血熱 등 원인으로 혈행불창하고 응체된 것을 말한다. 氣는 血帥로서 기허 혹은 기체하면 혈액의 정상적인 운행이 推動되지 못한다. 혹은 寒邪가 혈맥에 客入하면 경맥이 踡縮拘急되어 혈액이 응체불창한다. 혹은 熱入營血하고 血熱搏結하면 어혈이 형성된다. 다른 하나는 內外傷 氣虛失攝, 혹은 血熱妄行 등의 원인으로 血離經脈이 조성되어 체내에 積存되므로 어혈이 형성된다.

① 어혈병증의 특징 : 어혈이 형성되면 정상혈액의 유양작용이 失去될 뿐만 아니라 또 전신 혹은 국부의 혈액운행에 영향을 주어 동통, 출혈이 생기고 경맥이 막혀 불통하며 내장에 癥積이 발생되고, 또 "어혈이 제거되지 않으면 새로운 피가 생기지 않는다(瘀血不去, 新血不生)." 등 나쁜 결과가 생긴다. 어혈병증의 특징은 瘀阻의 부위와 어혈을 형성한 원인의 차이에 따라 다르다. 예를 들면 어혈이 심장을 막으면 心悸, 胸悶心痛, 口脣指甲靑紫 등이 나타나고 어혈이

肺에 조체하면 흉통, 해혈 등이 나타나며 瘀가 장위에 조하면 嘔血, 大便色黑如漆하고, 瘀가 간에 조하면 脇痛痞塊가 나타나며 어혈이 心을 공격하면 발광을 하고, 瘀가 胞宮에 조하면 소복동통, 월경부조, 경통, 경폐, 경색자흑, 成塊, 혹은 붕루 등이 나타나며 瘀가 지체말단을 막으면 脫骨疽가 형성되고 瘀가 지체기부국부를 막으면 국부종통 청자가 나타난다.

어혈의 병증은 비록 많지만 그 임상표현을 귀납하면 아래와 같은 몇 개의 공통된 특징이 있다. 동통은 흔히 刺痛이고, 통처는 固定不移하며 拒按하고, 야간에 통증이 더욱 심하다. 腫塊, 外傷肌膚局部에서 青紫腫脹을 볼 수 있고 체내에 瘀積된 것이 久聚不散하여 癥積를 형성하여 按하면 痞塊가 있고 固定不移한다. 출혈한 색은 흔히 紫暗色을 띄고 塊狀을 동반한다. 망진하면 久瘀는 面色黧黑, 肌膚甲錯, 脣甲青紫, 舌質暗紫, 혹은 瘀點, 瘀斑, 舌下經脈曲張 등이 있다. 맥상은 細澁, 沈弦 혹은 結代 등을 많이 볼 수 있다.

2. 발병원리

인체의 장부, 경맥의 생리활동이 정상이고 기혈음양이 협조평형인 것이 소위 陰平陽秘이다. 인체가 모종의 病因의 작용으로 인체의 장부, 경락 등의 생리활동이 비정상적이고 기혈음양의 평형 협조가 파괴되면 음양실조가 일어나 각종 임상증상이 출현되고 질병이 발생된다.

질병의 발생과 변화는 비록 錯綜複雜하지만 전체적으로 보면 인체의 正氣와 邪氣로 요약된다.

1) 사정(邪正)과 발병

正氣는 인체의 기능활동(장부, 경락, 기혈 등 기능을 포괄한다)과 抗病, 회복능력을 가리키는데 正이라고 간칭한다. 소위 邪氣란 각종 병인을 말하는데 邪라고 간칭한다. 질병의 발생과 변화는 바로 일정한 조건하에서 邪正투쟁의 반영이다.

(1) 정기부족은 질병발생의 내재적인 근거이다.

발병학은 인체의 正氣를 매우 중시하는데 내장기능이 정상적이고 正氣가 왕성하며 기혈이 充盈되고 衛外固密하면 병사가 침입하기 어려워 질병발생이 안된다고 인정한다.

《素問·遺篇·刺法論》에서는 "정기가 속에 있으면 병사가 침입할 수 없다(正氣存內, 邪不可干)."라고 했다. 인체의 正氣가 상대적으로 허약하고 衛外不固하며 抗邪가 무력한 상태에서만 邪氣가 乘虛而入하여 인체의 음양이 실조되고 장부경락 기능이 문란되어 질병이 발생한다.《素問·評熱病論》에서는 "사가 침투해 있으면 기가 반드시 허하다(邪之所湊, 其氣必虛)."라고 하였고,《靈樞·百病始生》에서도 "풍우한열을 만나도 체질이 허하지 않으면 병사단독으로 병을 일으키지 못한다. 갑자기 질풍과 폭우를 만나도 병에 걸리지 않는 자는 대개 허하지 않기 때문이다. 그러므로 병사단독으로는 질병을 일으키지 못한다. 풍사와 인체의 허쇠가 합쳐서 사기가 침입한다(風雨寒熱, 不得虛, 邪不能獨傷人. 卒然逢疾風暴雨而不病者, 蓋無虛, 故邪不能獨傷人. 此必因虛邪之風, 與其身形, 兩虛相得, 乃客其形)."라고 했다. 정기부족은 질병발생의 내재근거이다.

(2) 사기는 질병의 중요한 조건이다

正氣가 발병을 억제하지만 邪氣도 질병발생에 중요한 작용을 한다. 邪氣는 질병의 조건으로서 일정한 조건하에서 주도작용을 일으킬 수 있다. 예를 들면 高溫, 高壓電流, 化學毒劑, 槍彈傷, 凍傷, 毒蛇咬傷 등은 正氣가 강해도 상해를 면하기 어렵다. 또 疫癘邪를《素問·遺篇·刺法論》에서 "전염병이 돌면 전염이 잘 되며 대소를 막론하고 병의 증상은 서로 비슷하다(五疫之至, 皆相染易, 無問大小, 病狀相似)."라고 했다. 이것은 여러 가지 전염병의 발생은 인체에 비교적 큰 위해가 있다는 것을 설명한다.《內經》에서는 또 避其毒氣하여 전염병의 발생과 확산를 방지할 것을 제시했다.

(3) 정사투쟁의 승부는 발병과 발병하지 않는 것을 결정한다

정사투쟁이란 정기와 병사의 투쟁을 말한다. 이런 투쟁은 질병의 발생과 관계될 뿐 아니라 질병의 발전과 전귀에도 영향을 준다.

정이 사를 이기면 발병하지 않는다(正能勝邪則不發病). 사기가 인체에 침습하면 정기가 抗邪하는데 만약 정기가 강성하여 항사가 유력하면 병사가 침입하기 힘들거나 침입 후에 정기에 의해 제거되어 병리반응을 일으키지 않는다. 즉 발병하지 않는다. 자연계 중에 정상적으로 각종각양의 병인이 존재하지만 그것은 접촉하는 사람이 모두 발병하는 것은 아니다. 이것이 바로 正能勝邪의 결과이다.

사가 정을 이기면 발병한다(邪勝正負則發病). 정사투쟁 과정에서 만약 邪氣가 偏勝하고 正氣가 부족하면 邪가 正을 이겨 장부 음양기일이 실조되고 氣機가 逆亂되면 질병이 발생될 수 있다.

발병 후에 정기강약과 병사성질의 차이와 感邪의 경중 그리고 소재부위의 심천에 따라 다른 병증을 일으킨다.

① 질병과 正氣强弱의 관계 : 正氣가 강하면 사정투쟁이 극렬하고 흔히 실증으로 표현된다. 正氣가 허약하면 抗邪無力하므로 흔히 허증 혹은 허실착잡증으로 표현된다.

② 질병과 感邪性質의 관계 : 일반적으로 陽邪에 감수하면 쉽게 陽偏盛으로 傷陰하며 실열증이 출현한다. 음사에 감수하면 쉽게 陰偏盛으로 傷陽하여 寒實證 혹은 寒濕證을 일으킨다.

③ 질병과 感邪輕重의 관계 : 사기는 질병의 발생을 일으키는 중요한 조건이고 질병의 경중은 체질외에 감사의 경중에 의해 결정된다. 일반적으로 邪輕하면 病輕하고 邪重하면 病重하다.

④ 질병과 병사부위의 관계 : 병사가 인체에 침범한 후 어떤 것은 근골경맥에 있고 어떤 것은 장부에 있으며 병위의 차이에 따라 병증도 각기 다르다. 《靈樞 · 刺節眞邪》에서는 "허사가 인체에 들어오면 오슬오슬 춥고 털이 일어서며 주리로 발산한다. 허사가 깊이 들어가 뼈에 가면 골비가 되고 근육으로 가면 근경련이 생기며 혈맥으로 들어가면 혈이 막혀 불통하면 옹종이 생긴다. 기육으로 가서 위기와 상박하여 양기가 이기면 열이 나고, 음기가 이기면 한이 생겨 진기가 없어지고, 진기가 없어지면 허해지고, 허하면 한해지며 한이 피부사이에 있으면 한기를 내보내기 위해 주리가 열리고 털이 요동하며 기가 왕래하여 가려움증이 생긴다. 한기가 남아 있고 제거되지 않으면 비증이 생기며 위기가 순행하지 못하면 불인이 된다(虛邪之中人也, 灑淅動形, 起毫毛而發腠理. 其入深, 內搏於骨, 則爲骨痺, 搏於筋, 則爲筋攣, 搏於脈中, 則爲血閉不通, 則爲癰. 搏於肉, 與衛氣相搏, 陽勝者則爲熱, 陰勝者則爲寒. 寒則眞氣去, 去則虛, 虛則寒. 搏於皮膚之間, 其氣外發, 腠理開, 毫毛搖, 氣往來行, 則爲癢. 留而不去, 則痺. 衛氣不行, 則爲不仁)"라고 했다. 《靈樞 · 五邪》에서는 또 "병사가 폐에 있으면 피부통증이 있고 한열이 나며 상기하여 숨이 차고 땀이 나며 기침할 때 어깨와 등이 흔들린다(邪在肺, 則病皮膚痛, 寒熱, 上氣喘, 汗出, 咳動肩背)", "병사가 간에 있으면 양협통이 있고 중초가 냉하며, 나쁜 피가 속에 정체하면 관절이 아프고 수시로 다리가 붓는다(邪在肝, 則兩脇中痛, 寒中, 惡血在內, 行善掣節, 時脚腫)", "병사가 비위에 있으면 기육통이 생기며, 양기가 많고 음기가 적으면 중초에 열이 생겨 자주 배가 고프고, 양기가 부족하고 음기가 많으면 중초에 한이 생겨 장명복통이 생긴다(邪在脾胃, 則病肌肉痛, 陽氣有餘, 陰氣不足, 則熱中善饑, 陽氣不足, 陰氣有餘, 則寒中腸鳴, 腹痛)", "병사가 신장에 있으면 골통을 일으키는 음비병이 생기며, 음비병은 병위가 깊으므로 손으로 눌러도 병소를 알 수 없고, 복창, 요통, 대변난, 견배경항통 등의 증이 있으며 수시로 어지럽다(邪在腎, 則病骨痛陰痺. 陰痺者, 按之而不得, 腹脹, 腰痛, 大便難, 肩背頸項痛, 時眩)", "병사가 심장에 있으면 심장이 아프고 잘 슬퍼하며 때때로 어지러워 넘어진다(邪在心, 則病心痛, 喜悲, 時眩仆)."라고 했다. 여기에서 병사의 부위가 다르면 질병의 증후표현도 다르다는 것을 설명한다.

2) 내외환경과 발병

질병의 발생과 내외환경은 밀접한 관계를 갖고 있다. 외환경은 주로 생활환경을 가리키는데 여기에는 기후변화, 지리적 특징, 환경위생 등이 포함된다. 내환경은 주로 인체의 정기를 가리킨다. 정기의 강약은 체질과 정신상태와 유관된다.

(1) 외환경과 발병

인체와 자연은 유관하고 사람들은 장기간 자연과 투쟁하는 가운데 점차적으로 자연에 적응되었다. 그러나 자연기후의 이상적인 변화 혹은 생활환경이 오염을 받거나 주위의 환경위생이 나쁘면 인체로 하여금 병에 걸리게 한다.

① 기후 : 六淫과 역려병은 모두 기후와 관계있다. 봄날의 기후는 바람이 많아 흔히 풍온병증이 발생하고, 여름 특히 무더운 여름날에는 흔히 열병과 中暑가 발생하며, 가을에는 날씨가 斂肅하고 건조하므로 흔히 燥病이 발생하고, 겨울에는 날씨가 추우므로 쉽게 외감한사병이 생긴다. 마찬가지로 전염병의 발생과 유행도 자연기후와 밀접한 관계가 있다. 특히 기후가 反常的이거나 太過 혹은 不及 혹은 非其是而有其氣이면 전염병의 발생이 더욱 많다. 예를 들면 痲疹, 百日咳, 流行性腦脊髓膜炎(簡稱 : 流腦)은 겨울과 봄에 많이 유행된다. 이질, 流行性B型腦炎(간칭해서 乙腦라고 부른다)은 여름과 가을철에 많이 유행한다. 그것은 그때의 기후조건이 이런 질병의 세균과 병독의 번식과 전파에 더욱 적합하기 때문이다.

② 지역 : 각 지역은 자연조건이 다름에 따라 각기 다른 常見病과 多發病이 있다. 예를 들면 동남아지역은 溫熱多雨하고 사람들은 생선을 먹고 짠 것을 먹기 좋아하여 癰瘍이 많다. 몽고와 같은 고원지역은 기후가 燥寒하고 風寒氷冷 속에 있지만 먹는 것은 肉食酥酪와 牛羊乳汁이므로 체질이 肥壯하고 衛外固密하므로 외사가 침범하기 어려우며 內傷病이 많다.

③ 생활환경 : 공업폐기물에는 인체건강에 불리한 독물을 많이 함유하고 있다. 만약 공장에서 유해물질을 접촉하면 급성중독 혹은 만성중독이 발생할 수 있다. 분진이 과다해도 인체의 정상적인 생리에 영향을 주어 각종 병리변화가 출현할 수 있다. 또한 농약의 사용으로 음식물이 오염되어 인체의 건강에 불리할 수 있다. 이외에 어떤 질병은 호흡도를 거쳐 전염된다. 예를 들면 유행성 感冒, 痲疹, 백일해, 폐결핵 등이다. 어떤 질병은 소화관을 거쳐 전염되는데 예를 들면 이질, 간염 등이다. 파리와 모기는 질병전파의 매개로서 주위의 환경위생이 나쁘면 파리와 모기가 생겨 공기, 수원 혹은 음식물이 오염되어 질병이 발생할 수 있다.

외환경에는 또 외상, 충수상, 정신자극 등도 있다. 勞累過度, 久視, 久坐, 久立, 久行 등도 인체를 致病한다. 《素問・宣明五氣篇》에서 "오래 보면 혈을 상하고… 오래 앉아 있으면 기육을 상하며, 오래 서 있으면 뼈를 상하고, 오래 걸으면 근육을 상한다(久視傷血… 久坐傷肉, 久立傷骨, 久行傷筋)."라고 했다.

(2) 내환경과 발병

致病因子는 발병의 중요한 조건이고 정기부족 혹은 상대부족은 발병의 내재적 근거이다. 사람의 체질에 따라 외사에 대해서도 다른 易感性이 있다. 《靈樞・五變》 에서는 "기육이 단단하지 않고 주리가 치밀하지 않으면 풍병에 잘 걸린다(肉不堅, 腠理疏, 則善病風).", "五臟이 다 연약하면 소단병에 잘 걸린다(五臟皆柔弱者, 善病消癉).", "골격이 작고 기육이 약하면 한열병에 잘 걸린다(小骨弱肉者, 善病寒熱).", "주리가 엉성하고 기육이 단단하지 않으면 비병에 잘 걸린다(麤(粗)理而肉不堅者, 善病痹)."

일반적으로 체질과 정신상태는 정기의 강약을 결정한다.

① 체질과 正氣의 관계 : 체질이 장실하면 장부 기능활동이 왕성하고 精·氣·血·津液이 충족하여 正氣가 충족하다. 체질이 허약하면 장부기능이 감퇴되고 精·氣·血·津液이 부족하여 正氣도 감약된다. 체질은 先天稟賦, 飮食調養, 身體鍛鍊과 유관된다.《靈樞·壽夭剛柔》에서는 "사람은 태어나면서부터 굳셈과 유연함, 강함과 약함, 키의 크고 작음, 음체질과 양체질 등이 있다(人之生也, 有剛有柔, 有弱有强, 有短有長, 有陰有陽)."라고 했다. 여기에서 고인들은 이미 先天稟賦이 다름에 따라 개체차이를 형성할 수 있다는 것을 설명했다. 일반적으로 稟賦充實한 자는 체질이 대부분 壯實하고 稟賦不足한 자는 체질이 비교적 허약하다. 그러나 후천적인 음식영양과 체육단련과도 관계가 있다. 합리적인 음식과 충족한 영양은 인체의 생장발육을 보증하는 필요한 조건이다. 음식이 부족하면 필요한 영양이 결핍되고 기혈의 화생에 영향을 주므로 허약 체질이 된다. 그러나 폭음폭식하면 또 脾胃에 손상을 줄 수 있다. 음식을 편기하면 체내의 어느 물질이 과다하거나 부족하므로 정상적인 생리기능에 영향을 주어 체질의 증강에 불리하다. 체육단련과 체력노동은 기혈을 통창하게 하고 체력을 증강시킨다. 과도하게 安逸하면 기혈이 불창하고 비위기능이 감퇴하므로 체질이 허약해진다.

② 정신상태와 正氣의 관계 : 정신상태는 情志활동에 직접적인 영향을 준다. 情志가 舒暢하고 정신이 유쾌하면 氣機가 창통하고 기혈이 조화되며 장부기능이 협조되고 정기가 왕성하다. 만약 情志가 불창하고 정신이 抑鬱하면 기기가 逆亂되고 음양기혈이 실조되며 장부기능이 실상되고 정기가 감약된다. 때문에 평소에 精神調攝에 주의하고 정신적인 安定淸靜을 유지하며 貪慾妄想하지 않음으로써 진기가 화순하고 정신이 內守한다.《素問·上古天眞論》에서는 "아무 욕심 없이 마음이 평온하면 진기가 생기고 정신이 안정되며 병이 생기지 않고 평안해진다(恬淡虛無, 眞氣從之, 精神乃守, 病安從來)."라고 했다. 때문에 정신은 調攝하면 정기를 증강할 수 있어 질병의 발생을 예방하고 감소할 수 있다. 전체적으로 정기는 발병의 내재적 근거이다. 체질과 정신상태는 정기의 강약에 영향을 준다. 체질이 장실하고 정지가 舒暢하면 정기가 충족하고 抗病力이 강하여 사기가 침입하기 어려워 受邪해도 병사는 쉽게 제거되어 발전하기 힘들다. 만약 체질이 허약하고 情志가 불창하면 정기가 감약되고 항병력이 쇠퇴되어 사기가 쉽게 침입하여 발병한다.

제7장 病機

病機란 질병의 발생, 발전, 변화의 원리를 말한다. 질병의 발생, 발전, 변화는 환자체질의 강약 및 致病邪氣의 성질과 밀접한 관계를 가지고 있다. 병사가 인체에 침입하면 기체의 정기는 필연적으로 사기에 저항하여 기체내에는 正邪相爭이 형성되고 인체 음양의 상대평형이 파괴되며 장부와 경락의 기능이 실조되거나 기혈기능의 문란을 일으키게 된다. 이로 인하여 전신 또는 국부에는 다종다양한 병리변화가 생기게 된다. 그러므로 질병의 종류가 많으며 임상증상도 복잡다단하고 千變萬化하며 질병과 증상마다 각각 다른 병기를 가지고는 있지만 총체적으로 말할 때 邪正盛衰, 陰陽失調, 氣血失常, 經絡과 臟腑機能의 紊亂 등 병리변화의 일반 규율을 벗어나지 못하고 있다.

1. 사정성쇠(邪正盛衰)

邪正盛衰란 질병과정에 기체의 항병능력과 致病邪氣 사이의 투쟁에서 생기는 성쇠변화이다. 이런 투쟁은 질병발생에 관계될 뿐 아니라 질병의 발전과 轉歸에도 직접적으로 영향을 주며 병증의 허실변화에도 영향을 미친다. 그러므로 일정한 의미에서 본다면 허다한 질병의 과정은 사정투쟁 및 그의 성쇠변화의 과정이라고도 말할 수 있다.

1) 사정성쇠(邪正盛衰)와 허실변화

질병의 발전변화 과정 중 정기와 사기의 역량은 고정불변한 것이 아니다. 正·邪 쌍방의 투쟁 중에는 항상 홍망성쇠의 변화가 발생된다. 일반적으로 정기가 增長하고 왕성하면 필연적으로 사기가 쇠퇴되며 반대로 사기가 증장되고 항성하면 필연적으로 정기가 손상받는다. 체내사정의 홍망성쇠는 병증의 허실변화를 형성한다.

《素問・通評虛實論》에 말하기를 "邪氣가 盛하면 實하고 正氣를 빼앗기면 虛하다(邪氣盛則實, 正氣奪則虛)."라고 했다. 實이란 사기가 항성하여 생긴 邪氣盛을 모순의 주요 측면으로 한 일종의 병리현상이다. 다시 말하면 치병사기의 毒力과 기체의 항병능력이 모두 강성하거나 혹은 사기가 성하지만 기체의 정기도 쇠약하지 않아 사기와 적극적으로 항쟁하고 있는 상태이다. 그러므로 정사가 相搏하고 투쟁이 극렬하며 반응이 뚜렷하여 임상에서도 병리성 반응이 비교적 극렬한 증후가 나타난다. 이것이 소위 實證이다. 實證은 外感六淫에 의하여 생긴 질병의 초기와 중기, 혹은 痰・食・水・血의 체내의 체류로 생긴 병증에서 많이 나타난다. 예를 들면 임상에서 볼 수 있는 痰涎壅盛, 食積不化, 水濕泛濫, 瘀血內阻 등의 병변 및 壯熱, 狂躁, 聲高氣粗, 腹痛拒按, 二便不通, 脈實有力 등은 모두 실증에 속한다. 虛란 주로 정기부족을 말하며 정기의 허손을 모순의 주요측면으로 한 일종의 병리현상이다. 다시 말하면 기체의 氣・血・津液과 경락장부 등의 생리기능이 약화되고 항병능력이 낮아지므로 기체의 정기와 사기의 투쟁은 극렬한 병리반응을 일으키지 못한다. 그러므로 임상상 일련의 허약, 쇠퇴와 부족증후가 표현된다. 이것이 소위 虛證이다. 虛證은 기체의 허약, 또는 질병후기 및 여러 가지 만성병증에서 많이 나타난다. 大病, 久病, 正氣消耗 또는 大汗, 吐利, 大出血 등은 인체의 기혈진액, 음양을 손상시키는데 모두 정기허약을 초래하여 神疲體倦, 面容憔悴, 心悸氣短, 自汗, 盜汗, 또는 五心煩熱, 畏寒肢冷, 脉虛無力 등 정기허약의 임상표현이 나타난다.

邪氣와 正氣의 消長盛衰는 단순한 虛 또는 實의 병리변화를 일으킬 뿐만 아니라 장기적이고 복잡한 질병에서는 虛實이 한군데 엉긴 병리반응도 나타난다. 이는 질병의 치료기회를 놓쳤거나 치료가 잘못되어 병사가 장기간 체류되어 있어 인체의 정기가 손상되었거나 또는 정기부족으로 사기를 밖으로 몰아내지 못하거나 또는 정기허약으로 水濕, 痰飮, 瘀血 등의 병리산물이 내생하여 凝結阻滯되었기 때문이다. 이상의 여러 가지 소인은 모두 질병을 실증에서 허증으로 허증을 실증으로 전화시키는 동시에 질병을 일으키는 正虛邪實, 正衰邪變 등 허실이 뒤엉킨 복잡한 병리 변화도 야기시킨다.

전체적으로 질병의 발생과 발전과정에 病機의 虛와 實은 모두 상대적이며 절대적이 아니다. 그러므로 實이 虛로 轉化되거나 허로 인하여 실을 초래하거나 허실이 서로 엉키는 등은 질병발전 과정의 필연적인 추세이다. 그러므로 임상에서 고정적이고 절대적인 관점으로 허와 실의 병기 변화를 보아서는 안 되며 능동적이고 상대적인 관점으로 허와 실의 병기를 분석해야 한다.

병기의 실 또는 허는 임상에서 모두 다 일정한 象徵으로 구분된다. 그러나 임상의 상징이란 단지 질병의 현상일 따름이며 일반적인 정황하에서는 現象과 本質이 일치되어야만이 병기의 허 또는 실을 반영할 수 있다. 특수한 상황, 즉 질병의 현상과 본질이 일치하지 않은 상황에서는 임상상 질병의 본질과 부합되지 않는 허다한 假象이 나타나는데 이런 가상은 병기의 허 또는 실을 반영하지 못한다. 그러므로 "극도로 허하면 왕성한 증후가 생긴다(至虛有盛候)."라는 眞虛假實과

"몹시 실하면 허약한 상태가 생긴다(大實有羸狀)."라는 眞實假虛가 나타난다. 眞實假虛의 가상은 실사가 결취하고 경락이 조체되어 기혈이 밖으로 도달되지 못하기 때문에 생기는 현상이며, 眞虛假實은 장부의 기혈부족으로 運化가 무력해지기 때문에 생기는 현상이다. 그러므로 병기의 허 또는 실을 분석할 때에는 반드시 現象을 透過하여 본질을 보아야만 가상에 미혹되지 않고 질병의 허실변화를 진정으로 파악할 수 있다.

2) 사정성쇠(邪正盛衰)와 질병의 전귀(轉歸)

질병의 발생, 발전 및 轉歸과정에 邪正의 消長盛衰는 고정불변한 것이 아니다. 일반적인 상황에서는 정기가 허하지 않아 병사를 저항하는 능력을 가지고 있어 점차 병사를 이기고 질병으로부터 호전 또는 치유된다. 그러나 몇몇 경우에 정기가 병사를 저항할 능력이 약해 정기가 상승하지 못하고 사기가 날로 자라 질병이 날로 악화되며 심지어는 사망하는 불행한 결과를 초래하는 수가 있다. 그러므로 질병의 轉歸는 사실상 邪正의 消長盛衰에 의한다. 즉 정기가 이겨 사기가 패하면 질병은 호전 또는 치유되고 사기가 이겨 정기가 쇠약해지면 질병은 악화되고 심지어는 사망을 초래한다.

(1) 정승사퇴(正勝邪退)

正勝邪退는 邪正의 消長盛衰 과정에서 질병이 호전과 치유로 轉歸되는 결과이며 허다한 질병 가운데 가장 많이 볼 수 있는 일종의 轉歸이다. 이는 환자의 정기가 비교적 충족하고 왕성하여 병사에 대한 저항능력이 강하거나 또는 적시에 정확한 치료를 받아 사기가 제거되고 병사가 기체에 작용하지 못하며 기체의 장부경락 등 조직의 병리성 손상이 점차 수복되고 精·氣·血·津液 등의 소모성 손상도 점차 회복되어 기체의 음양은 새로운 기초에서 새로운 상대적 평형을 이루어 질병은 치유된다. 예를 들면 六淫으로 인하여 생긴 외감질병은 사기가 皮毛 또는 口鼻로부터 인체에 침입하는데 만약 기체의 정기가 허하지 않아 병사를 저항하는 능력이 비교적 강하면 병세는 延緩되어 발전되지 않으며 병변은 기표나 경락에 국한되어 있으며 기체정기의 항사작용에 의하여 사기를 구축시키므로 일단 發汗解表만 하면 사기는 없어지고 營衛가 調和하여 질병은 치유된다.

(2) 사승정쇠(邪勝正衰)

邪勝正衰는 邪正의 消長盛衰의 발전과정에서 질병이 악화되어 사망으로 轉歸되는 결과이다. 이는 기체의 정기허약 혹은 사기의 熾盛, 기체의 항사능력의 저하로 말미암아 사기의 致病作用 및 그의 진일보의 발전을 제지할 수 없어 기체가 더욱 심한 병리성 손해를 받고 병세가 점차 악화되며 극심해지기 때문이다. 만약 정기가 쇠갈되고 사기가 獨盛하여 기혈, 장부, 경락 등의 생리기능이 쇠퇴되고 음양이 離決되면 기체의 생명활동은 중지되고 사망하게 된다. 예를 들면 외감열병 과정에서 亡陰, 亡陽 등 증후가 나타난다. 즉 正不敵邪, 邪勝正衰의 전형적인 표현이다.

이 밖에 邪正의 消長盛衰의 과정에서 邪正 쌍방의 역량이 비슷하여 邪正相持, 또는 正虛邪戀, 邪去正不復 등의 정황이 나타나 대개의 질병은 급성이 만성으로 되거나 또는 도종의 후유증을 남긴다. 이것은 만성병이 장기적으로 치유되지 않은 주요원인의 하나이다.

2. 음양실조(陰陽失調)

陰陽失調란 陰陽消長이 平衡協調를 잃은 것을 간칭한 말이다. 이는 기체질병의 발생, 발전과정에서 각종 致病素因의 영향으로 말미암아 기체의 陰陽消長이 상대적 평형을 잃어 음양의 偏勝, 偏衰 또는 陰不制陽, 陽不制陰의 병리상태가 나타난 것을 의미한다. 그리고 陰陽失調란 또 장부, 경락, 기혈, 영위 등의 상호관계 실조 및 表裏出入, 上下昇降 등 기기의 실상을 개괄하여 말하기도 한다. 六淫, 七情, 飮食勞倦 등의 각종 致病素因이 인체에 작용하면 기체 내부의 陰陽失調를 통하여 질병이 형성된다. 그러므로 陰陽失調는 또 질병발생, 발전의 내재적인 근거이기도 하다.

음과 양의 양자 사이는 서로 制約하고 서로 轉化하며 對立되면서도 統一되어 動態的 平衡을 유지하고 있다. 이는 정상적인 생명활동을 유지하는 기본 조건이다. 그러므로 전통 의학의 병리이론에서 陰陽消長의 협조평형 실조는 체내의 각종 기능성 및 기질성 병변에 대한 고도의 개괄이다.

陰陽失調의 병리변화는 아주 복잡하다. 그러나 그 중요한 표현은 음양의 偏勝, 陰陽의 偏衰, 陰陽의 互損, 陰陽의 格拒 및 陰陽의 亡失 등 몇가지이다. 이것을 나누어 서술하면 아래와 같다.

1) 음양편승(陰陽偏勝)

음 또는 양의 偏勝이란 주로 "邪氣가 盛하면 實하다(邪氣盛則實)."는 실증을 가리킨다. 병사가 인체에 침입하면 그 유형에 따라 다르다. 즉 양사가 인체에 침입하면 陽偏勝을 형성하고 음사가 인체에 침입하면 陰偏勝을 형성한다. 《素問・陰陽應象大論》에서 "양이 이기면 열이 나고 음이 이기면 한냉하다(陽勝則熱, 陰勝則寒)."라고 했다. 이는 陽偏勝과 陰偏勝 병기의 임상표현의 특징을 명확히 지적한 것이다.

음과 양은 서로 제약한다. 양이 많아지면 음이 적어지고, 음이 많아지면 양이 적어진다. 양이 편승하면 필연적으로 음을 제지하게 되어 음의 편쇠를 초래한다. 음이 편승하면 필연적으로 양을 제지하므로 양의 편쇠를 초래한다. 그러므로 《素問・陰陽應象大論》에는 "陽勝하면 陰病이 생기고 陰勝하면 陽病이 생긴다(陽勝則陰病, 陰勝則陽病)."라고 했다. 이는 陽偏勝 또는 陰偏勝의 필연적 발전추세를 지적한 것이다.

(1) 양편승(陽偏勝)

陽偏勝은 陽盛으로 기체의 질병과정에 나타난 일종의 陽氣가 偏盛하고 기능이 항진하며 열량이 과잉인 병리상태이다. 일반적으로 병리의 특징은 陽盛하고 음이 허하지 않은 실열증으로 표현된다. 양편승이 형성되는 주요원인은 대개 기체가 溫熱陽邪를 감수하거나 또는 음사를 감수하였다 하여도 양으로 유도되어 化熱되었거나 또는 情志內傷, 五志過極의 化火 등이다. 氣滯, 血瘀, 食積 등 鬱證의 化熱로도 陽偏勝이 생길 수 있다.

양은 熱, 動, 燥를 특징으로 하고 陽偏勝하면 즉시 熱象이 나타나므로 "陽勝하면 熱하다(陽勝則熱)."라고 말한다. 예를 들면 壯熱, 面紅, 目赤 등은 양편승의 구체 표현이다. 《素問・調經論》에서 "陽盛하면 外熱한다(陽盛則外熱)."라고 말했으나 사실상 외사가 체표를 침범하면 衛外의 양기가 기표에서 充滿旺盛하여 사기와 항쟁하므로 "腠理가 閉塞되어 땀구멍이 不通하므로 衛氣가 發散되지 못하는(腠理閉塞, 玄府不通, 衛氣不得泄越)" 발열증상이 일어난다.

陽勝, 즉 陰病이란 陽盛하면 陰虛해진다는 것이다. 그러나 병리상 음의 상대적인 허와 절대적인 허 두 가지를 반드시 구분해야 한다. 사가 陽을 침범하여 일으킨 陽盛은 음의 상대적 부족으로 인하여 실열증이 나타난다. 만약 양성으로 인해 기체의 음액이 손상・소모되면 음은 상대적 부족에서 절대적인 虛虧로 전화된다. 실열증은 허열증 또는 實熱兼陰虧證으로 전화된다.

(2) 음편승(陰偏勝)

陰偏勝은 陰盛으로 기체의 질병과정에 나타난 일종의 陰氣偏盛, 機能障碍 또는 減退, 產熱不足 및 병리성 대사산물의 積聚 등으로 나타나는 병리상태이다. 일반적인 병리 특징은 음성하고 陽不虛한 實寒證으로 표현된다. 陰偏勝은 기체가 寒濕陰邪에 감수되거나 生冷飮食을 과식하여 寒滯中阻되고 양이 음을 제약하지 못하여 생긴 陰寒內盛이다.

음은 寒・靜・濕을 특징으로 하며 陰偏勝하면 寒象이 나타나므로 "陰勝하면 寒하다(陰勝則寒)."라고 말한다. 예를 들면 體寒, 肢冷, 舌淡 등은 음편승의 구체 표현이다. 《素問・調經論》에 "陰盛하면 內寒이 생긴다(陰盛生內寒)."라는 것은 논술할 때 "寒氣가 胸中에 積聚하였을 때 瀉하지 않으면 溫氣가 없어지고 寒氣만 남으면서 血이 凝泣한다. 혈행이 凝하면 脈不通하며 脈은 盛大澁하므로 中寒이 된다(寒氣積於胸中而不瀉, 不瀉則溫氣去, 寒獨留, 則血凝泣, 凝則脈不通, 其脈盛大以澁, 故中寒)."라고 했는데 이는 陰寒內盛의 중요한 병리를 설명한 것이다.

陰勝하면 陽病은, 즉 음승하면 양허하다. 병리이론으로 양의 상대적 부족과 절대적 허손을 구분할 수는 있지만 양은 主動이고 쉽게 耗散된다. 양허한 체질로서 陰寒內盛하면 양이 음을 억제하지 못한다. 사실상 음편승할 때는 대개 어느 정도의 양기부족을 가지고 있다. 양의 상대적 부족과 절대적 손상을 명확히 구분한다는 것은 어려운 것이다.

2) 음양편쇠(陰陽偏衰)

음 또는 양의 偏衰란 精氣가 奪되면 虛하다는 허증을 가리킨다. 여기에서 말하는 精氣奪은 사실상 기체의 精·氣·血·津液 등 기본물질 부족 및 그 생리기능의 감퇴가 포함되어 있는 동시에 장부경락 등 생리기능의 감퇴와 실조도 포함되어 있다. 기체의 精·氣·血·津液과 장부경락 등 조직기관 및 그 생리기능은 모두 음·양 두 가지 유형으로 구분된다. 정상적인 생리기능 범위내에서 그들 사이에는 상호제약하고 상호互用하며 상호전화하는 관계를 가지고 있으며 이로서 상대적인 평형상태를 유지하고 있다. 만약 모종의 원인으로 음 또는 양의 어느 한면의 물질이 감소되거나 기능이 감퇴되면 필연적으로 상대방을 제약할 수 없어 상대방의 상대적 亢盛을 일으킨다. 즉 陽虛則陰盛하고 陽虛則寒(虛寒)하며, 陰虛則陽亢하고 陰虛則熱(虛熱)한 병리현상이 생긴다.

(1) 양편쇠(陽偏衰)

陽偏衰는 양허로서 기체의 양기가 허손되고 기능이 감퇴 또는 쇠약되며 열량이 부족되는 병리상태를 가리킨다. 일반적으로 말하면 그의 병리특징은 대개 기체의 양기부족, 陽不制陰, 음의 상대적 亢盛 등의 虛寒證으로 표현된다. 陽偏衰가 형성되는 주요원인은 대개 先天稟賦의 부족 혹은 후천성 飮食失養과 勞倦內傷, 또는 장기적인 만성병에서의 양기손상이다.

양기부족은 일반적으로 脾腎의 陽虛가 위주이다. 그 가운데 腎陽은 모든 양의 근본이므로 腎陽虛衰(命門之火의 不足)는 陽偏衰 병리 중 극히 중요한 지위를 차지한다. 양기의 허쇠로 말미암아 양허해지면 음을 제약하지 못하고 양기가 기체를 溫暖하는 기능이 감약되며 경락장부 등 조직기관의 기능활동도 따라 감퇴되며 혈과 진액의 운행이 遲緩되고 수액의 불화로 陰寒內盛하게 된다. 이것이 양허하면 한이 되는 주요병리이다. 양허로 인한 寒證에서는 안면이 창백하고 畏寒肢冷, 舌淡하고 脈遲 등의 寒象이 나타나는 동시에 쪼그리고 누워있기를 즐기며 소변이 맑고 양이 많으며 수양변 설사를 하는 虛象도 나타난다. 그러므로 양허로 인한 寒證과 음승으로 인한 한증은 병리상 구별이 있다. 전자는 허한하며, 후자는 한을 위주로 하며 虛象은 뚜렷치 않다.

(2) 음편쇠(陰偏衰)

陰偏衰는 음허로서 기체의 정·혈·진액 등 물질이 소모되며 음이 양을 제약하지 못하므로 양이 상대적으로 亢盛하고 기능이 虛性亢奮하는 병리상태를 말한다. 그의 병리특징은 대개 陰液不足, 滋養하고 寧靜하는 기능감퇴 및 양기의 상대적 偏盛 등의 虛熱證으로 표현된다. 陰偏衰가 형성되는 주요원인은 대개 양사가 음을 손상시키거나 또는 五志過極化火로 음이 손상되거나 또는 오랜 병에서 음액이 소모·손상되는 것 등이다.

음액부족에서 음은 肝腎의 음을 위주로 하는데 그 중에서 腎陰은 諸陰의 근본이다. 그러므로 腎陰不足은 陰偏衰의 병리 중에서 극히 중요한 지위를 점하고 있다. 음액부족으로 양기를 제약하지 못하므로 陰虛內熱, 陰虛火旺, 陰虛陽亢 등의 여러 가지 표현이 나타난다. 예를 들면 五心煩熱, 骨蒸潮熱, 面紅昇火, 消瘦, 盜汗, 咽乾口燥, 舌紅少苔, 脈細數無力 등은 음허로 인한 열의 표현이다. 음허한 즉 열하다는 것과, 양승한 즉 열의 병리는 다르고 그의 임상 표현도 다소 다르다. 전자는 허하면서 열이 나고 후자는 열을 위주로 하지만 虛象은 뚜렷하지 않다.

3) 음양호손(陰陽互損)

陰陽互損이란 음 또는 양 어느 한 쪽이 허손된 정황에서 병리발전이 상대방에 영향을 미쳐 형성된 陰陽兩虛를 말한다. 음허의 기초 위에 양허를 초래하면 陰損及陽이라 부르고 양허의 기초 위에 음허를 초래하면 陽損及陰이라고 부른다. 腎에는 精氣를 저장하고 있으므로 眞陰眞陽을 다 소유하고 있어 腎은 전신의 양기·음액의 근본이다. 그러므로 음허나 양허를 막론하고 腎의 음양 손상 및 음양실조가 있으면 陽損及陰 또는 陰損及陽, 陰陽互損의 병리변화가 발생한다.

(1) 음손급양(陰損及陽)

陰損及陽은 陰液虧損으로 양기의 生化不足이 되거나 의지할 곳이 없어 消耗發散한다. 이로 인하여 음허한 기초 위에 양허를 초래하며 음허를 위주로 한 陰陽兩虛의 병리상태를 형성한다. 예를 들면 임상에서 흔히 보는 肝陽上亢證은 그 병리가 주로 水不涵木(腎陰虛하여 肝木을 滋養하지 못하다)한 陰虛陽亢이다. 그러나 병세가 발전되면 腎의 精氣를 진일보 소모하여 損及腎陽을 시키므로 畏寒, 肢冷, 顔面蒼白, 脈沈弱 등의 양허증상도 나타나 陰損及陽이 陰陽兩虛證으로 전화된다.

(2) 양손급음(陽損及陰)

陽損及陰은 양기의 허손으로 말미암아 양이 없으면 음이 생존하지 못하므로 음액의 生化不足을 초래한다. 이로 인하여 양허의 기초 위에 음허를 초래하며 양허를 주로 한 陰陽兩虛의 병리상태를 형성한다. 예를 들면 임상에서 흔히 보는 水腫證의 병리는 양기부족으로 氣化失司(氣의 運行變化를 掌握管理하지 못한다)되어 수액대사가 장애되고 진액이 정취하므로 수습이 내생하여

기부에 넘친다. 그러나 그 병변발전은 양이 없이 생긴 음이므로 날로 더 虧耗하여 날마다 消瘦해지고 煩躁升火한다. 심해지면 瘦癥 등 음허증상도 나타나며 陽損及陰이 陰陽兩虛證으로 전화된다.

4) 음양격거(陰陽格拒)

陰陽格拒는 음양실조 가운데 특수한 유형의 병리로서 陰盛格陽과 陽盛格陰 두 가지가 포함되어 있다. 음양의 相互格拒를 형성하는 원인은 주로 음 또는 양의 일방이 모종원인으로 偏盛至極하여져 내에 엉긴 다음 다른 일방을 외에 排斥格拒하고 음양사이의 상호관계를 유지하지 않는 과정이다. 이로 인하여 眞寒假熱 또는 眞熱假寒의 복잡한 병리현상을 빚어 낸다.

(1) 음성격양(陰盛格陽)

陰盛格陽은 格陽이라고도 부른다. 이는 陰寒邪가 내에 엉키어 양기를 외에 배척함으로써 음양의 氣가 서로 順接되지 못하고 相互格拒되는 병리상태이다. 陰寒內盛은 질병의 본질이지만 양기가 외에 格拒되어 있어 임상에서는 面紅, 煩熱, 口渴, 脈大 등의 假熱象이 나타난다. 고로 眞寒假熱의 증이라고 부른다.

(2) 양성격음(陽盛格陰)

陽盛格陰은 格陰이라고도 부른다. 邪熱이 內盛하여 속에 깊이 매복되고 양기가 被遏되며 내에 엉키고 외의 지체로 나가지 못함으로 음을 格外한 병리상태이다. 양이 내성하는 것이 질병의 본질이지만 그러나 음을 격외하였기 때문에 임상에서 四肢厥冷하고 脈象沈伏하는 등의 假寒象이 나타난다. 고로 眞熱假寒의 증이라고도 부른다. 예를 들면《醫宗金鑒·傷寒心法要訣》에서 말하기를 "陽氣가 過盛하면 相互營(運行)되지 않는다. 相營되지 못하는 자는 相入되지 않는다. 相入되지 못하면 음을 格外하게 된다. 고로 陽盛格陰이라고 한다(陽氣太盛, 不得相營也. 不相營者, 不相入也, 旣不相入, 則格陰於外, 故曰陽盛格陰也)."라고 했다.

5) 음양망실(陰陽亡失)

陰陽亡失에는 亡陰, 亡陽이 두 가지가 포함되어 있다. 기체의 음액 또는 양기가 돌연히 대량 망실되어 생명의 위급을 초래하는 일종의 병리상태이다.

(1) 망양(亡陽)

亡陽은 기체의 양기가 돌연히 탈실되어 전신기능의 심한 쇠갈을 조성한 일종의 병리상태이다.

일반적으로 亡陽은 邪가 성하여 정기가 사기를 이겨내지 못함으로 양기가 돌연히 奪失되어 생긴다. 때로는 체질의 양허, 정기부족, 피로, 과로 등의 각종 원인에 기인되거나 또는 汗法을 과도하게 사용하여 출한이 과다함으로 陽隨陰泄됨에 따라 양기가 외탈되어 생기는 수도 있다. 만성 소모성 질병의 亡陽은 대개 양기의 심한 소모로 虛陽이 外越(內眞寒하고 外假熱한 것)하여 생긴다. 《素問・生氣通天論》에 말하기를 "陽者는 外를 保護하여 堅實하다(陽者, 衛外而爲固也)."라고 했다. 고로 양기가 돌연히 脫失하면 大汗淋漓하며 수족의 기부가 궐랭하고 倦臥하며 정신이 疲乏하고 맥이 미약하며 끊어진 듯한 위급한 증후들이 나타난다.

(2) 망음(亡陰)

亡陰은 기체의 음액이 돌연히 대량 소모되거나 상실됨으로 생긴 엄중한 전신기능 쇠갈의 병리상태이다. 일반적으로 亡陰은 모두 熱邪熾盛 또는 邪熱이 오래동안 남아 있음으로 대량의 음액이 소모되어 생기는 것이다. 때로는 其他 소인으로 대량의 음액이 소모되어도 亡陰이 생긴다. 《素問・生氣通天論》에 말하기를 "陰은 精을 內에 貯藏하여 부단히 扶養한다(陰者,藏精而起亟也)."라고 했다. 고로 망음시는 喘渴煩躁하고 수족은 온화하나 汗多欲脫하려는 위급한 증후가 나타난다.

亡陰과 亡陽은 병리와 임상증상 등에서 비록 같지 않은 점이 있지만 그러나 기체의 음과 양은 互根互用하는 관계를 가지고 있기 때문에 亡陰하면 양은 의지할 곳이 없어 散越하며 망양하면 음은 化生하지 못한 채 소모되어 버린다. 고로 亡陰되면 잇달아 亡陽을 초래하며 亡陽되면 잇달아 亡陰이 나타나며 결국은 "陰陽이 離決하고 精氣가 끊어지며(陰陽離決, 精氣乃絶)" 생명활동은 정지되고 사망을 초래한다.

이상의 서술을 종합하면 음양실조의 병리는 음양의 속성, 음과 양사이에 존재하는 상호제약, 상호홍망, 互根互用, 상호전화 관계의 이론으로 기체의 병리현상을 설명하고, 분석하며, 집합하는 원리이다. 그러므로 음양의 偏勝과 偏衰, 亡陰과 亡陽 사이에는 모두 내재적인 밀접한 연계를 가지고 있다. 다시 말하면 음양실조의 각종 병리는 고정불변한 것이 아니며 병세의 진퇴와 邪正盛衰 등 정황변화에 따라 변화된다.

3. 기혈실상(氣血失常)

氣血失常은 기와 혈의 부족 및 각자의 생리기능의 이상, 기와 혈의 互根互用, 기능실상 등의 병리변화를 개괄한 것이다.

인체의 기와 혈은 전신을 순환하고 있으며 장부경락 등 모든 조직기관의 생리활동을 수행하는 기초물질이다. 만약 기혈이 실상되면 필연적으로 기체의 각종 생리기능에 영향을 미치며 질병을 초래한다. 그러므로《素問·調經論》에 말하기를 "血氣가 不和하면 百病이 변화하여 생긴다(血氣不和, 百病乃變化而生)."라고 했다. 그러나 기와 혈은 또 장부기능 활동의 산물이므로 장부에 병변이 생기면 그 장부 본신의 기혈실상을 일으킬 뿐만 아니라 전신의 기혈에도 영향을 미쳐 기 또는 혈의 병리변화를 일으킨다. 기혈실상의 병리는 邪正盛衰, 陰陽失調와 마찬가지로 장부경락에서 각종 병변의 기초가 될 뿐 아니라 각종 임상질병 병리를 분석·연구하는 기초가 된다.

1) 기의 실상(失常)

기의 失常에는 기의 生化不足 또는 耗損過大로 인한 기의 부족과, 기의 모종기능 감퇴, 기의 운동실상 등이 포괄되어 있다. 前兩者는 氣虛로 표현되고 후자는 氣滯, 氣逆, 氣陷, 氣閉, 氣脫 등 氣機 失調의 병리변화로 나타난다.

(1) 기허(氣虛)

氣虛란 元氣耗損, 機能失調, 臟腑機能減退, 抗病能力下降 등의 병리상태를 말한다. 원인은 주로 선천성 稟賦不足, 또는 후천성 養生失調, 또는 肺脾腎의 기능실조로 인한 기의 생성부족이다. 때로는 勞倦內傷, 久病不復으로도 생기는 수가 있다. 예를 들면 精神萎頓, 倦怠, 四肢無力, 眩暈, 自汗, 易患感冒 등은 모두 氣虛의 구체적인 표현이다.

기·혈·진액의 관계가 극히 밀접하므로 氣虛가 생겼을 때는 혈과 진액에 영향을 미쳐 혈과 진액의 생성부족, 運行遲緩 또는 無故流失을 초래하므로 혈과 진액의 다양한 병변을 일으킨다.

(2) 기기실조(氣機失調)

氣機失調란 기의 昇降出入 失常으로 생긴 氣滯, 氣逆, 氣陷, 氣閉, 氣脫 등의 병리변화를 말한다.

승강출입은 기의 기본운동 형식이며 장부경락, 음양기혈 모순운동의 기본과정이다.

인체 장부경락의 기능활동, 장부경락 및 기혈음양의 상호관계는 어느 것이나 기의 승강출입 운동에 의하여 그의 상대적 평형을 유지한다. 예를 들면 肺의 호흡과 宣發肅降, 脾의 升淸과 胃의 降濁, 心腎의 陰陽相交와 水火旣濟(心火下降, 腎水上昇) 및 肝主升과 肺主降 등 생리기능 사이의 협조평형은 모두 기의 승강출입 운동이 정상인 구체표현이다. 기의 승강출입 이상은 장부경락, 기혈, 음양 등 여러 기능의 협조의 협조평형에 영향을 미친다. 만약 氣機失調되면 五臟六腑, 表裏內外, 四肢九竅(九竅, 즉 九穴) 등 여러 종류의 병변과 관련된다. 일반적으로 氣機失調에는

氣滯(기의 流通障碍), 氣逆(기의 상승운동의 過强 또는 하강운동 不及), 氣陷(기의 상승역량 부족 또는 하강역량 過强), 氣閉(기의 外出受阻), 氣脫(기가 內守하지 않고 外脫함) 등이 포함되어 있다.

① 氣滯 : 機機의 鬱滯不順通이다. 주로 情志의 內鬱 또는 痰, 濕, 瘀血 등의 阻滯로 말미암아 기의 유통에 영향을 미쳐 국부 또는 전신의 기기불통 또는 조체를 형성하므로 장부경락의 기능장애를 초래한다. 氣가 어느 국부에 체류하면 脹滿, 疼痛이 나타나거나 심지어는 血瘀, 水停을 일으키며 瘀血, 痰飮 등의 병리산물을 형성한다. 肝升肺降, 脾升胃降은 전신의 氣機를 조절하는데 극히 중요한 작용을 일으킨다. 그러므로 기체는 肺氣壅滯, 肝鬱氣滯 또는 脾胃氣滯 등에서 나타날 뿐 아니라 肺・肝・脾・腎 등 장부기능 장애에서 氣滯가 형성된다.

② 氣逆 : 氣機昇降의 失常이며 장부기가 역상하는 병리상태이다. 대개 정지상해 또는 음식의 寒溫不適 또는 痰濁壅阻 등에서 생긴다. 氣逆은 肺・胃・肝 등 장부에서 가장 많이 볼 수 있다. 肺에서 肺失肅降, 肺氣上逆하면 咳逆上氣한다. 胃에서 胃失和降, 胃氣上逆하면 惡心, 嘔吐, 噯氣, 呃逆이 생긴다. 肝에서 간기가 상역하면 頭痛頭脹하고 面紅目赤하며 易怒한다. 肝은 剛臟이고 主動主升하며 또 藏血하는 장기이므로 肝氣가 상역할 때 심하면 혈이 기와 함께 상역하여 咯血, 吐血하거나 또는 壅遏淸竅하여 昏厥이 생긴다. 그러므로《素問・生氣通天論》에 말하기를 "大怒하면 陽氣가 上逆하고 血이 昇하여 上에서 鬱結하여 薄厥(昏厥重證)을 일으킨다(大怒則形氣絶, 而血菀於上, 使人薄厥)."라고 했다. 일반적으로 기가 상역하는 것은 실이 위주지만 허하여 기가 상역하는 경우도 있다. 예를 들면 폐허하여 숙강하지 못하거나 腎이 氣를 받아들이지 못하면 모두 폐기상역을 초래하며 위허하여 하강하지 못하여도 위기상역을 초래한다. 이는 모두 허로 인한 氣逆의 병리이다.

③ 氣陷 : 기허병리의 일종으로 氣의 升擧無力을 주요특징으로 하는 일종의 병리상태이다. 기체내 장위치의 상대적인 恒定은 모두 기의 정상적인 승강출입 운동에 의한다. 그러므로 기허하고 升擧力量이 감약되면 어떤 내장은 하수한다. 예를 들면 胃下垂, 腎下垂, 子宮脫垂 같은 것들이다. "사람의 기는 穀食에서 온다(人受氣於穀)." 氣는 脾에서 生化되며 脾는 상승을 주관한다. 그리고 脾胃는 기혈의 生化之源이기도 하다. 그러므로 비위기가 허하면 氣陷이 아주 쉽게 초래된다. 고로 기함을 中氣(脾胃氣의 總稱)下陷이라고 부르는데 腰腹이 脹滿重墜하며 대변감이 빈번히 생기고 短氣乏力하며 음성이 낮고 맥약무력해지는 등 여러 가지 증상들이 동반된다.

④ 氣閉와 氣脫 : 모두 기의 출입이상을 주로 하는 병리상태이며 그의 임상표현은 厥, 脫 등의 중증으로 나타난다.

가. 氣閉 : 대개 濁邪의 外出受阻 또는 극도의 氣鬱로 氣의 외출이 阻礙되어 돌연히 나타나는 閉厥의 병리상태이다. 예를 들면 穢濁한 氣의 침범으로 생긴 閉厥, 외감열병 과정의 熱性閉

厥, 돌연한 精神創傷으로 생긴 昏厥 등이다. 그 병리는 모두 氣의 外出阻碍로 생긴 氣閉이다.

나. 氣脫 : 대개 정기가 사기를 이겨내지 못하거나 또는 정기가 계속 쇠약해져 氣가 內守되지 못하고 外脫하거나 혹은 대출혈, 대한출 등의 氣隨血脫, 氣隨津脫로 인하여 생기는 기탈증이다. 氣脫은 돌연히 기능쇠갈의 병리상태로 나타난다. 氣脫은 사실상 각종 허탈병변의 주요병리이다.

2) 혈의 실상(失常)

혈의 失常이란 혈액의 생성부족 또는 출혈, 구병시의 혈액모손 과다 혹은 혈의 유양기능이 감약되어 생기는 혈허이다. 혈열은 혈행을 가속시키며 혈행지완은 혈어를 초래한다. 이것 역시 혈의 失常이다. 나누어 기술하면 아래와 같다.

(1) 혈허(血虛)

血虛란 혈액부족 또는 혈의 자양기능이 감퇴된 병리상태를 말한다. 실혈이 과다할 때 새로운 혈을 생성하여 보충하지 못하거나 또는 脾胃가 허약하여 음식영양이 부족되고 혈액생성 기능이 감약되었거나 化源(人體의 六氣, 즉 氣·血·津·液·精·脈이 生化하는 源)이 부족되어 혈액의 화생장애로 생긴다. 때로는 오래 병이 낫지 않아 만성 소모로 혈도 함께 소모되어 혈허를 초래한다. 전신의 각 장부 조직기관은 모두 혈의 자양에 의한다. 그러므로 혈허시는 전신 또는 국부의 영양실조, 기능활동의 쇠퇴 등 허약증후가 나타난다. 예를 들면 얼굴의 윤택이 없어지고, 脣舌爪甲의 광택이 없어지며, 頭目眩暈과 心悸怔忡이 생기고, 神疲乏力해지며, 형체가 瘦瘠해지거나 혹은 수족이 麻木되고, 관절굴신이 장애되거나 또는 兩目이 건삽해지고, 물건을 볼 때 昏花한다. 이런 것들은 모두 血虛의 임상증상이다.

(2) 혈어(血瘀)

血瘀란 혈액순행이 지완하고 순통하지 못하는 병리상태이다. 기체로 혈행이 阻碍되거나, 氣虛로 혈운이 遲緩해지거나, 담탁이 맥락을 조색하거나, 한사가 입혈하여 혈이 응체해지고, 열사가 입혈하여 혈액을 조리는 것 등은 모두 血瘀를 형성시킬 수 있다. 혈어가 심해지면 혈액이 瘀結하여 어혈로 된다. 그러므로 어혈은 혈어의 병리산물이다. 그리고 어혈은 형성된 후 또 맥락을 阻塞하여 혈어를 형성하므로 혈어의 일종 원인이기도 하다. 혈어의 병리는 주로 혈행이 잘 순통하지 않는 점이다. 그러므로 혈어가 장부경락 등의 어느 한 국부를 조체하면 동통이 생기게 된다. 그 통처는 고정되고 차거나 덥거나를 막론하고 아픔은 변화없으며 심해지면 腫塊를 형성한다. 이것을 癥이라고 부른다. 癥이 되면 얼굴에 黧黑(황갈색 혹은 흑색반괴)이 생기고 肌膚甲錯

(증명이다. 중병 이후나 영양불량으로 생긴 瘦瘠, 피부광택 소실 등 증상이다)하며 脣舌이 암자색이고 瘀斑이 생기며 絲狀紅線이 나타나고 이는 血行遲緩과 血液瘀滯의 증상이다.

혈어는 다시 기기조체를 심화시키므로 기체를 형성하여 혈어를 초래하며 혈어는 또 기체를 야기하여 이들 사이에는 악순환이 형성된다.

(3) 혈열(血熱)

血熱이란 血分有熱, 血行加速의 병리상태이다. 血熱은 대개 邪熱이 혈에 들어감으로 생긴다. 정지울결, 五志過極 化火時에도 혈열이 초래된다.

혈은 溫和하면 순행하므로 血熱時에는 혈액운행이 가속되며 심하면 脈絡을 灼傷하여 혈을 妄行케 한다. 사열은 또 혈과 진액을 煎熬한다. 그러므로 혈열의 임상특징은 熱象도 있거니와 耗血, 動血, 傷陰證狀도 함께 나타난다.

3) 기와 혈의 호근호용(互根互用)과 기능실조(機能失調)

기는 양에 속하고 혈은 음에 속하는데 양자 사이의 관계는 마치 음양이 서로 따라 다니며 서로 의존하고 서로 이용하는 것과 같다. 기는 혈에 대하여 推動, 溫煦, 化生, 統攝作用을 하며 혈은 기에 대하여 滋養, 運載하는 작용을 가지고 있다. 그러므로 기의 허쇠와 昇降出入의 이상은 필연적으로 혈에 영향을 미치게 된다. 만약 기허하면 혈이 생화하지 못하여 혈은 虛少해지고, 기허하면 혈액을 推動, 溫煦하는 기능이 감약되어 혈이 滯澁해지며, 기허하여 그의 統攝機能이 감약되면 혈이 外逸하여 출혈하게 되고, 氣滯하면 瘀阻하며, 기기가 逆亂하면 혈이 기를 따라 함께 상역하거나 하함하게 되며 심하면 위에서 吐血하고 아래에서 便血 崩漏를 일으킨다. 마찬가지로 혈의 허쇠와 혈의 운행이 失常되었을 때는 필연적으로 기에 영향을 미친다. 만약 혈허하면 기도 따라 衰少해지며 혈어가 생기면 기도 따라 鬱滯되며, 血脫하면 기도 의존할 곳이 없어 脫逸한다. 임상에서 기혈의 互用機能이 실조되면 氣滯血瘀, 氣不攝血, 氣隨血脫, 氣血兩虛, 氣血不榮經脈 등 몇 가지의 증상이 나타난다.

(1) 기체혈어(氣滯血瘀)

氣滯와 血瘀는 함께 존재한다. 기의 운행이 순통하지 못하면 혈액의 운행장애를 초래하여 氣滯血瘀를 형성한다. 捻挫外傷으로 기체와 혈어가 동시에 형성되는 경우도 있다. 일반적인 경우 肝은 疏泄과 藏血을 하는데 肝의 疏泄은 氣機를 조절하는데 중요한 작용을 한다. 그러므로 氣滯血瘀는 肝의 생리기능 이상과 밀접한 관계를 가지고 있다. 心은 혈맥과 행혈을 주관함으로 心의 생리기능이 실조되었을 때는 대개 혈어가 생기고 후에 기체가 초래된다. 氣滯血瘀는 임상에서 脹滿疼痛, 瘀斑, 積聚癥瘕 등 병증이 나타난다.

(2) 기불섭혈(氣不攝血)

氣不攝血이란 기의 부족으로 혈액을 固攝하는 생리기능이 감약되어 혈이 循經하지 못하므로 脈外에 생기는 喀血, 吐血, 衄血, 發斑, 便血, 尿血, 崩漏 등의 출혈하는 병리상태를 말한다. 그 가운데 中氣不足으로 氣虛下陷하여 혈이 아래로 흩어져 나가면 崩漏, 便血, 尿血 등의 병증이 된다.

(3) 기수혈탈(氣隨血脫)

氣隨血脫이란 대량의 출혈과 함께 기가 血液流失을 뒤따라 散脫함으로 기혈양허 또는 氣血併脫의 병리상태를 이룬다. 외상시의 실혈 또는 婦女崩漏, 産後大出血 등으로 생긴다. 혈은 기의 載體이므로 血脫되면 기가 의지할 곳이 없어 뒤따라 散脫하고 망실된다.

(4) 기혈양허(氣血兩虛)

氣血兩虛란 氣虛와 血虛가 함께 존재하는 병리상태이다. 대개 久病消耗로 기혈이 모두 손상을 받아 생긴다. 때로는 실혈된 후 기가 뒤따라 소모되거나 혹은 기허로 혈의 生化之源이 날로 衰少되어 기혈양허가 형성되는 경우도 있다. 임상상 顔面蒼白 또는 萎黃, 少氣懶言, 疲勞無力, 形體瘦瘠, 心悸失眠, 肌膚乾燥, 肢體麻木 등의 기혈부족증이 나타난다.

(5) 기혈불영경맥(氣血不榮經脈)

氣血不榮經脈이란 기혈허쇠 또는 氣血失和로 기혈의 상호이용 기능이 감퇴되어 經脈, 筋肉, 皮膚에 대한 자양작용이 약화되어 산생하는 肢體筋肉의 運動失常 또는 감각이상 등 병리상태이다. 예를 들면 肢體麻木 또는 肌膚乾燥, 瘙痒, 溫氣缺乏 심하면 肌膚甲錯 등은 모두 氣血不榮經脈의 구체 표현이다.

4. 진액대사실상(津液代射失常)

진액대사란 진액의 부단한 생성, 부단한 수송, 부단한 배설과정이다. 진액의 정상적인 대사는 체내 진액의 정상적인 수송, 생성과 배설 사이의 상대적인 恒定을 유지한다. 진액의 대사실상은 진액수송이 실상되고 진액의 생성과 배설 사이에 평형을 잃어 진액의 생성부족, 소모 및 배설과다가 생기므로 체내의 진액부족이 조성되거나 또는 輸送失常, 排泄障碍로 체내에서의 津液流動이 완만해져 수액의 滯留, 停積, 泛濫 등이 형성된다. 진액대사는 하나의 복잡한 생리과정이다. 장부의 여러 가지 생리기능의 상호협조가 있어야 정상의 대사평형을 유지할 수 있다. 요약하여 말하면 진액의 생성, 수송과 배설은 기의 승강출입 운동과 기의 기화기능을 떠날 수 없다. 기의 승강출입 운동이 정상이어야 진액의 승강출입이 정상적인 평형을 유지할 수 있으며 기의 기화기능이 건전하고 왕성해야 진액의 정상적인 생성, 수송, 배설을 보장할 수 있다. 그러므로 기의 운동과 기의 기능은 사실상 전신의 진액대사를 조절하고 있다. 진액대사와 관계있는 장부의 생리기능으로 진액의 생성은 脾胃의 운화를 떠나지 못하며, 진액의 수송과 배설을 脾의 散精, 肺의 宣發과 肅降, 肝의 疏泄, 腎과 방광의 蒸騰氣化, 삼초의 通調(疏通調節)를 떠날 수 없다. 이런 장부 생리기능의 상호배합은 진액대사의 調節機制를 구성하고 진액의 생성, 수송, 배설 사이의 협조평형을 유지한다. 그러므로 기의 승강출입 운동이 평형을 잃어 기화기능이 실상되거나 혹은 肺·脾·腎 등의 관련이 있는 장부와 관련이 있는 생리기능 가운데 어느 한 장기나 어느 한 생리기능에 이상이 생기면 진액대사 실상을 초래하여 체내의 진액부족 또는 津液滯留를 형성하여 內生水濕 또는 痰飮으로 된다. 이를 분술하면 다음과 같다.

1) 진액부족

진액부족이란 진액의 양이 부족하여 내부로는 장부, 외부로는 孔竅, 皮毛 등을 濡潤滋養하지 못하므로 산생되는 일련의 乾燥失潤 상태를 말한다. 진액부족은 대개 燥熱邪, 五志火, 發熱, 多汗, 吐瀉, 多尿, 失血 또는 辛燥劑의 過用誤用으로 인하여 생긴다.

津과 液은 그의 성상, 분포부위, 생리기능 등에서 다소 다르다. 그러므로 진액부족의 병리와 임상표현에는 일정한 차이를 가지고 있다. 津은 비교적 맑고 희박하며 유동성이 비교적 크며 내부로는 혈맥을 충만시키고 장부를 潤澤시키며 외부로는 皮毛와 孔竅에 이르며 쉽게 耗散되며 보충도 잘 된다. 예를 들면 더운 여름날씨에 땀을 많이 흘리거나 고열이 나면 갈증으로 음료를 섭취한다. 또한 기후가 건조한 계절에 입·코·피부건조, 심한 구토와 설사, 다뇨에 나타나는 目陷, 螺癟, 심하면 痙攣 등은 모두 상진을 위주로 한 임상표현이다. 液은 다소 粘度가 높고 유동성이 비교적 적으며 장부를 濡養하고 骨髓, 腦髓, 脊髓를 充養하며 關節을 부드럽게 한다. 液은 쉽게 소모되지 않으나 일단 耗損되면 잘 보충되지 않는다. 열병하거나 久病傷陰時에 볼 수 있는 舌紅無苔혹은 少苔, 脣舌乾燥, 無渴症, 形體瘦瘠, 肌膚毛髮枯槁, 심할 때는 肉瞤, 手足震顫蠕動 등은 모두 陰液枯涸 및 動風의 임상표현이다.

그러나 반드시 지적하여야 할 것은 傷津과 脫液은 병리와 임상표현에서 비록 구별되는 점이 있어도 津과 液은 원래 일체이므로 양자 사이는 생리상 互生互用하며 병리에서도 서로 영향을 미친다. 일반적으로 傷津하였을 때에 傷陰脫液이 생기지 않지만 脫液하였을 때는 꼭 傷津이 생긴다. 고로 진상하면 상음탈액이 점차 발전하고 液脫하면 津液乾涸이 심해진다고 말한다.

2) 진액의 수송과 배설장애

진액의 수송과 배설은 진액대사 가운데 두 가지 중요한 環節이다. 이 두 가지 環節의 기능장애는 비록 같지 않지만 그 결과는 모두 진액을 체내에 정체시켜 內生水濕, 痰飮 등 병리산물을 생성시킨다.

진액의 수송장애는 진액을 정상으로 수송하지 못하므로 체내에서 津液流動이 遲緩되거나 또는 체내 어느 한 국부에 滯留되어 津液不化, 水濕內生, 痰飮 등을 초래한다. 진액 수송장애의 원인은 많으며 肺의 宣發과 肅降, 脾의 運化와 散精, 肝의 疏泄條達, 삼초의 水道通利與否 등과 관련된다. 예를 들면 肺의 宣散과 肅降이 상실되면 담이 폐에 막히며, 脾의 건전한 운화가 상실되어 水濕運化와 散精機能이 감퇴되면 津液環流가 遲緩되어 습담이 생기며, 肝의 疏泄이 상실되면 氣機가 순통되지 않아 기체를 이루며 진액이 정류되어 痰水로 된다. 그리고 삼초의 수도가 불리하면 진액의 유동이 직접적인 영향을 받을 뿐만 아니라 진액의 배설에도 영향을 미친다. 진액의 수송장애는 비록 상술한 多種原因이지만 그 가운데서도 가장 주요한 것은 脾의 운화기능 장애이다. 고로《素問・至眞要大論》에는 "무릇 濕氣, 水腫, 脹滿은 모두 脾의 病이다(諸濕腫滿,皆屬於脾)."라고 했다.

진액의 배설장애는 주로 진액이 汗液과 尿液으로 전화하는 기능이 떨어져 水飮이 저류됨으로 肌膚에 넘쳐 水腫을 일으킨다. 진액이 汗液으로 화함에는 肺의 宣發機能에 의하며, 진액이 尿液으로 화함에는 주로 腎의 蒸騰氣化 기능에 의한다. 肺와 腎의 기능이 감약되면 수액이 저류되어 수종을 일으키지만 腎의 蒸騰氣化는 배설을 좌우하는 작용을 한다. 이는 肺의 宣發이 상실되고 腠理가 閉塞되어 한액배설이 장애된 정황에서도 진액대사 후에 廢液이 여전히 요액으로 화하여 체외에 배출되기 때문이다. 바로《靈樞・五癃津液別》에 말하기를 "天氣가 寒하면 腠理가 閉하고 氣濕이 不行하여 水가 아래로 내려가서 膀胱에 머물러 尿와 氣로 된다(天寒則腠理閉, 氣濕不行, 水下留於膀胱, 則爲尿與氣)."라고 했다. 그렇지 않고 만약 腎의 蒸騰氣化 기능이 감퇴하여 요액의 생성과 배설이 장애되면 수습이 범람하여 水腫이 된다. 고로《素問・水熱穴論》에 말하기를 "腎이란 胃의 關이다. 關門이 不利하면 水氣가 停留하여 水病이 된다(腎者, 胃之關也. 關門不利, 故聚水而從其類也)."라고 했다.

지적해야 할 것은 진액의 수송장애와 배설장애는 양자가 비록 다르지만 서로 영향을 미치며 서로 원인으로도 되고 결과로도 된다. 그 결과 內生水濕과 痰飮을 초래하며 여러 가지 병변을 야기한다.

3) 진액과 기혈의 기능실조(機能失調)

이상에서 서술한 바와 같이 진액의 생성, 수송, 배설은 장부의 기화와 기의 승강출입에 의지하며 기의 순행도 진액을 載體로 삼아 상하·내외를 통달하면서 전신에 고루 분포된다. 그리고 진액충족과 血脈充滿은 運行通暢의 조건이다. 그러므로 진액과 기혈기능의 협조는 인체의 정상적인 생리활동을 하는데 중요한 역할을 한다. 일단 진액과 기혈 사이의 협조관계가 파괴되면 다음과 같은 몇 가지 병리변화들이 나타난다.

(1) 진정기조(津停氣阻)

津停氣阻란 진액대사 장애로 水濕, 痰飮이 貯留됨으로 생기는 氣機阻滯의 병리상태이다. 만약 水飮阻肺하고 肺氣壅滯하며 宣降失職하면 胸滿 咳嗽와 喘促으로 편안히 누울 수 없으며 水氣凌心하고 心氣阻遏되며 心陽이 억제되면 心悸와 心痛이 나타난다. 그리고 水氣가 중초에 정체하여 脾胃氣機를 阻遏하면 淸氣不升, 濁氣不降으로 頭昏困倦, 脘腹脹滿, 納化呆滯 등의 증이 나타난다. 수기가 사지에 정체되면 경맥이 조체되어 지체의 沈重感과 脹痛 등이 나타난다.

(2) 기수액탈(氣隨液脫)

氣隨液脫이란 진액 유실과다로 기가 의지할 곳을 잃어 진액과 함께 外泄, 暴脫, 亡失되는 병리상태를 말한다. 대개 고열로 인한 傷津 또는 大汗으로 인한 傷津脫液 또는 심한 토사로 인한 傷津 등에서 온다. 《傷寒論·陽明病篇》에 말하기를 "發汗이 많아 重하면 亡陽한다(發汗多, 若重發汗者, 亡其陽)."라고 하였는데 이는 한출이 과다하여 진액이 외설하므로 생기는 陽氣亡失의 병리변화이다. 《景岳全書·泄瀉》에도 말하기를 "만약 關門이 不固하면 氣가 사를 따라 나가는데 氣가 나가면 陽衰하게 된다(若關門不固, 則氣隨瀉去, 氣去則陽衰)."라고 했으며, 《金匱要略 心典·痰飮篇》에도 "吐下한 끝에는 完全한 氣가 存在하지 않는다(吐下之餘, 定無完氣)."라고 지적하였는데 이는 정기가 빈번한 대량의 구토, 설사에서 진액이 모상되면 脫失된다는 것을 설명해준다.

(3) 진고혈조(津枯血燥)

津枯血燥란 진액이 虧乏 枯竭하여 초래된 血燥虛熱內生 또는 血燥生風의 병리상태이다. 진액은 혈액의 중요한 조성부분이며 津血은 모두 후천의 수곡정미에서 온다. 만약 고열로 인하여 상진하거나 燒傷으로 인하여 진액손모가 생긴다든가 진액이 만성으로 소모되면 津枯血燥가 초래된다. 임상에서 心煩, 鼻咽乾燥 또는 五心煩熱, 肌肉消瘦, 皮膚乾燥 또는 肌膚甲錯, 皮膚瘙瘍, 皮膚落屑 등의 증상이 나타난다.

(4) 진휴혈어(津虧血瘀)

津虧血瘀란 진액모손으로 초래되는 血行鬱滯不通의 병리상태를 말한다. 대개 高熱, 燒傷, 혹은 吐瀉, 大汗 등으로 생긴다. 진액이 대량으로 虧耗되면 혈액량이 감소하고 혈액순행이 滯澁不通하므로 혈어의 병변이 발생된다. 원래의 진액부족을 기초로 하여 舌質紫絳, 瘀點, 瘀斑 또는 斑疹顯露 등의 증상이 나타난다. 고로 周學海는《讀醫隨筆 · 券三》에서 말하기를 "血은 마치 舟와 같고 津液은 水와 같다(夫血猶舟也, 津液水也)."라고 했고, "津液이 火灼되어 竭하면 血行은 더욱 滯한다(津液爲火灼竭, 則血行愈滯)."라고 했는데 이는 熱灼津虧가 혈어를 초래하는 병리과정을 설명한 것이다.

5. 내생오사(內生五邪)

內生五邪란 질병 발전과정에 氣 · 血 · 津液과 장부 등의 생리기능 이상으로 생기는 風 · 寒 · 濕 · 燥 · 火의 六淫致病과 비슷한 병리현상을 말한다. 병이 내부에서 생긴 것이므로 內風, 內寒, 內濕, 內燥, 內火라고 부르며 통칭하여 內生五邪라고 한다. 그러므로 內生五邪란 病因이 아니고 기 · 혈 · 진액 · 장부 등의 생리기능 실조로 생긴 종합적인 병리변화이다.

1) 풍기내동(風氣內動)

風氣內動은 內風이다. 內風과 肝 사이의 관계는 비교적 밀접하여 肝風內動 또는 肝風이라고도 부른다. 질병 발전과정에 陽盛이나 음허하여 制陽하지 못하여 陽勝을 제지하지 못하기 때문에 생기는 動搖, 眩暈, 痙攣, 震顫 등의 병리반응은 風氣內動의 구체 표현이다.《素問 · 至眞要大論》에 말하기를 "모든 강직은 모두 風에 屬한다(諸暴强直, 皆屬於風).", "무릇 風病振搖하고 眩暈하는 증후는 모두 간에 속한다(諸風掉眩, 皆屬於肝)."라고 했는데 이는 그의 임상증상이 풍사로 생긴 병과 같을 뿐만 아니라 肝과도 관련이 있다는 것을 밝혀 놓은 것이다. 風氣內動은 체내의 陽氣亢逆變動으로 형성된 일종의 병리상태이다.《臨證指南》에 지적하기를 "內風은 신체내 양기의 變動이다(內風乃身中陽氣之變動)."라고 했다. 체내의 陽氣變動에는 여러 가지 원인이 있는데 주로 肝陽化風, 熱極生風, 陰虛風動, 血虛生風 같은 것들이다.

(1) 간양화풍(肝陽化風)

肝陽化風은 情志가 상해되거나 또는 勞傷으로 肝腎의 음이 모상됨으로 陰虛陽亢하고 水不涵木하며 양이 浮하여 潛入하지 못하여 날이 갈수록 양이 더 浮하고 음이 모상되며 후에 음이 양을 제지하지 못하고 肝의 陽氣上昇을 제지하지 못하므로 간양이 크게 항진하여 풍으로 화하는 것이다. 輕하면 筋惕肉瞤, 肢麻震顫, 眩暈欲仆 또는 口眼喎斜, 혹은 半身不遂 등의 증상이 생기며 심하면 혈이 氣逆을 따라 血逆하므로 突然卒倒, 혹은 閉厥, 혹은 脫厥을 일으킨다.

(2) 열극생풍(熱極生風)

熱極生風이란 熱甚動風이라고도 말하며 대개 열성병의 극기에 많이 생긴다. 邪熱熾盛, 煎灼津液, 傷及營血, 燔灼肝經되므로 근맥이 자양받지 못하고 양열이 항성하여 풍으로 화한다. 임상에서 痙厥, 抽搐, 鼻翼煽動, 目睛上弔 등의 증상이 나타나며 동시에 高熱, 神昏, 譫語 등이 생긴다.

(3) 음허풍동(陰虛風動)

陰虛風動은 열병 후기의 陰津虧損이나 혹은 久病耗傷의 陰液大虧로 생긴다. 주된 병리는 음액이 고갈되어 근맥을 자양하지 못하므로 근맥이 失養되어 內風으로 화한다. 이는 虛風內動에 속한다. 임상에서 筋攣肉瞤, 手足蠕動 등의 증상이 나타난다. 陰虛風動의 병리와 임상증상은 肝陽化風, 熱極生風과는 다르다.

(4) 혈허생풍(血虛生風)

血虛生風은 생혈부족이나 실혈과다 또는 구병시의 營血耗傷, 肝血不足, 筋脈失養 또는 血不榮絡하여 생기는 虛風內動이다. 임상에서 지체의 麻木不仁, 筋肉躁動 등의 증상이 나타나며 심하면 수족이 拘攣되어 굴신할 수 없다.

이 밖에 血燥生風도 있는데 이는 久病에서 모혈하거나 혹은 연로하여 精虧血少하거나 또는 장기 영양결핍으로 생혈이 부족하거나 혹은 瘀血內結하므로 新血生化가 장애되어 생기는 풍이다. 그의 병리는 津枯血少, 失潤化燥, 肌膚가 자양을 받지 못하고 經脈氣血이 협조되지 못하므로 혈이 燥動하고 생풍하는 것이다. 임상에서 피부건조 또는 肌膚甲錯 등의 증상이 나타나며 피부소양이나 낙설이 생긴다.

2) 한종중생(寒從中生)

寒從中生은 內寒이라고도 부른다. 이는 기체의 양기가 허쇠되고 溫煦氣化機能이 감퇴되어 허한이 내생하거나 또는 음한사가 彌漫한 병리상태이다. 이의 병리는 아래의 몇 가지가 있다.

양허하면 음성하고 陰勝하면 內寒한다. 양열부족, 溫煦失職, 虛寒內生, 또는 혈맥수축, 血行減慢 등의 收引證狀이 나타난다. 안면이 창백하고 형체가 한하며 지체가 냉하거나 혹은 筋脈拘攣, 肢節痺痛도 나타난다. 《素問・擧痛論》에 말하기를 "寒하면 氣를 거둔다(寒則氣收)."라고 하였는데 이는 주로 脾腎陽虛와 관련된다. 脾는 後天之本이고 氣血生化之源이며 脾陽은 肌肉四肢에까지 이른다. 腎陽은 양기의 근원이며 전신 장부조직을 溫暖시킨다. 고로 脾腎陽氣가 허쇠하면 溫煦失職되어 虛寒象이 쉽게 나타난다. 그 가운데서도 腎陽虛衰가 관건이다.《素問・至眞要大論》에 말하기를 "寒病의 收斂牽引 등 증은 모두 다 腎病에 속한다(諸寒收引, 皆屬於腎)."라고 했다.

양기가 허쇠하면 기화기능이 감퇴되거나 失司되어 양은 음을 소산시키지 못하며 대사활동이 장애되거나 감퇴되면 陰寒性 病理産物이 積聚되거나 정체된다. 예를 들면 水濕, 痰飮 같은 것들이다. 고로《素問・至眞要大論》에서 "모든 수액병으로 淸冷한 것은 寒에 속한다(諸病水液, 澄澈淸冷, 皆屬於寒)."라고 했다. 임상에서 尿頻淸長하며 涕唾痰涎이 稀薄하고 淸冷하거나 또는 설사하며 수종이 나타나면 이는 陽氣不足, 蒸化無權, 津液化氣不能으로 생기는 증상이다.

陽虛陰盛의 寒從中生과 외감한사나 생냉물 폭식으로 생긴 한증, 즉 內寒과 外寒 사이에는 구별도 있지만 연관도 된다. 그 구별이라면 內寒의 임상특징은 주로 허하고 한하지만 허를 위주로 하고 外寒의 임상특징은 한이 위주지만 한사가 양을 상한 원인으로 허상을 겸하고 있으나 한을 위주로 한다. 양자 사이의 중요한 관계는 寒邪의 침범으로 기체의 양기가 손상받아 후에 양허를 초래한다. 그리고 양기가 원래 허하던 자는 외사를 저항하는 능력이 약해 한사의 침범을 쉽게 받아 병을 일으킨다.

3) 습탁내생(濕濁內生)

濕濁內生은 內濕이라고도 부른다. 이는 脾의 운화기능과 진액 수송기능에 장애가 생겨 水濕痰濁이 축적되고 정체된 병리상태이다. 內生의 습은 脾虛로 인한 것이므로 脾虛生濕이라고도 부른다.

內濕은 형체의 肥胖과 痰濕過盛, 혹은 生冷食, 肥甘飮食過食으로 脾胃가 內傷되어 脾의 정상운행이 阻碍되므로 胃의 진액운행과 수포에 장애가 생겨 일어나는 병증이다. 수액이 불화하고 聚積하여 濕이 되고 정체되어 痰이 되며 留하여 飮이 되고 積하여 水가 된다. 그러므로 脾의 運化失職은 濕濁內生의 관건이다. 고로《素問・至眞要大論》에 말하기를 "무릇 濕氣, 水腫, 脹滿 등의 증은 모두 비병에 속한다(諸濕腫滿, 皆屬於脾)."라고 했다.

脾가 운화를 주관함에는 腎陽의 溫煦(卽溫暖)와 氣化에 의한다. 그러므로 內濕은 비양허의 진액불화로 형성되는 병리산물인 동시에 腎과 밀접한 관계를 가지고 있다. 腎은 수액을 주관하며 腎陽은 諸陽之本이다. 고로 腎陽虛衰時에는 脾의 운화에 영향을 미쳐 濕濁內生을 야기시킨다. 반면에 습은 음사이므로 濕勝하면 양기를 손상시킬 수 있어 濕濁內生하는데 오래 지나면 脾陽과 腎陽을 손상시켜 陽虛濕盛證을 초래한다.

濕性重濁粘滯는 기기가 阻遏되어 생긴 것이므로 임상표현은 濕邪阻滯部位가 다름에 따라 각기 다르다. 만약 濕邪留滯가 경맥에 생기면 머리가 무겁고 번거로우며 사지가 무겁거나 屈伸이 불리해진다. 그러므로 《素問・至眞要大論》에 말하기를 "모든 痙痛項强等證은 모두 다 濕에 속한다(諸痙項强, 皆屬於濕)."라고 했다. 만약 습이 상초를 침범하면 胸悶咳嗽하고, 만약 습이 중초를 阻止하면 脘腹脹滿, 食慾不振, 口膩 혹은 口甘하고 舌苔가 厚膩하다. 만약 습이 하초에 阻滯되면 복창이 생기고 설사하며 소변이 잘 통하지 않는다. 만약 수습이 皮膚肌腠에 범람되면 수종이 생긴다. 고로 《素問・六元正紀大論》에 말하기를 "濕氣가 勝하면 濕泄하고 甚하면 水閉되어 浮腫이 온다(濕勝則濡泄, 甚則水閉胕腫)."라고 했다. 濕濁은 기체의 상・중・하 삼초의 어느 부위든지 조체할 수 있지만 그 가운데서 중초비위의 濕阻가 위주이므로 脾虛濕困은 필연적인 증이다.

이밖에 외감습사와 내생습탁은 그가 형성되는 과정에 각기 다른 점이 있지만 양자는 상호영향을 준다. 습사의 외습을 받을 때마다 脾를 상하며 脾의 정상운행이 장애되면 內濕을 자생한다. 고로 임상에서 脾의 정상운행이 상실되고 내습이 성행한 기체는 쉽게 외감습사로 발병한다.

4) 진상화조(津傷化燥)

津傷化燥는 또한 內燥라고도 한다. 이는 진액부족을 의미하며 인체의 조직기관과 孔竅가 유윤을 못받아 乾燥枯澁한 병리상태이다. 久病으로 傷陰耗液하거나 大汗, 大吐, 大下 혹은 亡血失精하여 陰虧液少가 되거나 어떤 열병과정 중 열사상음 혹은 濕邪化燥하여 생긴다. 津液虧少하면 內漑臟腑와 外潤腠理孔竅를 못하여 燥熱이 속에서 생겨 임상에서 대개 건조불윤한 증상이 나타난다. 고로 《素問・陰陽應象大論》에 말하기를 "燥勝하면 마른다(燥勝則乾)."라고 했다.

일반적으로 陰津이 虧損되면 內燥가 생긴다. 실열로 傷津해도 燥熱內生을 초래한다. 內燥病變은 각 장부조직에 발생되는데 肺・胃 및 대장에 많이 생긴다. 內燥病變은 임상에서 津液枯涸의 陰虛內熱證으로 표현된다. 기부가 건조하고 윤택하지 않으며 비늘이 일어나고 심해지면 皸裂된다. 그리고 구조인건 唇焦하고 舌上無津하며 심하면 光紅龜裂되며 鼻乾目澁하고 손발톱이 잘 부서지며 대변이 조결하고 소변이 短赤하는 등 각종 燥熱證狀들이 나타난다. 肺燥가 위주이면 無痰乾咳가 있고 심해지면 咯血한다. 만약 胃燥가 위주이면 위음허하고 설태가 없고 붉다. 만약 腸燥라면 변비증도 나타난다. 고로 劉河間은 《素問・玄機原病式》에 말하기를 "제삽고학과 건경군게는 모두 燥에 속한다(諸澁枯涸, 乾勁皸揭, 皆屬於燥)."라고 했다.

5) 화열내생(火熱內生)

火熱內生은 內火 혹은 內熱이라고 부른다. 이는 陽盛有餘 또는 陰虛陽亢 혹은 기혈의 鬱滯 또는 병사의 鬱結로 산생되는 火熱內擾와 機能亢奮의 병리상태를 말한다.

火와 熱은 동류이며 모두 양에 속한다. 그러므로 "火는 열이 극심한 것이며 열은 화가 천천히 방출한 것이다(火爲熱之極, 熱爲火之漸)."라는 말이 있다. 고로 화와 열은 병리와 임상표현에서 대체로 일치하며 정도의 차이가 있다. 그러나 火熱內生만은 허실로 구분된다. 그 병리는 주로 아래의 몇가지로 말할 수 있다.

(1) 양기과성화화(陽氣過盛化火)

인체의 양기는 정상상태에서 원래 養神柔筋하고 장부조직을 온난시키는 작용을 가지고 있다. 한의약학에서 이를 少火라고 부른다. 그러나 병리상태에서 만약 양기가 과항하고 기능이 亢奮되면 필연적으로 물질의 소모가 증가되고 傷陰耗液한다. 이런 병리적인 陽氣過亢을 壯火라고 부르는데 한의학에서는 "氣의 有餘는 火이다(氣有餘便是火)."라고 한다.

(2) 사울화화(邪鬱化火)

邪鬱化火에는 두 가지가 있다. 첫째는 병리과정에 外感六淫의 風·寒·燥·濕 등의 병사가 모두 울체되어 양을 따라 化熱, 化火한다. 寒鬱化熱, 濕鬱化火 같은 것들이 곧 그것이다. 이 두 가지는 체내의 병리대사 산물(痰, 瘀血 등), 食積, 蟲積 등이 모두 뭉쳐 化火한다. 邪鬱化火의 중요한 원리는 어떤 소인으로 인체의 陽氣鬱滯를 일으킨다. 氣鬱하면 生熱化火, 實熱內結한다.

(3) 오지과극화화(五志過極化火)

五志之火라고도 한다. 대개 精神情志의 자극은 인체의 陰陽, 氣血, 臟腑生理의 평형 등에 영향을 주어 氣機鬱結을 일으키고 氣鬱이 지속되면 양을 따라 化熱하여 化熱內生한다. 예를 들어 情志 內傷하고 抑鬱不暢하면 肝鬱氣滯하고 氣鬱化火하여 肝火를 일으킨다.

(4) 음허화왕(陰虛火旺)

이는 虛火에 속한다. 精虧血少, 음액이 大傷하고 陰虛陽亢하면 虛熱과 虛火가 내생된다. 일반적으로 음허내열은 전신성 虛熱徵象으로 나타난다. 陰虛火旺은 임상상 그의 火熱徵象이 기체의 어느 한 부위에 집중된다. 예를 들면 음허로 생긴 齒痛, 咽痛, 口乾唇焦, 骨蒸, 升火顴紅 등은 모두 허화상염으로 생긴 것이다.

이밖에 장부의 火가 있는데 대개 장부 음양실조로 말미암아 생긴다. 상세한 것은 장부병리에서 언급하였으므로 여기에서는 생략한다

6. 경락병리(經絡病理)

경락은 인체의 장부, 체표의 기부, 사지, 五官과 九竅 사이를 서로 연계시키는 통로이며 기혈을 운행하고 기체의 표리, 상하, 내외를 서로 연계하며 각 장부조직의 생리기능을 조절하는 작용을 가지고 있다. 경락병리란 발변인자가 직접 또는 간접으로 경락계통에 작용하여 일으킨 병리변화로 주되는 것은 경락의 氣血 偏盛 偏衰, 經絡의 氣血 運行逆亂, 經絡의 氣血 運行阻滯, 經絡의 氣血衰竭 등이다.

1) 경락의 기혈편성편쇠(氣血偏盛偏衰)

경락의 氣血偏盛은 絡屬된 장부조직 및 기관의 기능과항을 일으키며 각 경락장부 생리기능의 협조평형을 파괴하여 발병된다. 그리고 경락의 氣血偏衰는 絡屬된 장부 조직기관의 생리기능이 감퇴되어 발병한다. 《靈樞·經脈》에서 족양명위경의 經氣虛實을 논술할 때 말한 바와 같이 "氣盛하면 신체의 전면이 모두 熱하고 나머지는 胃에서 소화를 촉진시키고 飢餓를 일으키며 소변은 黃色을 띈다. 기가 부족되면 身體의 전면이 寒栗하며 胃中寒하면 脹滿한다(氣盛則身以前皆熱, 其有餘於胃, 則消穀善飢, 溺色黃. 氣不足, 則身以前皆寒栗, 胃中寒則脹滿)."라고 했고, 또 "족양명이 다른 점은… 실하면 狂巓하고 허하면 발이 麻木하고 小腿가 枯萎한다(足陽明之別… 實則狂巓, 虛則足不收, 脛枯)."라고 했다. 이는 족양명위경 經氣의 허 또는 실로 인해 생긴 병변이다. 그러므로 경락의 기혈성쇠는 絡屬臟腑의 기혈성쇠에 직접적으로 영향을 미친다.

2) 경락의 기혈역란(氣血逆亂)

경락의 氣血逆亂은 주로 經氣의 升降逆亂으로 기혈의 정상운행 장애로 인해 산생된 기혈의 상역 또는 하함에서 오는 것이나. 반대로 기혈의 운행이 失常되어도 經氣의 逆亂을 초래하는데 양자는 항상 상호 인과관계를 가지고 있다.

경락의 氣血逆亂은 인체의 음양의 기가 서로 順接되지 못하여 厥逆으로 전화되는 경우가 많다. 《素問·厥論》에 말하기를 "太陽經에서 발생된 厥證은 首部 浮腫으로 머리가 무겁고 두다리는 걸음을 걷지 못하며 어지럼증으로 넘어진다(巨陽之厥, 則腫首頭重, 足不能行, 發爲眴仆)."라고 했다. 厥은 經氣逆亂과 陰陽之氣의 不順接으로 생기는 厥逆이다. 족태양방광경맥은 目內眦에서 發起하여 上額에서 교차한 후 巓으로 들어가 絡腦하므로 족태양경이 經氣逆亂되면 기혈순경이 上湧하여 頭重腫脹한다. 족태양경의 下行之脈은 膕中에서 합하여 腨內를 지나게 되어 그 경기가 逆上하면 下虛한다. 고로 걸음을 걷지 못하며 심해지면 眩暈으로 넘어지고 昏迷하여 인사

불성이 된다.

경락의 氣血逆亂은 또 絡屬된 장부의 생리기능을 문란시킨다. 《靈樞・經脈》에서 족태음과 구별되는 機能逆亂을 논술할 때 말하기를 "厥氣가 上逆하면 霍亂이 일어난다(厥氣上逆則霍亂)."라고 했다. 즉 다시 말하면 족태음경의 經氣逆亂은 脾胃機能 문란을 초래하게 되는데 淸氣가 不升하면 아래로 설사하고 탁기가 不降하면 상역하여 구역질하며 淸濁이 혼돈되면 토사곽란한다.

이밖에 經氣의 逆亂은 또 출혈을 초래하는 원인의 하나이다. 氣火上逆으로 인하여 생긴 咯血, 吐血, 衄血은 사실상 經氣上逆과도 관계된다. 만약 肝火가 肺를 범하여 생긴 咯血은 사실상 肝經의 火熱이 經氣逆亂을 일으켜 상부의 肺를 범했기 때문에 생긴다. 양명열성시의 鼻衄도 양명경의 經氣逆亂이다.

3) 경락의 기혈운행불창(氣血運行不暢)

경락의 氣血運行不暢은 經氣不利로 말미암아 기혈운행에 영향을 준 것이다. 絡屬臟腑 및 經絡循行部位의 생리기능에도 연관된다. 예를 들면 표증에 全身肌肉酸痛症狀이 생기는데 이는 외사가 束表하여 機體淺表經絡의 經氣가 순통하지 않기 때문에 생긴다. 족궐음간경의 經氣不利는 脇痛, 癭瘤, 梅核氣, 乳房結塊 등이 생기는 주요원인이다.

이밖에 經氣不利는 경락의 기혈운행의 순통하지 않으며 또 모종의 經絡氣滯와 혈어의 주된 원인이다. 고로 《難經・二十二難》에 말하기를 "經에서 움직이는 것은 기인데 병이 나면 血에 생긴다(經言是動者, 氣也, 所生病者, 血也)."라고 했고, "氣가 滯留하고 不行하면 먼저 氣에 病이 생기고 血壅하여 滋養하지 못하면 나중에 血이 病든다. 그러므로 처음은 움직이는 것이고 후에는 병이 생긴다(氣留而不行者, 爲氣先病也; 血壅而不濡者, 爲血後病也, 故先爲是動, 後所生病也)."라고 했다. 이것은 경락병변 가운데 가장 일찍 나타나는 것은 經氣不利와 기혈운행의 不順通이며 나중에 혈어 등의 병변을 초래한다.

4) 경락의 기혈쇠갈(氣血衰竭)

경락의 氣血衰竭이란 經氣가 衰敗되어 終絶하고 기혈도 쇠갈되어 생명이 임종에 다다른 현상이다. 各經의 循經部位가 다르고 소속된 장부의 기능이 각기 다르기 때문에 各經의 기혈쇠갈시에 나타나는 증후도 각기 자기의 특징을 가지고 있다. 《素問・診要經終論》에 말하기를 "태양경맥이 소진되면 눈알을 올려뜨고 움직이지 않으며 몸에서는 경련이 일어나고, 안면은 창백하고 脂汗이 나는데 지한이 나면 죽는다. 소양경의 경맥이 소진하면 耳聾하고 수족의 관절이 모두 弛緩無力하고 두눈은 놀란 것처럼 直視하는데 이것이 目絶系이다. 目絶系가 하루반이면 죽는다. 죽을 때는 顔面이 먼저 靑白해진다. 양명경맥이 소진하면 병자의 口眼이 움직이고 놀라고 헛소리를 하며 면색은 황이다. 팔다리의 양명맥기가 왕성하고 감각이 마비되면 결국 죽는다. 소음경맥이 소진하면 병자의 顔面이 검고 잇몸이 내려앉아 이빨이 길고 더러우며, 腹部가 脹悶되어 上下不通이 되면 죽는다. 태음경맥의 氣絶은 병자의 복부가 脹滿하고 閉塞하여 호흡곤란이 생기고 때때로 트림과 구역질을 하고, 구역질하면 氣가 상역하고, 氣가 상역하면 안면이 潮紅해지고, 상역하지 않으면 上下不通되고, 불통되면 안면이 검어지고 皮毛가 枯焦하여져 죽는다. 궐음경맥의 氣絶은 胸中이 뜨겁고 咽乾하며 때때로 소변을 보며 심장이 괴로워지며, 심하면 혀가 말려올라가고 睾丸이 수축되어 위로 올라 붙어 마침내 사망한다. 이것이 12경이 쇠망했을 때의 상태이다(太陽之脈, 其終也戴眼反折瘈瘲, 其色白, 絶汗乃出, 出則死矣. 少陽終者, 耳聾百節皆縱, 目環絶系, 絶系一日半死, 其死也色先靑白, 乃死矣. 陽明終者, 口目動作, 善驚妄言, 色黃, 其上下經盛, 不仁, 則終矣. 少陰終者, 面黑齒長而垢, 腹脹閉, 上下不通而終矣. 太陰終者, 腹脹閉不得息, 善噫善嘔, 嘔則逆, 逆則面赤, 不逆則上下不通, 不通則面黑皮毛焦而終矣. 厥陰終者, 中熱嗌乾, 善溺心煩, 甚則舌卷卵上縮而終矣. 此十二經之所敗也)."라고 했다. 12경맥의 經氣는 서로 연결되어 있으므로 한 개 經氣가 절단되면 12경의 기도를 따라 절단된다. 임상에서 經絡氣血衰竭의 표현을 잘 관찰하기만 하면 병변의 발전과 예후를 제 때에 판단할 수 있다.

7. 장부병리(臟腑病理)

臟腑病理란 질병의 발생, 발전과정에 장부의 정상적인 생리기능이 실조되는 내재적인 機理이다. 어떤 질병이 발생하든지 그가 외감이고 내상임을 막론하고 모두 장부 생리기능의 문란과 장부의 음양, 기혈의 실조를 조성하게 된다. 그러므로 장부 기능실조의 병리는 병리이론 가운데서 극히 중요한 위치를 차지하고 있으며 辨證論治의 주된 이론적 근거가 된다.

臟腑失調의 병리학설은 《素問 至眞要大論》 病機19條에 처음 실렸는데 "風病의 振搖眩暈證은 모두 肝病에 屬하고, 寒病의 收斂牽引 등의 증은 모두 腎病에 屬하며, 氣病의 滿悶怫鬱等證은 모두 肺病에 屬하고, 濕氣의 水腫, 脹滿等證은 모두 脾病에 屬하며, 疼痛瘙痒瘡瘍等證은 모두 心病에 屬한다(諸風掉眩, 皆屬於肝 : 諸寒收引, 皆屬於腎 : 諸氣膹鬱, 皆屬於肺, 諸濕腫滿, 皆屬於脾; 諸痛痒瘡, 皆屬於心)."라고 하였으며 오행학설의 生克乘侮 규율로 장부질병 전변의 順 또는 逆을 설명하였다. 張仲景은 이 이론에 따라 장부질병 전변의 예방치료를 행하였다. 《金匱要略》에는 "肝의 病을 보면 肝病이 脾에 傳變된다는 것을 알아야 하며 우선 먼저 脾를 補하여야 한다(見肝之病, 知肝傳脾, 當先實脾)."라는 논점을 제기하였고 장부실조의 병리이론 기초를 닦아 놓았다.

臟腑失調의 병리표현은 주로 두 가지가 있다. 첫째, 각 장부 생리기능의 太過 또는 不及과 각 생리기능 사이의 失調이다. 둘째, 장부 本身의 음양・기혈실조이다. 전자는 제2장 臟象學說에서 이미 논하였기에 더 중복하지 않는다. 후자는 本節論述의 주요내용이다.

1) 오장(五臟)의 음양・기혈실조

五臟의 음양기혈은 전신 음양기혈의 중요한 조성부분이다. 각 장부의 음양과 기혈 사이의 관계는 기가 양에 속하고 혈은 음에 속한다. 기와 양은 모두 장부 생리활동을 溫煦하고 推動하는 기능을 가지고 있다. 고로 양과 기를 합쳐 陽氣라고 부른다. 혈과 음은 모두 장부조직과 精神情志를 자양하고 寧靜시키는 작용을 가지고 있다. 고로 음과 혈을 합쳐 陰血이라고 부른다. 그러나 음양기혈과 각 장부 생리활동의 관계로부터 양과 기, 음과 혈은 완전히 같은 것은 아니다. 일반적으로 장부의 음양은 각 장부 생리활동의 기능상태를 대표하고 있으며 興奮인가 아니면 抑制인가, 上升 또는 發散인가 아니면 下降 또는 閉藏인가를 표시한다. 장부의 기혈은 각 장부 생리활동의 기초물질이다. 기는 각 장부 생리활동을 溫煦 推動하는 작용을 하고 있을 뿐 아니라 중요한 固澁作用도 가지고 있다.

각 장부의 음양은 모두 腎陰腎陽을 근본으로 삼고 있다. 그러므로 각 장부의 음양실조는 오래되면 腎에도 그 영향을 미치게 된다. 각 장부의 기혈은 水穀精微에서 화생되므로 각 장의 氣血虛虧는 脾胃의 氣血生化之源과 극히 밀접한 관계를 가지고 있다. 고로 각 장의 음양실조와 기혈의 실조는 완전히 같은 것이 아니고 어느 정도 차이가 있다.

반드시 지적해야할 것은 각 장의 생리기능에는 각기 자기의 특징을 가지고 있다. 고로 음양 또는 기혈실조가 생겨 병변이 발생하였을 때는 각 장은 저마다 자기의 특징이 있다. 각 장의 음양・기혈실조의 주요병리는 아래와 같다.

(1) 심장의 음양・기혈실조

心은 장부 가운데서 중요한 내장의 하나이며 君主之官이라고도 불리운다. 心의 주요한 생리기능은 혈맥과 神志를 주관하는 것인데, 이는 心陰, 心陽과 心氣, 心血이 협동작용하는 결과이다. 그러므로 心의 어떠한 병변이든지 모두 心脈의 運行異常과 精神情志의 改變을 일으킨다. 이런 병리표현이 나타나게 되는 것은 모두 心의 음 또는 양, 기 또는 혈의 실조가 생기기 때문이다. 그러므로 心의 음양・기혈실조는 심장병변의 내재적 기초이다.

음과 양, 기와 혈이 心主血脈과 心主神志의 생리기능에 미치는 작용이 같지 않아 心의 음양・기혈실조의 不同한 병리표현을 나타낸다.

① 心陽·心氣의 失調 : 心陽·心氣의 失調는 심장의 陽氣偏盛과 심장의 陽氣偏衰 두 가지가 있으며 분술하면 아래와 같다.

가. 心의 陽氣偏盛 : 심장의 陽氣偏盛은, 즉 心火이다. 邪熱, 痰火內鬱로 생긴 것은 대개는 실하고, 勞心過度와 心陰心血耗傷에 의해 생긴 심양기의 상대적 亢盛은 대개는 허하며, 情志傷害와 五志化火로 생긴 것도 대개는 실에 속한다. 그러나 心의 허화와 실화 사이에는 서로 전화될 수 있으며 실화는 음혈을 모상하여 陰虛火旺을 일으킨다. 허화에는 痰熱과 邪熱이 뒤섞여 있다. 허화와 실화가 형성되는 원인은 비록 다르고 병리표현도 각기 다르지만 心主神志와 心主血脈 생리기능에 주는 영향은 비교적 유사하다. 심장의 陽氣亢盛(絶對的 또는 相對的)에서 그 생리기능에 대한 주된 영향은 躁擾心神(心神이 不安 또는 不寧靜)이고, 양기는 主動하고 主升한다. 心陽이 亢盛되면 神明이 被擾되어 躁動不安해지며 情志가 과도하게 홍분되어 억제하지 못한다. 병리표현으로는 心悸, 心煩, 失眠, 多夢, 言語過多 등이 생기며 심하면 狂言昏亂現象도 나타난다. 혈열로 脈流가 薄疾(促迫)해진다. 陽盛하면 熱하며 기의 여유는 화이다. 양기가 항성하면 혈열로 되며 脈流는 촉진된다. 이는 陽盛이 心主血脈 생리기능을 요란시킨 주요병리이다. 임상에서 心悸, 脈數, 舌質紅絳 起刺 등의 증이 나타나며 심해지면 血熱妄行이 생겨 각종 출혈현상도 생긴다. 心火上炎과 下移하고, 火性은 炎上한다. 心은 舌에 開竅하여 心火가 循經하여 上炎하면 口舌糜爛, 舌尖碎痛, 口鼻乾燥 등의 병리표현이 나타난다. 心과 소장과는 서로 표리관계를 가지고 있다. 心火가 下移되면 經脈을 따라 소장에 下移되므로 小便黃赤, 灼熱疼痛 등 병리표현이 생긴다.

나. 心의 陽氣偏衰 : 심장의 陽氣偏衰는 심장의 氣虛와 陽虛이다. 대개 만성질병의 지속적 소모가 발전되어 생긴다. 宗氣가 부족되고, 心脈을 관통하여 기혈을 순행하는 기능이 감퇴되며, 腎陽이 허쇠하여 水氣凌心(水液이 停滯하여 심장을 핍박한다)하며, 비허기약하고 痰濁內生하여 心脈을 阻鬱하고 血瘀氣滯하는 등은 모두 心에 영향을 주어 심장의 陽氣偏衰를 일으킨다. 심장의 陽氣虛損은 某種急性病의 위중한 단계에서도 나타나는데 대개는 邪氣熾盛, 正不敵邪, 陽氣暴脫로 인하여 생긴다.

心의 陽氣虛衰는 심기허와 심양허로 나뉜다. 양자는 많은 공통점이 있다. 고로 항상 한군데 합쳐 설명한다. 心主神志와 心主血脈 생리기능에 대한 영향은 주로 아래와 같은 것들이 있다.

ⓐ 心神不足 : 대개 心主神志의 생리기능이 양기의 鼓動과 홍분작용을 받지 못하여 정신의식과 사유활동이 감약되고 쉽게 억제되고 홍분이 잘 되지 않는다. 임상에서 精神이 萎頓하고 思考가 감약되며 반응이 지둔하고 흐리멍텅하게 잠을 많이 자고 말하기 싫어하고 음성이 낮은 등의 증상들이 나타난다.

ⓑ 血脈寒滯 : 혈은 溫하면 순행하고 한하면 滯澁한다. 心의 양기부족과 心主血脈의 기능이

감퇴되어 한이 생기면 혈행이 不順通하여 혈어가 생긴다. 심하면 凝聚하여 심맥을 阻遏하고 心血瘀阻病證을 이룬다. 임상에서 형체가 寒하고 사지가 冷하며 안면이 창백하거나 청자색을 띄며 心悸怔忡하고 가슴이 답답하며 刺痛이 생기고 땀이 스스로 흐르는 등의 증상이 나타난다. 심하면 땀을 많히 흘려 亡陽虛脫하며 맥은 澁하고 무력하거나 또는 遲 또는 數 또는 結代이다.

이밖에 심장 양기허쇠도 항상 肺腎病變과 상호영향을 준다. 심장 양기허는 肺氣不足으로 생기며, 심장의 양기허손도 肺氣에 영향을 주어 호흡을 失常되게 한다. 고로 심장 양기부족시에 咳逆上氣를 동반하거나 심하면 端坐呼吸하며 편안히 눕지 못한다. 이는 宗氣不足으로 호흡기능이 감퇴되거나 실조되어 생긴다. 腎陽은 心陽之根本이므로 心腎陽虛는 항상 서로 영향을 주거나 또는 동시에 병발된다. 고로 신양허하여 수가 범람하고 凌心하면 심양허를 초래하며, 심양허시에도 腎陽을 손상시키므로 尿量이 줄어들고 수종이 나타난다.

② 心陰・心血의 失調 : 심음과 심혈실조의 주표현은 心陰不足, 心血虧損, 心血瘀阻 등이다. 각기 서술하면 아래와 같다.

가. 心陰不足 : 心陰虛라고도 부른다. 대개는 勞心過度, 久病失養, 心陰耗傷 또는 情志內傷, 心陰暗耗 혹은 心肝火旺, 灼傷心陰 등에 의해 생긴다. 心陰虛하면 음이 양을 不制하고 心陽이 偏亢하며 陰虛陽盛하므로 虛火內生하고 五心煩熱이 생긴다. 음의 寧靜作用이 양기의 浮動을 收斂하지 못하므로 心主神志에 영향을 미쳐 神志不寧해지거나 虛煩을 일으켜 수면에 장애를 준다. 心主血脈의 기능에 영향을 미치면 맥세삭하고 舌質紅한다. 營陰이 內收하지 못하므로 진액이 陽泄에 따라 외설하므로 도한이 생긴다.

나. 心血虧損 : 대개 失血, 血液生化不足, 情志內傷, 心血耗損 등에서 온다. 심혈부족하면 血脈空虛하여 맥세무력해진다. 혈허하여 心神을 자양하지 못하면 神經이 쇠약해지고 神思를 집중하지 못하며 심하면 神思가 恍惚해진다. 혈허하면 심양을 涵斂하지 못하고, 양기가 陰分에 들어가지 못하므로 失眠多夢한다. 혈허하고 心失所養하면 心悸不安하고 심하면 警恐한다. 혈허하여 안면을 자윤하지 못하므로 안면이 창백하고 윤택이 없으며 舌色도 윤택하지 않다.

다. 心血瘀阻 : 心脈痺阻라고도 부른다. 이는 혈액운행이 불리해지고 심맥이 痺阻한 병변이다. 양기부족하고 血脈寒滯하면 심혈어조를 초래할 수 있다. 痰濁凝聚하고 혈맥이 鬱阻하여 불통해도 심혈어조를 초래할 수 있다. 勞倦感寒 또는 情志刺激도 心血瘀阻를 유발 또는 가중시킬 수 있다. 양기허손하면 혈맥을 溫暖運行시키지 못하므로 혈액운행이 滯澁하며 불창한다. 어혈이 심맥을 痺阻하면 心脈氣血運行이 不暢해지므로 心胸이 憋悶하고 통증을 야기한다. 만약 심맥이 어혈에 의하여 阻滯되면 기혈이 정체되어 불통하므로 心悸怔忡하고 警恐萬狀하며 心前區의 暴痛을 느낀다. 심하면 사지가 냉해지고 맥은 伏脈으로 되어 만져지지 않는다. 그리고 땀이 흐르며 脫厥한다.

【부록】

심장병의 상견증상(常見證狀) 및 발생원인

心病의 常見證狀으로는 心悸, 怔忡, 心煩, 失眠多夢, 健忘, 끝없는 喜笑, 譫語發狂 또는 痴呆(神志가 朦朧하고 行動이 遲鈍한 病證), 表情淡漠, 昏迷, 心前區의 憋悶疼痛, 面色爪甲紫暗, 또는 안면이 창백하고 윤택이 없다. 맥은 結代 또는 細數 또는 散大數疾(卽疾脈) 또는 허대무력 또는 遲澁등이다. 그 발생원인을 분석하면 아래와 같다.

① 心悸・怔忡 : 자각증상으로 가슴이 두근거리고 恐慌感이 생긴다. 이는 心陰, 心血虧損으로 혈이 心을 자양하지 못하여 심이 主動作用을 상실하고 심장박동이 불안해지기 때문이다. 또는 心氣心陽이 허손되어 혈액운행이 무력해지고 勉力搏動하기 때문이다. 그리고 痰瘀가 심맥을 조체하여 기혈운행이 순통하지 않으므로 심장박동이 失常되어 생기는 경우도 있다.

② 心煩 : 환자의 자각증상으로 心中煩躁感이다. 대개 心火熾盛이 心神을 요란시킨 때문이다. 그리고 心陰不足, 虛火擾動, 心神不安, 躁擾不寧으로도 생긴다.

③ 失眠・多夢 : 잠을 들지 못하거나 잠든 후에 꿈이 많다. 이는 심양이 편항하고, 양이 陰分에 들어가지 못하며 心神이 內舍에 있지 못하기 때문에 생긴다. 허실에 따라 다르다. 실한 것은 邪熱, 痰火가 心神을 요란시켜 神을 간직하지 못한다. 허한 것은 心陰心血虧損하여 음이 양을 收斂하지 못하고 혈이 심을 자양하지 못하여 心神이 浮越하여 거두어 들이지 못한다.

④ 健忘 : 기억력 쇠퇴이다. 대개 心의 氣血이 虛虧하거나 또는 脾氣不足, 腎精不足, 心神失등으로 온다.

⑤ 喜笑不休・譫語・發狂 : 이는 모두 心火亢盛, 痰火上擾, 邪熱內陷心包, 神識昏亂 등으로 생긴다.

⑥ 痴呆 : 표정이 냉정하고 주위 사물에 대한 반응이 지둔하다. 대개 痰濁이 心包를 감싸 心神이 內伏되어 外揚되지 못하기 때문에 생긴다.

⑦ 昏迷 : 神志가 不清하고 人事不省이 된 것을 말한다. 이는 邪盛正衰, 陽氣暴脫, 心神渙散되었거나 또는 사열이 心에 들어가고 痰濁이 心包를 감싸서 생긴다. 氣機逆亂이 극도에 달하여 氣火가 상역하게 되면 氣厥이 생기는 데 이 때 心神이 暫時 阻遏되어도 昏迷가 발생한다.

⑧ 心前區憋悶疼痛 : 胸陽不振하고 氣機鬱滯되거나 또는 혈어가 心의 맥락을 痺阻하여 기혈의 운행이 불리해지고 더 심해지면 不通되어 이 증상이 나타난다.

⑨ 面唇爪甲紫暗 : 心陽虛損, 寒滯血脈, 血行의 瘀阻不暢 등으로 생긴다.

⑩ 面色蒼白無華 : 心의 기혈부족으로 안면을 자양하지 못하기 때문에 생긴다.

⑪ 脈結代, 脈細數, 脈大數疾, 脈虛大無力, 脈遲澁 : 이는 心主血脈 기능장애의 맥상형태에서의 반영이다. 心의 양기가 허손되면 脈氣來往이 고르지 못하고 혈액운행의 節律이 실조된다. 고로 맥의 結·代가 나타난다. 心陰·心血이 부족하고 음이 양을 收斂하지 못하여 心陽이 偏亢하고 혈행이 가속되면 兩脈은 虛細數하다. 음한이 內聚하고 心의 양기가 허쇠되어 양이 음과 짝을 이루지 못하여 陰盛拒陽하여 허양이 外浮하고 심기가 요란하여 불안해짐으로 맥상이 散大數疾해진다. 심혈이 虛虧하여 혈맥이 충만되지 못하고 공허해지면 맥이 虛大無力해진다. 어혈이 痺阻하고 맥도가 불통하며 혈행이 滯澁不順通하거나 또는 심양이 허손하고 심맥이 寒滯되면 혈행에 장애가 생기므로 맥은 遲하거나 澁해진다.

(2) 폐장의 음양·기혈실조

肺는 체내외의 기체교환 장소이다. 그의 주된 생리기능은 기를 주관하고 호흡을 하며 宣發肅降하고 수도를 통조하며 모든 맥을 모아 心의 行血을 돕는다. 그러므로 肺의 음양·기혈실조는 모두 호흡의 이상, 기의 생성과 수액대사 장애로 표현된다. 이와 동시에 心主血脈의 생리기능에 영향을 미쳐 혈액의 운행실조도 초래한다.

그러나 肺는 병리상 일정한 특수성을 가지고 있다. 肺陽의 升散作用은 肺氣의 宣發機能으로 개괄하는데 만약 肺의 양기가 부족하면 그것이 곧 폐기허이므로 폐양허를 단독으로 논하지는 않는다. 肺는 모든 맥은 모으는 기능을 가지고 있다. 모든 脈血은 모두 肺에 모이므로 폐혈허는 극히 드문 일이다. 그래서 여기에서는 肺陰不足을 많이 언급하고 혈은 적게 관련시킨다. 肺의 음양·기혈실조는 주로 肺氣와 肺陰失調 두 가지로 설명한다.

① 肺氣失調 : 肺는 一身의 기를 주관하고 호흡을 한다. 肺氣는 宣發과 肅降을 하고 또 전신의 기기와 수액대사를 조절하므로 肺氣失調는 주로 肺氣의 宣發肅降 失常 및 肺氣虛의 두 면으로 표현된다.

가. 肺氣의 宣發肅降失常 : 肺氣의 宣發과 肅降은 肺氣의 승강출입 운동의 두 가지가 있다. 양자는 비록 구별이 있지만 서로 영향을 주고 있다. 肺氣의 宣發과 肅降失常은 外邪襲表, 犯肺 또는 痰濁의 內阻肺絡 또는 肝昇太過와 氣火上逆이 肺를 범하여 생긴다. 그리고 肺氣不足 또는 肺陰虛 등을 형성한다.

나. 肺氣의 宣發失常 : 이는 肺氣不宣이라고도 부른다. 肺氣가 不宣하면 肺가 호흡을 하는 생리기능이 영향을 받아 氣機不利, 呼吸不暢을 조성하며 鼻塞, 噴嚏, 喉痒으로 인한 해수증상이 나타난다. 그리고 衛氣鬱滯, 腠理閉塞으로 땀이 흐르지 않는다. 만약 肺氣가 부족하고 宣發이 무력해지면 衛表가 不固하여 自汗이 있고 感冒에 쉽게 걸린다. 肺陰이 허휴하면 음이 양을 收斂하지 못하므로 진액이 陽泄에 따라 外泄되어 도한이 생긴다.

다. 肺氣의 肅降失常 : 肺失淸肅이라고도 부른다. 肺失淸肅은 肺氣의 下降과 호흡도의 청결 기능이 감퇴된 것을 말한다. 임상에서 咳逆上氣, 痰多喘滿 등의 증이 나타난다. 肺氣失宣 또는 肺失淸肅은 모두 폐기상역을 초래한다. 폐기상역하면 咳逆, 氣喘이 생기며 肺의 수도통조 기능이 失職되어 요량이 감소되고 수종이 생긴다. 이 상태가 진일보 발전하면 肺氣와 肺陰을 손모시키며 肺氣虛損이나 또는 肺陰不足을 초래한다.

라. 肺氣虛損 : 肺氣虛損은 肺失宣肅이 장기간 낫지 않고 발전하여 생긴다. 또는 오랜 병에서의 기허나 또는 勞傷過度로 인한 肺氣耗損으로도 생긴다. 肺氣가 부족되면 호흡기능이 감퇴되고 체내외 기체교환 출입부족이 생기며 호흡시의 氣短한 증상이 나타난다. 진액의 수송대사에 영향을 주면 聚痰成飮하고 심지어는 수종으로 발전된다. 肺氣虛損은 衛陽虛弱을 초래하며 腠理가 疏鬆하고 不固해지며 衛外機能이 감퇴되어 表虛自汗症이 생긴다.

② 肺陰失調 : 肺의 陰津虧損과 陰虛火旺을 말한다. 이는 燥熱邪가 灼肺하거나 또는 痰火가 內鬱하여 傷肺하거나 또는 五志가 過極化火하여 灼肺하여 생긴다. 오랜 해수로 肺陰이 모손되어도 생길 수 있다. 肺燥失潤하고 氣機升降이 失司하며 음허로 內熱自生하고 허화가 肺絡을 灼傷하여 일련의 乾燥失潤, 虛熱症들이 나타난다. 乾咳無痰 또는 痰少而粘, 氣短, 潮熱盜汗, 面紅升火, 五心煩熱等이며 심하면 血痰도 생긴다. 肺의 陰虛津虧가 오래동안 낫지 않으면 腎을 손상시켜 肺腎陰虛로 된다.

【부록】

폐장병의 상견증상(常見證狀) 및 발생원인

폐병의 常見證狀에는 咳嗽, 氣短, 哮, 喘, 胸悶疼痛, 喀痰, 聲啞失音, 咳血, 血痰, 自汗 등이 있다. 그 병리를 분석하면 아래와 같다.

① 咳嗽 : 肺機能失常에서 가장 많이 볼 수 있는 증상의 하나이다. 대개 肺失宣降, 肺氣上逆으로 생긴다

② 氣短 : 호흡이 부족되는 감을 느끼며 조금만 활동을 하여도 호흡곤란이 온다. 肺氣不足으로 호흡기능이 감퇴되어 공기가 부족되어 숨쉬기가 곤란한 것이다.

③ 哮 : 후두 또는 기관 가운데 붙은 담이 호흡시에 그렁그렁하는 소리를 내는 것이다. 이는 담과 기가 서로 阻滯하고 기기의 升降出納이 失常하고 肺의 기도가 불순통하여 생긴 것이다.

④ 喘 : 喘促으로 호흡이 단축되고 곤란한 것이다. 주로 肺의 기기가 壅滯되었거나 또는 신불납기로 호흡이 짧아지고 얕아지는 것이다.

⑤ 胸悶疼痛 : 肺氣가 鬱阻되었거나 또는 肺虛하여 선발이 무력해서 생긴다. 氣滯 또는 瘀血

은 肺絡을 조체하므로 胸悶疼痛이 발작한다.

⑥ 喀痰 : 肺氣宣肅의 失職과 진액수송 장애로 集聚된 것이 담으로 된다. 脾虛生濕으로 인하여 痰濁이 內聚하여 上泛해도 담이 되는 수가 있다.

⑦ 聲啞失音 : 외사가 肺를 침범하여 肺氣가 失宣되고 聲道가 불리하여 생긴 聲啞失音을 金實不鳴이라고 부르며, 肺虛의 음진부족으로 聲道가 자윤받지 못하여 생긴 聲啞失音을 金破不鳴이라고 부른다.

⑧ 咳血, 痰中帶血 : 肺內蘊熱, 痰熱化火 또는 肝火犯肺, 肺絡灼傷으로 인해 생긴다.

⑨ 自汗 : 움직이기만 하면 땀이 흐르는 것을 말한다. 肺氣虛損, 衛表不固, 腠理疏鬆, 津液外泄로 생긴다.

(3) 비장의 음양·기혈실조

脾의 주된 생리기능은 運化, 升淸과 統血을 주관한다. 脾의 운화기능은 脾의 양기를 위주로 한다. 고로 脾의 운화기능 장애도 주로 脾의 양기허손으로 인한 升淸과 운화능력 상실에서 온다. 脾의 음혈부족이 운화기능에 미치는 영향은 脾의 양기보다는 훨씬 못하다. 이것이 脾의 음양실조 병리의 특징이다. 脾의 統血機能은 사실상 脾의 陽氣固攝作用의 체현이다. 그러므로 본절에서는 주로 脾의 陽氣失調를 설명한다.

① 脾陽·脾氣의 失調 : 脾의 陽氣失調는 脾의 양기허손, 健運無權, 氣血生化無源 또는 水濕內生으로 인한 신양손상 등에서 脾腎陽虛가 온다. 脾의 양기부족은 升擧無力, 中氣下陷으로 內陷下脫을 일으킨다. 또는 氣虛統血無權으로 失血을 초래한다. 고로 脾의 양기실조는 주로 脾氣虛損, 脾陽虛損, 水濕中阻 등의 증으로 나타난다. 분술하면 아래와 같다.

가. 脾氣虛損 : 脾氣虛는 中氣不足이다. 대개 飮食傷, 脾失健運, 稟賦素虛, 久病耗傷, 勞倦過度損傷 등으로 생긴다. 脾氣가 허약하면 운화가 無權하여 먹은 음식이 소화되지 않아 입맛이 없어진다. 脾의 升淸作用이 감약되면 胃의 降濁이 영향을 받아 升淸降濁을 주관하지 못하므로 상부에 頭目眩暈, 중부에 脘腹脹悶, 하부에 便溏泄瀉 등의 병리표현이 나타난다. 脾失健運하면 水穀精微不足, 生化氣血無源으로 전신성 기혈부족을 일으킨다. 脾氣가 허하면 혈액을 統攝하는 작용이 상실되므로 脾가 統血하지 못하여 失血된다. 脾氣가 허하여 升擧가 무력해지고 중기가 下陷하면 久泄脫肛, 內臟下垂 등의 병리표현이 나타난다.

나. 脾陽虛衰 : 脾陽虛衰는 대개 脾氣虛損이 발전된 것이다. 그리고 命門火衰, 脾失溫煦로도 생길 수 있다. 비양허하면 한이 생겨 脘腹冷痛, 淸穀下利, 五更泄瀉 등의 허한 증상이 나타난다. 비양허하면 수습을 溫化하지 못하고 수습이 內聚되어 痰飮이 되거나 물이 肌腠에 범람되어 수종이 생긴다.

다. 水濕中阻 : 水濕中阻는 脾의 양기부족, 運化無權, 水穀不化精微 또는 진액대사 장애, 氣化失司, 내부의 수습정체 등이 생긴다. 脾虛濕滯는 痰飮으로 되거나 또는 수종으로 된다. 비양허로 운화수습 능력이 하강되고 또 외습의 침범을 쉽게 받아 내외사가 함께 중초를 交阻하여 虛實挾雜을 형성한다. 水濕中阻는 한으로 생겨 脾陽을 손상시키므로 濕盛하고 陽微하다. 熱化하여 釀成濕熱로 된다. 중초습열은 간담을 熏蒸하므로 膽熱液泄하여 안면이 노래지며 황달이 생긴다.

② 脾陰失調 : 脾의 氣陰兩虛를 가리킨다. 비기허는 진액운화를 못하여 津液虧乏이 된다. 비기허는 脾의 건운능력을 상실하므로 腹脹, 便溏, 納食不化 등의 증상이 나타난다. 진액부족은 口舌乾燥, 舌紅少苔 등의 증이 있고 脾陰이 부족되면 胃陰도 허하여 胃가 脾의 도움을 받지 못하고 和降이 失職되며 그 氣가 上逆한다. 그리고 乾嘔, 呃逆 등의 증도 나타난다.

【부록】

비장병의 상견증상(常見證狀) 및 발생원인

비병의 常見證狀으로는 腹滿作脹 또는 疼痛, 食少便溏, 黃疸, 四肢倦怠와 氣力缺乏, 脫肛, 陰挺(子宮脫垂) 등의 내장하수, 便血, 崩漏, 紫癜 등이 있다. 그 병리를 분석하면 아래와 같다.

① 腹滿作脹 또는 疼痛 : 脾氣의 健運失職하여 淸氣不升하고 濁氣不降하여 脘腹氣滯가 생긴다. 만약 脾가 불승청하고 운화가 장애되면 습체 또는 식적불화가 생긴다. 만약 양허의 溫運이 무력해지면 한이 생겨 기기가 조체불통한다. 고로 창만이 오는데 심하면 동통이 생긴다.

② 食少・便溏 : 비허하여 운화가 무력해지고 승청하지 못하여 생긴다. 脾가 승청하지 못하면 운화가 無權해지고 胃의 수납이 阻碍되어 식소하게 된다. 비허하면 운화가 실조되고 수곡이 불화되며 소장에서 청탁이 갈라지지 않고 혼잡된 채로 대장에 들어가 변당이 된다. 변당이 심하면 설사로 되며 먹은 음식물이 소화되지 않은 채로 나간다.

③ 黃疸 : 안구와 피부가 황색으로 된다. 脾運不健, 濕濁中阻, 熏蒸肝膽, 膽熱液泄하여 기부에 범람되어 황달이 된다.

④ 肢倦乏力 : 脾의 양기부족이나 또는 脾濕困이 생겨 수곡정미를 정상적으로 수송하여 기육사지를 영양하지 못하기 때문에 생긴다. 濕性重滯하여 脾濕困이 생기면 전신기력이 결핍하고 사지가 무거워진다.

⑤ 脫肛, 陰挺 등 內臟下垂 : 脾虛로 중기하함하고 장부의 維係가 무력해지고 升擧하지 못하기 때문에 생기는 증상이다.

⑥ 便血・崩漏・紫癜 : 脾氣가 허하여 統血하지 못하므로 혈이 循經하지 못하고 外溢한다. 예

를 들면 혈이 內溢하면 변혈 또는 요혈이 되고 혈이 肌腠皮下에 溢出하면 紫癜이 되며, 기허하함하고 衝任不固하면 붕루를 일으킨다.

(4) 간장의 음양·기혈실조

肝의 주요한 생리기능은 疏泄과 藏血이다. 肝의 생리특징은 主動, 主升이며 剛臟이다. 肝氣와 肝陽은 有餘하며, 肝陰과 肝血은 늘 부족하다. 이는 肝의 음양·기혈실조의 병리특징이다. 나누어 서술하면 아래와 같다.

① 肝氣·肝陽의 失調 : 肝氣·肝陽의 失調에는 肝氣·肝陽의 항성유여가 많고 肝의 기허와 양허는 적다. 간양상항은 肝陰이 부족하여 음이 양을 억제하지 못해 생기는 肝陽의 상대적 항성이다(이 내용은 肝陰, 肝血失調에서 설명하려 한다). 그러므로 肝氣·肝陽失調의 병리는 주로 肝氣鬱結과 肝火上炎 등으로 많이 나타난다.

가. 肝氣鬱結 : 精神刺激, 情志抑鬱不暢 및 肝의 疏泄作用 상실에서 초래된 기기울체이다. 기기가 울체된 부위에는 창만동통증이 생긴다. 만약 痰氣나 氣血이 서로 엉키면 그 결체된 국부에 腫塊가 나타난다. 만약 肝에 기체가 생기면 양협이 창만하거나 右脇疼痛이 있다. 肝氣가 조체되거나 痰氣 또는 氣血이 肝의 경락에서 서로 엉키면 상부에서는 癭瘤, 梅核氣가 되고, 중부에서는 兩乳가 脹痛하거나 結塊가 생기며, 하부에서는 소복동통 또는 睾丸의 牽引痛과 墜脹痛 및 여자의 통경, 경폐 등이 생긴다. 이밖에 간기울결, 橫逆犯胃하면 위기가 상역하여 噯氣呑酸하며 심하면 脘痛이 생긴다. 간기울결이 橫逆하여 脾를 범하면 동통과 설사가 교체된다.

나. 肝火上炎 : 간울기체하고 鬱而化火하여 肝火上衝을 일으키거나 또는 暴怒傷肝하고 肝氣暴張하여 肝火上升을 일으키거나 또는 정지의 상해와 五志過極化火로 心火亢盛하여 肝火를 引動하여 생긴다. 肝火上炎은 간양기의 升發太過이므로 頭脹頭痛, 面紅目赤, 急躁易怒, 耳暴鳴 또는 暴聾 등의 병리표현이 나타난다. 간양기의 升動이 너무 과하고, 鬱火內灼하여 음혈모상이 아주 심해지면 음허화왕이 된다. 간화가 肺胃脈絡을 灼傷하면 喀血, 吐血, 衄血이 나타난다. 氣火上逆이 극에 이르면 혈이 상부에 鬱結되어 薄厥(昏厥重症의 病症名)이 생긴다.

② 肝陰·肝血의 失調 : 肝의 음혈실조 병리는 모두 부족이 특징이다. 음허하면 양항하므로 陽氣升動이 절제되지 않아 肝風內動이 생기는데 대개 간의 음혈부족과 관련된다. 그러므로 본절에서는 肝血虛虧, 肝陽上亢 및 肝風內動의 병리기제만을 치중하여 설명한다.

가. 肝血虛虧 : 실혈과다, 久病損耗 또는 脾胃虛弱으로 기혈을 화생하는 기능이 감퇴되므로 간혈부족이 생긴다. 肝은 藏血하는 장기이기 때문에 음허하면 우선 肝에 영향을 미친다. 고로 간혈이 허휴하여 근맥을 자양하지 못하면 사지가 痲木하고 관절굴신이 불리하다. 혈허하여 두 목을 자윤하지 못하면 眩暈과 眼花가 생기고 兩目이 乾澁해지고 시력이 모호해진다. 혈허하면

또 쉽게 化燥生風하므로 虛風內動이 생겨 피부소양, 또는 筋攣, 肉瞤, 瘈瘲 등의 병리표현이 나타난다.

나. 肝陽上亢 : 肝陰이 부족하여 음이 양을 제약하지 못하고 肝陽氣의 升浮亢逆이 조성된다. 그리고 정신정지가 실조되고 氣火上逆하여 陽亢을 일으키는 경우도 있고 肝陰耗傷이 발전되어 음허양항이 되는 수도 있다. 肝腎의 음은 상통하여 乙癸同源이라고 부른다. 고로 腎陰이 부족하고 水不涵木해도 肝陽上亢을 초래한다. 肝의 陽氣亢逆에서는 眩暈, 耳鳴, 面紅升火, 目赤, 視力模糊, 情緖激動, 脈弦而帶數 등의 上盛의 병리표현을 많이 볼 수 있다. 이와 동시에 肝腎의 陰不足으로 腰酸, 下肢軟弱無力 등 下虛의 병리표현도 나타난다.

다. 肝風內動 : 肝風內動의 범위는 아주 넓다. 예를 들면 사열이 치성하면 熱盛動風하며, 肝陽升騰을 제약하지 못하면 陽化爲風하며, 肝의 陰血耗損이 과대하면 筋脈失養, 虛風內動이 되는 것 등이 모두 肝風內動의 범위에 속한다. 간신음허하여 양기를 제약하지 못하여 肝의 陽氣升動이 과해지는 자가 비교적 많다. 手足震顫, 抽搐 또는 筋惕, 肉瞤 또는 手足蠕動 등 風勝則動한다는 병리표현이 나타나며 심하면 돌연 졸도, 人事不省, 抽搐痙厥 등의 증상도 생긴다.

【부록】

간장병의 상견증상(常見證狀) 및 발생원인

간병의 常見證狀에는 眩暈, 眼花, 巓頂痛(頭頂部痛), 乳房痛, 兩脇痛, 少腹痛, 囊腫疼痛, 關節不利, 筋攣拘急, 抽搐, 四肢麻木, 躁急易怒 등이 있다. 그 병리를 분석하면 아래와 같다.

① 眩暈 : 肝陰不足하고 음허양항하며 肝의 양기가 升動하여 淸陽之氣가 요란을 받아 생긴다.

② 眼花 : 물건을 볼 때 昏花하거나 또는 일시적인 시력 黑蒙現象이 생김을 말한다. 대개 肝陰·肝血不足으로 눈을 자양하지 못하여 간목이 실양되어 온다.

③ 四肢麻木, 關節不利, 筋攣拘急, 抽搐 : 대개 肝血不足으로 근맥이 실양되고 낙맥혈기가 불화하여 생긴다.

④ 巓頂痛, 乳房痛, 兩脇痛, 少腹疼痛 및 囊腫疼痛 : 상술한 부위는 모두 肝經巡行 부위이다. 만약 肝鬱氣滯하고 기기가 阻塞되거나 또는 痰氣交阻되고 氣血互結하여 경기가 불리해지며 맥락이 불통되면 상술한 부위에 脹痛이 생기거나 또는 腫塊를 형성한다. 氣鬱化火하고 氣火上逆하면 巓頂劇痛이 나타난다.

⑤ 躁急易怒 : 肝은 剛臟이고 主動, 主升하며 간양기의 升動이 과하면 性情이 조급해지고 쉽게 폭노한다.

(5) 신장의 음양·기혈실조

腎中精氣에는 진음진양을 가지고 있어 先天之本이라고 부른다. 腎의 주요한 생리기능은 藏精하며 수액을 주관하는 것이다. 腎의 음양기혈이 실조되면 필연적으로 腎의 장정기능에 영향을 미쳐 閉藏(겨울에 生機가 埋伏되는 特徵을 形容)시키며 精氣가 부족해진다. 기체의 생장, 발육과 생식기능은 불량해진다. 만약 腎의 主水機能에 영향을 미치면 전신의 수액대사 장애를 초래하여 요량이 적어지고 수종이 생긴다. 때로는 요량이 많아지고 소변은 맑고 많다.

腎의 음양·기혈실조도 뚜렷한 특징을 가지고 있다. 腎中精氣란 腎陰·腎陽의 근본이다. 腎陰·腎陽은 또 전신 음양의 근본이기도 하다 그러므로 腎은 대개 精氣의 불충족만 말하고 기혈실조는 언급하지 않는다. 腎의 음양실조를 구별하기 위하여 腎의 精氣不足과 腎의 陰陽失調 두 가지를 각기 설명하려 한다.

① 腎의 精氣不足 : 精氣를 음양으로 나누면 精은 음에 속하고 氣는 양에 속한다. 그러나 절대 腎陰과 腎陽을 동등시해서는 안 된다. 이는 腎中精氣는 互生互化하며 腎의 생리활동을 공동으로 조성한 기초물질이기 때문이다. 腎精과 腎氣 사이는 서로 제약하는 관계가 존재하지 않는다. 하지만 腎陰과 腎陽은 腎의 생리활동 중 상호제약하는 기능활동과 상태를 가진 두 가지 유형이다. 그래서 腎精과 腎氣는 다소 구별되는 점이 있다. 腎의 精氣不足에는 腎精虧虛와 腎氣不固 두 가지가 포함되어 있다. 나누어 서술하면 아래와 같다.

가. 腎精虧虛 : 老年精虧이나 선천부족에서 많이 생긴다. 그리고 久病耗損과 後天失養에서도 볼 수 있다. 腎精不足은 영아시기에는 생장발육에 영향을 주며, 청년시기에는 天癸之至(精液과 月經의 始作)에 영향을 주며 성선의 발육조성을 억제한다. 장년시기에는 早衰를 초래하여 성기능이 감퇴되며 滑精, 陽萎 등의 병리표현이 나타난다. 腎精不足으로 뇌수가 공허해지면 지력이 감퇴하고 동작이 지둔하며 하지가 쇠약해진다.

나. 腎氣不固 : 유년기에 精氣가 충족하지 못하고, 노년기에 精氣가 쇠퇴해지거나 또는 早婚, 성생활 부절제로 腎氣가 耗傷되었거나 혹은 久病腎虛로 固攝하지 못하여 생긴다. 腎氣不固가 腎의 생리기능에 대한 영향은 주로 腎이 封藏(腎의 生理機能 즉 封閉潛藏)을 잃고 이변의 固攝을 상실한다. 腎이 封藏을 잃으면 腎 가운데 精氣가 쉽게 유실되어 遺精, 滑精 등의 병리표현이 나타난다. 腎의 納氣機能에 영향을 받으면 기가 위에 떠서 動輒氣急한 병리표현이 생긴다. 二便에 대한 固攝이 상실되면 대변이 활탈하고 소변은 맑고 많아지며 유뇨나 餘瀝(소변이 한 방울 한 방울씩 떨어진다)이 생기며 이변이 실금된다.

② 腎의 陰陽失調 : 腎陰과 腎陽은 전신의 음양의 근본이다. 腎陰은 眞陰이며 元陰이라고도 부르고 命門之水이다. 腎陽은 眞陽이며 元陽이라고도 부르는데 命門之火이다. 腎陰과 腎陽은 제각기 腎의 생리기능 활동 중의 寒과 熱, 靜과 動, 降과 升, 入과 出 등의 대립상태를 대표하

고 있다. 그리고 양자는 상호제약하고 상호협조하면서 腎의 생리기능을 유지하고 정상적인 활동을 진행한다. 腎의 음양실조는 주로 腎陰虧虛와 腎陽不足 두 가지로 표현된다. 나누어 서술하면 아래와 같다.

가. 腎陰虧虛 : 久病傷陰에서 온다. 五臟之火, 五志過極化火, 長久한 사열의 化火 등은 각 장기의 음을 손모시킬 뿐만 아니라 시간이 오래되면 반드시 신음을 소모하여 腎陰虧虛를 초래한다. 腎陰虧虛는 腎陽(命門之火)의 절제를 상실하고 相火亢盛하며 나아가서는 음허내열과 음허화왕이 된다. 또는 失血耗液하거나 또는 溫燥壯陽한 것을 과복하거나 혹은 房勞過度로 相火妄動이 생기며 나아가서는 腎陰이 모손되므로 음허화왕하게 된다. 음허내열하고 음허화왕하게 되면 형체는 瘦瘠되고 五心煩熱이 생기며 骨蒸潮熱이 생기고 顴紅하며 도한이 생기고 舌紅少苔하며 맥은 虛細數한 등의 여러 가지 병리표현이 나타난다.

나. 腎陽不足 : 즉 命門火衰이다. 그러나 임상변증에서는 정도의 경중구별이 있다. 腎陽不足은 대개 心脾陽虛와 腎陽耗損에서 온다. 또는 房勞過度에서도 생긴다. 양허하면 음한이 내생하여 아주 뚜렷한 寒象이 나타난다.

腎陽虛損이 腎의 생리기능에 미치는 영향은 주로 생식기능의 감퇴나 수액대사의 기능감퇴로 표현되며 陽痿, 精冷不育 혹은 水腫 등의 병리현상이 나타난다. 陽虛火衰는 脾陽을 溫煦시키지 못하고 脾腎陽虛가 되며 운화기능이 실직되고 下利淸穀, 五更泄瀉 등의 병리현상이 나타난다.

【부록】

신장병의 상견증상(常見證狀) 및 발생원인

신병의 常見證狀으로는 陽痿, 滑精, 早泄, 腰冷酸痛, 下肢痿軟, 氣喘, 耳鳴耳聾, 遺精, 骨蒸潮熱, 健忘 및 수종, 소변불리, 요삭, 요폐, 유뇨 등이 있다. 그 병리를 분석하면 아래와 같다.

① 陽萎, 滑精, 早泄, 遺精 : 이는 모두 생식기능 이상의 표현이다. 腎陽虛衰, 命門不足으로 발기하지 못하므로 陽萎가 된다. 腎氣가 허하여 그의 封藏固攝之權을 상실하여 精關이 不固하고 교접하지 않아도 精液이 自流하므로 滑精 혹은 早泄이 생긴다. 遺精은 꿈에서 유설하는 것이며 相火妄動에서 생기는 병리현상이다.

② 腰冷酸痛·下肢痿軟 : 腰는 腎의 府이며 腎이 主官한다. 腎陽腎氣가 허약하고 腎精이 충족하지 못하면 腰膝을 溫煦滋養하지 못한다. 또는 寒濕, 濕熱이 少陰經脈을 조체하여 기혈운행이 순통되지 않으면 腰冷 또는 酸痛, 骨軟無力이 생긴다.

③ 氣喘 : 肺主呼吸하고 腎主納氣한다. 腎이 攝納之權을 상실하면 기가 元에 歸하지 않고 위에 떠 氣喘이 생긴다.

④ 耳鳴・耳聾 : 腎은 귀에 개규되었으며 腎은 生髓充腦하며 뇌는 髓海이다. 腎이 음허하고 腎精虧損하여 髓海가 충족하지 못하면 腦轉과 耳鳴이 생긴다. 허가 심하면 耳聾되어 듣지 못한다.
⑤ 骨蒸潮熱・盜汗 : 음허내열이 땀을 逼迫하여 외설되게 한다.
⑥ 健忘 : 腎精不足, 髓海不足으로 생기며 경하면 기억력이 감퇴되고 중하면 健忘이 된다.
⑦ 小便不利・閉尿・水腫 : 腎陽虛損하고 기화가 失司되며 관문이 불리하고 수액배출이 불순통해지면 소변이 불리되고 심하면 閉尿된다. 水濕이 기주에 泛濫溢出되면 水腫으로 된다.
⑧ 尿數・遺尿 : 腎氣虛衰, 封藏固攝失職, 방광의 控制作用 상실로 생기는 병리현상이다.

2) 육부(六腑)의 기능실조

(1) 담(膽)의 기능실조

膽의 주요한 생리기능은 담즙을 저장하고 배설하므로 脾胃의 운화기능을 도와주는 것이다. 담즙은 肝에서 생성되는 餘氣이다. 담즙의 분비와 배설은 肝의 疏泄機能의 控制와 조절을 받고 있다. 그러므로 담즙의 분비와 배설장애는 肝의 疏泄機能 이상과 밀접한 관계가 있다.

담즙의 분비・배설장애는 情志의 손상 및 肝의 疏泄失調로 직접 일어난다. 中焦濕熱熏蒸, 肝膽氣機의 阻遏로도 생긴다. 담즙의 배설장애는 肝鬱氣滯를 심화하고 脾胃運化 기능의 정상적인 진행도 조애할 뿐만 아니라 담즙을 기부에 외일시켜 황달을 일으킨다.

이밖에 담경이 鬱熱挾痰되면 痰熱이 위로 요란을 일으켜 心神에 영향을 주며 심번, 실면 등의 병리현상을 일으킨다.

(2) 위(胃)의 기능실조

胃는 水穀之海이며 음식물을 받아 소화시키며 아래로 내려보내는 작용을 한다. 그러므로 胃의 機能失調는 주로 容納障碍와 소화기능 이상 및 胃의 화강상실로 인한 완복창만 동통을 일으키며 나아가서는 위기상역을 초래하므로 噯氣, 嘔逆 등 병리현상이 나타난다.

胃의 機能失調에는 주로 胃氣虛, 胃陰虛, 胃寒과 胃熱(胃火)등 네가지 증이 있다. 나누어 서술하면 아래와 같다.

① 胃氣虛 : 지속적이고도 반복적인 飮食失節, 胃氣損傷으로 생긴다. 天禀素質이 허하거나 또는 오랜 병으로 원기가 부족해졌거나 한 것 등도 모두 胃氣虛를 초래한다. 胃氣虛하면 음식물을 접수하고 소화시키는 기능이 감퇴되어 胃의 容納能力이 나빠지고 음식 맛을 잃으며 식욕이 없어지는 등의 병리현상이 나타난다. 胃의 화강능력이 상실되면 완복창만, 隱痛 등의 병리표현

이 생기며, 심하면 위기상역하여 噯氣, 惡心, 嘔吐, 呃逆 등의 증이 나타난다.

② 胃陰虛 : 胃의 陰液枯涸이 일으킨 胃의 機能失調이다. 胃陰의 枯涸이란 열병 후기에 사열이 오래 남아있거나 또는 오랜 병에서 음액소모가 많아 생기는 증이다. 胃陰虛하여 胃에서의 음식물 접수능력과 소화기능이 극도로 감퇴되면 식욕이 부진하며 舌質光紅하고 건조하며 심하면 혀가 거울처럼 맑아지는 병리현상이 나타난다. 胃의 화강기능이 상실되면 완복창만으로 인해 생긴 虛痞, 빈번한 泛惡(惡心)과 건구와 같은 胃氣上逆의 병리현상이 나타나며 심하면 위기가 衰敗하여 口腔糜爛이 생긴다.

③ 胃寒 : 생냉한 음식물을 과식하거나 또는 한량사하약물의 과용으로 胃의 양기가 손상되였거나 혹은 체질적으로 中寒된 것 등으로 인하여 생긴다. 胃寒이 생기면 음식물을 소화시키는 기능이 몹시 감퇴되어 먹은 음식이 불화되는 병리증상이 나타난다. 氣機가 불리해져 기체가 생기며 혈행완만으로 어체가 생기고 맥락이 수축되며 맥락이 굴곡된다. 고로 비교적 극렬한 완통이 나타나게 되며 온난하면 통증이 경감된다.

④ 胃熱(胃火) : 熱과 火는 같은 유형이다. 胃熱이 치성하고 鬱하여 化火上炎한 것이 胃火이다. 胃熱, 胃火는 사열이 胃를 범하거나 술 또는 매운 음식을 좋아하며 기름지고 차진 음식을 과식하여 助火生熱시키거나 또는 기체, 어조, 담, 습, 식적 등이 울결하여 화열, 화화되어 생긴다. 그리고 肝膽의 화가 横逆하여 胃를 범하여 胃熱, 胃火를 일으킬 수도 있다. 胃熱, 胃火는 모두 胃의 소화기능을 지나치게 항진시키므로 胃中嘈雜, 消穀善飢 등의 병리현상이 나타난다. 熱盛火熾하여 진액을 많이 소모하면 燥熱內結되고 胃가 화강기능을 상실한다. 그러므로 구고하고 구갈인음하며 대변이 비결하는 것과 같은 병리현상이 나타나며 심하면 傷陰耗液하여 위음허가 된다. 위화상염하면 위기상역을 초래하여 惡心, 酸苦黃水吐物嘔吐 등의 병리증상이 나타난다. 胃火가 循經하여 상염하면 齒痛齦腫 또는 衄血이 생긴다. 화열이 胃의 맥락을 灼傷하면 혈이 상부에서 일출하므로 嘔血한다.

(3) 소장의 기능실조

小腸은 인체 소화기 계통 가운데 가장 중요한 기관이다. 주되 생리기능은 受盛(胃에서 소화를 거친 食糜를 容納하고, 소화시키며, 泌別淸濁)하는 것이다. 그러므로 소장의 생리기능이 失調되면 소화능력을 상실하여 식후복통, 설사 또는 구토 같은 병리증상이 나타난다. 소화하지 못하면 식후복창이 생기고 음식물이 불화되는 등의 병리현상이 나타난다. 泌別淸濁의 기능이 失司되면 청탁이 혼돈되고 복통장명, 上吐下瀉 등의 병리증상이 나타난다. 臟象學說에서 小腸의 생리기능은 脾의 升淸과 胃의 降濁에 귀속시켜 놓았기 때문에 小腸의 생리기능 失調는 脾胃의 병변에도 귀속된다. 이밖에 小便淋濁, 刺痛 등의 증상은 습열하주나 심화왕성이 循經하여 소장에 이른 다음 일으킨 증상이므로 臟象學說에서는 小腸火라고 부른다.

(4) 대장의 기능실조

大腸의 주요한 생리기능은 糟粕을 傳化하는 것이다. 대장의 機能失調는 대변배출 이상으로 표현된다. 대장의 傳化失司는 胃의 通降 機能과 肺의 肅降 機能이 상실되어 燥熱이 내결되고 장액이 枯涸되거나 양허로 운행이 불리하며 기허로 추동력이 무력해지는 등의 원인으로 생긴다. 임상에서는 대변건결, 변비 등의 병리현상이 나타난다. 飮食傷害, 食滯不化, 寒濕 또는 濕熱下注 등으로 설사, 便溏 등의 병리증상도 나타난다. 만약 적체되어 대장의 기혈과 相搏하면 적백하리, 이급후중 등의 병리현상이 나타난다. 만약 中氣下陷, 腎虛不固하면 구사, 활탈, 탈항, 대변실금 등의 병리증상이 생긴다.

(5) 방광의 기능실조

방광의 주기능은 저뇨와 배뇨이다. 그러므로 방광의 기능이 失調되면 주로 尿頻數, 尿急, 尿痛, 尿液混濁, 排尿餘瀝, 尿閉, 遺尿, 小便失禁 등의 배뇨이상이 나타난다. 방광의 저뇨와 배뇨기능은 모두 腎과 방광의 氣化에 의한다. 방광 機能失調는 사실상 氣化失常에서 온다. 만약 邪實 또는 腎의 陽氣不足으로 氣化不利가 생기면 배뇨장애와 尿閉 등의 병리증상이 나타나며 만약 腎이 封藏機能을 상실하고 氣失固攝하면 氣化無權하여 유뇨, 소변실금 등의 병리 현상이 생긴다. 그러므로《素問・宣明五氣篇》에서 말하기를 "방광의 기화가 불리한 것은 癃이고, 방광이 制約하지 못하는 것은 遺尿이다(膀胱不利爲癃, 不約爲 遺尿)."라고 했다.

(6) 삼초기화실사(三焦氣化失司)

삼초는 六腑의 하나이며 상・중・하초의 통칭이다. 삼초는 기와 진액의 승강출입하는 길이다. 따라서 삼초의 기화로 전신의 기화기능을 개괄하고 있다.

삼초의 氣化機能失司에는 두 가지가 있다.

첫째는 心과 肺, 脾와 胃, 肝과 膽, 腎과 膀胱에 나타난 기기불리, 기의 승강출입 이상으로서 장부에 관련된 생리기능 이상이다. 예를 들면 心의 혈행, 肺의 호흡과 宣發肅降, 脾와 胃, 장의 운화와 승강, 肝과 膽의 疏泄, 腎과 膀胱의 蒸騰氣化와 泄濁 등의 생리기능은 어느 것이나 모두 기의 승강출입의 협조평형에 의한다. 그래서 삼초의 氣化機能失司는 삼초의 기화기능에 이상이 온다.

둘째로 삼초는 기와 진액의 통도이고 기화활동의 장소이기 때문에 삼초의 기화기능은 肺・脾・腎 등 장기의 진액대사 조절기능을 개괄하고 있다. 그러므로 肺失通調를 上焦氣化失司에 귀결시켰으며, 脾胃의 運化水液, 輸布精微, 昇淸降濁 등의 기능실상을 中焦氣化失司에 귀결시켰고, 腎과 膀胱의 氣化蒸騰, 升淸泄濁, 장의 傳化糟粕 등 기능실조는 하초기능 失司에 귀결시켰다. 그러므로 三焦氣化失司는 전신 수액대사 장애의 病理機

制를 개괄하였다.

3) 기항지부(奇恒之腑)의 기능실조

(1) 뇌의 기능실조

뇌는 인체내에서 가장 중요한 기관이다. 사람의 정신, 의식, 사유활동과 눈·귀·코·혀의 視, 聽, 嗅, 味, 言語應答과 지체활동 등은 모두 뇌의 생리기능이다. 그러므로 뇌에 병변이 생기면 상술한 여러 가지 생리기능의 장애 또는 실조가 나타난다. 뇌는 髓가 모여 형성되었으므로 腎中精氣가 虧虛하여 精이 髓를 생성하지 못하면 腦髓가 공허하여 뇌의 기능실조를 초래한다. 그래서 智力이 감퇴되고 視, 聽, 言語應答이 지둔하며 지체활동이 불편해지고 위약해지며 사용하지 못하게 되는 등의 병리현상이 나타난다. 뇌의 생리활동은 氣·血·津液과 수곡정미에 의하여 充養된다. 그러므로 心·肺·脾·肝·腎 등의 생리기능 失調는 모두 뇌의 기능실조를 일으킬 수 있으며 정신정지 활동 이상의 병리증상이 나타난다. 뇌는 사람의 두뇌 속에 자리잡고 있어 그의 기능은 전부 陽氣의 升騰에 의한다. 陽氣不升하면 頭目眩暈, 耳目失聰 등의 병리현상이 나타난다.

(2) 수(髓)와 골(骨)의 기능실조

髓는 骨髓, 脊髓, 腦髓를 포함하며 모두 골 속에 자리잡고 있으며 골격은 인체의 받침대이다. 髓는 精에서 생기고 髓는 골에 충만하여 養骨한다. 髓와 骨의 기능실조의 주요증상은 생장발육의 지완, 골질의 연약 또는 鬆脆, 易折 등이다. 髓와 骨의 기능실조는 선천성 稟賦不足, 후천적 음식실양 또는 邪熱久留, 음액소모 또는 하초허한, 정혈부족 등은 모두 골수공허와 골의 연약, 송취 등의 병변을 일으킨다.

(3) 맥의 기능실조

맥은 혈의 府이며 기혈운행의 통로이다. 맥도는 통리하면 순하나 만약 津液枯涸, 脈失濡養하거나 痰濁內阻, 氣機不通과 寒凝脈阻 등은 모두 맥도불리를 야기하여 기체혈어가 된다. 반대로 기체와 혈어는 맥도의 통리에 영향을 미친다. 맥도는 營氣와 혈이 맥 가운데서 정상순행하게 하고 밖으로 일출하지 못하게 한다. 이 기능은 사실상 기의 血液固攝機能이다. 그러므로 비허기약하여 통혈하지 못할 때는 각종 출혈증상이 나타난다.

(4) 여자포(女子胞)의 기능실조

女子胞를 또한 胞宮이라고도 하며 자궁이다. 자궁의 주된 생리기능은 월경과 孕育胎兒이다. 자궁의 생리 기능실조의 주요증상은 經·帶·胎·産의 이상이다.

자궁 생리 기능실조의 원인은 아주 많으나 주원인은 아래의 세 가지이다.

① 氣血不和와 胞宮의 機能失調 : 여자의 月經來潮, 孕胎, 產兒育兒, 授乳 등은 모두 혈을 통해 실행된다. 그러므로 "여자는 혈을 본으로 삼는다(女子以血爲本)."라고 한다. 그러나 혈의 사용은 완전히 기에 의한다. 기혈이 조화해야 혈이 그 생리효과를 충분히 발휘할 수 있으며 기혈이 불화하면 필연적으로 胞宮의 생리기능에 영향을 미치게 되어 여러 가지 병리변화를 일으킨다. 血熱, 肝不藏血 또는 疏泄太過, 脾不統血 또는 氣不攝血 등은 모두 胞宮의 행혈과다를 초래하여 月經先期, 月經의 血量過多, 주기연장 등이 생기며 심하면 붕루와 같은 증상이 나타난다. 만약 혈이 氣火上逆하면 經行吐衄하는데 이것이 倒經이다. 만약 기체, 혈체나 혹은 기혈부족이나 또는 양기부족하고, 하초허한하며 포궁허냉 등은 모두 포궁행혈삽체를 초래하여 月經後期, 經行血量 過少나, 痛經, 閉經, 癥瘕 등의 병리현상이 나타난다. 만약 한습 또는 습열이 포궁에 하주하여 일어난 胞宮의 생리기능 실조는 사실상 기혈의 조화가 파괴되어 생긴다.

② 心·肝·脾·腎의 機能障碍 및 胞宮의 機能失調 : 心·肝·脾·腎의 기능실조는 기혈의 실조를 일으킬 뿐 아니라 胞宮의 기능실조도 초래한다. 情志失常, 勞倦過度, 房事不節制 등은 胞宮의 기능실상을 초래한다. 思慮傷心하면 心血暗耗하고, 思慮傷脾하면 氣血生化가 無權해지며, 鬱怒傷肝하면 肝失疏泄하며, 房勞傷腎하면 腎精虧損하여 天癸가 쇠소되는 것 등은 모두 胞宮의 기능실상을 일으켜 到月經, 胎孕, 產育失常 등이 나타난다.

③ 衝脈과 任脈의 氣血不足, 胞宮의 機能失常 : 衝脈과 任脈은 모두 胞宮을 기점으로 하고 있으며 衝은 血海이고 任은 胞胎를 주관한다. 衝脈과 任脈의 기혈이 충만한 것은 胞宮의 생리기능 활동의 기초이다. 衝脈과 任脈을 충만시키는데 영향을 주는 원인은 아주 많다. 그러나 衝·任은 肝과 腎에 귀속되었기 때문에 肝·腎의 생리기능 실조는 衝脈과 任脈의 氣血不足과 胞宮의 생리기능 失常을 쉽게 초래한다. 衝脈은 陽明에 예속되어 있으며 陽明은 多氣多血의 경맥이다. 그러므로 脾胃의 운화기능 실조시에는 양명맥쇠소하고 衝脈과 任脈을 충만시키기 어려우므로 胞宮의 생리기능에 영향이 생겨 포궁기능 失常을 일으킨다.

전체적으로 말하면 胞宮의 생리기능은 전신 생리기능의 한 구성부분이며 胞宮의 기능실조는 전신의 생리기능 상황과 밀접한 관계가 있다.

이상에서 서술한 것을 종합하면 인체는 한 개의 完整된 통일체이다. 그러므로 음양, 기혈, 장부, 경락 등 여러 면의 생리기능 실조는 항상 서로 영향을 준다. 특히 장과 장, 부와 부, 장과 부 사이의 병리현상에서의 상호영향은 아주 복잡하다. 이에 대하여는 이미 臟象學說에서 논술하였기에 이 장에서는 중복하지 않았다.

8. 위기영혈변증(衛氣營血辨證)

衛氣營血辨證은 외감온열병의 발생과정 중에서 나타나는 증후를 분석 귀납하여 衛·氣·營·血 네 개의 서로 다른 단계의 증후유형으로 개괄하여 병위의 심천, 병세의 경중 및 각 단계의 병리 변화와 질병의 전변규율을 설명하는 것이다. 衛氣營血辨證은 외감온열병의 변증에 대한 일종의 방법이다. 온열병은 온열병사를 감수하여 나타나는 급성 열병의 총칭으로 그 특징은 발병이 급속하고 병세의 변화가 많은 것이다. 병리면에서는 쉽게 化燥 傷陰 耗血動血 등이 나타나고 증후에서는 처음부터 熱象偏盛이 나타나고 대개 구갈이 있고 병변 과정 중에서 흔히 神昏 譫語 斑疹 吐衄 등이 나타나며 병의 후기에는 動風 痙厥이 일어난다.

외감온열병은 대개 衛分에서 시작하여 점차 氣分, 營分, 血分으로 전입되는데 이는 병정발전의 일반규율이다. 그러나 이 규율은 절대 불변은 아니다. 환자의 체질강약이 있고 병사의 경중이 있으며 초기 발병이 營分과 氣分에서 일어나는 경우도 있으며, 氣分과 血分이 동시에 열이 성한 氣血兩燔도 있다. 그러므로 임상에서는 여러 병증에 근거하여 구체적으로 분석하고 융통성 있게 운영해야 한다. 온열병의 치료는 衛病은 辛凉解表藥으로 해표시키고, 氣分病은 清熱生津하며, 營分病은 清營透熱시키며, 血分病은 凉血散血한다.

1) 위분증(衛分證)

衛分證은 온열사기가 肌表에 침범하여 衛氣機能에 이상이 생긴 것으로 일반적으로 온열병 초기에 나타난다. 폐는 皮毛를 주관하고 衛氣는 肺로 통하므로 衛分證은 주로 肺經의 병변을 초래하며 주증은 발열, 미오한, 두통, 해수, 미갈, 인후종통, 舌尖邊紅, 苔白薄 또는 미황 脈浮數 등이다.

2) 기분증(氣分證)

氣分證이란 온열사기가 장부에 들어갔으나 아직 영혈에 들어가지 않은 상태로서 正盛邪實하고 陽熱이 항성한 裏熱證이다. 주증상은 惡熱, 無惡寒, 구갈, 설황태 등이다.

氣分證이 생기는 경로는 첫째, 衛分에서 전해진 것으로 발열이 있고 오한은 없으며 오열이 있다. 둘째, 온열사가 직접 氣分에 들어가는 것으로 가벼운 오풍, 오한의 衛分證이 없이 처음부터 발열 오열증이 나타난다. 邪가 침범하는 장부에 따라 나타나는 증후가 각기 다르며 폐에 열이 옹체된 것, 열이 흉격을 요란한 것, 열이 위에 들어간 것, 열결이 장도에 맺힌 것 등이 있다.

(1) 열옹어폐(熱壅於肺)

열이 肺에 뭉치면 발열, 汗多, 구갈, 누렇고 점조한 가래, 해천흉통, 설홍, 태황, 맥삭 등의 증상이 나타난다.

(2) 열요흉격(熱擾胸膈)

열이 胸膈을 어지럽히면 발열, 구갈, 心煩懊惱, 坐臥不安, 불면 등의 증상이 생긴다.

(3) 열입어위(熱入於胃)

온열사가 胃로 들어가면 대열, 대갈, 희냉음, 면홍, 심번, 태황건, 맥홍대 등의 증상이 생긴다.

(4) 열결장도(熱結腸道)

열이 腸에 맺히면 日晡潮熱, 大便乾結, 腹滿硬痛, 按之則痛, 苔黃乾 또는 黑苔, 혓바늘이 돋고, 脈沈實 등의 증상이 나타난다.

3) 영분증(營分證)

營分證은 온열사기가 내함한 심한 단계이다. 즉 온열사기가 心과 心包에 침입한 것으로 營陰이 손상을 받고 심신이 교란된 상태이다. 주증상은 舌質絳, 心煩不寐, 神昏 등이다. 營分은 氣分과 血分 사이에 있으며 질병이 氣分으로 전변되면 병이 호전되는 것이고, 營分에서 血分으로 전변하면 병이 악화되어 가는 것이다.

營分病이 생기는 경로는 첫째, 衛分에서 氣分을 거치지 않고 들어온 것이다. 둘째, 氣分에서 전변한 것이다. 셋째, 직접 衛分과 氣分을 거치지 않고 직접 營分으로 들어온 것 등이다.

(1) 열상영음(熱傷營陰)

심한 열로 營陰을 상하면 身熱夜甚, 구갈은 있으나 물을 마시려 하지 않으며, 心煩不寐, 譫語, 약한 斑疹, 舌質絳, 脈細數 등의 증상이 나타난다.

(2) 열입심포(熱入心包)

열이 心包에 들어가면 고열, 神昏譫語, 昏憒不語, 舌絳 등의 증상이 생긴다.

4) 혈분증(血分證)

血分證은 온열병의 과정 중 가장 심한 단계이고 衛氣營血 병변의 최후단계이다. 心主血하고 肝藏血하므로 열사가 血分까지 들어가면 心과 肝이 영향을 받게 된다. 또한 사열이 오랫동안 머물러 있으면 진음을 상하게 되어 腎도 상하게 되므로 血分證은 心·肝·腎의 병변이 위주로 된다. 주증상은 耗血, 動血, 傷陰, 動風, 血熱妄行, 肝熱動風 등이다.

血分證이 생기는 경로는 첫째, 營分證이 전변한 것이다. 둘째, 氣分에서 營分을 거치지 않고 血分으로 온 것으로 이를 氣血兩燔이라 한다.

(1) 혈열망행(血熱妄行)

열사가 혈을 妄行하게 하면 吐血, 衄血, 尿血, 便血, 發斑, 자궁출혈 등의 비정상적인 출혈이 있으며 색깔은 심홍, 선홍, 자주색 등을 띈다. 身熱夜甚, 心煩不寐, 舌絳, 脈細數 등의 증상이 나타난다. 이상의 증상 이외에 장열, 구갈, 다음 등의 氣分 증상이 동시에 나타나면 氣血兩燔의 상태이다.

(2) 간열동풍(肝熱動風)

血分證은 肝熱을 일으켜 풍을 유발할 수 있다. 肝熱動風이 생기면 발열, 심번, 구갈, 동통, 현훈, 경련, 각궁반장, 설강, 맥현삭 등의 증상이 생긴다.

9. 삼초변증

1) 삼초의 증후와 병기(病機)

(1) 상초병후(上焦病候)

주로 手太陰肺와 手厥陰心包의 병변으로 邪熱壅肺, 邪在肺衛, 邪入心包 등을 포함한다.

① 邪在肺衛 : 온병의 초기단계에 病邪가 입과 코를 통하여 肺에 침입하면 肺氣不宣하고 衛氣鬱阻되어 발열, 微惡風寒, 두통, 無汗 혹 小汗, 구갈, 해수, 苔薄白, 舌邊尖紅, 脈浮數 등의 증상이 생긴다.

② 邪熱壅肺 : 이 증상은 肺衛의 邪가 더 악화되어 病機變化가 일어난 것으로 邪熱壅肺하고 肺氣閉鬱한다. 表邪가 속으로 들어가 肺經熱盛하면 身熱, 不惡寒, 汗出, 口渴 등이 생기고, 肺氣閉鬱하여 宣降이 안되면 咳喘痰粘, 胸悶作痛, 苔黃 등이 생긴다.

③ 邪入心包 : 肺經의 邪가 陽明으로 전변하지 않으면 心包로 逆傳하여 熱邪와 痰이 心竅를 막아 심신에 영향을 주므로 神昏譫語하고, 昏憒不語하며, 혀의 운동이 잘 안되어 말하기가 힘들다. 邪熱內閉하면 양기가 사지로 나가지 못하여 身熱은 있으나 四肢厥冷하다. 熱入心包하면

營陰이 損耗되고 속에 痰阻가 생기며 舌質純絳澤하고 脈細數한 증상들이 생긴다.

(2) 중초병후(中焦病候)

手足陽明과 足太陰脾의 병변으로 胃經熱盛, 臟腑熱結, 濕熱困脾의 병변이 생긴다.

① 胃經熱盛 : 이 증은 肺經邪熱이 전변된 것으로 衛氣營血辨證의 氣分證과 유사하다. 胃經熱盛하면 裏熱蒸迫하여 진액이 손상되고 身熱, 多汗, 口渴飮冷, 苔黃燥, 脈細數 등의 증이 생긴다.
② 臟腑熱結 : 이 증은 胃經熱性이 발전한 것으로 중요한 병기는 腸道熱結과 腑氣不通이다. 사열과 장 속의 糟粕이 결합하여 장도가 막히고 속의 열이 장도를 막아 부기가 통하지 않는다. 열이 장도에 뭉치면 오후에 정사의 싸움이 치열하여 日晡潮熱이 생기며 大便秘結하고 腹部脹滿疼痛하며, 腑實熱灼하여 진액이 손상되면 小便短澁하고 苔黃黑乾燥하고 심하면 芒刺가 생긴다. 正邪가 다 유력하면 邪가 속에 뭉치며 맥침실하고 潮熱, 변비, 苔黃黑乾燥 등이 생긴다.
③ 濕熱困脾 : 이 증은 濕溫病의 초기단계에서 잘 생기며 중요한 병기는 邪阻衛氣와 濕熱困脾이다. 脾는 濕土의 장으로 水濕을 운화한다. 外感濕熱의 병사는 초기에는 표증으로 나타나지만 足太陰脾의 병변이 주가 된다. 濕의 성질은 重濁하여 濕困肌表하면 惡寒, 頭重, 身重한다. 습은 陰邪지만 습이 쌓여 열이 생기면 땀은 나지만 풀리지 않는다. 오후에 邪正의 싸움이 치열하면 열이 심하고, 濕邪가 속에 막혀 기기가 울체하면 胸脘痞悶, 嘔逆, 苔厚膩, 脈濡緩 등이 생긴다.

(3) 하초병후(下焦病候)

주로 足少陰腎과 足厥陰肝의 병변으로 그 중에서 腎陰虧損과 虛風內動이 주가 된다.

① 腎陰虧損 : 이 증은 온병의 후기에 나타나며 중요한 병기는 熱傷腎陰과 邪少虛多이다. 신은 陰精을 저장하며 사열이 오랫동안 물러가지 않으면 腎陰의 손상을 받아 顴紅, 口燥咽乾, 舌乾絳 등의 증이 생긴다. 邪少虛多는 미열이 안 없어지고, 手足心熱이 있으며, 심하면 손과 발등에까지 열이 나고 脈細數하다. 그 중에 주증은 手足心熱甚於手足背, 口咽乾燥, 舌乾絳, 脈細數 등이다.
② 虛風內動 : 이 증은 온병의 후기에 잘 나타나며 중요한 병기는 水不涵木과 虛風內動이다. 간은 風木의 장으로 腎水의 자양을 받는다. 腎陰이 耗損되어 水不涵木하면 肝은 자양을 받지 못하여 虛風內動이 일어나 手指蠕動 혹은 瘈瘲하고 舌乾絳하며 舌痿가 생긴다. 본증의 풍은 열병극기의 邪熱熾盛으로 간풍이 일어난 身熱, 肢厥, 手足抽搐 심하면 角弓反張, 口噤神迷, 脈弦數有力과는 구별되며 이는 간풍의 실에 속하고, 虛風內動은 간풍의 허증에 속한다. 양자의 치료방법은 다르므로 반드시 정확하게 변증해야한다.

2) 삼초증후의 병정단계(病程段階)

삼초에 소속되어 있는 장부의 병기변화와 나타나는 증후는 온병의 발전과정 중 각 단계마다 다르게 나타난다. 상초의 수태음폐의 병변은 주로 온열병의 초기에 나타나며, 중초의 수족양명의 병변은 극기에 나타나고, 하초의 족소음신과 족궐음간의 병변은 대개 후기에 나타난다.

3) 삼초증후의 상호전변(相互傳變)

삼초에 소속된 장부의 증후 傳變은 일반적으로 상초의 수태음폐에서 시작하며 肺經의 병사가 풀리지 않으면 2가지로 전변한다. 肺에서 心包로 전입하는 逆傳과 肺에서 중초로 전입하는 順傳이다. 중초에서 치유되지 않으면 하초의 肝腎으로 전입한다.

제8장 예방과 치료원칙

1. 예방

예방이란 질병의 발생과 발전을 방지함을 말한다. 한의약학은 예로부터 예방을 중요시하여 왔다. 일찍《內經》에는 "병들기 전에 치료한다(治未病)."라는 예방사상을 제시하였으며, "사고가 발생하기 전에 예방대책을 취해야 한다(防患於未然)."라는 것을 강조했다.《素問·四氣調神大論》에 말하기를 "성인은 병이 들기를 기다려 치료하지 않고 병이 들기 전에 치료하며, 亂事가 생긴 다음 다스리는 것이 아니라 그것이 생기기 전에 다스린다…. 무릇 病이 이미 든 다음 약을 쓰고 亂이 생긴 다음 다스리는 것은 마치 갈증이 나니 우물을 파고 戰事가 시작된 다음 兵器를 만드는 격이니 늦지 않는가(聖人不治已病治未病, 不治已亂治未亂.… 夫病已成而後藥之, 亂已成而後治之, 譬猶渴而穿井, 鬪而鑄錐, 不亦晩乎)?"라고 하였는데 여기에서 병들기 전에 치료하는 중요한 의의에 대하여 아주 실감나게 말했다. 소위 병들기 전에 치료한다는 것은 병들기 전에 예방한다는 것과 이미 병든 다음 변하지 않도록 방지한다는 두 가지 내용이 포함되어 있다.

1) 병들기 전의 예방

병들기 전에 예방한다는 것은 질병이 발생되기 전에 각종 예방사업을 함으로써 질병의 발생을 방지하는 것이다.

질병의 발생은 邪氣와 正氣가 다 관계된다. 사기는 질병발생을 초래하는 중요한 조건이며 정기부족은 질병발생의 내재적인 원인과 근거이다. 외사는 內因을 통하여 작용하므로 병들기 전에 치료하려면 반드시 이 두 면부터 다스려야 한다.

(1) 신체를 잘 보양하고 정기가 사기를 저항하는 능력을 제고하여야 한다

정기의 강약은 체질에 의하여 결정된다. 일반적으로 말할 때 체질이 건장한 자는 정기가 충실하고, 체질이 허약한 자는 정기가 부족하다. 《素問·遺篇·刺法論》에서 말하기를 "內에 정기가 충실하면 사기가 犯하지 못한다(正氣存內, 邪不可干)."라고 했다. 그러므로 체질을 증강하고 정기가 사기를 저항할 수 있는 능력을 제고하는 것이 매우 중요하다. 체질을 증강시키려면 정신양생, 신체단련, 음식과 일상생활에 주의해야 하며 경우에 따라 적당한 약물예방법이 필요하다.

① 調攝精神 : 한의약학에서는 사람의 정신정지 활동과 인체의 생리·병리변화 사이에는 밀접한 관계가 있다고 여기고 있다. 갑자기 강렬한 정신자극이나 혹은 반복적이고도 지속적인 정신자극은 인체의 氣機를 逆亂시키며 기혈음양의 기능실조를 조성하므로 질병을 야기시킨다. 정지자극은 正氣內虛를 야기하므로 외사의 침범을 유인한다. 질병과정에서 情志波動은 질병을 악화시키며 기분을 좋게하고 정신을 유쾌하게 하면 기기가 순통되고 기혈이 화평하므로 건강회복에 매우 유리하다. 정기를 유지하는 것은 질병의 예방과 발생발전에 큰 의의를 가지고 있다. 《素問·上古天眞論》에서 말하기를 "心情이 安定淸靜하고 妄想雜念을 제거하며 眞氣를 활통시키고 精神을 內守시키면 疾病은 發生될 수 없다(恬惔虛無, 眞氣從之, 精神內守, 病安從來)."라고 했다. 그러므로 精神 養生에 주의하면 정기가 사기를 저항할 수 있는 능력이 증강되어 질병을 예방할 수 있다.

② 신체단련 : 정상적으로 신체를 단련하여 체질을 증강시키면 질병의 발생을 감소하거나 방지할 수 있다. 漢代 醫學家 華佗는 "흐르는 물이 썩지 않고 문지돌이 좀먹지 않는다(流水不腐, 戶樞不蠹)."라는 이치에 의하여 五禽戱의 健身運動을 창조하였는데 범, 노루, 곰, 원숭이, 새 등 다섯 가지 동물의 동작으로 신체를 단련하고 혈맥유통을 촉진하며 관절을 유리하게 하고 기기를 조절순통시키며 체질을 증강하여 질병을 예방치료하게 했다. 이밖에 후세에 부단히 변화되어온 太極拳, 八段錦, 易筋經 등 여러 가지 健身 方法도 체질을 증강시키고 질병을 예방할 뿐 아니라 여러 가지 만성병의 치료에도 일정한 작용을 한다.

③ 음식과 일상생활에 규율이 있어야 한다 : 《素問·上古天眞論》에 말하기를 "養生之道를 아는 者는 자연변화의 道理에 알맞게 適應하여 養生方法을 조절하며 음식을 節制하고 규율있게 生活하고 과로하지 않으며 과도한 房事를 피하므로 形神이 모두 旺盛하고 天賦한 自然年齡까지 살 수 있으며 百歲를 超過하여 세상을 뜬다(其知道者, 法於陰陽, 和於術數, 飮食有節, 起居有常, 不妄作勞, 故能形與身俱, 而盡終其天年, 度百歲乃去)."라고 했다. 또 말하기를 "술을 물이나 미음으로 삼고 방탕생활을 대수롭게 여기지 않고 醉한 다음 房事하여 精氣를 耗竭하며 眞氣를 消耗하고 근신하여 精氣를 보지할 줄 모르며 정신을 방탕허비하고 일시적 쾌락을 추구하며 人生興趣를 어기고 日常生活에 절도가 없다(以酒爲漿, 以妄爲常, 醉以入房, 以慾竭其精, 以耗散其眞, 不知持滿, 不時御神, 務快其心, 逆於生樂, 起居無節)."와 같이 하면 안된다고 했다.

④ 약물예방 및 인공면역 : 《素問 · 遺篇 · 刺法論》에 말한 "小金丹… 10알을 먹으면 전염병에 걸리지 않는다(小金丹… 服十粒, 無疫幹)."라는 기재가 있는 것으로부터 보아 옛부터 약물예방법을 사용했다는 것을 설명해 준다. 19세기에 발명한 인두접종법인 천연두 예방법은 人工免疫法의 선구이며 후세의 면역학 발전에 크나큰 공헌을 했다. 이밖에 蒼朮 · 雄黃烟熏法으로 소독하거나 병을 예방하는 것들도 있다. 또 貫衆 · 板藍根 · 大青葉 등으로 유행성 감기를 예방하거나 茵陳 · 梔子 등으로 간염을 예방하며 馬齒莧으로 세균성 이질을 예방하는 것들은 모두 비교적 좋은 효과를 가지고 있다.

(2) 병사의 침해를 방지해야 한다

병사는 질병발생의 중요한 조건이므로 병들기 전에 먼저 예방하려면 체질을 튼튼하게 하여 정기가 사기를 이길 수 있도록 하는 동시에 병사의 침해를 받지 않도록 주의하여야 한다. 예를 들면 위생에 주의하고 환경 · 水源 · 식품의 오염을 방지해야 한다. 그리고 "虛邪賊風은 피해도 생긴다(虛邪賊風, 避之有時).", "五疫이 오면 쉽게 감염된다(五疫之至, 皆相染易)."하므로 毒氣를 피해야 한다. 이밖에 중요한 것은 "명리를 탐내지 않고 마음을 비우며(恬惔虛無)", "음식을 절제하고 일상생활에 절도가 있으며 過勞하지 말아야 한다(飮食有節, 寄居有常, 不妄作勞)." 등이다.

결론적으로 말하면 六淫과 疫癘를 피하고 七情, 飮食과 勞逸에 주의하는 것은 질병 예방에 효과적인 방법이다. 外傷, 蟲獸傷에 대해서도 항상 주의해야한다.

2) 병이 들면 전변(轉變)되지 않도록 예방해야 한다.

병들기 전에 미연에 예방하는 것이 가장 이상적인 대책이지만 일단 병에 걸리면 조기진단, 조기치료하여 질병이 발전하고 轉變되지 않도록 방지하는 것도 아주 중요하다.

(1) 조기에 진찰 · 치료해야 한다

《素問 · 陰陽應象大論》에 말하기를 "邪風이 오면 風雨처럼 빨라 잘 치료하면 皮毛에서 낫고 그 다음은 肌膚에서 낫고, 다음은 筋脈에서 낫고, 그 다음은 六腑에서 낫고 그 다음은 五臟에서 낫는다. 五臟을 치료받게 되는 者는 반죽음이 된다(邪風之至, 疾如風雨, 故善治者治皮毛, 其次治肌膚, 其次治筋脈, 其次治六腑, 其次治五臟, 治五臟者, 半死半生也)."라고 했다. 이는 인체가 외사의 침습을 받은 후 만약 제 때에 진찰치료하지 않으면 병사가 표로부터 안으로 들어갈 수 있으며 점차 깊이 들어가 내장을 침범하여 병정이 점차 복잡해지고 중해지며 치료도 더 곤란하게 된다는 것을 말해주고 있다. 그러므로 질병을 예방치료하려면 반드시 질병의 발생, 발전규율 및 그의 전변방법을 잘 파악하여 조기에 진단하고 효과적인 치료를 하여 전변을 방지해야 한다.

(2) 질병의 전변규율에 따라 먼저 병사의 침해를 받지않은 부위를 평온시켜야 한다

《難經・七十七難》에 말하기를 "上工은 병들기 전에 다스리며 中工은 병든 자를 치료한다. 왜 그러한가? 소위 병들기 전에 다스린다는 것은 肝病이라고 할 때 肝은 脾에 전달된다는 것을 알고 먼저 脾氣를 實하게하여 肝邪의 영향을 받지 않도록 해야한다. 그러므로 병들기 전에 다스린다고 말한다. 中工은 肝病에서 서로 전변함을 모르고 肝만 치료하므로 병든 다음 치료한다고 말한다(上工治未病, 中工治已病者, 何謂也? 然 : 所謂治未病者, 見肝之病, 則知肝當傳之於脾, 故先實其脾氣, 無令得受肝之邪. 故曰治未病焉. 中工者, 見肝之病, 不曉相傳, 但一心治肝, 故曰治已病也)."라고 했다. 肝은 木에 속하고 脾는 土에 속하며 肝木은 脾土를 乘克하므로 임상에서 肝病을 치료할 때에는 항상 健脾・健胃方法을 배합하는데 이는 이미 든 병의 변화를 방지하는 법칙의 구체적인 응용이다. 또한 청대의 의학가 葉天士는 온열병에서 胃陰을 상한 후 병세가 진일보 발전하여 腎陰을 모상시킨다는 病變規律에 따라 甘寒養胃의 처방 가운데 鹹寒滋腎한 약물을 넣을 것을 주장하였으며 "반드시 병사의 영향을 받지 않은 부위를 平穩시켜야 한다(務必先安未受邪之地)."라는 예방치료의 원칙을 제기했다. 이도 역시 이미 든 병의 전변을 방지하는 법칙의 구체 응용을 한 예이다.

2. 치칙(治則)

治則은 질병을 치료하는 법칙이다. 整體觀念과 辨證論治 정신에 따라 만들어진 것으로 임상치료, 立法, 처방, 용약에 대하여 모두 보편적인 지도의의를 가지고 있다. 治則과 治法은 다르다. 治則은 치료방법의 總則이며 치료방법은 治則을 구체화한 것이다. 그러므로 어떠한 구체적인 치료방법이든지 모두 일정한 치료법칙에 소속되어 있다. 예를 들면 어떤 병증이든지 邪正관계에서 邪正의 싸움, 홍망성쇠의 변화를 떠나지 못한다. 이 때에 扶正祛邪는 치료총칙이다. 益氣, 養血, 滋陰, 補陽 등은 扶正의 구체 방법이며 發汗, 催吐, 攻下 등은 祛邪의 구체 방법이다.

질병의 증후표현은 다종 다양하므로 병리변화도 극히 복잡하고 病變過程에는 경중완급이 있으며, 시기・지역・개체 등은 병정변화에 미치는 영향도 다르다. 그러므로 반드시 복잡다단한 질병현상 가운데서 병변의 본질을 찾아 근본을 다스리며 邪正 투쟁 가운데 생기는 허실변화에 따라 扶正祛邪하며 음양실조의 병리변화에 따라 음양을 조절하며 장부・기혈실조의 병기에 따라 장부기능을 조절하고 기혈관계를 조리하며 발병의 시기, 지역, 환자에 따라 그의 치료방안을 정해야 한다.

1) 질병을 치료할 때에는 근본을 추구하여야 한다(治病求本)

질병치료에서 근본을 다스린다는 것은 질병의 근본원인을 찾아 근본원인에 알맞게 치료하는 것

이다. 이는 변증론치의 기본원칙이므로 《素問·陰陽應象大論》에 말하기를 "병을 치료하려면 반드시 근본을 추구해야 한다(治病求本)."라고 했다.

本은 標와 상대적인 말이다. 標와 本은 상대개념으로 여러 가지 含義를 가지고 있어 病變過程에서 각종 모순의 主次關係를 설명하는데 이용한다. 예를 들면 邪正에서 정기는 本이고 사기는 標이며, 병인과 증상에서 병인이 本이고 증상이 標이며, 疾病先後에서 구병·원병은 本이고 신병·속발병은 標이다.

질병의 발생, 발전은 일반적으로 약간의 증상을 통하여 뚜렷이 나타난다. 그러나 이런 증상들은 질병의 현상에 지나지 않으며 질병의 본질은 아니다. 질병의 여러 면, 즉 증상을 포함한 전부의 형편을 충분하게 수집이해하고 전통의학 기초이론을 지침으로 종합분석하여야만 현상을 통하여 본질을 보고 합당한 치료방법을 강구할 수 있다. 예를 들면 두통이라고 할 때 두통은 외감이나 내상 어느 것이나 다 일으킬 수 있는 증상이다. 외감두통은 風寒에 속하므로 辛溫宣散으로 치료하는 것이 타당하며, 내상두통은 血虛, 血瘀, 痰濕, 肝陽肝火 등 여러 가지 원인으로 생기므로 치료는 그 원인에 따라 제각기 다른 방법, 즉 養血, 活血化瘀, 燥濕化痰, 平肝潛陽 등으로 치료해야 한다. 이것이 바로 "병을 치료하려면 반드시 근본을 추구해야 한다(治病求本)."라는 말의 의의이다.

임상에서 질병치료에 근본을 추구한다는 이 한 치료법칙을 운용할 때 반드시 正治와 反治, 治標와 治本 두 가지를 정확히 알아야 한다.

(1) 정치(正治)와 반치(反治)

《素問·至眞要大論》에는 "거스르는 자는 正治하고 따르는 자는 反治한다(逆者正治, 從者反治)."라는 두 가지 방법을 제시했으며 원칙을 보면 모두 질병치료에 근본을 추구한다는 치료원칙의 구체적인 운용이다.

① 正治 : 증후성질과 반대로 치료하는 상용 치료법칙으로 逆治라고도 부른다. 逆이란 사용한 처방약의 성질과 질병의 성질이 상반됨을 말한다. 즉 질병의 임상증후 분석을 거쳐 질병의 寒熱虛實을 변증한 다음 寒者熱之, 熱者寒之, 虛者補之, 實者瀉之라는 방법으로 치료를 한다. 正治法은 질병의 증상이 本質과 일치한 병증에서만이 적용된다. 임상에서 대부분의 질병은 그 증상과 질병의 성질이 서로 부합된다. 예를 들면 寒病에서는 寒象이 나타나고 熱病에서는 熱象이 나타나며 虛病에서는 虛象이 나타나고 實病에서는 實象이 나타난다. 그러므로 正治는 임상에서 가장 많이 사용되는 치료방법이다.

② 反治 : 疾病假象에 順從하여 치료하는 치료방법인데 從治라고도 부른다. 從이란 사용하는 처방약의 성질이 疾病假象에 순종함을 말한다. 질병의 假象과 서로 일치한 것으로 實質을 규명

하면 역시 질병치료에 근본을 추구하는 법칙을 지침으로 질병본질에 맞게 치료하는 방법이다. 그러므로 사실상 병치료에 근본을 추구하는 것이다. 주된 것으로 熱因熱用, 寒因寒用, 塞因塞用, 通因通用 등이 있다.

가. 熱因熱用 : 이는 熱로써 熱을 다스리는 것으로 熱性藥物로 가열증상을 가진 병증을 치료한다. 陰寒內盛, 陰盛格陽시 겉으로는 열상으로 보이는 진한가열증에 적용된다. 예를 들면《傷寒論》의 "少陰病에서 하리청곡하고 이한외열하며 수족궐역하고 맥미욕절하며 몸은 오히려 오한은 나지 않고 면색은 붉은데… 통맥사역탕으로 치료한다(少陰病, 下利淸穀, 裏寒外熱, 手足厥逆, 脈微欲絶, 身反不惡寒, 其人面色赤… 通脈四逆湯主之)."라고 한 것은 바로 熱因熱用의 예이다. 陽虛寒盛이 본질이므로 온열약을 사용하여 진한을 치료하는데 이 때 가열은 저절로 소실된다.

나. 寒因寒用 : 이는 寒으로 寒을 다스리는 것인데 寒性藥物로 가한증상을 가진 병증을 치료한다. 裏熱盛極, 陽盛格陰, 寒象으로 보이는 진열가한증에 적용된다. 熱厥證은 陽盛於內하고 양성격음하여 사지궐랭하고 맥이 沈하며 한증과 매우 비슷하다. 그러나 壯熱心煩하며 구갈이 있고 냉음을 즐기며 소변이 잦고 붉다. 熱盛이 본질이므로 한량약으로 진열을 치료해야 가상이 소실된다.

다. 塞因塞用 : 이는 보하는 것으로 폐색을 개통하는 것으로 폐색불통 증상이 있는 병증을 보익약으로 치료하는 것이다. 이 방법은 虛로 인해 폐조된 진허가실증에 적용된다. 脾虛病人은 항상 완복창만이 생기는데 때로는 더 창만되고 때로는 좀 경감되며 拒按(觸壓을 거절)하지 않으며 納呆(소화불량, 식욕부진 등의 증상)하고 설질이 담하며 맥상은 허하고 무력하다. 그렇지만 수습, 식적류체라고 부를만한 증상을 찾아 볼 수 없으므로 健脾益氣로 치료하는데 脾氣가 건운하면 복창이 스스로 없어진다. 이밖에 久病精血不足의 便閉, 血枯 衝任脈虧損의 閉經 등은 보익약을 사용하여 치료한다.

라. 通因通用 : 通으로 通을 다스리는 것으로 통리하는 약물로 實性通泄 증상을 가진 병증을 치료한다. 이 법은 食積腹痛, 瀉下不順通, 熱結旁流, 瘀血로 인해 생긴 崩漏, 방광습열로 인해 생긴 頻尿, 尿急, 尿痛 등 병증의 치료에 적용된다. 치료는 消導瀉下, 淸熱瀉下, 活血祛瘀 및 膀胱濕熱淸利 등의 방법을 증상에 알맞게 사용한다.

이밖에 또 한 가지 反佐法이 있는데 옛날 사람들의 저작 중에는 反治 범위에 넣었다. 그러나 그 내용을 보면 사실상 製方, 服藥의 구체방법이다. 그러므로 이는 방제학에서 토론할 내용이다.

(2) 치표(治標)와 치본(治本)

복잡다단한 병증 중에는 항상 標本主次가 있다. 그러므로 치료에 선후완급의 구별이 생긴다.

표본치료법을 임상에 응용하는 것은 병치료에 반드시 근본을 추구한다는 것이다. 그러나 어떤 경우 標病이 심하여졌을 때 만약 제 때에 이를 해결하지 않으면 환자의 생명을 위협하거나 또는 질병치료에 영향을 주면 "급하면 그 標를 다스리고, 완화하면 그 근본을 다스린다(急則治其標, 緩則治其本)."라는 법칙에 따라 먼저 標病을 다스리고 나중에 근본병을 다스려야 한다. 만약 標本이 併重하면 標本을 겸하며 標本同治한다.

① 急則治其標 : 《素問·標本病傳論》에 말하기를 "먼저 熱病에 걸리고 後에 中滿이 발생하면 먼저 中滿之標를 다스리며(先熱而後生中滿者, 治其標)", "먼저 앓고 후에 中滿이 생긴 者는 먼저 그 中滿之標를 다스리며(先病而後生中滿者, 治其標)", "大小便不利가 나타나면 먼저 大小便不利之標를 다스린다(小大不利, 治其標)"라고 했다. 中滿, 大小便不利는 모두 비교적 급하고 중한 증상이므로 먼저 치료해야 한다. 만약 水鼓(水蠱)病人이 복수가 대량 증가하고 복부가 창만하며 호흡이 喘促하고 대소변이 불리하면 우선 표병인 복수를 치료해야 한다. 대소변이 불리하면 이수법과 축수법을 사용하여 腹水가 경감되고 병세가 안정된 다음 다시 肝脾를 조리하여 근본병을 치료해야 한다. 그리고 대출혈 환자는 어떤 출혈을 막론하고 응급대책을 취하여 먼저 표를 다스려 지혈시키며 지혈되고 병세가 완화된 다음 다시 근본을 다스려야 한다. 또 예를 들면 어떤 만성병 환자는 원래 숙질(先病, 本病)이 있는 데다가 외사에 재차 감염되었을 때 새로운 병이 비교적 급하면 먼저 표인 외감을 치료하고 새로운 병이 나은 후 다시 근본인 숙질을 다스려야 한다.

② 緩則治其本 : 이는 만성병이나 급성병 회복기 병자의 치료에 중요한 지도적 의의를 가지고 있다. 肺癆의 咳嗽는 근본이 肺腎陰虛이다. 그러므로 치료에서 일반적인 標를 다스리는 지해법을 응용하지않고 그 근본인 肺腎의 음을 자양한다. 그리고 급성열병의 중후기에 傷陰되면 養胃滋腎해야 한다. 이런 것들은 모두 완화한 후 근본을 다스리는 예들이다.

③ 標本兼治 : 標病과 本病이 併重하면 標本兼治해야 한다. 만약 임상증상에 신열이 나고 복부에 경만통이 있으며 대변이 燥結하고 口渴이 있으며 舌燥하고 苔焦黃한 것 등은 사열이 이결된 것이 본이고 음액이 손상받은 것이 표인데 표본이 모두 급하다. 그러므로 標本을 동치하는 增液承氣湯으로 치료한다. 사하와 자음을 동시에 사용하면 실열을 사하하여 음을 보손하고 滋陰潤燥하여 통하에 유리하게 된다. 標本同治하면 相輔相成의 효과를 거둘 수 있다. 그리고 허약한 사람의 感冒는 체질이 기허하므로 반복적으로 외감의 침습을 받는다. 그래서 益氣解表시키는데 이 때 益氣는 本을 다스리는 것이고 解表는 標를 다스리는 것이다. 이밖에 표증이 해표되지 않았는데 이증이 또 나타난다면 해표해리를 함께 진행하는데 이도 標本洞治에 속한다. 표본의 치료법칙은 원칙성도 있지만 靈活性도 가지고 있다. 임상에서 治本하는가 혹은 먼저 治標하는가 혹은 標本兼治하는가 하는 것은 병세변화를 잘 보아가면서 적당하게 시행해야 한다.

그러나 최종 목적은 질병의 주요모순을 찾아 근본을 다스리는 것이다.

2) 부정(扶正)과 거사(祛邪)

질병과정은 邪正關係로 말하면 정기와 사기의 투쟁과정이다. 사정투쟁의 승부는 질병의 진퇴를 결정한다. 邪가 正을 이기면 병이 더해지고, 正이 邪를 이기면 병이 나아진다. 질병을 치료한다는 것은 正氣를 扶助하고 邪氣를 제거하여 邪正 쌍방의 역량대비를 바꿈으로써 질병이 痊愈되는 방향으로 전화되도록 하는 것이다. 그러므로 扶正祛邪는 임상치료를 지도하는 중요한 법칙이다.

(1) 부정(扶正)과 거사(祛邪)의 개념과 관계

《素問·通評虛實論》에 말하기를 "邪氣가 盛하면 實하고 精氣를 빼앗기면 虛하다(邪氣盛則實, 精氣奪則虛)."라고 했다. 그 치료방법은 《素問·三部九候論》에 말하기를 "實하면 瀉하고 虛하면 補한다(實則瀉之, 虛則補之)."라고 했다. 그러므로 補虛瀉實은 扶正祛邪法의 구체 운용이다.

扶正은 정기를 扶助하고 체질을 증강하며 기체의 항사능력을 제고하는 것이다. 扶正은 대개 鍼灸, 氣功 및 체육단련 등을 포함한 補虛法을 말한다. 그리고 精神養生과 음식영양 보충들도 扶正에 중요한 의의가 있다.

祛邪란 병사를 제거하고 정안시키는 것이다. 祛邪에는 瀉實法을 많이 쓰며 邪氣와 부위에 따라 그 치법은 다르다.

扶正과 祛邪는 그 방법이 비록 다르지만 양자는 서로 이용되며 相輔相成한다. 扶正하면 정기가 강화되어 기체의 방어와 병사 제거에 유리하다. 祛邪하면 병사의 침해와 요란을 배제하여 안정을 도모하고 정기의 보존과 회복을 촉진시킨다.

(2) 부정거사(扶正祛邪)의 운용원칙

扶正祛邪法을 운용할 때는 먼저 正邪 쌍방의 흥망성쇠 정황을 관찰 분석하고 정사투쟁 중의 상태에 따라 扶正과 祛邪의 선후를 결정해야 한다. 일반적으로 아래의 몇 가지 상황이 있다.

扶正은 정기허를 주요대상으로 하지만 사기가 약한 허성병증에 적용된다. 기허·양허한 환자는 보기·보양의 방법으로 치료하며 음허·혈허한 환자는 자음·보혈의 방법으로 치료한다.

祛邪는 邪實을 주요대상으로 하지만 정기가 쇠약하지 않은 實性病證에 적용된다. 표사가 성하면 發汗解表가 적합하며 邪가 胸脘上部에 있는 痰涎壅塞, 宿食停滯, 食物中毒 등은 吐法이 적합하며, 邪가 위장하부에 있는 열사와 腸中糟粕互結은 하법이 적합하고, 實熱實火에는 淸熱瀉火가 적합하며, 한증에는 溫中祛寒法을 쓰는 것이 적당하고, 습증에는 화습·이습하는 것이 좋고,

식적창만에는 소도법이 적합하고, 담이 생기면 거담하고, 어혈이 있으면 활혈화어하는 것이 좋은데 이런 것들은 모두 祛邪 범위에 속한다.

① 扶正祛邪兼用 : 정허사실 병증에 적용되는 것으로 양자를 동시에 겸용하면 扶正하고 邪를 남기지 않으며 祛邪하여도 정기를 상하지 않는다. 그러나 구체적으로 응용할 때는 정허가 주되는 것인가 아니면 사실이 주되는 것인가를 똑똑히 분별해야 한다. 정허가 비교적 급하고 중하면 扶正을 위주로 하면서 祛邪를 겸하며 사실이 비교적 급하고 중한 경우에는 祛邪를 위주로 하고 扶正을 겸해야 한다.

② 先祛邪, 後扶正 : 이 치법은 邪盛正虛하나 정기가 아직 견딜 수 있는 경우나 扶正을 함께 겸하면 오히려 助邪하여 질병치료에 불리한 병증에 적용된다. 만약 어혈로 생긴 崩漏證이면 어혈이 없어지지 않고서는 붕루가 끊기지 않는다. 이런 경우에는 먼저 活血祛瘀法을 쓴 다음 보혈해야 한다.

③ 先扶正, 後祛邪 : 이 치법은 正虛邪實에 적용된다. 正虛를 위주로 하는 병자는 정기가 너무 허약하기 때문에 邪를 치면 정기가 오히려 더 상하게 된다. 예를 들면 어떤 蟲積病人은 정기가 너무 허약하여 구충하기 곤란하다. 이런 경우에는 먼저 健脾로서 扶正하여 정기가 어느 정도 회복된 다음 다시 구충소적해야 한다.

3) 음양조정(陰陽調整)

질병이 발생하는 것은 음양의 상대평형이 파괴되어 偏盛偏衰가 생긴 결과이다. 음양의 偏盛偏衰에 대해 《素問·至眞要大論》에 지적하기를 "음양의 존재를 세심히 관찰하고 조절하므로써 평형되도록 해야한다(謹察陰陽所在而調之, 以平爲期)."라고 했다. 그러므로 음양을 조절하고 補偏救弊하며 음양의 상대평형을 회복시키고 陰平陽秘시키는 것은 임상치료의 근본법이다.

(1) 손기편성(損其偏盛)

이는 주로 陰陽偏盛, 즉 음 또는 양 어느 한 쪽이 과성한 병증을 치료하는 방법이다. 양열이 항성한 실열증에는 "寒으로 熱을 다스린다(治熱以寒).", 즉 "熱한 者는 寒한다(熱者寒之)."라는 방법으로 양열을 淸瀉한다. 陰寒內盛한 한실증은 "熱로 寒을 다스린다(治寒以熱).", 즉 "寒한 者는 熱한다(寒者熱之)."의 방법으로 음한을 溫散한다.

그러나 《素問·陰陽應象大論》에는 "陰勝하면 陽病이고 陽勝하면 陰病이다(陰勝則陽病, 陽勝則陰病)."라고 지적했다. 陰陽偏盛의 병변 중 어느 한쪽이 편성되면 다른 한쪽의 부족을 초래한다. 양열이 항성하면 음액모상이 되고 음한이 편성하면 양기손상이 된다. 그러므로 음 또는 양의 편성을 조절할 때는 반드시 상응한 양 또는 음의 편쇠정황이 존재하지 않는가를 잘 살펴보아야 한다. 만약 상응한 일방의 偏衰가 생겼으면 반드시 부족을 돌보아 부양 또는 익음법을 함께 사용해야 한다.

(2) 보기편쇠(補其偏衰)

이는 陰陽偏衰, 즉 음 또는 양의 어느 한 쪽이 허손부족한 병증, 즉 음허・양허 또는 음양양허 등을 치료하는 방법이다. 음허하면 양을 절제하지 못하여 음허양항의 허열증으로 나타난다. 이 때는 자음하여 制陽한다. 결국 腎陰虧를 초래하는데 壯水制陽, 滋水制火해야 한다. 양허로 음을 절제하지 못하여 음한이 편성해진 자는 보양으로 음을 절제한다. 하지만 결국 신양허손이 초래되는데 "火源을 益하므로써 陰翳(저자 注 : 翳란 일종의 화려한 덮개이다. 여기서는 障壁이라고 해석해야 하겠다)을 제거해야 한다(益火之源, 以消陰翳)." 만약 陰陽兩虛에 속하면 음양을 쌍보해야 한다. 마땅히 지적해야 할 것은 음양은 互根 互用하므로 음양이 偏衰할 때는 또 互損된다. 그러므로 陰陽偏衰 병증을 치료할 때는 반드시 "陽 가운데서 陰을 求하고, 陰 가운데서 陽을 求한다(陽中求陰 陰中求陽)."에 주의를 돌려야한다. 즉 다시 말하면 보양할 때는 보음약을 적당히 배합하여 쓰며 보음할 때는 보양약을 적당히 배합하여 써야한다. 그러므로《景岳全書・新方八略》중에 "이는 陰陽을 相濟하는 妙法이다. 그러므로 補陽에 능통한 자는 꼭 陰에서 陽을 求하는데 陽은 陰의 도움을 받아야 한없이 生化한다. 補陰에 능통한 자는 꼭 陽에서 陰을 구하는데 陰은 陽升하여야 泉源이 마르지 않는다(此又陰陽相濟之妙用也. 故善補陽者必於陰中求陽, 則陽得陰助而生化無窮 ; 善補陰者必於陽中求陰, 則陰得陽升而泉源不竭)."라고 했다.

이밖에 음양은 변증의 總綱이므로 질병의 각종 병리변화는 모두 음양실조로 개괄할 수 있다. 표리출입, 상하승강, 한열진퇴, 사정허실 및 營衛不和, 기혈불화 등은 어느 것이나 음양실조의 구체 표현에 속하지 않은 것이 없다. 그러므로 解表攻裏, 越上引下, 升淸降濁, 寒熱溫淸, 虛實補瀉 및 營衛調和, 氣血調理 등 치료방법도 모두 음양조절의 범위에 속한다.《素問・陰陽應象大論》에 말하기를 "邪가 위에 있는 것은 위로 發越되게 하며 邪가 아래에 있는 것은 인출하여 排除하며 邪가 중초에 있고 창만한 것은 內에서 瀉하고 邪가 表에 있는 것은 浸漬熏蒸하여 발한되게 하며 병이 피부에 있는 것은 발한으로 발산시키며 병세가 급하고 심한 것은 잘 관찰하여 억제하며 실증은 散하고 瀉하며 음양소속을 잘 관찰하고 성질의 柔剛을 분별하여 양병은 치음하고 음병은 치양하며 질병이 기의 것인가 혈의 것인가를 확정하며 질병부위를 명찰하여 시치하여야 한다(其高者, 因而越之 ; 其下者, 引而竭之 ; 中滿者, 瀉之於內; 其有邪者, 漬形以爲汗 ; 其在皮者, 汗而發之; 其慓悍者, 按而收之 ; 其實者散而瀉之. 審其陰陽, 以別柔剛, 陽病治陰, 陰病治陽, 定其血氣, 各守其鄕)."라고 했는데 이는 바로 음양을 조절하는 이 법칙의 구체 응용을 지적한 것이다.

4) 장부기능조절

인체는 하나의 有機整體로서 장과 장, 장과 부, 부와 부 사이에는 생리상 서로 협조하고 서로 촉진하며 병리상 서로 영향을 주고 있다. 어느 한 장부에 병변이 생겼을 때는 다른 장부기능에도 영향을 미칠 수 있다. 그러므로 장부의 병변을 치료할 때 단순하게 한 개 장부만 고려해서는 안 되며 여러 장부 사이의 관계를 조절해야 한다. 肺의 병변은 직접 邪의 침해를 받아 병을 일으킬 수 있고 또한 心·肝·脾·腎 및 대장의 병변에 의해 병을 일으킬 수 있다. 만약 心氣不足으로 심맥이 瘀阻되어 肺氣失降의 천해가 생기면 심양을 온화시키며, 肝火亢盛의 氣火上逆으로 생긴 咳血은 肝火의 邪를 주로 하며, 脾虛濕聚로 生痰하고 痰濕壅肺하여 생긴 肺失宣肅의 해수와 담이 많은 것은 健脾燥濕을 주로 하며, 신음허로 肺를 자윤하지 못하여 肺失津潤한 乾咳 口咽乾燥에는 滋腎潤肺하며, 신허로 기를 수납하지 못하고 폐기상역하는 기천은 溫腎納氣를 주로 하며, 대장열결과 폐기불강으로 인한 기천은 通腑로서 대장실열을 사하해야 한다. 그리고 가령 脾의 병변이라고 할 때 본 장에서 생긴 병변 이외에 肝·心·腎 및 胃로부터 올 수 있다. 그러므로 肝失疏泄로 생긴 脾失健運은 疏肝을 주로 하며, 脾土가 허하여 간목이 乘한자는 扶土抑木하며, 命火不足으로 火不生土하는 자는 補火生土하며, 胃失和降하여 脾失健運한 자는 화위하여 脾胃의 승강기능 협조를 촉진시켜야 한다. 마찬가지로 기타 장부의 병변도 여러 장부생리의 상호연계와 병리상 상호영향의 도리에 따라 여러 장부 사이의 관계를 조절하고 그의 기능을 협조시켜야 한다. 이렇게 하여야만 치료에서 좋은 효과를 거둘 수 있다.

5) 기혈관계의 조리(調理)

기혈은 여러 장부 및 기타 조직기능 활동의 주요한 기초물질이다. 기혈은 각기 자기의 기능을 가지고 있으며 서로 이용하고 있다. 생리적으로 볼 때 기는 生血, 行血, 攝血할 수 있으므로 氣는 血의 통수(氣爲血帥)라고 부른다. 그리고 혈은 기의 활동물질을 공급하며 혈은 기를 싣고 다닌다. 그러므로 血은 氣의 母이나(血爲氣母). 기혈이 서로 이용하고 서로 촉진하는 관계가 실상되면 여러 가지 기혈실조 병증이 나타난다. 기혈관계를 조절하는 원칙은 "남아도는 것은 瀉하고 不足한 것은 補한다(有餘瀉之, 不足補之)."이다. 이 원칙으로 기혈관계가 서로 협조되게 해야한다.

(1) 기는 생혈한다(氣爲生血)

氣旺하면 生血하고 기허하면 生血이 부족되어 혈허 또는 기혈양허를 초래하는데 補氣를 위주하여 보혈·양혈을 고루 돌보아야 하며 단순히 보혈만 해서는 안된다.

(2) 기는 행혈한다(氣爲行血)

기허와 기체는 혈행속도를 늦추어 어체불통하므로 기허혈어 또는 기체혈어로 된다. 이는 보기행혈 또는 이기활혈화어로 다스린다. 氣機逆亂하면 혈행도 따라 역란된다. 간기가 상역하면 혈도 기를 따라 역하므로 昏逆 또는 咯血을 초래하며 치료는 降氣和血한다.

(3) 기는 섭혈한다(氣爲攝血)

기허하면 攝血하지 못하므로 혈이 경맥을 이탈하여 출혈을 일으킨다. 치료는 보기섭혈한다.

(4) 혈은 기의 어미이다(血爲氣母)

혈허하면 기도 허해진다. 血脫者는 기가 혈을 따라 일탈한다. 치료는 혈탈은 먼저 익기해야한다는 원칙에 따라 빨리 補氣固脫해야 한다.

6) 시간, 지역, 사람에 따라 적합하게 제정(因時, 因地, 因人制宜)

因時, 因地, 因人制宜한다는 것은 병을 치료하는데 계절, 지역 및 인체의 체질, 성별, 연령 등의 각기 다른 정형을 참작하여 적합한 치료방법을 선택해야 함을 말한다. 질병의 발생, 발전과 전화는 여러 가지 요소의 영향을 받는다. 예를 들면 계절기후, 지리환경과 병자 본인의 체질이 질병의 발생과 발전에 영향을 준다. 그러므로 질병을 치료하는데 반드시 이러한 요소를 고려하여 정황을 구체적으로 분석하고 구별하여 적합한 치료방안을 세워야 한다.

(1) 인시제의(因時制宜)

4계절의 기후변화는 인체의 생리기능과 병리변화에 일정한 영향을 미친다. 다양한 계절의 기후특성에 따라 치료 용약원칙을 고려하는 것이 곧 因時制宜이다. 봄과 여름의 계절은 기후가 따뜻한 후 점차 더워지며 양기가 승발하고 인체의 腠理가 疏鬆開泄하므로 외감풍한에 걸려도 辛溫發散藥物을 많이 쓰지 않으므로써 開泄이 지나쳐 기음이 손상되는 것을 피해야 한다. 가을과 겨울 두 계절은 기후가 선선한 후 추워지므로 陰盛陽衰하고 인체의 腠理가 치밀해지며 양기가 內斂된다. 이 때 심한 열증이 없는 병자에게는 寒涼藥物을 신중하게 사용하여 양이 상하지 않도록 해야한다. 《素問 · 六元正紀大論》에서 "寒을 사용함에는 寒을 회피하고, 涼을 사용함에는 涼을 회피하며, 溫을 사용함에는 溫을 회피하며, 熱을 사용함에는 熱을 회피하여야 한다. 飮食을 먹는 것도 이와 마찬가지이다(用寒遠寒, 用涼遠涼, 用溫遠溫, 用熱遠熱, 食宜同法)."라고 했다. 暑邪가 질병을 일으킬 때에는 뚜렷한 계절성을 가지고 있다. 暑하면 濕하므로 더운 여름에 병을 치료할 때는 解暑化濕하여야 한다. 가을은 기후가 건조하여 外感秋燥(病證名)에는 辛涼潤燥해야 한다. 춘계의 풍온은 동계의 풍한외감 용약과는 아주 다르다. 풍온에는 신량해표하고 풍한에는 신온해표한다. 그러므로 질병치료시 약물사용은 반드시 因時制宜해야 한다.

(2) 인지제의(因地制宜)

이는 다양한 지역의 지리특성에 따라 치료약물 사용을 고려하는 원칙을 말하는 것이다. 다양한 지역은 地勢, 기후 및 생활습관이 각기 다양하므로 사람의 생리활동과 병리특징도 같지않다. 그러므로 질병치료시 그 지역의 환경과 생활습관에 따라 약물사용을 달리해야 한다. 《素問·五常政大論》에서 "지역에는 높고 낮음이 있고 기후에는 溫涼이 있으며 높은 곳은 기후가 寒하고 낮은 곳은 기후가 熱하다(地有高下, 氣有溫涼, 高者氣寒, 下者氣熱)."라고 했다. 날씨가 한냉한 곳은 그 병이 外感風寒하고 裏熱하므로 마땅히 外寒을 발산시키고 裏熱을 淸시켜야 하며 천기가 온열한 곳은 陽氣外泄로 內寒이 생기므로 마땅히 외설된 양기를 수렴하고 내한을 온난시켜야 한다. 《素問·異法方宜論》에서 "한가지 병도 치료가 제각기 다르다. 그러나 낫는다. 왜 그런가? 岐伯이 대답하여 말하기를 이는 지리환경이 다른 연고이다(一病而治各不同, 皆愈何也? 岐伯對曰, 地勢使然也)."라고 했다. 예를 들면 외감풍한증이라도 추운지역에서는 신온해표약을 쓰는데 용량을 많이 쓰고 麻黃·桂枝 등을 상용한다. 그리고 온열지역에서는 신온해표약을 적게 넣고 荊芥·防風을 많이 쓴다.

(3) 인인제의(因人制宜)

이는 병자의 연령, 성별, 체질, 생활 습관의 다양한 특성에 따라 치료 약물을 고려하는 원칙이다.

① 연령 : 연령이 다르면 생리상황과 氣血盈虧도 다르고 치료약물에도 구별이 있다. 노인은 생기가 감퇴되고 기혈이 휴허하므로 병이 들면 대개 허증 또는 허실이 서로 뒤섞인 증으로 나타난다. 그러므로 그의 치료는 보허를 주로 하되 실사가 있어 攻邪할 때는 신중해야 하며 약용량은 청장년들보다 적어야 한다. 소아는 생기는 왕성하나 기혈이 충분하지 못하며 장부가 취약하며 한열과 허실의 변화가 쉽게 생기고 병세변화도 빠르다. 그러므로 소아병을 치료할 때에는 峻攻藥物을 금기해야 하며 보익을 적게하고 약용량을 적게 써야한다. 《溫疫論·老少異治論》에서 "年高한 사람에게는 剝削(갈아 내고 깎아내다)이 가장 금기이다. 가령 承氣劑를 쓴다면 하나가 십에 해당되며 가령 人蔘·白朮을 쓴다면 십이 하나를 당하지 못한다. 대개 노인은 營衛가 枯澁하고 하잘 것 없는 元氣가 쉽게 소모되며 또 회복하기 곤란하기 때문이다. 소년들처럼 氣血生機가 민첩하지 않고 그 氣가 勃然(旺盛한 모양)치 않으며 邪氣가 없어지면 正氣가 바로 회복되지 않는다. 그러므로 노인은 瀉를 신중하고 소년은 補를 신중해야 하므로 오용해서는 안된다. 그리고 나이가 많아도 天稟으로 강한 자가 있고 나이 어려도 天賦로 약한 자가 있으니 절대 고정불변하게 논하여서는 안된다(凡年高之人, 最忌剝削. 設投承氣, 以一當十 ; 設用蔘

朮, 十不抵一蓋老年榮衛枯澁, 幾微之元氣易耗而難復也. 不比少年氣血生機其捷, 其氣勃然, 但得邪氣一除, 正氣隨復. 所以老年愼瀉, 少年愼補, 何況誤用也. 亦有年高稟厚, 年少賦薄者, 又當從權, 勿以常論).”라고 했다.

② 성별 : 남녀성별이 다양하여 그 생리특성도 각기 다르다. 부녀는 經·帶·胎·産 등 생리현상이 있어 치료약물을 사용할 때는 이를 고려해야 한다. 만약 임신기에 峻下, 破血, 滑利, 走竄傷胎하는 약물이거나 혹은 유독한 약물은 금지해야 하며 사용한다면 신중히 해야 한다. 산후에는 기혈휴허나 惡露情況을 잘 고려하여야 한다.

③ 체질 : 체질에는 강약과 한열의 차이가 있다. 陽盛 또는 陰虛의 체질에는 온열제를 신중히 사용하며, 양허나 음성한 체질에는 寒凉하고 傷陽하는 약물을 신중하게 사용해야 한다. 《靈樞·論痛》에서 “胃가 厚하고 色이 검고 骨이 크고 비만한 자는 모두 독을 이길 수 있다. 故로 수척하고 胃가 薄한 자는 모두 독을 이기지 못한다(胃厚, 色黑, 大骨及肥者皆勝毒, 故其瘦而薄胃者, 皆不勝毒也).”라고 했으며 《素問·五常政大論》에서 “독을 이길 수 있는 자에게는 厚藥을 주고 독을 이겨내지 못한 자에게는 薄藥을 주어야 한다(能毒者以厚藥, 不勝毒者以薄藥).”라고 했는데 이는 체질이 다양함에 따라 치료약물도 달라야 한다는 것을 설명해주고 있다. 이밖에 어떤 환자는 원래부터 모종의 만성병 또는 직업병을 가지고 있으며 특수한 정지소인과 생활습관을 가지고 있어 질병치료시에는 주의해야 한다.

제9장 四 診 法

四診法은 病機를 조사하고 이해하는 방법이며 望·聞·問·切 네 가지가 있다.

望診이란 시각으로 환자의 전신과 국부를 관찰하는 것이고, 聞診은 환자의 소리를 듣고 냄새를 맡는 것이며, 問診은 환자 혹은 가족에게 질병의 발생, 질병경과, 현재 증상 및 질병에 관계되는 상황을 물어보는 것이고, 切診은 환자의 맥박, 피부, 근육, 脘腹, 四肢를 만져보아 병세를 진찰하는 방법이다.

인체는 유기적 整體로서 국소의 병변이 전신에 영향을 미칠 수 있고 내장의 병변이 얼굴 표정, 형태, 五官, 四肢, 體表 등에 반영될 수도 있다. 四診法으로 질병의 여러 가지 증상 징후를 진찰하여 질병의 원인, 성질 및 그의 내재적 연계를 이해할 수 있고, 변증론치하는데 근거를 제기할 수 있다.

임상에서 응용할 때 반드시 유기적으로 연결하여 四診 결과를 분석해야 전면적이고 계통적으로 병세를 이해하고 정확히 판단할 수 있다.

한의학의 診法은 장기간의 치료경험 가운데서 점차로 형성되고 발전된 것으로 극히 풍부한 경험을 가지고 있다. 현대 의학과 과학적인 수단을 동원하여 과학화한 진단방법이 앞으로 개발될 것으로 전망된다.

1. 망진(望診)

望診은 시각으로 환자의 정신상태, 색깔, 형태, 舌象, 분비물, 배설물 등의 비정상적인 변화를 관찰하여 병정을 이해하는 방법이다. 한의학에서는 장기간의 경험으로 인체의 외부, 특히 얼굴과 혀가 五臟六腑와 밀접하다는 것을 점차 인식하였다. 장부의 기혈음양이 변화되면 밖으로 반영되므로 望診으로 신체 내부의 병변을 이해할 수 있다.

1) 망신(望神)

神이란 인체 생명활동의 총괄적인 외재적 표현을 가리키며 또 정신·의식활동을 가리킨다. 정신상태는 精을 물질적 기초로 하여 신체의 형태, 同情, 안면표정, 언어, 숨결 등을 통하여 표현된다. 병세의 경중과 질병의 예후를 예측하는데 큰 의의를 가진다. 望神은 환자의 정신상태, 의식상태, 동작의 협조상태, 반응에 대한 예민도 등을 관찰하는데 有神, 失神, 假神 세 가지가 있다.

(1) 유신(有神)

有神이란 정기가 왕성하고 장부의 기능이 정상적으로 눈이 밝고 정신이 명료하며 언어가 똑똑한 상태를 말한다.

(2) 실신(失神)

失神이란 正氣가 상하고 병세가 중하여 예후가 좋지 않은 상태를 말한다. 즉 환자의 눈빛이 어둡고 눈동자가 흐리며, 의기소침하여 반응이 느리고, 호흡이 미약하며 심한 경우 의식이 혼미하여 행동이 비정상적이거나 졸도하여 눈을 감고 입을 벌리고 있으며, 손은 축 늘어지고 遺尿 등의 상태가 생긴다.

(3) 가신(假神)

假神이란 만성병 환자나 중환자, 정신쇠약 환자에게 자주 나타난다. 본래 말이 적고 말소리가 낮으며 말을 느리게 하던 사람이 갑자기 높은 소리로 말하며 말이 많거나 혹은 의식이 모호하던 것이 갑자기 분명해지며 원래 얼굴색이 어둡던 것이 갑자기 양쪽 볼부분이 붉은 등의 증상이 나타나면, 이는 음양이 곧 분리되기 전의 假象이다. 이런 상태를 假神이라고 한다. 이것은 병세가 악화된 것을 표시하므로 호전되는 것으로 오인해서는 안 된다.

그 밖에 임상에서 少神이라는 것이 있는데, 腎氣不足이라고도 하며 少神은 有神과 失神 사이의 병증으로서, 원기가 왕성하지 못하고 말을 하기 싫어하며, 말소리가 낮고 숨소리가 약하며 표정이 冷淡하고, 동작이 느리며 사고가 둔하고 눈빛이 어둡다. 少神은 인체의 정기가 부족한 것이다.

2) 망색(望色)

望色은 피부의 빛깔과 광택을 보는 것을 말한다. 피부의 색과 광택은 장부기혈이 외부로 표출하는 것이라고 볼 수 있다. 피부의 색깔은 赤·白·黃·靑·黑 다섯 가지로 나눈다. 그 변화는 여러 질병의 성질과 각기 다른 장부의 병증을 반영할 수 있으며, 피부의 광택, 즉 피부색깔의 榮潤과 건조는 장부정기의 성쇠를 반영한다.

얼굴에는 기혈이 충만하고 피부가 얇고 연하므로 색깔의 변화가 쉽게 밖에 드러나므로 얼굴색을 관찰하여 장부기혈의 성쇠와 병변을 알아내는 것이 望色의 주목적이다. 동양 사람들의 정상적인 얼굴색은 연한 황색이며, 약간 붉고 광택이 나는 것을 常色이라고 하고, 병에 걸렸을 때 나타나는 색을 病色이라 한다. 일반적으로 병자들의 안색이 선명하고 윤택하면 병이 가볍고 기혈이 아직 쇠약되지 않은 것이며 병의 예후가 비교적 좋다. 만약 어둡고 마르면 병세가 중하고 정기가 이미 상하여 병의 예후가 나쁘다는 것을 표시한다. 五色에 관련된 중요한 병은 아래와 같다.

(1) 백색(白色)

주로 虛寒失血과 관련이 있으며 기혈이 약한 증후이다. 양기가 쇠퇴하고 기혈의 운행이 무력하거나 기의 消耗, 失血, 기혈부족이면 안면이 白色을 나타낸다. 만약 얼굴색이 희며 약간 浮腫이 있으면 대개 양기부족이고, 연한 백색이며 수척하면 대개 營血損失을 말한다. 만약 급성병으로 안색이 갑자기 창백해지면 양기가 갑자기 빠져나간 증후이다.

(2) 황색(黃色)

주로 濕證, 虛證과 관련되며 黃色은 脾가 허하여 濕이 쌓인 증상이다. 그러므로 脾가 운화 기능을 상실하고 기혈이 불충분하거나 水濕이 化하지 못하였을 때에는 안색이 항상 黃色을 띤다. 안색이 담황색이고 말랐으며 윤택이 없을 때를 萎黃이라고 하며 대부분 脾胃의 기허로 인한 것이다. 안면이 누렇고 부었을 때는 대부분 脾虛濕이다. 몸과 눈이 황색이면 황달이고, 황색이 선명하면 濕熱, 어두우면 寒濕에 속한다.

(3) 적색(赤色)

주로 열증과 관련되며 赤色은 혈액이 피부 맥락에 충만되어 나타난다. 혈이 열을 만나면 맥락에 가득 차게 되므로 열증에 赤色이 많이 나타난다. 열증에는 허와 실이 있는데 실증에서는 얼굴이 항상 붉고, 허증에서는 항상 오후에 볼이 붉다.

(4) 청색(靑色)

주로 寒證, 痛症, 瘀血, 驚風과 관련되며, 靑色은 기혈이 통하지 않아 경맥이 막혀 생긴다. 寒하면 기혈이 막히게 되고, 氣滯血瘀하면 경맥이 막히므로 靑色은 寒證, 痛症, 瘀血, 驚風에서 많이 보게 된다. 실제로 風寒疼痛, 裏寒腹痛에서 동통이 激烈할 때에 안색이 창백하고 파래진다. 慢性心臟, 肝臟病에서 기혈이 阻滯되면 얼굴색이 검푸르고 입술이 청자색이 되는 것을 흔히 볼 수 있다. 그리고 小兒의 고열에서도 콧등과 양쪽 눈썹 사이 및 입술 주위가 青紫色이 되는 것을 흔히 볼 수 있는데 이는 驚風의 전구증상이다.

(5) 흑색(黑色)

주로 腎虛, 水飲, 瘀血과 관련된다. 검은 색은 陰寒水盛과 氣血凝滯된 병색이다. 만약 안면과 온 몸이 암황 또는 암흑색이면 대개 腎陽衰微, 陰寒凝滯인 虛寒證이고, 눈 언저리가 암흑색일 때는 腎虛水泛의 痰飲病이나 腎精下泄의 白帶病 등이다. 面色暗枯면 장기간 腎精이 소모되어 火熱이 內傷한 것이다. 색이 검고 肌膚甲錯이 있으면 瘀血이 있는 것이다. 심병에서 이마가 검은 것은 逆證이고, 입이 암흑색인 것은 대부분 腎의 기능이 끊어진 것이다.

3) 형태관찰

형태를 관찰한다는 것은 환자 형체의 강약, 肥瘦, 활동상태를 관찰하는 것이다.

(1) 기체(機體)

발육이 좋고 機體가 튼튼한 것은 체질이 건강하다는 표현이다. 발육이 좋지 않고 형체가 여위고 쇠약한 것은 체질이 허약한 것이다. 신체가 비만하지만 근육이 연약하고 少氣無力하면 形盛氣衰라고 하는데, 대개 양기부족하고 脾虛濕盛한 것이다. 마르고 회백색이며 피부가 건조하면 대개 음혈부족이나 虛勞重證에 속한다.

(2) 형태

환자의 움직임과 자세는 질병과 밀접한 관계가 있다. 일반적으로 동적인 것은 양증에 속하고 정적인 것은 음증에 속한다. 가만히 있지 못하고 움직이며 상체를 펴고 있으면 대개 陽證, 熱證, 實證에 속하고, 반대로 움직이기를 싫어하고 상체가 앞으로 숙이면 대개 陰證, 寒證, 虛證에 속한다. 웅크리고 누워서 옷이나 이불을 덮기 좋아하는 것은 대개 寒證에 속한다. 咳喘으로 앉아서 머리를 쳐든 것은 대개 痰飲이 많은 肺實證이고, 앉아서 머리를 숙이고 喘而少氣하면 대개 肺虛 또는 腎不納氣證이다. 반신 불수나 口眼喎斜는 주로 風痰이 경락을 막은 것이고, 목의 硬直, 사지경련, 각궁반장은 風이 일어난 징조이다. 關節이 붓고 屈伸이 어렵고 행동이 불편하면 痺證이며, 四肢軟弱無力하며 물건을 쥐지 못하거나 행동하기 어려우면 痿證에 속한다.

4) 머리(얼굴)와 목의 망진

(1) 머리, 목, 두발의 망진

머리, 목과 두발을 본다는 것은 주로 머리의 외형, 움직이는 상태, 두발의 색을 보는 것이다.

소아의 머리가 너무 크거나 작고, 발육부전을 동반한 경우는 대개 선천적인 腎精不足이다. 유아의 泉門(숫구멍)이 함몰된 것은 진액이 손상되고 뇌수가 부족한 허증이다. 泉門이 불룩하게 올라온 아이는 대개 痰熱이 속에 쌓였거나 혹은 溫病火邪가 위로 치민 것이고 뇌수에 병이 있을 때에도 볼 수 있다. 泉門이 늦게 막히는 아이는 대부분 腎精不足에 속한다.

힘이 없어서 머리와 목을 들지 못하는 것은 주로 허증이나 병이 중한 것이다. 목의 强直은 주로 溫病火邪가 위로 치밀어 일어난 것이고 머리를 제대로 돌리지 못하는 것은 주로 風이 생긴 모양이다.

정상적인 사람은 두발이 많으며 흑색이고 윤택한 데 이는 腎氣充滿을 의미한다. 두발이 성기고 자라지 않는 것은 腎氣不足을 말하며 두발이 노랗고 말랐으며 오랜 병으로 머리가 빠졌다면 대부분이 精血不足이다. 圓形脫毛證과 같은 갑작스런 탈모는 血虛受風에 속한다. 청소년의 탈모는 대개 腎虛나 血熱에 의한다.

(2) 눈의 망진

눈을 볼 때 눈빛을 관찰하는 것 외에 외형, 색깔 및 동태의 변화에 주의하여야 한다. 眼赤腫은 대개 風熱 혹은 肝火에 속하고, 흰자가 노란색이면 黃疸이다. 眼瞼淡白이면 氣血不足에 속하고, 眼瞼浮腫은 대부분이 水腫이다. 眼窩의 함몰은 대부분이 진액의 상실이다. 아이들이 눈을 감지 않고 자는 것은 대부분 脾虛에 속한다. 瞳孔散大는 대개 精氣衰弱에 속한다. 두 눈이 위로 향하거나 斜視, 直視는 모두 肝風內動에 속한다.

(3) 코의 망진

코를 본다는 것은 주로 코 안의 분비물과 코의 외형을 보는 것을 말한다. 콧물이 맑으면 外感風寒에 속하고, 누런 콧물이 흐르면 風熱에 속한다. 또 오랫동안 탁한 콧물을 흘리며 비린내와 악취가 나면 대부분 鼻淵이고 外邪를 感受하였거나 혹은 膽經熱이 있어 발생된다. 鼻翼煽動은 肺熱이나 혹은 肺腎精氣가 쇠퇴하여 나타나는 喘患에서 많이 볼 수 있다. 鼻柱의 潰瘍, 陷沒 같은 것은 문둥병이나 매독에서 흔히 볼 수 있다.

(4) 입술의 망진

입술의 색깔, 燥濕, 形態의 變化 등을 본다. 입술색이 淡白하면 대부분 血虛, 氣虛에 속하고,

청자색이면 대개 寒凝瘀滯, 瘀血에 속하고, 진홍색이고 건조하면 대부분 熱證, 實證이고, 입술색이 어두우면 대부분이 寒證, 虛證이다. 口唇糜爛은 脾胃에 熱이 있는 것이고, 口唇燥裂이면 대개 燥熱로 傷津한 것이다. 입을 벌리고 다물지 못하는 것은 대부분 허증에 속하고 牙關痙攣은 대부분 實證에 속한다. 잠잘 때 입가에서 침이 흘러나오는 것은 대부분이 脾胃虛寒이다.

5) 피부 망진

(1) 형태와 색의 변화

정상인 사람의 피부는 윤택하여 精氣가 왕성하고 진액이 충분하다는 것을 나타낸다. 피부가 腫脹하고 눌렀을 때 자국이 생기면 대부분이 水濕이 泛濫한 것에 속한다. 피부가 말라서 쭈글쭈글하면 진액의 消耗나 精血虧虛이다. 피부표면이 고기비늘처럼 거칠며 만져보아 매끄럽지 않으면 대부분 皮膚甲錯으로 血虛挾瘀에 의해 일어난 것이다. 피부와 안면, 눈이 모두 노란 것은 황달이다.

오행학설의 피부 망진에서 적색은 心病, 청색은 肝病, 황색은 脾病, 백색은 肺病, 흑색은 腎病으로 분류한다.

(2) 반진망진(斑疹望診)

斑은 근육으로부터 생겨 나오는 것으로서 조각모양의 얼룩으로 살과 피부에 평평하게 퍼져있는 것이고, 疹은 피부의 혈락에서 나온 것으로서 좁쌀처럼 피부에 두드러져 나온 것이다. 斑疹은 모두 전신성 질병이 피부에 반영된 증후의 표현이다. 그러나 일부 질병에서 반진이 주요한 임상적 증거가 되는 경우가 있는데 예를 들면 風疹, 紅疹 등이다. 斑疹은 외감성 열병에서 많이 보이며 이는 邪熱이 肺衛에 맺혀 밖으로 나가지 못하고 안으로 營分에 접근하여 생긴 것이다. 반진을 진찰할 때에는 반드시 그 색깔과 형태 변화를 주의 깊게 관찰하여야 한다.

淡紅色은 熱毒이 가볍고 얕은 것이며, 深紅色은 熱毒이 극히 심한 것이다. 증세가 중하고 淡紅色이며 四肢寒冷하고 脈細弱한 것은 정기부족이나 양기쇠미해진 징후이다. 斑疹은 그 형태에 따라 몇가지로 나누어 볼 수 있다. 분포가 균일하며 성긴 것은 병사가 얕게 들어가고 병세가 경한 것이며, 조밀하거나 根部가 단단하며 부풀어 오르면 熱毒이 중하고 깊이 들어간 징후이며, 균일하게 분포되지 않고 일제히 돋아나지 않고 나타났다가 곧 없어지면 邪氣가 內陷한 徵候이다.

內傷雜病에서 斑疹이 보이면 일반적으로 혈열에 속하고, 斑疹의 색이 暗紫色이고 그 모양이 좀 크게 보였다 사라졌다 하면 대부분 氣虛하여 統血을 못하거나 혹은 어혈이 끼어 있다는 징후이다. 熱毒이 營血分에 있어도 斑疹이 생긴다.

6) 설진(舌診)

병자의 舌質과 舌苔의 변화로서 질병을 진찰하는 방법이다. 혀는 望診의 중요한 부분이며 또한 병을 진단하는 중요한 근거의 하나이다.

舌診에서는 舌質과 舌苔의 변화를 관찰한다. 舌質은 혀의 근육과 혈관 등을 말하는데 舌體라고도 한다. 舌苔는 혀의 乳頭組織을 말하며 胃氣의 변화에 의해 생긴다. 정상적인 혀는 舌體가 유연하고 자유롭게 움직이며 담홍색이고 윤택하다. 설태는 없거나 약간의 白苔가 있는 것이 정상이다. 병이 있으면 舌質과 설태에 이상이 생기는데 장부의 허실과 장부의 성쇠를 반영한다. 설태는 邪氣가 있는 胃氣가 올라와서 생기며 색과 질에 변화가 있으며 병위의 深淺, 질병의 성질, 진액의 존망, 병사의 진퇴, 胃氣의 유무 등을 반영한다.

(1) 혀와 장부(臟腑)와의 관계

혀는 心의 華이며 脾의 징후가 밖으로 나타나는 부위이다. 혀와 臟腑의 관계는 주로 경락의 순행관계를 통하여 이루어진다. 이는 五臟六腑가 직접 혹은 간접적으로 경락을 통하여 혀와 연관되어 장부의 精氣가 위로는 혀에 영양을 공급하고, 장부의 병세도 역시 舌象의 변화로서 반영된다는 것을 설명한다. 그러므로 혀를 보고 장부의 변화를 진찰할 수 있다.

(2) 장부(臟腑)와 설면(舌面)

장기적인 임상실천 과정에서 옛날 사람들은 혀의 일정한 부위가 일정한 장부와 관계가 있고, 관련된 장부의 병리변화를 반영한다는 것을 발견하였다. 혀 끝은 心과 肺의 病變을 반영하고 혀의 가장자리는 肝과 膽의 병변을 반영하며 중심부는 脾와 胃를 반영하고 舌根은 腎의 병변을 반영한다고 인정하였다. 이런 혀의 부분으로 장부의 병변을 진단하는 방법은 임상에서 상당한 참고 가치가 있다.

〈그림〉 혀과 장부와의 관계

(3) 설질(舌質)

① 舌色 : 舌色이란 舌質의 색이다. 일반적으로 淡白色, 紅色, 絳色, 靑紫色 네 가지로 나뉜다.

가. 淡白色 : 舌色이 정상적인 색보다 연하면 淡白舌이라고 부른다. 이것은 기혈이 허하기 때문에 혈허로 색깔이 연하고 양기가 쇠약해져 혈행이 약하여 상부로 혈을 운송하여 영양하지 못하여 혀의 색이 연하게 된 것이다. 주로 虛證, 寒證 혹은 氣血兩虧시에 나타난다. 만약 淡白色이고 濕潤하며 舌體가 살지고 부드러우면 陽虛寒證이다. 혀 전체가 담백색이고 설태가 적으며 舌體가 여위고 엷으면 氣血兩虧에 속한다.

나. 紅舌 : 혀의 색이 정상적인 색깔보다 더 진하면 紅舌이라고 한다. 대개는 陽熱이 몹시

왕성하기 때문에 기혈이 올라가서 혀에 막혀 생긴 것이다. 주로 열증에서 나타나지만 허·실의 구분이 있다. 혀가 鮮紅色이고 苔黃燥하면 氣分實熱에 속하고, 혀가 선홍색이고 苔膩하면 濕熱邪盛한 것이다. 만약 鮮紅色이고 苔少裂紅하면 허열증에 속한다. 그외에 혀 끝이 빨간 것은 心火가 왕성한 것이고, 혀의 주변이 빨간 것은 肝膽火盛한 것이다.

다. 絳舌 : 紅舌보다 더 빨간 혀를 絳舌이라 한다. 絳舌은 대부분 열이 營血에 들어가 營陰을 소모하고 상하게 하여 혈액이 농축되고 혈열이 혀에 가득 차서 생기거나, 음허하여 물이 말라 생기는데 이것은 虛火가 舌絡을 뜨겁게 하여 생긴다. 主病에는 외감과 내상의 구분이 있다. 외감병에서 만약 혀가 자홍색이면 溫病의 열이 營分과 血分에 들어간 것이다. 내상잡병 중에 만약 혀가 오래 앓은 환자에서 혀가 자홍색이면 대개 陰虛火旺한 것이다. 혀가 진홍색이고 혓바닥이 거울같이 광택이 나면 胃陰이 소멸된 것이다. 혀가 자홍색이고 건조한 것은 腎陰이 고갈된 것이다.

라. 靑紫舌 : 舌質이 청자색이나 혓바닥에 靑紫色 斑點, 瘀點이 있는 것을 靑紫舌이라 한다. 이는 대개 열독이 매우 왕성하여 營血에 깊이 들어가서 營陰을 태워 기혈이 잘 통하지 못하거나 陰寒內盛으로 기혈이 잘 통하지 못하고, 혈맥이 막히게 되어 나타난다. 또, 혀에 외상을 입으면 氣滯로 통하지 않고, 어혈이 안을 막아 생긴다. 主病으로는 한·열 구분이 있다. 赤紫色이 짙으며 마르고 침이 적으면 대개 열독이 매우 왕성한 것이고, 혀가 淡紫色 혹은 靑紫色이고 濕潤하면 대부분 陰寒內盛이며, 혀가 暗紫色이면 瘀血壅滯이다. 혓바닥에 紫色 斑點이 있으면 瘀斑 혹은 瘀點이라 하며 대부분 血瘀에 의한 증상이다.

② 舌象 : 舌象은 혀의 형상을 가리키며 뚱뚱한가, 여위었는가, 노화했는가, 연한가, 부었는가, 움푹한가 및 약간의 특수한 병태형상 등을 포함한다.

가. 노화했는가 연한가 : 노화했다는 것은 舌質의 무늬가 거칠고 灰白色이며 단단하게 굳어진 것을 말하는데 설태의 색이 무엇이든지 모두 실증에 속한다. 연하다는 것은 설질의 주름이 가늘고 매끈하며 모양이 부풀어 부드러운 것을 말하는데 일반적으로 모두 허증에 속한다.

나. 胖大舌 : 혀가 정상적인 舌體보다 크고 살찐 것을 胖大舌이라고 하는데 살찌고 연한 것과 腫脹한 것으로 나눈다. 부드러운 혀는 대부분 腫脹을 동반하고 있으므로 살찌고 부드러운 혀라 하며, 단지 살만 찌고 연하지 않는 것을 腫脹舌이라고 한다. 舌體肥大하고, 齒痕이 뚜렷하며 색이 연하면 대부분 脾腎陽虛에 속하며, 진액이 化하지 못하여 水飮과 痰濕이 阻滯하여 나타난다. 혀가 온 입 안에 가득차게 부었고 深紅色이면 대부분 心脾熱盛한 것이다. 혀가 부어오르고 약간 어두운 靑紫色이면 중독을 의심한다.

다. 瘦薄舌 : 舌體가 얇고 작은 것을 말한다. 이는 기혈과 음액의 부족으로 舌體가 충만하지 못하여 생긴다. 여위고 얇으며 색이 연한 것은 대부분이 氣血虛이며, 여위고 얇으면서 深紅色이고 마르면 대부분이 陰虛火旺으로 진액이 소모되어 일어난다.

라. 龜裂舌 : 혓바닥이 갈라진 것을 말한다. 이는 精血虛나 損耗陰津하여 舌體가 영양을 받지 못하여 혓바닥이 위축되어 생긴 것이다. 만약 舌質이 眞紅色이고 龜裂이 있으면 대부분 熱盛傷津에 의한 것에 속한다. 舌質淡白하고 龜裂이 있으면 일반적으로 血虛하여 윤기가 나지 않는다. 만약 舌質膩淡白하고 가장자리에 齒痕이 있으며 龜裂이 있으면 脾虛하여 侵濕한 것이다. 정상인에도 龜裂舌이 있는데 이는 임상에서 진단의의가 없다.

마. 齒痕舌 : 혀의 가장자리에 이빨 흔적이 있는 것을 말한다. 대부분 舌體가 살지고 커져서 가장자리가 압박을 받아 생긴다. 그러므로 齒痕舌은 항상 胖大舌과 함께 나타난다. 脾虛不運해서 水濕을 運化하지 못하여 舌體가 커진 것이므로 齒痕舌은 주로 脾虛濕盛할 때 생긴다.

바. 芒刺 : 芒刺, 즉 혓바늘이란 舌乳頭가 증가하고 비대하여 가시처럼 높이 일어나서 만지면 껄껄한 것이며 대개 熱盛하여 나타난다. 芒刺는 舌邊과 舌尖에 많이 나타나지만, 전체 혀에 모두 나타날 때도 있다. 장부의 열이 극도에 달하여 熱入營血하여 營血이 울결되어 舌絡에 가득차서 생기는 것이다. 혓바늘이 생긴 부위에 따라서 邪熱이 어느 장부에 존재하는가를 분별할 수 있는데 만약 舌尖에 芒刺가 있으면 대부분 心火旺盛한 것이며, 舌邊에 芒刺가 돋으면 肝膽火旺한 것이며, 혓바닥에 芒刺가 돋으면 주로 胃腸熱盛한 것이다.

③ 혀의 상태 : 설체가 운동할 때의 상체를 말한다.

가. 舌强 : 舌體가 딱딱하여 운동이 원활하지 못하거나 혹은 돌릴 수 없어 言語蹇澁을 일으키는 것을 말한다. 이는 주로 外感邪熱이 몹시 성하여 陰津을 태우고 정신상태를 혼란시켜 舌脈이 영양을 잃거나, 혹은 내상으로 痰濁이 心竅를 막아 혀의 기능을 잃게 되거나, 또는 肝風痰이 위로 舌絡을 막아 舌體가 굳어진 것이다. 외감열병에서 보게 되는 것은 대부분 熱入心包하여 고열로 傷津하고 邪熱이 성하기 때문에 생긴다. 잡병에서 보게 되는 것은 대부분 중풍의 징조이다.

나. 舌痿 : 舌根이 위축되고 舌體가 연약하며, 신축력이 없는 것을 말한다. 대개 기혈이 극도로 허하고 陰液이 소모되어 筋脈이 영양을 잃어서 생긴다. 장기간 병을 앓아 혀의 색이 연하고 위축된 것은 대부분 氣血虛한 때문이고, 새로운 병에 혀가 마르고 붉으며 위축되는 것은 熱灼傷津이며, 오랜 병으로 혀가 眞紅色을 띠고 위축되면 陰虧가 극도로 진행된 것이다.

다. 舌顫 : 설체가 무의식적으로 떠는 것을 말한다. 주로 혈액부족으로 舌筋이 영양을 잃어 경련을 일으키거나, 혹은 사열이 왕성함으로 인해 肝經이 열을 받아 筋脈이 경련하여 생긴다. 혀의 색이 담백하고 떠는 것은 대부분 心脾兩虛하며 氣血不足한 것에 속하며 혀가 眞紅色이고 떠는 것은 대부분 熱極生風이나 肝風內動이다.

라. 舌歪 : 舌體가 제자리에 있지 않고 혀를 내밀었을 때 한쪽으로 기울어지는 것을 말한다. 대개 肝風內動으로 생긴다. 병이 왼쪽에 있으면 오른쪽으로 기울어지고, 병이 오른쪽에 있으면 왼쪽으로 기울어지는데 대개 중풍이나 중풍전조로 나타난다.

마. 吐舌·弄舌 : 혀를 입밖으로 날름거리는 것을 吐舌이라고 부르며, 혀가 쉴새없이 입술을 아래위로 핥는 것을 弄舌이라고 한다. 양자는 모두 心脾熱로 생긴다. 心熱動風하고 脾熱傷津하여 筋脈이 긴축하고 느슨해지지 못하여 자주 움직이게 되는 것이다. 吐舌은 열독이 心에 해를 끼치거나 정기가 다 없어졌을 때 많이 나타나다. 弄舌은 소아의 지능발육 불량일 때에 많이 나타나며 動風의 전구증상일 수 있다.

바. 舌短 : 舌體가 꼬부라져서 입밖으로 내밀지 못하는 것을 말한다. 허실을 막론하고 모두 다 위험한 증후에 속한다. 이는 주로 한사가 침습하여 한이 筋脈을 응결시켰거나, 痰濁內阻나 熱盛傷津하여 筋脈拘攣이 생긴다. 혀가 연한 색이거나 푸른색이며 습윤하고 단축된 것은 寒凝經脈에 속하며, 舌胖苔膩하면 痰濁內阻이고, 舌紅枯燥하면 熱盛傷津한 것이다.

(4) 설태(舌苔)

① 苔色 : 苔의 색깔에 따라 병의 성질이 다르다.

가. 白苔 : 주로 表證과 寒證에서 나타난다. 白苔는 임상에서 흔히 볼 수 있는 일종의 설태이며 다른 색의 설태는 항상 白苔가 변하여 생긴다. 외감병에서는 白苔가 항상 보이는데 이는 病邪가 표에 있고 아직 안으로 들어가지 않았다는 것을 표시한다. 風寒表證에서는 舌苔薄白하며 舌質은 대부분 정상적이다. 풍열표증에서는 舌苔薄白하나 舌邊과 舌尖이 붉다. 밖에서 燥邪를 받았을 때에는 舌苔薄乾하다. 濕邪를 외감받았을 때에는 舌苔白膩하다. 裏寒證에서는 舌苔厚膩하다. 만약 舌苔白膩면 대개 濕濁內結이나 食積인 경우이다. 만약 舌苔白厚燥하여 분덩어리 같으면 邪熱이 안에 내포되었거나, 혹은 속에 暑濕穢濁이 쌓인 것으로서 溫疫 초기거나 內癰의 증이다.

나. 黃苔 : 주로 裏熱證에서 나타난다. 黃苔는 열사가 熏灼하여 생긴다. 일반적으로 苔의 색이 누를수록 열사가 더 심함을 반영한다. 淡黃色은 열이 경하고, 深黃色은 열이 중하다. 苔黃滑은 濕熱이나 食滯이다. 黃苔는 또한 裏證에서 주로 나타나는데 외감병에서 설태가 흰색으로부터 황색으로 변한 것은 표사가 속으로 들어가 열로 화한 증상이다. 만약 舌淡白滑하고 苔黃滑하면 대개 陽虛하여 水濕을 化하지 못하는 것이다.

다. 灰苔·黑苔 : 주로 裏證, 寒證, 熱證에서 나타난다. 일반적으로 苔色이 연한 검은 색이면 灰苔이고, 苔色이 深灰色을 나타내면 黑苔라고 인정한다. 灰苔와 黑苔는 경중의 차별이 있을 따름이므로 항상 합쳐 灰黑苔라고 부른다. 灰黑苔는 점차 연해지면서 엳은 白苔로 변할 수 있으며 또한 완전히 없어져 빨간 설질을 볼 수도 있다. 舌苔가 灰黑色이 되면 병세가 비교적 중한 것이다. 검은 색은 腎의 본색으로, 腎陽이 虛衰하여 裏寒이 이미 극도에 달하고 寒水가 위로 泛濫하여 舌苔가 灰黑色이 되고 축축하게 되는 것이다. 만약 裏熱이 극히 성하여 腎水가 火를 억제하지 못하면 오히려 裏熱의 영향을 받아 舌苔가 灰黑色을 띠면서 마른다. 설질이 연한 紫色을 띠고 舌苔가 灰黑色이며 濕潤하면 대부분이 內寒에 속하고, 舌苔가 灰黑色이고 마르면 대부분 열이 심하여 傷陰하였거나 혹은 陰虛하여 속에 열이 있는 것을 말한다. 灰黑苔는 일반적으로 병세가 비교적 중한 증상이다. 그러나 반드시 전신의 병세와 견주어 보아야지, 일률적으로 보아서는 안되며, 또 음식이 설태를 물들이지 않았나를 주의해서 보아야 한다.

② 舌苔質 : 이는 주로 舌苔의 厚薄, 潤燥, 腐膩, 剝脫 등의 변화를 관찰한다.

가. 厚薄 : 舌苔의 厚薄은 舌苔의 바닥이 보이는가, 보이지 않는가를 기준으로 한다. 다시 말하면 舌苔를 투과하여 실체를 어슴푸레 볼 수 있으면 薄苔이고, 볼 수 없으면 厚苔라고 한다. 薄苔는 胃氣에 의해 熏蒸되어 胃津이 위로 밀려와서 혀에 모여서 된 것이다. 厚苔는 胃에 濕濁邪氣가 있을 때에 생긴다. 舌苔의 厚薄을 관찰하여 병사의 경중과 병세의 진퇴를 파악할 수 있다. 일반적으로 질병의 초기에는 병사가 表에 있어 병세가 가벼우면 舌苔가 대부분 엷으며, 병사가 속으로 전해져 병세가 비교적 중하거나 혹은 속에 痰濕이 적체되면 舌苔가 대개 두터워진다. 舌苔가 엷던 것이 두터워지면 병사가 표로부터 속으로 들어간 것이고 병세가 경하던 것이 중하여진 것이며, 두텁던 것이 엷어졌으면 邪氣가 점차 소실되며 병세가 중하던 것이 가벼워진 것을 표시하고 병이 낫는 징조이다.

나. 潤燥 : 정상적인 설태는 潤澤한데 이는 진액이 충분히 공급되는 징후이다. 그러므로 苔의 潤燥를 관찰하여 진액의 변화상태를 파악할 수 있다. 苔面이 건조하고 만져서 진액이 없는 것은 燥苔라고 하는데 熱盛傷津하거나 혹은 음액이 消耗된 병증에서 많이 보게 된다. 설면에 수분이 지나치게 많아져서 매끄럽고 습한 것을 滑苔라 하고 대개 水濕內停의 징후이다. 설태가 말랐던 것이 축축하게 되면 병사가 점차 약해지거나 진액이 차차 회복되는 현상이며 병세가 호전됨을 의미한다. 濕潤하던 설태가 마르면 진액이 이미 상하여 열세가 가중되었거나 病邪化熱한 것을 나타낸다.

다. 腐膩 : 舌苔의 질이 성글고 顆粒이 좀 크며 혀 가장자리와 혀 가운데 모두 두텁게 있고 닦아서 쉽게 제거되는 것을 腐苔라 하는데 그 모양이 마치 비지가 설면에 쌓인 것 같으며, 성긴 舌苔 사이로 舌質을 볼 수 있으면 대개 위 속의 음식물이 적체되어 부패한 濁飮이 舌面에 올라와서 형성된 것이다.

라. 剝脫 : 舌苔가 전부 제거되어 舌面이 거울처럼 맑고 깨끗하면 鏡面舌이라고 하는데, 이는 胃陰枯竭되고 胃氣消耗되어 다 없어질 때의 증상이다. 舌苔가 완전히 제거되지 않고 벗겨진 부위는 반들반들하고 苔가 없으며, 그 나머지 부위에는 얼룩얼룩하게 설태가 남아 있는데 경계선이 명확하면 花剝苔라고 한다. 舌苔가 지도 모양으로 벗겨지고 가장자리가 부풀어 오르고, 부위가 때때로 이동하는 것을 地圖舌이라고 부르는데 대개 傷胃氣陰이다. 때문에 苔의 유무로써 胃氣와 胃陰의 소모정도를 자세히 살펴 볼 수 있다. 일반적으로 苔가 적으면 경한 것이고, 苔가 벗겨졌으면 중한 것이며, 苔가 없으면 극히 중한 것이다.

③ 舌質과 舌苔와의 관계 : 舌質과 舌苔의 변화는 正邪鬪爭을 반영한다. 舌質과 舌苔의 기본 변화 및 그의 主病을 따로따로 파악하는 동시에 舌質과 舌苔 사이의 밀접한 관계를 주위해야 하며, 임상에서 舌質과 舌苔의 변화를 연계하여 분석해야 한다. 일반적으로 舌質과 舌苔의 변화는 통일된 것이고, 그 主病 역시 양자의 종합이다. 예를 들어 裏實熱이면 舌紅苔黃하며, 裏虛寒이면 苔白하고 舌淡白하다. 熱盛傷津하면 혀와 舌苔가 마르고, 寒濕이 內停하면 水가 위로 범람하여 舌潤苔滑해진다. 舌紅苔黃燥한 것은 대부분 실열이 있는 징후이다. 舌淡白하고 苔白滑하면 대부분 虛寒證이다.

그러나 질병과정 중에서 인체의 장부기혈과 病邪 사이의 복잡한 변화로 인해 임상에서 舌質과 舌苔가 서로 일치하지 않는 경우도 보게 되는데, 세심하고 전면적인 분석을 하면 그들 사이의 관계를 찾아내기가 어렵지만은 않다. 예를 들어 장기적으로 微熱이 있으며 氣虛懶言하고 食少腹脹한 환자는 舌淡白軟하며 苔黃하다. 환자의 전신증상을 종합적으로 분석하면 脾胃氣虛로 발생된 虛熱證이라는 것을 알 수 있다.

④ 舌診의 임상적 의의 : 임상에서 舌象의 변화는 비교적 객관적으로 인체 기혈의 성쇠, 병사의 성질, 病位의 深淺, 병세의 진퇴를 반영하며, 질병의 陰陽虛實과 예후를 판단할 수 있게 한다. 어떤 때에는 辨證의 중요한 근거로 삼을 수도 있다. 부녀병과 소아병에서 물어도 아무런 대답이 없는 경우에는 오직 혀만으로 검사할 수 있다.

가. 精氣盛衰의 판단 : 苔는 바로 胃氣에서 생기므로 舌苔로 胃氣의 존망을 검사할 수 있다. 그리고 장부기혈의 성쇠가 舌苔에 반영될 수 있다. 예를 들면 舌紅潤한 것은 기혈이 왕성한 것이고, 舌淡白한 것은 기혈이 허쇠한 것이며, 苔薄白潤한 것은 胃氣가 왕성한 것이고, 혀가 번들번들하고 苔가 없는 것은 胃氣가 쇠퇴되었거나 胃陰이 크게 상한 것이다.

나. 病位深淺의 분별 : 외감·내상을 막론하고 그 태의 厚薄을 관찰하여 邪氣의 深淺과 경중을 알 수 있다. 예컨대 苔薄은 대개 질병 초기이고 병사의 침입이 아직 얕으며 病位는 表에 있는 것이고, 苔厚는 病邪가 속으로 들어갔으며 病位가 깊은 것이며, 舌質이 眞紅色이면 熱入營血한 것이고 病位가 더욱 깊으며 病勢가 중하다는 것 등을 나타낸다.

다. 病邪 성질의 구별 : 여러 가지 성질의 邪氣는 舌象에 모두 반영된다. 예를 들면 黃苔는 대부분 裏熱과 관계되며, 苔腐膩는 대부분 食積痰濁이며, 苔黃膩는 濕熱을 말하고, 歪斜舌은 대부분 風邪이며, 혀에 瘀斑, 瘀點이 있으면 瘀血이다.

라. 病勢 진퇴의 추리판단 : 苔色과 舌質은 종종 正邪의 성쇠와 병세의 진퇴에 상응하는 변화상태를 나타내며, 특히 외감열병 중에서 변화가 대단히 신속하여 더욱 중요한 의의가 있다. 예를 들면 舌苔가 흰색으로부터 황색으로 변하였다가 더 변하여 灰黑色으로 변하면 대개 병사가 表에서 속으로 들어간 것이고, 경하던 것이 중해진 것이며, 寒으로부터 熱로 변화된 것이다. 舌苔가 濕潤하던 것이 마르면 대개 熱盛傷津한 것이고, 만약 舌苔가 건조하던 것이 습윤하

게 되었거나 두껍던 것이 엷어지면 진액이 다시 생기고 병사가 점차 물러선다는 표현이다. 그러나 반드시 주의하여야 할 것은 임상에서 어떤 때에는 병세가 중하면서도 舌象의 변화가 별로 없거나, 혹은 정상적인 사람에서 이상 舌象이 나타날 수 있다. 때문에 혀를 보는 동시에 반드시 병사와 기타 증상을 연관시켜 상호참조하여 전체적으로 분석해야만 확실하고 적절한 진단을 내릴 수 있는 것이다.

7) 배설물의 망진

배설물에는 痰涎, 구토물, 대소편, 淚涕, 대하 등이 포함된다. 배설물의 색, 질, 양 및 이들의 유관한 변화, 정황을 이해하는 것은 변증을 진행하는데 필요한 참고자료가 된다. 일반적으로 배설물이 淸稀하면 대개 寒證이고, 黃稠하면 대부분 熱證에 속한다. 寒凝하면 陽氣不行하기 때문에 기능이 쇠퇴되고, 水濕不化하여 水液淸冷하며, 배설물이 淸稀하게 된다. 열사가 燻灼하여 진액을 바짝 졸이면 배설물이 누렇고 혼탁하여 점액성이 된다. 아래에서 중점적으로 痰涎, 구토물, 대변의 망진을 고찰한다.

(1) 담연(痰涎)

淡白淸稀하면 대개 寒證이고, 痰黃枯稠하면 대부분이 熱證에 속한다. 가래가 매우 적고 몹시 끈적끈적하여 배출하기 어려우면 대부분 燥痰이고, 가래가 희고 뱉기 쉬우며 양이 많으면 濕痰이다. 기침할 때 죽과 같은 膿血이 나오면 열독이 폐에 쌓인 것이며 대부분 肺癰證이고, 가래에 피가 섞이거나 기침할 때 鮮血이 나오면 대개 熱傷肺絡한 것이다.

(2) 구토물

淸稀한 痰涎을 토하면 寒飮에 속한다. 구토물이 淸稀하고 음식물이 섞여 있고 시큼한 냄새가 나지 않으면 대개 胃氣虛寒이다. 구토물이 누렇고 쓰면 대개 肝膽熱이 있고 胃氣不和한 것이다. 구토물이 더럽고 흐리며 시큼한 냄새가 나면 대부분 胃熱이나 食積이고, 吐血이 鮮紅色이거나 암홍색이고 음식물 찌꺼기가 섞여 있으면 대부분 肝火犯胃나 瘀血停滯된 것이고, 膿血을 토하고 비린내가 나면 대부분이 內癰이다.

(3) 대변

대변이 묽고 색이 深黃色이며 粘稠하면 대개 大腸濕熱이다. 水樣便에 소화되지 않은 것이 섞여 있으면 대부분 한습에 속한다. 대변이 粘稠하고 膿血이 섞여 있으면 이질이고, 색이 희면 병이 氣分에 있고, 색이 붉으면 병이 血分에 있으며, 흰색과 붉은 색이 섞여 있으면 대부분 기혈에 병이 있는 것이다. 대변을 본 다음에 혈이 나오고 그 색이 흑갈색이면 遠血이고, 먼저 피가 나온 후에 대변을 보았고 그 피가 선홍색이면 近血이다.

2. 문진(聞診)

聞診에는 소리를 듣는 것과 냄새를 맡는 두 가지가 있다. 전자는 환자의 언어, 호흡, 咳喘, 呃逆, 噯氣 등으로부터 소리의 이상변화를 듣는 것을 말하고, 후자는 병자의 입, 분비물, 배설물 등에서 나는 이상한 냄새를 맡는 것으로 질병을 감별하는 것을 말한다.

1) 음성의 청취

(1) 음성

병자 음성의 강약은 正氣盛衰를 반영하는 동시에, 病邪性質과도 관계가 있다. 일반적으로 말소리가 우렁차고 유력하며 말이 많아 그칠줄 모르면 實證·熱證에 속한다. 말소리가 낮고 무력하며 말이 적고 차분하면 虛證·寒證에 속한다. 語聲重濁은 항상 外感風寒에서 보이지만, 濕邪內困할 때에도 나타난다. 목이 쉬어 소리를 내지 못하는 것을 失音이라고 하며 역시 虛實 구분이 있다. 실한 것은 대부분 外邪侵肺하여 肺氣不宣하여 생기는 것이며, 허한 것은 대부분 肺腎陰虛하여 津液이 위로 흘러가지 못하여 생긴다.

言語錯亂은 대부분 心病에 속한다. 정신이 똑똑하지 못하고 헛소리를 하며, 말소리가 높고 힘이 있는 것은 譫語이고, 항상 열이 심신을 혼란시키는 實證에서 볼 수 있다. 정신이 쇠퇴하고 말을 중복하며 말이 무력한 것을 鄭聲이라고 하며, 心氣가 크게 손상받아 神이 의거할 곳이 없는 虛證이다. 언어가 거칠고 법석대며 경솔하게 행동하고 웃거나 울기도 하면 대부분 痰火擾心이고 狂證이다. 痴呆가 있고 침울하며 혼자 중얼거리는 것은 대부분 心氣不足으로 생긴다.

(2) 호흡

① 少氣 : 호흡이 미약한 것을 말하며 대개 氣虛하여 생긴다.

② 氣粗 : 호흡에 힘이 있고 소리가 높은 것으로 대개 熱邪內盛한 것이고 實熱證에 속한다.

③ 哮喘 : 呼吸短促急迫하고 심지어 鼻翼煽動하며 입을 벌리고 어깨를 들먹거리며, 不能平臥한 것을 喘이라고 하며, 헐떡일 때에 목 안에서 가래 끓는 소리가 나는 것을 哮라고 한다. 哮喘에 虛實구분이 있다. 소리가 높고 숨이 거세며 목 안에서 가래 끓는 소리가 나고 呼氣가 빠른 것은 實證에 속하고 대부분 肺에 實邪가 있어 氣機不利하여 생긴다. 소리가 낮고 숨이 약

하며 呼氣가 길고 吸氣가 짧으며 기가 이어지지 못하거나 혹은 가래 끓는 소리는 나지만 가래가 잘 나가지 않는 것은 虛證에 속하는데 바로 腎不納氣하여 생기는 것이다.

(3) 해수(咳嗽)

소리만 나고 가래가 없는 것을 咳라 하고, 소리없이 가래만 나오는 것을 嗽라 한다. 咳嗽는 肺가 宣肅機能을 잃어 肺氣逆上하여 생긴다. 聞診할 때 그 소리 울림 및 가래소리의 유무 등의 변화에 주의해야 한다. 기침소리가 重濁有力하면 대부분 實證에 속하며, 기침소리가 微弱無力한 것은 대부분 虛證에 속한다. 가래가 희고 맑은 것은 대개 外感風寒이며, 가래가 누렇고 점액성인 것은 肺熱이 있는 것이고, 마른 기침에 가래가 없거나 혹은 적은 양의 진한 가래만 있는 것은 대부분 燥邪에 의해 肺가 상했거나 陰虛肺燥이다. 기침할 때 가래가 나오고 가래가 묽고 많거나 혹은 흰 포말담을 뱉는 것은 痰飮이고, 기침을 발작적으로 하고, 기침소리가 연속적으로 나는 것이 마치 鸕鷺(가마오리, 백로)의 소리와 같고, 기침할 때 낯이 붉어지고 눈이 빨개지는 것은 頓咳(百日咳)이다.

(4) 딸꾹질(呃逆)과 트림(噯氣)

딸꾹질과 트림은 모두 胃氣上逆으로 생긴다. 임상에서 딸꾹질 소리가 高亢有力하면 實熱에 속하고, 딸꾹질 소리가 低沈而長하고 無力한 것은 대부분 虛寒에 속한다. 딸꾹질이 미약하고 완만하며 끊어졌다 이어졌다 하면 久病重病이나 熱病末期 내지 胃氣衰退한 중한 증상이다. 일상적인 딸꾹질은 그 소리가 그리 높지도 않고 낮지도 않으며, 다른 불편한 감이 없고 대부분 식후에 우연히 風寒을 犯하였거나 혹은 음식물을 급하게 삼켜서 생기는 것이며 병적상태가 아니므로 치료하지 않아도 낫는다.

트림할 때 酸腐味가 있으면 宿食不化에서 오고, 酸腐味가 없으면 肝胃不和 혹은 胃虛氣逆 등으로 생긴다.

2) 문기취(聞氣臭)

聞氣臭는 주로 病體氣臭, 口氣, 분비물, 배설물의 이상을 대상으로 한다. 환자의 몸에서 腐臭氣가 있으면 대개 溫疫病이나 혹은 體表에 潰腐瘡瘍이다. 입에서 더러운 냄새가 나면 胃熱에 속하거나 혹은 消化不良이며 또한 충치, 口腔不潔일 때에도 나타난다. 입에서 나는 냄새가 酸味이면 대부분 胃에 宿食이 있는 것이며, 입에서 腐味가 나면 대부분 牙疳이나 內癰이다. 각종 배설물과 분비물(대소변, 痰涎, 대하 등)에 酸腐臭穢가 있으면 대부분 實熱證에 속하며, 비린내가 나면 대부분 虛寒證에 속한다. 예를 들면 대변에서 구리고 악취가 나면 熱이 있는 것이고, 비린내가 나면 寒이 있는 것이다. 오줌에서 지린내가 나면 대부분이 濕熱이다. 방귀냄새가 이상하게 구리면 대부분 消化不良, 宿食停滯이다. 대하가 묽으면 대부분 脾腎虛寒이며, 악취가 있으며 황색이고 점조하면 대부분 濕熱下注이다.

3. 문진(問診)

問診이라는 것은 환자(혹은 가족)에게 질문을 함으로써 병의 상태를 이해하는 진찰방법의 하나다. 問診을 통하여 환자의 자각증상, 경과, 치료상황, 생활기거, 평소체질, 병력, 가족사 등을 조사해야 하며 四診 중 가장 중요한 부분이다. 問診에 포함하는 기본사항은 성명, 성별, 생년월일, 직업, 결혼여부, 주소, 특이체질, 만성질환 등이다. 우선 환자의 主訴를 중요시하고 기본이론에 근거하여 整體觀念으로부터 출발하여 主訴를 염두에 두고, 목적의식을 갖고 하나 하나 심도있게 물어서 병세자료를 수집하여야 한다. 問診할 때 중점적인 것 뿐만 아니라 일반적인 것도 알아내야 한다. 중점이 없고 주요한 모순을 파악하지 못하면, 중요한 것과 덜 중요한 것을 구분하지 못하고, 목표가 명확하지 못하게 되어 전체적인 이해를 하지 못하여 병세상황을 쉽게 빠뜨릴 수 있다. 問診과 관련되는 범위는 비교적 넓어서 일반적으로 十問歌를 이용한다. 즉 一問寒熱二問汗, 三問頭身四問便, 五問飮食六問胸, 七聲八渴俱當辨, 九問舊病十問因 등이며 또한 상황에 따라 적절히 복약 여부를 더 물어야 한다. 여성에게는 특히 월경기, 그리고 늦어졌는가 앞당겨졌는가, 없어졌는가, 많이 흐르는가 하는 것을 모두 물어서 알아야 한다. 또 소아과에서는 천연두나 風疹을 치루었는지의 여부도 물어보아야 한다. 본문에서는 十問歌를 기초로 하여 몇 가지를 첨가하여 서술한다.

1) 문한열(問寒熱)

寒熱은 질병 중에서 흔히 보이는 증상이다. 오한은 환자의 주관적 감각이다. 환자가 추위를 두려워하는 감각이 있거나 심하면 옷을 더 입거나 이불을 더 덮거나 불을 쬐어도 추워하는 것을 오한이라고 한다. 발열이란 체온이 정상보다 높은 것을 가리키는 외에 또 환자 본인의 감각으로 전신 혹은 어느 국부에 열이 나는 주관적 감각도 포함되는데, 예를 들면 五心熱 등이다.

(1) 오한발열

질병의 초기에 오한발열이 있으면 대부분 外感表證에 속하며, 外邪襲表하여 邪正相爭하는 증상이다. 外邪에는 風寒, 風熱이 있으므로 한열의 경중에 차이가 있다. 外感風寒은 항상 발열은 심하나 오한이 경하게 나타나며, 外感風寒은 오한이 심하고 발열이 경하다. 그 외에 表證寒熱의 경중은 病邪의 성질과 관계가 있을 뿐만 아니라, 邪氣의 강약, 정기의 盛衰와도 관계가 있다. 만약 사가 경하고 정이 쇠약하면 오한발열이 일반적으로 가볍고, 邪와 正이 모두 성하면 오한발열은 대부분 심하고, 사가 강하고 정이 쇠약하면 오한이 심하고 발열은 가볍다.

(2) 단한불열(但寒不熱)

환자는 오직 추위를 싫어할 뿐 열이 나지 않는 것을 말하는데 대부분 虛寒證이다. 대개 양기가 속에서 허해지는 것이며 陽虛하면 寒하여짐으로 肌表를 따뜻이 하지 못하여 생긴다. 항상 안색이 창백하고 손발이 차며 웅크리고 누워 있는 등의 虛寒證候를 동반한다. 寒邪가 장부에 곧바로 침입하여 양기가 상하여 추위를 두려워하거나 혹은 병변부위가 차고 아픈 것을 보게 되는데 이것은 陰盛則寒이다.

(3) 단열불한(但熱不寒)

환자가 열이 나고 오한은 없으나 오열이 있는 것을 말한다. 임상에서는 흔히 아래의 몇 가지 경우가 나타난다.

① 壯熱 : 환자의 고열이 내리지 않으며, 오한이 없고 오히려 오열이 있는 것을 말한다. 風寒이 속으로 들어가 열로 화하였거나, 혹은 風熱이 속으로 퍼진 裏實熱證이며 汗不解, 面赤, 口渴, 喜冷飮, 변비, 尿赤 등의 증상이 나타난다.

② 潮熱 : 열이 마치 조수와 같이 정해진 시간에 나거나 혹은 시간에 따라서(일반적으로 대부분이 오후에) 열이 더 심해지는 것을 말한다. 임상에서는 흔히 아래와 같은 세 가지 경우에서 볼 수 있다.

가. 陰虛潮熱 : 매일 오후나 밤이 되면 열이 나는 것은 陰虛하여 內熱이 생기는 것이며 五心煩熱이 특징이고 심지어 열이 깊은 부위에서 밖으로 뚫고 나오는 감각이 있어 骨蒸潮熱이라고 부른다. 항상 盜汗, 顴赤, 口乾咽燥, 舌絳 등의 증상이 복합적으로 나타난다.

나. 濕溫潮熱 : 오후에 열이 심하지만 열은 그다지 높지 않은 것이 특징이다. 병은 대부분 脾胃에 濕邪가 몰려 막혀서 열이 잘 빠져 나가지 못하므로 몸에 열은 세게 나지 않고, 처음 만졌을 때는 그리 높지 않으나 손을 좀 오래 대고 있으면 손이 뜨거워진다. 대부분 胸悶嘔逆하고 頭身困重하며 便溏苔黃膩 등의 증상이 있다.

다. 陽明潮熱 : 胃腸潮熱이 안에서 엉키어 생기는 것으로 일반적으로 日晡時潮熱, 즉 陽明이 왕성할 때 열이 심하다. 항상 腹脹滿痛하고 拒按하며 大便燥結하고 手足汗하며 舌苔黃燥하고 심지어는 혓바늘이 생기는 증을 동반한다.

라. 微熱 : 발열의 기간이 비교적 길고, 열이 정상체온보다 조금 높은 것(38℃ 미만)을 말하는데 그 병기는 복잡할 수 있다. 임상에서 陰虛潮熱, 氣虛發熱 또는 情志抑鬱로 생기는 鬱熱에서 많이 나타난다.

(4) 한열왕래(寒熱往來)

오한과 발열이 교대로 발작하는 것을 말하는데, 이는 半表半裏證의 특징으로 少陽證과 학질에서 나타난다. 만약 寒戰과 壯熱이 교대로 나고, 정한 시간에 하루에 한 번씩, 혹은 2~3일에 한 번씩 발열하면 학질이다. 胸脇苦滿, 不欲飮食, 口苦咽乾 등의 증상이 있으면 少陽證이다.

2) 문한(問汗)

땀은 心의 液이며 이는 체내 양기가 진액을 蒸化하여 생성되어 腠理를 따라 체외로 배설되는 것이다. 병리적으로 땀은 外感과 內傷病 모두에서 볼 수 있다. 땀에 대해 물을 때 반드시 땀의 유무와 땀이 나는 시간, 땀이 나는 부위, 땀의 양 그리고 땀이 날 때 동반하는 증상을 주의하여 물어보아야 한다.

(1) 땀의 유무

땀이 발열오한과 같이 나타나고 苔薄白하며 脈浮緩한 것은 表虛證이고, 咽喉疼痛을 동반하고 舌邊尖紅하며 苔薄黃하고 脈浮數하면 風熱表證이다. 風熱은 陽邪에 속하고 開泄하는 성질이 있으므로 땀이 난다. 발열오한하고 땀이 나지 않으면 表實證에 속하며 寒은 응결·수축하는 성질이 있으므로 땀구멍을 막아 땀이 나지 않는다. 汗多壯熱이 있으며 갈증이 나는 것은 裏實熱證이며, 陽熱內盛하여 진액을 밖으로 배설하기 때문에 땀이 많이 난다. 大汗不止하고 伴有喘促하며 神衰肢冷하고 脈微欲絶하는 것을 絶汗이라고 한다. 대부분 陽氣暴脫로 진액이 밖으로 빠지고 胃陽이 쇠약하여 생기는 것으로 위험한 증후이다.

(2) 땀이 나는 시간

보통 때 땀이 나되 멎지 않고 활동한 후에 더 심한 것이 自汗인데 대부분 氣虛하고 衛陽이 튼튼하지 못하여 생기며, 잠을 자면 땀이 나고 깨면 땀이 멎는 것을 盜汗이라고 하며, 대개 陰虛이며, 陰虛陽亢하여 陰津이 蒸發하여 땀이 된다.

(3) 땀이 나는 부위

단, 頭汗出은 대부분 上焦邪熱 혹은 中焦濕熱이 울증하여 생긴다. 만약 큰 병을 앓은 뒤에 머리에 땀이 많거나, 혹은 노인이 숨을 헐떡일 때에 머리와 이마에서 땀이 나면 대부분이 虛證이다. 만약 중병 후기에 이마에서 땀이 많이 나면, 虛陽이 심해진 것이고 음과 양이 떨어져 陰津이 기를 따라서 빠져나간 위험한 징후일 수 있다. 신체의 반쪽에서 땀이 날 때 즉 왼쪽이나 오른쪽에서 혹은 위쪽이나 아래쪽에서 땀이 나면 모두 風痰 혹은 風濕이 經脈을 막아서 榮衛不調나 氣血不和로 생긴다. 만약 手足心汗出이 너무 많이 나고 또 입과 목 안이 마르며 변비가 생기고, 오줌이 노란 등의 증상이 있으면 대부분 陰經에 열이 鬱滯되고 진액을 熏蒸하여 생기는 것이다. 임상에서는 위에서 제기한 각종 한증을 식별해야 하는 외에 또 땀의 冷熱에 주위하여야 한다. 주로 冷汗은 陽虛에 속하고, 熱汗은 다 陽熱로 생긴다.

3) 문동통(問疼痛)

疼痛은 임상에서 가장 많이 보는 자각증상의 하나이고 인체의 어느 부위에서나 발생할 수 있으며 虛實 구별이 있다. 實로 痛感이 생기는 것은 外邪 혹은 氣滯血瘀, 痰濁凝滯, 蟲積食積 등이 경락을 막아서 기혈이 잘 운행하지 못하는 不通則痛이다. 또는 기혈부족이나 陰精虧損으로 장부경맥이 失養되어 아픈 것이다. 통증을 물을 때 마땅히 통증이 나는 부위, 성질 및 시간 등에 중점을 두어 물어서 통증의 원인과 病機를 이해하여야 한다.

(1) 부위

① 頭痛 : 머리는 모든 陽이 모인 곳이며 腦는 髓海이고 五臟六腑의 기혈이 모두 위로 올라가 머리에 모이게 되므로 外感의 邪 및 장부의 병변은 모두 직·간접적으로 머리에 영향을 미쳐 두통을 일으킬 수 있다. 만약 어떤 外感邪氣와 痰濁, 瘀血 등이 위로 淸陽을 막거나 교란하여 일어나는 두통은 대부분 實證이다. 기혈과 진액이 결손되어 상부로 영양공급이 되지 못해 腦髓가 공허하게 되어도 역시 두통이 생기게 되는데 이는 虛證에 속한다. 頭腦空痛하고 眩暈耳鳴하면 대개 腎虛이다. 頭昏脹痛 혹은 抽掣가 있으며 좌측이 심하면 대개 肝陽이다. 頭痛項强이 참기 힘들도록 심하고 고열과 구토가 있으며 熱盛動風의 전조증상이다. 경맥이 頭部에서 순행하는 부위는 같지 않으며, 머리가 아픈 부위에 근거하여 그 병변이 어느 經에 속하는가를 판단할 수 있다. 일반적으로 頭項痛은 太陽經에, 側頭痛은 少陽經에, 額頭痛은 陽明經에, 頭頂痛은 厥陰經에 속한다.

② 胸痛 : 가슴에는 心과 肺가 있으므로 心肺의 병변, 예를 들면 陽氣不足, 寒邪侵襲, 瘀血阻滯, 痰濁으로 막히고 火熱이 洛을 상하게 하는 등이 모두 胸痛을 일으킬 수 있다. 胸悶痞滿한 것은 대부분이 痰飮이고, 가슴의 脹痛이 나타났다 없었다 하며 트림을 하면 통증이 가벼워지는 것은 대부분이 氣滯이고, 가슴이 아프고 膿血을 토하거나 뱉는 것은 대부분이 肺에 膿瘍이 있

을 때 보게 되며, 가슴이 아프고 헐떡이고 열이 나는 것은 대부분 肺熱에 의한 것이다. 胸痛, 盜汗, 顴紅은 대부분이 肺陰虛이고, 胸痛徹背와 背痛徹心이 나타나면 대부분이 心陽不振이며 痰濁阻滯의 胸痺이다. 앞가슴이 답답하고, 찌르는 듯 칼로 후벼내듯 아프며, 땀이 나고 사지가 찬 것을 동반하면 대부분 氣血瘀阻, 陽氣衰微의 症狀이다.

③ 脇痛 : 옆구리는 肝膽經脈이 분포하는 부위로서 肝膽經脈이 막히거나 혹은 영양을 잃었을 때 脇痛을 일으킬 수 있다. 대부분이 肝氣鬱結, 氣滯血瘀, 肝膽濕熱, 肝陰不足, 肝火鬱滯 등에 의해 생긴다.

④ 脘痛 : 脘을 상·중·하완으로 나누는데 胃脘이라고 총칭한다. 脘痛을 胃痛이라고도 하는데 대부분 胃寒, 胃熱, 食滯, 肝氣犯胃 등의 병증으로 생긴다.

⑤ 腹痛 : 복부는 大腹, 小腹, 少腹 세 부분으로 나뉜다. 배꼽 이상을 大腹이라고 하는데 脾胃가 이에 속하고 배꼽 이하를 小腹이라고 하는데 腎·방광·대장 및 胞宮이 이에 속하며, 小腹의 양측을 少腹이라고 하는데 肝經 경맥이 지나가는 곳이다. 통증이 생기는 부위가 다를 때는 그 부위에 속하는 여러 장부들의 병리변화를 살펴서 알아낼 수 있다. 腹痛에는 허실의 구분이 있는데 예를 들면 寒凝, 熱結, 氣滯, 食滯, 蟲積, 血瘀, 腸癰, 腹水 등이 있으며 拒按하는 것은 대부분 實證이고, 氣虛, 血虛, 虛寒 등이 있으며 喜按은 모두 虛證이다.

⑥ 腰痛 : 허리는 腎의 집이며 腰痛은 腎의 질병에서 많이 나타난다. 風寒濕邪가 경맥을 막거나 어혈이 洛을 막아서 생기는 것은 모두 실증이고, 腎精不足이나 腎陽虛損으로 溫煦하지 못하여 생기는 것은 虛證이다.

⑦ 四肢痛 : 四肢痛은 관절이나 경락 혹은 筋肉이 風寒濕邪의 침습을 받아 기혈의 운행이 저해되어 생긴다. 또는 脾胃虛損으로 水穀精氣가 四肢에 소통되지 못하여 생기는 수도 있다. 통증이 다만 발뒤축에만 있거나 심하게 척추를 잡아당기는 감이 있다면 대부분 腎虛에 속한다.

(2) 통증의 성질

통증을 일으키는 病因과 病機가 다르기 때문에 통증의 성질, 특징도 다르다. 통증의 다른 성질, 특징을 묻는 것은 통증의 病因·病機를 분별하는데 도움이 된다.

① 脹痛 : 氣滯로 생기는 통증으로 신체의 어느 한 부분 혹은 어느 장부의 氣機가 막혀 그 운행이 잘 되지 않아서 생긴다. 그 특징은 아프고 부풀어 오르는데, 부풀어 오르는 것이 심하지만 통증이 가벼우며 부위가 고정되지 않고, 트림하거나 방귀가 있은 후에는 경감되는 것이다. 신체의 어느 부위에서나 다 생길 수 있지만 胸脘, 腹部에서 가장 흔히 보게 된다.

② 刺痛 : 마치 바늘에 찔린 듯한 통증인데, 어혈로 일어나는 통증의 특징이다. 그 통증의 위치는 고정되어 이동되지 않으며 누르면 아프다. 옆구리, 小腹, 少腹, 胃脘部에서 주로 나타난다.

③ 隱痛 : 통증이 격심하지는 않지만 끊임없이 계속해서 아픈 것을 말한다. 이는 대부분 氣血不足, 陰寒內傷, 氣血滯澁으로 생긴다. 주로 頭, 脘, 腹, 腰部의 虛性痛이다.

이외에 重痛이 있는데, 통증과 함께 무거운 감각이 있는 것으로 대부분 濕邪가 氣血을 막아서 생긴다. 冷痛은 冷感을 동반한 통증이 있어 따뜻한 것을 좋아하는데 대부분 寒邪가 경락을 막거나, 陽氣不足으로 臟腑經絡이 溫養을 받지 못하여 생긴다. 灼痛은 火邪가 絡에 숨거나 혹은 陰虛한데 陽熱이 亢盛하여 생긴다.

통증을 問診할 때 마땅히 통증의 지속시간, 누를 때 아픈가 또는 아파서 누르는 것을 싫어하는가를 물어야 한다. 일반적으로 새로운 병의 통증은 지속적이고 풀리지 않거나 혹은 아파서 누르지 못하게 하는데, 대부분 實證에 속한다. 오랜 병의 통증은 때때로 천천히 풀리거나 없어지며, 누르면 아픈 것이 경해지는데, 虛證에서 많이 나타난다.

4) 음식구미의 문진(問診)

음식구미의 問診에는 식욕, 음식량, 구갈, 口味 등을 포함한다.

(1) 식욕과 음식량

환자의 식욕상태와, 음식의 양을 파악하는 것은 그의 脾胃機能, 질병의 예후를 판단하는데 비교적 중요한 임상적 의의가 있다. 또 식욕이 감퇴된 것을 納呆라고 부르며 脾가 건전하지 못할 때 생긴다. 만약 음식량의 감소가 만성병에서 나타났다면 脾胃虛弱에 속한다. 음식량의 감소와 함께 胸滿悶, 腹脹, 苔膩가 있으면 주로 濕邪困脾에 속한다. 만약 음식물을 혐오하거나 혹은 음식의 냄새를 맡기 싫어하면 厭食이라 하는데 傷食에서 많이 나타난다. 만약 消穀善飢하고 환자가 많이 먹어도 배가 고프면 胃火亢盛이며 굶주려도 먹으려 하지 않으면 胃陰不足이다. 음식물과 다른 것, 예를 들면 생쌀이나 흙 따위를 먹기 좋아하면 대개 蟲積의 증상이다. 질병과정 중에서 음식량이 점점 증가되면 胃氣가 점점 회복되는 것을 나타내며, 음식량이 점점 적어지는 것은 보통 脾胃機能이 소갈됨을 나타낸다.

(2) 구갈(口渴)과 음수(飮水)

口渴여부는 항상 인체 진액의 성쇠 및 수송, 분포상태를 반영한다. 질병과정 중에 목이 마르지 않으면 진액이 상하지 않았음과 寒證이거나 뚜렷한 熱邪가 없다는 것을 나타낸다. 만약 입이 마르면 진액이 손상을 받았거나 속에서 정체되어 진액을 胃에서 받지 못하여 생기는 것이다. 구갈의 특징은 飮水에 대한 반응 및 兼證에 근거하여 분별해야 한다. 일반적으로 구갈로 인해 물을 많이 마시면서 찬 것을 좋아하면 實熱證에 속하고, 목이 건조하지 않으면서 갈증이 있거나 혹은 뜨거운 것을 마시기 좋아하면 대부분이 寒證에 속한다. 목이 마르고 뜨거운 것을 마시기를 좋아하나 그 양이 적다면 대부분이 痰濕內阻이다. 大渴引飮에 소변량이 많으면 消渴證이다. 갈증으로 물을 마시면 즉시 토하는 것은 胃有停飮이다. 구갈이 있어도 물을 마시지 않고 목만 축이는 것은 血熱有瘀이다.

(3) 구미(口味)

주로 환자의 입 안에 이상한 미각이나 냄새가 있는가를 묻는다. 입이 쓴 것은 熱證에 속하며 肝膽實熱에서 많이 나타난다. 입이 달고 느끼하면 대부분이 脾胃濕熱이다. 입 안이 시큼하면 대부분 肝胃에 열이 모인 것이다. 입이 싱겁고 맛이 없는 것은 脾虛不運에서 늘 보게 된다.

5) 문수면(問睡眠)

수면시간, 수면상태 및 동반되는 증상을 주의깊게 물어 보아야 한다. 임상에서 흔히 보는 수면에 관계되는 이상적 변화는 주로 失眠과 嗜睡 두 가지가 있다. 失眠이란 항상 쉽게 잠들지 못하거나, 혹은 잠들어도 쉽게 깨어나서 다시 잠들지 못하거나, 때때로 놀라 깨어나서 불안해하며, 심지어 밤새도록 잠들지 못하는 것을 특징으로 하는 증후이다. 失眠은 陰血이 부족하고 陽熱亢盛하여 심신불안으로 잠들기 어려운 것이다. 또는 痰火食積으로 모든 邪氣들이 교란되어 생긴다. 食滯內停으로 오는 失眠도 있다. 嗜睡라는 것은 몹시 잠이 오며 늘 자기도 모르게 잠드는 것인데 대부분이 痰濕困脾, 淸陽不升으로 생긴다. 식후에 노곤하고 잠이 오는 것은 脾虛이고 병후에 잠만 오는 것은 正氣未復이다. 神疲欲寐하고 閉眼則睡하며 비몽사몽한 것은 心腎陽衰의 위험한 증후이다.

6) 문이변(問二便)

대소변의 성질과 상태, 색깔, 냄새, 시간, 양 및 횟수, 동반하는 증상 등을 주의하여 물어야 한다.

(1) 대변

대변의 성질과 상태는 정상적인 것을 제외하고 건조한 것과 묽은 것 두 가지가 있다. 대변이 건조하고 변을 보기 곤란하며, 횟수가 감소된 것을 변비라고 한다. 새로 걸린 병에서 배가 부풀어 오르거나 혹은 열이 나는 것은 대부분 實證·熱證에 속하며, 장기적인 질병과 노인, 임산부와, 산후에 진액이 부족하거나, 혈이 적어서 생기는 것은 대부분 虛證에 속한다.

대변 횟수가 많아지고 변이 묽고 연하여 덩어리를 이루지 못하면 설사라 한다. 外感寒濕, 濕熱, 食積 등이 脾胃를 손상하여 脾虛不運, 혹은 腎陽虛하여 脾胃를 溫煦하지 못하거나 肝鬱犯脾하여 생긴다. 만약 대변이 물처럼 묽어지고 맑으면서 동시에 오한과 발열을 동반하면 外感寒濕 때문이다. 또 대변이 황갈색이고 지독한 구린내가 나며 항문에 뜨거운 느낌이 있으면 대부분 濕熱에 의한 것이다. 대변에서 시큼한 냄새가 나는 것은 食積에 의한 것이고, 설사가 오랫동안 멎지 않고 腹脹, 納呆하고 안색이 핏기가 없이 누르면 대부분이 脾虛이다. 날이 샐 무렵의 설사는 腎陽虛한 것이고, 복통 후 곧 설사하고 설사 후에도 통증이 줄어들지 않는 것은 肝鬱犯脾이다. 膿血便에 裏急後重이 있는 것을 이질이라 부른다.

(2) 소변

소변은 진액이 전화한 것으로 肺・脾・腎・삼초・방광의 氣化와 관계가 있다. 소변량의 증가는 腎氣虛하여 固攝할 수 없어 생긴다. 소변량의 감소는 津液이 소모되어 化源不足으로 생기거나 氣化不利로 진액이 정상적으로 소변으로 변화하지 못하여 생긴다. 소변이 한방울씩 나오고 심지어 한 방울도 나오지 않으면 癃閉라고 부르는데, 腎氣衰竭되고 氣化를 주관하지 못하여 소변보려는 생각이 전혀 없는 虛證에서 볼 수 있다. 또 濕熱下注로 膀胱氣化가 澁滯不通되어 소변을 보려 해도 나오지 않는 實證에서도 보게 된다.

배뇨 횟수의 증가를 頻尿라고 하며, 배뇨가 급박하여 자제할 수 없는 것을 急尿라고 하며, 배뇨시 요도가 아픈 것을 尿痛이라고 부른다. 頻尿, 急尿證이 있고 소변이 잘 나오지 않거나 혹은 澁痛이 있으면 淋證이라 부른다. 자기도 모르는 배뇨, 또는 소변을 참지 못하고 나오는 것을 尿失禁이라고 한다. 잠잘 때에 자기도 모르게 소변이 나오는 것을 遺尿라고 한다. 尿失禁이나 遺尿證은 모두 腎氣不固에 속한다.

7) 문부녀병(問婦女病)

(1) 월경

초경은 13~15세이며 월경주기는 일반적으로 28일이고 경기는 3~5일간이며 양은 약 50g이고 색이 붉으며 덩어리는 없다. 임신기와 포유기에는 월경이 없으며 폐경은 45세 전후이다. 질문할 때에 月經週期, 월경일수, 양, 색, 질 및 동반 증세에 주의해야 한다. 동시에 마지막 월경의 날짜, 초경 또는 폐경연령을 물어야 한다.

① 月經期 : 만약 월경이 8~9일 이상 앞서면 月經先期이고 대부분 血熱에 의한 迫血妄行 또

는 기혈을 통제하지 못하므로 생긴다. 만약 주기가 8~9일 늦어지면 月經後期이고 대부분 血虛로 인한 任脈不充이나 寒凝, 氣滯, 血瘀로 경맥을 막아 생긴다. 만약 월경기가 불규칙으로 앞서거나 혹은 늦어지는 것은 부정기 월경인데 대부분 肝氣鬱滯나 혹은 脾腎虛損으로 생긴다.
② 月經量 : 개개인의 체질과 연령에 따라 정상적인 상황에서도 월경의 양이 다를 수 있다. 그러나 당연히 생리적 범위 안에 있어야 한다. 월경량이 생리적 범위를 초과하거나 혹은 적으면, 月經過多 혹은 過小라고 한다. 월경의 양이 많고 색이 붉으며 걸쭉한 것은 實證·熱證이며, 양이 많고 색이 연하면 氣虛證이고, 양이 적고 색이 연하면 精血虧虛證이다. 월경이 중단되고 3개월 이상(임신을 제외하고)되면 폐경이라고 하며 대부분 化源不足, 氣血虧耗 혹은 血瘀不通, 血寒凝滯의 반영이다.
③ 月經色과 質 : 정상적인 월경의 색깔은 붉은 색이고, 묽지도 걸쭉하지도 않으며 다른 핏덩어리가 섞여 있지 않다. 淡紅淸稀하면 대부분이 氣虛, 血虛, 腎虛이고, 色紅或紫, 質粘稠, 血塊, 喜冷畏熱하면 대개 血熱이며, 紫黑色이고 덩이가 있으며 월경전 小腹痛이 있으면 血瘀이다.

(2) 대하(帶下)

정상적인 여성의 陰道內에는 소량의 유백색이고 냄새가 나지 않는 분비물이 있어, 질벽을 적시는 작용을 한다. 만약 분비물이 너무 많거나 멎지 않으면 帶下이다. 帶下에 대하여 질문할 때에는 그 양의 다소, 색, 질 및 냄새 등에 대하여 주의해서 파악하여야 한다. 帶下黃稠하고 악취가 나면 대부분 濕熱에 속하고, 帶多淸稀白色하고 냄새가 없으면 대부분 虛寒證이며 脾虛에 속한다. 帶淸稀凉하면 대부분 腎虛이다.

8) 문소아병(問小兒病)

소아병에 대하여 질문할 때에는 일반적인 問診 내용 외에 소아의 생리특징에 근거하여 출생전후의 상태를 주의하여 물어야 한다. 홍역·수두를 앓았는가, 예방접종을 받았는가, 양육, 발육상태와 부모 형제의 건강상태 및 유전성 질병의 유무를 알아보아야 한다. 전에 暑厥 전염병의 유무, 음식기거, 발열유무 등을 알아야 한다. 발병의 원인을 물을 때에 몸을 차게 하지 않았는가, 찬 바람을 맞지 않았는가, 상한 음식을 먹지 않았는가 물어보아야 한다. 상술한 것을 상황에 맞게 상세하게 물어보아야 한다.

4. 절진(切診)

切診은 脈診과 按診을 포함하며, 손가락 끝의 촉각을 이용하여 환자의 일정한 부위를 접촉하거나 만져보며, 눌러서 병의 상태를 파악하는 방법이다.

1) 맥진(脈診)

脈診은 손가락 끝으로 환자의 動脈을 눌러보고 脈象을 탐지하는 것으로 병세의 변화를 이해하는 진찰 방법이다. 맥진부위는 寸口診法을 주로 임상에서 이용하므로 橫骨動脈에서 橫骨莖突起 부위이다. 진맥할 때에는 환자를 좀 휴식하게 하여 기혈이 평정하기를 기다린다. 진맥할 때 환자의 손바닥이 위로 향하게 반듯이 놓고 손과 심장이 동일한 수평면에 위치하게 하여 기혈이 잘 통하게 한 다음 먼저 中指로 요골 경상돌기를 눌러 關部를 결정하고 다음 食指로 寸部를, 無名指로 尺部를 누른다. 脈象이라는 것은 곧 맥의 움직임이 손가락에 반응하는 형상을 말하는데, 頻率, 리듬, 充滿度, 나타나는 부위, 지나가는 정도와 파동하는 너비 등을 알아내는 것이다. 脈象에서 관찰한 상태의 변화에 따라 병증의 부위, 성질 및 正邪의 盛衰 등을 판별할 수 있다. 정상적인 脈象을 平脈 혹은 常脈이라고 한다. 그 기본 형상은 浮沈도 아니고 數遲도 아니며(한번 숨을 쉬는 사이에 4번씩 약 매분 60~80회), 조화롭고 힘이 있으며 리듬이 고르다.

맥과 인체 내외환경의 관계는 매우 밀접하다. 연령, 성별, 체질, 정신상태 및 기후 등의 요소가 다르므로 맥상에도 차이가 있을 수 있다. 예를 들면 일반적으로 소아들은 數脈이고 노인은 弱脈이며 성인 여성은 성인 남성보다 맥이 약간 빠르면서 약하다. 대개 여윈 사람은 浮脈이고, 뚱뚱한 사람은 沈脈이다. 여름에는 맥이 좀 洪하고 운동선수의 맥은 대개 遲緩한 것 등은 모두 平脈에 속하지 않는다. 운동을 하거나 음식을 먹거나 정신자극을 받았을 때에도 역시 맥상의 변화를 일으키는데, 그것은 모두다 일시적인 파동이고 좀 휴식하면 맥상은 곧 정상적으로 회복된다.

① 浮脈 : 表證으로 浮緊은 表實證이고 浮弱은 表虛證이다.
② 沈脈 : 裏證으로 沈緊은 裏實證이고 沈弱은 裏虛證이다.
③ 遲脈 : 寒證으로 遲緊은 寒實證이고 遲弱은 虛寒證이다.
④ 數脈 : 熱證으로 緊數은 實熱證이고 數弱은 虛熱證이다.
⑤ 虛脈 : 虛證으로 주로 氣血虛證이다.
⑥ 實脈 : 實證으로 주로 氣血實證이다(正氣와 邪氣가 모두 실할 때).
⑦ 滑脈 : 痰飮, 食滯, 實熱에서 나타나며 임신일 경우도 있다.
⑧ 澁脈 : 氣滯, 血瘀, 血少精傷에서 나타난다.
⑨ 洪脈 : 陽熱亢盛에서 나타난다. 그러나 氣虛, 虛勞, 失血, 慢性泄瀉에서 洪脈이 나타나면 이는 邪盛正衰의 위험한 증후이다.
⑩ 細脈 : 諸勞虛損, 氣血兩虛, 濕으로 온다.

⑪ 濡脈 : 精虧血少, 濕證에서 나타난다.
⑫ 弦脈 : 肝膽疾病, 氣滯疼痛, 痰飮, 瘧疾에서 온다.
⑬ 緊脈 : 寒證에서 온다. 浮緊은 表寒證, 沈緊은 裏寒證이다.
⑭ 代脈 : 臟氣衰敗, 病勢險惡에서 온다.
⑮ 結脈 : 陰盛氣結, 寒痰瘀血에서 온다.
⑯ 促脈 : 促而有力한 것은 陽熱亢盛, 痰飮停積, 氣滯血虛諸證이고 促而細小無力한 것은 虛脫象이다.

2) 안진(按診)

按診은 병자의 피부와 筋肉, 손발, 脘腹 및 기타 병변부위를 만지거나 눌러봄으로써 국부의 溫暖과 寒冷, 軟硬, 壓痛 또는 그 외의 비정상적인 변화 등을 진단하는 것이다. 그러므로 이것은 질병의 부위와 성질을 미루어 판단하는 일종의 진찰방법이다.

(1) 안기부(按肌膚)

근육과 피부를 만져보아 주로 근육과 피부의 寒熱, 潤燥, 腫脹, 潰瘍 등을 상세히 살펴보는 것을 말한다. 근육과 피부를 눌러 만져서 차거운가 뜨거운가의 여부로 邪正盛衰를 판별한다. 陽熱證은 대부분 肌肉이 뜨거우며, 陰寒證은 대부분 肌肉이 차갑다. 그러나 手足心熱 대부분 陰虛裏熱이다. 膚冷多汗은 대개 陽虛이다. 皮膚의 濕潤과 乾燥를 살펴서 환자가 땀이 있는지의 여부, 진액의 손상여부를 알 수 있다. 만약 皮膚가 潤滑하다면 진액이 상하지 않은 것이고, 枯燥하고 甲錯한 것은 대부분 진액이 이미 상한 것이거나 혹은 어혈이 있는 것이다. 피부를 눌렀을 때 누른 흔적이 없어지지 않으면 水腫이다. 만약 피부가 팽팽하고 눌렀을 때 차츰 회복되어 흔적이 없는 것은 대부분 氣腫이다.

(2) 안수족(按手足)

손발을 만져서 주로 寒熱을 살핀다. 손발이 따뜻한가 차가운가로써 양기의 盛衰를 능히 판단할 수 있다. 手足俱寒이면 대부분이 陽虛寒盛한 것이고, 手足俱熱이면 대부분이 陽盛熱이다. 손바닥과 손등이 뜨거운가 차가운가를 만져서 병이 外感에 속하는가 혹은 內傷에 속하는가를 추측할 수 있다. 대부분 손바닥에 열이 성하면 內傷에 속하고, 손등에 열이 성하면 外感에 속한다. 소아가 고열이 있고 손이 냉할 때에는 驚厥이 올 징조이다.

(3) 안완복(按脘腹)

脘腹部를 눌러 만져서 주로 脘腹部에 압통과 腫物이 있는가 없는가를 검사한다. 환자가 脘腹部에 통증이 있는데, 누르면 오히려 편안한 감이 있고 부드러우면 주로 虛證에 속하고, 눌러서 국부가 딴딴하고 통증이 더 심하여지며 심지어는 만지는 것을 싫어하면 주로 實證이거나 瘀血로 생기는 통증이다. 환자가 복부에 腫物이 있다고 하여 눌러 보았을 때 그것을 감지할 수 있고 통증부위가 일정한 腫塊이면 癥 또는 積일 수 있다. 만약 누르면 흩어지고 압통부위가 고정되어 있지 않고, 모이거나 흩어지는 것이 일정하지 않다면 임상에는 聚 혹은 瘕라 부른다. 만약 배꼽 주위에 복통이 있으며 왼쪽 아랫배를 눌러 만져서 연속되는 덩어리가 있으면 건조한 대변이 안에서 뭉친 것을 고려해야 한다. 복부에 덩어리가 있고 눌러 만지며 딴딴하고 또 이동될 수도 있고 흩어질 수도 있는 것은 주로 蟲積이다. 우측 아랫배를 만졌을 때 통증이 있고, 더욱이 세게 눌렀다가 손을 갑자기 떼면 통증이 더욱 심하여지는 것은 대부분이 腸癰의 시초이다. 心下滿痛은 대개 結胸으로 생긴다. 心下滿하며 눌러도 아프지 않고 부드러운 것은 痞氣이며 虛證이다.

제10장 四象人論과 四象醫學

四象醫學이라 함은 조선시대(1901년) 함경도의 명의 東武 李濟馬 先生이《黃帝內經》중 靈樞 通天篇에 이른바 五態人論을 取捨(陰陽和平人을 제외함) 연구하여 발표한 그의 저서《東醫壽世保元》에 근원을 두고 있으며 사람 중에는 천차만별로 모두 각기 다른 체질을 가지고 있으나 이것을 크게 구분해보면 모두 太陽人, 太陰人, 少陽人, 少陰人의 4대 유형으로 나눌 수 있다는 이론이다.

1. 체질론의 근거

체질론의 근거는 사람이 같은 병에 걸렸으면 동일한 약으로 치료가 되어야 함에도 그렇치 않다는 것이다. 즉 四象人은 天稟으로 타고난 기질이 달라 동일한 병이라도 그 병의 유형이 다르고 치료약도 다르므로 각자에 해당되는 약을 써야 한다는 것이다. 음식물로 예를 들면 닭고기는 영양도 좋고 맛도 좋아 많은 사람들이 즐겨 먹지만 少陽人이 이것을 먹으면 全身에 搔痒證이 생기고 피부발진이 생긴다 東武 李濟馬 先生의 四象人要藥別에 보면 닭고기는 少陰人에 잘 맞는 식품으로 되어 있다.

2. 四象人의 특성

1) **太陽人** : 過偏於陽之人, 肺大肝小
2) **太陰人** : 過偏於陰之人, 肝大肺小
3) **少陽人** : 少偏於陽之人, 脾大腎小
4) **少陰人** : 少偏於陰之人, 腎大脾小

여기에서 四臟(五臟 중 心은 太極으로 중앙에서 나머지 四臟을 다스림) 肺·肝·脾·腎의 대소라 함은 단순한 四臟만을 의미하는 것이 아니라 그에 연관된 모든 장기를 포함하고 장과 표리관계에 있는 六腑도 해당되며 크고 작음과 그 기능의 허실을 의미한다.

3. 四象人의 각 유형의 비율

李濟馬 先生이 감정한 四象人의 유형비를 보면 太陰人이 제일 많아 50%정도이고 少陽人이 30%, 少陰人이 20%정도로 太陽人은 절대 소수로 만 명 중 3, 4인이나 많아야 10여인밖에 안된다고 하였으나 지리적인 위치나 민족에 따라 국가마다 모두 다른 것으로 생각된다(東武曰 太少陰陽人 以今時目見 一縣萬人數大略論之 則太陰人五千人也 少陽人三千人也 少陰人二千人也 太陽人數絶少 一縣中或三四人 十餘人而已 -《四象人辨證論》).

4. 四象人의 藥性歌 및 요약

1) 少陰人의 藥性歌

〔人蔘〕 補脾和脾하고
〔白朮〕 健脾直脾하고
〔炙甘草〕 固脾立脾라
〔當歸〕 壯脾而有內守之力하고
〔川芎〕 壯脾而有外攘之勢하고
〔官桂〕 壯脾而有充足內外之力이라
〔陳皮〕 錯綜脾氣의 參伍勻調라
〔白芍藥〕 收斂脾元하고
〔藿香·砂仁〕 定氣 定魂이라
〔乾干·肉豆蔻〕 溫肉理하고
〔製半夏·炮南星〕 消脾痰이라
〔蘇葉·葱白〕 解肌之表邪하고
〔桃仁·杏花〕 醒脾之眞氣하고
〔蓬朮·三稜〕 滌脾之穢氣라

〔炮附子〕 爲脾元帥之藥하야 能驅逐脾元虛弱而不能除外冷하야 冷氣侮脾周匝凌侵於胃之四圍者라

〔木香 · 丁香 · 香附子〕 開脾之胃氣而消息進食이라

〔紫荷車〕 能除脾之久病하고

〔巴豆〕 通脾之關格이라

2) 少陰人의 要藥

訶子, 乾薑, 乾漆, 甘草, 桂皮(枝), 苦楝根, 韭子, 橘紅, 金沸草, 藿香, 貫衆, 南星, 丹參, 大棗, 當歸, 杜冲, 良薑, 鬱金, 硫黃, 水香, 半夏, 白殭蠶, 白檀香, 白附子, 白豆蔲, 白芍藥, 鼈甲, 蜂蜜, 蓬朮, 附子 또는 烏頭, 砂仁, 山楂子, 三稜, 三七, 石斛, 細辛, 蘇木, 蘇(子)葉, 蘇合香, 水鐵, 安息香, 罌粟, 五靈脂, 吳茱萸, 烏藥, 禹餘糧, 肉豆蔲, 益母草, 益智仁, 人參, 茵蔯, 楮實子, 赤石脂, 丁公藤, 丁香, 枳實, 鐵粉, 蒼白朮, 川芎, 川楝子, 靑(陳)皮, 草果, 沈香, 巴戟天, 巴豆, 何首烏, 香附子, 香薷, 玄胡索, 茴香, 厚朴, 黃蓍

3) 少陽人의 藥性歌

〔熟地黃〕 補腎和腎하고

〔山茱萸〕 健腎直腎하고

〔茯苓〕 固腎立腎이라

〔知母〕 壯腎而有內守之力하고

〔澤瀉〕 壯腎而有外攘之勢하고

〔木通〕 壯腎而有充足內外之力이라

〔牧丹皮〕 錯綜腎氣의 參伍勻調라

〔黃柏〕 收斂腎元하고

〔桑椹 · 枸杞子〕 安精 定志라

〔石花 · 童便〕 溢骨髓하고

〔瓜蔞仁 · 竹瀝〕 豁腎痰이라

〔羌活 · 防風〕 解腎之表邪而羌活이 優力니라

〔黃連 · 梔子〕 醒腎之眞氣하고

〔滑石 · 猪苓〕 滌腎之穢氣라

〔麥芽 · 生芐 · 地骨皮 · 竹茹〕 開腎之胃氣而消息進食이라

〔石膏〕 爲腎元帥之藥하야 能驅逐腎元氣弱而不能除外熱하야 熱氣侮腎周匝凌侵於胃之四圍者라

〔輕粉〕 除腎之久病하고
〔甘遂〕 通腎之結胸이라

4) 少陽人의 要藥

茄子, 甘遂, 柑子, 羌活, 輕粉, 苦參, 蕎麥, 葵花, 枸杞子, 瞿麥子, 龜板, 金銀花, 瓜蔞仁, 女貞實, 大戟, 大麥, 獨活, 冬葵子, 銅屑, 童便, 燈心, 地膚子, 地楡, 地骨皮, 連翹, 靈砂, 爐甘石, 蘆薈, 梨實, 馬齒莧, 芒硝, 麥芽, 牧丹皮, 木賊, 木通, 沒藥, 薄荷, 斑猫, 防風, 茯苓, 覆盆子, 檳榔, 山茱萸, 山梔子, 生地黃, 石膏, 石雄黃, 蟾蜍, 菘菜, 水銀, 熟地黃, 柴胡, 神麯, 蜈蚣, 牛蒡子, 乳香, 肉蓯蓉, 忍冬, 王不留行, 自己尿, 自然銅, 石油, 猪苓, 猪肉, 田螺, 釣鉤藤, 朱砂, 知母, 車前子, 青黛, 青葙子, 青蒿, 草決明, 澤瀉, 天花粉, 菟絲子, 夏枯草, 海金砂, 海參, 玄參, 荊芥, 胡銅淚, 琥珀, 虎杖根, 紅花, 黃丹, 黃連, 黃柏, 滑石

5) 太陰人의 藥性歌

〔麥門冬〕 補肺和肺하고
〔五味子〕 健肺直肺하고
〔砂糖〕 固肺立肺라
〔山藥〕 壯肺而有內守之力하고
〔桔梗〕 壯肺而有外攘之勢하고
〔牛黃〕 壯肺而有充足內外之力이라
〔石菖蒲〕 錯綜肺氣의 參伍勻調라
〔黃芩〕 收斂肺元하고
〔山棗仁·龍眼肉〕 安神安意라
〔天門冬·甘菊〕 開皮毛하고
〔桑白皮·杏仁〕 潤肺痰이라
〔麻黃·款冬花〕 解肺之表邪라
〔蓮肉·薏苡·白果·黃栗〕 開肺之胃氣而消息進食이라
〔熊膽〕 爲肺元師之藥하야 能驅逐肺之邪氣而其功이 如脾之炮附子와 腎之石膏也라
〔遠志·小白皮〕 醒肺之眞氣하고
〔鬱金·朱砂〕 滌肺之穢氣라(鬱金은 少陰人藥이고, 朱砂는 少陽人藥인데 誤記가 아닌가 생각됨)

〔麝香〕 能除肺之久病하고
〔大黃〕 通肺之痢疾이라

6) 太陰人의 要藥

葛根, 京墨, 藁本, 昆布, 蚯蚓, 金箔, 桔梗, 款冬花, 蕨菜, 南瓜, 大豆, 大豆黃卷, 大麻子, 大黃, 唐皂角, 冬莨, 糯米, 蘿菔子, 荔枝, 蓮子(肉), 鹿茸, 龍骨, 龍腦, 龍眼肉, 李實, 鯉魚, 馬兜鈴, 麥門冬, 麻仁, 麻黃, 白礬, 白薇, 白果, 白芨, 白蘞, 鳳仙子, 栢子仁, 白芷, 浮萍草, 榧子, 射干, 使君子, 沙參, 蛇床子, 砂糖, 麝香, 山藥, 桑寄生, 桑白皮, 酸漿, 酸棗仁, 橡實, 犀角, 石油, 石耳, 石菖蒲, 仙茅, 小麥, 松耳, 續斷, 續隨子, 松葉, 松脂, 松花, 升麻, 烏梅, 五味子, 牛肉, 牛黃, 雲母, 熊膽, 葳靈仙, 遠志, 楡皮, 薏苡仁, 紫莞, 紫草, 樗根皮, 薺苨, 蠐螬, 皂角, 棕櫚, 竹茹, 蒺藜子, 蒼耳子, 穿山甲, 青蒙石, 天麻, 天門冬, 天竺黃, 土茯苓, 土芋, 澤蘭, 蒲公英, 貝母, 蒲黃, 杏實, 杏仁, 蟹, 海帶, 海松子, 海藻, 樺皮, 虎骨, 黃芩, 黃栗

7) 太陽人의 藥性歌

太陽人은 그 수가 적고 병에 잘 걸리지도 않으며 또 병에 걸리면 치료약도 적절하지 않으나 문헌에 제시된 것을 열거한다.

〔蕎麥〕 實陽胃之力하고
〔蘆根〕 治乾嘔口壹, 五口壹煩悶이라
〔木果〕 止嘔逆(煮汁飮之)하고
〔蚌蛤〕 治反胃吐食이라
〔松節〕 療脚軟弱하고
〔五加皮〕 治兩脚疼痺 骨節攣急 痿癖라(小兒三歲不能行에 服此便走라)
〔杵頭糠〕 治口壹食 咽喉塞하고
〔獼猴桃〕 治熱塞反胃라(取汁飮)
〔鯽魚〕 治反胃하고
〔葡萄根〕 止嘔噦(濃煎服)라

5. 四象人의 체질에 맞는 음식

四象人	음　식
太陽人	새우, 조개류, 붕어, 포도, 감, 앵두, 다래, 모과
少陽人	보리, 팥, 피, 녹두, 모밀, 배추, 오이, 가지, 호박, 미나리, 수박, 참외, 포도, 계란, 굴, 해삼, 게, 새우, 전복, 돼지고기, 단것
太陰人	무우, 도라지, 토란, 밀, 콩, 콩나물, 마, 설탕, 율무, 두부, 연근, 고사리, 배, 밤, 호두, 은행, 쇠고기, 우유, 버터, 곰탕, 설렁탕, 생선
少陰人	닭고기, 양고기, 염소고기, 노루, 꿩, 참새, 개, 명태, 미꾸리, 뱀장어, 고등어, 대추, 사과, 귤, 복숭아, 토마토, 시금치, 양배추, 당근, 쑥갓, 감자, 파, 마늘, 후추, 생강, 들깨, 엿, 꿀, 찹쌀, 조, 차좁쌀

6. 四象臨床

동일한 병이라도 체질에 따라 사용되는 方劑가 모두 相異하므로 中風門에 이용되는 四象人의 方劑만 예를 들어 본다.(태양인은 희소하므로 제외함)

1) 卒中風(腦溢血)

太陰人 : 調胃續命湯

少陰人 : 川芎桂枝湯, 八物君子湯

少陽人 : 獨活地黃湯, 荊防地黃湯

2) 中腑(중풍의 표증으로 局所不隨 등의 증상을 나타내나 특징적인 것은 눈으로 보는 것이나 입으로 말하는 것은 지장이 없다.)

太陰人 : 調胃續命湯

少陰人 : 獨參八物湯, 人參桂枝附子湯

少陽人 : 獨活地黃湯, 荊防地黃湯

3) 中腑二便閉(中腑의 증상과 대소변의 俱閉)

太陰人 : 淸肺瀉肝湯, 二門五味湯

少陰人 : 巴豆丹, 獨參八物湯

少陽人 : 輕粉甘遂龍虎丹, 地黃白虎湯

4) 臟腑俱中(痰水가 火를 억제하여 心竅가 閉塞됨)

太陰人 : 淸肺瀉肝湯, 二聖救苦丸

少陰人 : 巴豆丸, 官桂附子理中湯

少陽人 : 輕粉甘遂龍虎丹, 降火地黃湯

5) 救急

太陰人 : 牛黃淸心丸, 石菖遠志散, 滾痰湯, 瓜蔕散

少陰人 : 蘇合香元, 獨參八物湯, 四逆湯

少陽人 : 荊防地黃湯, 靈砂散, 獨活地黃湯

6) 口眼喎斜(口眼이 좌측이나 우측으로 喎斜되는 것)

太陰人 : 太陰調胃湯

少陰人 : 祛風散, 牽正散

少陽人 : 獨活地黃湯, 荊防地黃湯

7) 鼻頭痛(風邪가 비공으로 들어가 正氣와 相搏하므로 생김)

太陰人 : 如神柱

少陰人 : 川芎桂枝湯, 補中益氣湯

少陽人 : 荊防敗毒散

8) 癱瘓(左半身不隨를 癱, 右半身不隨를 瘓)

太陰人 : 太陰調胃湯, 調胃升淸湯

少陰人 : 十全大補湯, 八物君子湯, 唐橘湯

少陽人 : 獨活地黃湯, 荊防地黃湯

9) 痰盛(痰涎壅盛證)

太陰人 : 太陰調胃湯, 蘿蔔子承氣湯

少陰人 : 木香順氣散, 祛風散
少陽人 : 李氏凉膈散, 凉膈散火湯

10) 熱證(牙關緊急, 兩手握固)

太陰人 : 藁苿浮萍湯
少陰人 : 八物君子湯
少陽人 : 凉膈散火湯

11) 虛證(氣血虛損 및 노인의 忍言不出 등의 증)

太陰人 : 太陰調胃湯, 調胃升淸湯
少陰人 : 八物君子湯
少陽人 : 荊防地黃湯

12) 調氣(元氣不足)

太陰人 : 淸心蓮子湯
少陰人 : 蘇合香元, 赤白何烏寬中湯
少陽人 : 六味地黃湯

13) 半身不隨(偏枯兩, 左 또는 右)

太陰人 : 調胃續命湯, 藁苿浮萍湯
少陰人 : 祛風散, 唐橘湯
少陽人 : 輕粉甘遂龍虎丹

14) 不語(舌强不語, 失語症)

太陰人 : 牛黃淸心丸, 祛風解語散
少陰人 : 壽脾解語湯
少陽人 : 歸腎解語湯

15) 暴瘖(腎氣內奪則 舌瘖足廢)

太陰人 : 熊膽散, 調胃續命湯
少陰人 : 十全大補湯, 獨參八物湯

少陽人 : 凉膈散火湯, 李氏凉膈散

16) 通治

太陰人 : 調胃升淸湯

少陰人 : 十全大補湯

少陽人 : 荊防地黃湯

17) 風痺(관절이 붉어지거나 붓고 筋脈이 弛緩되어 오그리지 못함)

太陰人 : 調胃續命湯

少陰人 : 芎歸香蘇散

少陽人 : 荊防敗毒散

18) 斑疹(반진이 구슬과 같이 나타남)

太陰人 : 葛根解肌湯, 淸肺瀉肝湯

少陰人 : 祛風散補, 補中益氣湯湯, 十全大補湯

少陽人 : 凉膈散火湯, 消毒飮

19) 歷節風(관절 류마티스)

太陰人 : 淸肺瀉肝湯

少陰人 : 祛風散

少陽人 : 輕粉乳香沒藥丸

20) 破傷風(神昏不語, 牙關緊急, 口吐涎沫, 角弓反張)

太陰人 : 三黃散

少陰人 : 如神湯

少陽人 : 乳香沒藥輕粉丸

【참고】

동서양의 체질론

1) 동양의 체질론

① 內經通天篇의 五態人論 : 太陽人, 少陽人, 太陰人, 少陰人, 陰陽和平人
② 內經의 五行人論 : 金形人, 土金人, 火形人, 木形人, 水形人
③ 東醫壽世保元의 四象人論 : 太陽人, 少陽人, 太陰人, 少陰人

2) 서양의 체질론

① Galenus 四氣質論 : 多血質, 膽汁質, 神經質, 粘液質
② 혈액형에 의한 분류 : A, B, AB, O (RH형)
③ Kretschmer의 분류 : 肥滿型, 細長型, 鬪爭型, 發育不全型
④ 현대적인 분류 : 산성체질, 알카리성체질

참고문헌

◆ 李昌遠 : 四象醫學, 常綠出版社 (1983)
◆ 李泰浩 : 東西四象診療의 秘訣, 杏林書院 (1961)

제2편

본 초 학

제1장 總論

1. 本草學의 정의

本草學은 한의약학에서 주로 쓰이는 내용을 중심으로 개개 生藥에 대하여 기원, 역사, 채취, 수치, 저장, 감별, 성미, 귀경, 효능과 효과, 임상응용, 용법·용량 및 사용상의 주의에 관하여 연구하는 학문이다.

2. 포제(炮製)

炮製라 함은 약물을 그대로 이용하거나 製劑를 만들기에 앞서 한의약학적인 이론에 근거하여 적당한 처리를 가하거나 상품으로서의 가치를 높이기 위하여 적당하게 가공해 두는 것을 말하는 것으로 炮炙·修事 또는 修治라고도 말한다.

炮製의 역사는 오래 되었고 이미 《內經》, 《本經》에도 炮製方法이 기재되어 있으며 南北朝 시대에는 많은 경험을 중심으로 雷公炮炙論이 저술되는 등 상당한 수준에 있었다. 그 후 炮炙大法, 修事指南 등 炮製의 전문저서도 많이 저술되는 등 나날이 발전하였다.

1) 포제(炮製)의 목적

炮製의 목적은 대체로 다음과 같다.

① 여러 가지 불순물과 위화물을 제거하여 깨끗하고 순도가 높은 약제를 만들기 위함이다.
② 잘라서 飮片을 만들어 조제를 하거나 製劑化를 편리하게 한다.

③ 약제를 건조해 두면 저장에 편리하기 때문이다.
④ 교미·교취작용을 돋보이게 하여 복용하기 쉽게 한다.
⑤ 약물의 독성과 부작용을 없애거나 줄일 수 있다.
⑥ 약효와 임상적인 치료효과를 높일 수 있다.
⑦ 약성을 완화하게 하거나 바꾸게 할 수 있다.
⑧ 약의 귀경을 바꿀 수 있다.

2) 포제(炮製)의 분류

일반적으로 널리 이용되고 있는 炮製方法에는 다음과 같은 것이 있다.

(1) 수제(水製)

① 洗 : 물로 原藥 표면의 흙, 모래, 잡물을 씻어내는 것.
② 漂 : 다량의 물에 반복해서 浸漂하여, 냄새,독성 등을 제거하고 감소시키는 것.
③ 泡 또는 浸 : 약물을 약액에 담구어 劇性이나 자극성을 완화시키는 것.
④ 漬 또는 潤 : 물에 浸하면 성분이 손실될 우려가 있는 약물에 소량의 물을 뿌려서 부드럽게 하여 切片하기 쉽게 하는 것.
⑤ 水飛 : 잘게 분쇄하여 유발에 넣은 약물에 물을 붓고 빻아서 여기에 소량의 물을 가해 휘저어서 상부의 현탁액을 다른 용기에 옮긴다. 남은 粗末에 같은 방법을 반복해서 약물이 전부 현탁액이 될 때까지 계속한다. 얻어진 현탁액의 침전물을 건조하면 아주 고운 가루가 얻어진다.

(2) 화제(火製)

① 煆 : 강한 불로 직접 또는 간접적으로 燒하여 부서지기 쉽게 하는 것. 약효를 높이고 부작용을 감소시키며 가루로 만들기 쉽게 한다.
② 炒 : 약물을 후라이팬에 넣고 계속 휘저으면서 가열하는 방법이다.
③ 炮 : 炒와 같은 데 화력이 센 불로 신속하게 조작해서 약물의 체적을 팽창시켜 부서지기 쉽게 하는 것.
④ 煨 : 약물을 뜨거운 灰에 묻어서 굽거나 반죽한 밀가루로 싸서 灰에 묻어 굽는 것을 말하는데 전자를 直接煨라 하고 후자를 間接煨라 한다. 또한 종이로 싸서 남비에 넣고 가열하는 것을 隔紙煨라고 한다.
⑤ 炙 : 대체로 炒와 같으나, 炒하면서 액체보료를 약물내에 삽입시키는 방법이다. 보료에 따라 蜜炙, 酒炙, 酢炙, 鹽炙, 薑炙, 酥炙로 구분한다.

⑥ 烘 : 烘이란 약물을 약한 불로 건조시키거나 특별히 제작된 건조설비로 가열건조하는 것이다.

⑦ 焙 : 종이를 깔아 놓은 냄비에 약물을 넣고 약한 불에 쬐는 것이다.

(3) 수화공제(水火共製)

① 蒸 : 수증기로 찌는 방법으로 주로 약물의 성능을 바꾸기 위하여 쓴다.

② 煎 : 물이나 보료를 넣은 물을 가하여 약물이 충분히 삶아질 때까지 달이는 방법으로 독성이나 극성, 부작용 등을 제거하거나 감소시킬 수 있다.

③ 淬 : 煅燒한 약물이 뜨거울 때 초나 약액 속에 넣어 충분히 액체가 침투되도록 하는 방법이다.

(4) 기타의 포제법

① 法製 : 炮製하는 시간이 길고, 보료를 많이 쓰며, 조작이 복잡하고, 엄격한 규정이 요구되는 포제법이다.

② 製霜 : 극성이나 독성이 있는 油脂를 제거하고 滓·霜을 만드는 방법을 말한다.

3. 본초의 성능

한의약학적으로 보면 약물이 병을 치료하는 기본원리는 病邪를 제거하고, 病因을 없애 주며, 장부가 기능적으로 서로 협조하게 하고, 인체 내에서 음양의 偏在와 과부족을 조정해 줌으로써, 건강을 회복할 수 있는 최고의 상태를 만들어 주는데 있다고 해석된다.

본초에는 이러한 작용을 발휘할 수 있는 성능이 있고, 이 성능은 약의 종류에 따라 여러 가지로 다르지만 四氣, 五味, 升降浮沈, 歸經, 七精 및 독성의 유무 등으로 표현되는 질서를 가지고 있다고 보았으며, 이 이론을 음양, 장부, 경락 및 치료법칙에 적용시켜 약물치료법을 창조하고 발전시켜 왔다.

1) 사기(四氣)와 오미(五味)

모든 약물에는 性과 味가 있다. 이 성미는 가장 중요한 성능의 하나로, 모든 본초서에는 개개 본초의 가장 앞부분에 氣味 항목을 반드시 두고, 약리작용을 비롯한 한약의 여러 가지 작용을 규격화시킴으로써 임상투약에 대한 지표로 제시하고 있다.

性과 味는 각각 四氣와 五味라 표시되는데, 四氣는 寒·熱·溫·凉 등 네 개의 서로 다른 약성으로 표시되고, 五味는 辛·甘·酸·苦·鹹 등 다섯 개의 서로 다른 味로 표시된다.

(1) 사기(四氣)

寒·熱·溫·凉 등 4종의 약성은 약물을 인체에 투약했을 때 인체가 나타내는 반응을 가리키는 것이다.

(2) 오미(五味)

辛·甘·酸·苦·鹹으로 표시되는 5종류의 맛을 가리키는 것으로 맛이 다르면 작용도 다르고, 맛이 같으면 작용도 같거나 비슷한 작용을 나타낸다. 이상의 五味 이외에 淡味와 澁味도 있지만 기본적인 것은 五味로 통일하고 있다.

2) 약물의 귀경

歸經이란 약물이 작용하는 경락을 가리키는 것으로, 장부경락의 이론과 약물의 생체에 대한 반응을 종합하여 얻어낸 것이다. 대부분의 약물은 하나의 장부에만 작용한다고 할 수는 없고, 그 효능으로 볼 때 몇 개의 장부에 동시에 작용한다고 할 수 있다.

3) 배합과 금기

配合이란 용약의 법칙에 따라, 두 가지 이상의 약물을 조합하여 약물의 효능을 충분히 발휘하게하여 기대한 만큼의 치료효과를 얻는 방법이다. 성미는 하나이지만, 배합하는 약물에 따라 주치도 달라지는 예는 아주 많아서, 배합의 묘가 중요함을 잘 설명해 주고 있다.

오랜 세월에 걸친 경험을 통해 약을 선택하고 배합하는 7가지 규칙, 즉 七情을 내세워 약물을 배합응용할 수 있도록 하였는데, 이것이 單行, 相須, 相使, 相畏, 相惡, 相殺 및 相反이다.

배합의 기본은 두 가지 이상의 약물을 서로 배합하여 일어나는 촉진, 억제, 대항 등의 작용을 분명히 하는데 있으므로, 다음의 몇 가지 점을 배합과정에 주의하여야 한다.

(1) 약물의 장점이 발휘될 수 있도록 처방한다

하나의 약물이 가지고 있는 작용은 한 두가지가 아니며, 그 중에서도 비교적 중요한 작용도 몇 개가 꼭 있다.

(2) 서로 촉진하는 작용이 있는 약물을 파악해 두어야 한다

같은 효능을 지닌 약물을 배합하면 치료효과가 증강되는데, 이와 같은 작용을 相須라 한다. 또 효능이 다른 약물을 배합하여 치료효과를 증강시키는 것을 相使라 한다.

(3) 약물이 서로 억제하는 작용을 이용한다

어떤 약물은 偏性 혹은 독성을 가지고 있기 때문에 부작용을 일으키거나 병을 악화시키거나 하는데, 만약 편성을 억제하거나 독성을 약화시키는 약물을 배합하면 불리한 요소를 없애고 유리한 요소를 촉진시켜 치료효과를 높일 수 있다. 이런 것들은 相畏·相殺·相惡에 의한 효과이다.

(4) 장부와 특징과의 관계

각 장부는 각각 독톡한 생리를 가지고 있기 때문에, 두 개 이상의 장부에 작용하는 약물로 병을 치료하고자 할 경우에는 배합하는 약을 알맞게 선정하여야 한다.

제2장 各 論

1. 해표약(解表藥)

解表藥 또는 發表藥이라 함은 주로 表邪를 발산시키거나 表證을 해제시키는 약을 말한다. 여기에 속하는 약들은 대개 辛散發表하거나 輕揚升浮하는 성질이 있고, 주로 肺經과 방광경에 작용하여 肌表에서 발한을 촉진하거나 약간 발한하게 하여 表邪를 땀으로 유출시킴으로써 표증을 초기에 치유하여 病邪가 다른 經으로 전변되지 않도록 한다.

解表藥은 그 성미에 따라 크게 辛溫解表藥과 辛涼解表藥으로 나누는데, 전자는 外感風寒에, 그리고 후자는 風熱犯肺에 주로 적용한다.

解表藥 중에는 또한 宣通透達하는 작용외에 宣肺平喘, 宣毒透疹, 利水消腫, 通痺止痛, 活血消癰하는 작용도 겸하는 것이 있어 外感喘咳, 痲疹, 風疹, 水腫尿少, 風濕痺癰 및 癰疽의 초기에 쓰기도 한다.

解表藥을 사용할 때에는 4계절의 기후차, 즉 겨울에는 풍한이 많고 봄에는 풍열이 많으며 여름에는 暑濕에 협잡되는 경우가 많고 가을에는 燥邪를 겸할 경우가 많으므로 外感風寒인지 또는 外感風熱인지에 따라 辛溫解表藥, 辛凉解表藥 이외에 祛暑藥, 化濕藥 또는 潤燥藥 등을 적절히 배합하여 응용하여야 한다.

辛凉解表藥은 溫病의 초기나 病邪가 衛分에 있을 경우에 쓰지만 항상 清熱解毒藥을 가하여 써야 한다. 그러나 이 약들은 쉽게 陰을 상하게 하고 氣를 소모시키므로 과량을 쓸 경우에는 땀을 많이 흘려 舌乾口渴하고 心煩不寧의 傷陰證이 나타나며 심할 때에는 얼굴이 하얗게 되고 손발이 차며 맥이 끊어질 듯한 亡陽證까지 초래할 수 있으므로 解表藥을 쓸 때에는 땀이 많이 나지 않도록 해야 한다.

또 땀이란 진액이나 혈과 기원이 같은 것이므로 表虛自汗, 陰虛盜汗, 瘡瘍이 오래된 경우, 淋病 및 失血者에게는 비록 表證이 있다 해도 신중을 기해야 한다. 解表藥에는 대개 芳香辛散하는 작용이 있기 때문에 탕제로 할 때 오래 달이지 말아야 한다.

현대 약리학적인 연구에 의하면 解表藥은 發汗, 解熱, 鎭痛, 抑菌, 抗病毒, 祛痰, 鎭咳, 平喘

및 利尿作用 등이 서로 다르다는 것이 알려졌고, 또 일부 약물에서는 降壓 및 心腦血液循環의 개선작용도 인정된다는 것이 알려졌다.

1) 辛溫解表藥

辛은 發散을, 溫은 祛寒하는 작용이 있으므로 風寒發散하는 것이 주작용이고, 風寒에 外感되어 생기는 오한발열, 無汗 혹은 汗出不暢, 頭痛, 身痛, 舌苔薄白, 脈浮 등을 主證으로 하는 風寒表證에 적용된다.

약물에 따라서는 表邪犯肺, 咳嗽氣喘, 痲疹不透, 風疹瘙痒 및 水腫의 초기에 風寒表證이 겸했을 때, 그리고 風濕痺痛 및 癰疽의 초기 등 병이 표에 있을 때와 惡寒發熱하는 表證이 있을 때 쓴다.

많이 쓰이는 본초는 다음과 같다.

▶ 麻黃, 桂枝, 荊芥, 防風, 羌活, 白芷, 紫蘇葉, 生薑, 香薷, 藁本, 細辛, 蒼耳子, 葱白, 檉柳

2) 辛凉解表藥

辛凉解表藥은 대부분 성미가 辛凉하고 發汗解表작용이 비교적 완만하여 주로 風熱을 선산시키는 작용을 한다. 風熱에 外感되어 發熱, 微惡風寒, 咽乾, 口渴, 頭痛, 目赤, 舌苔薄黃, 脈浮 등이 있을 때에 쓴다.

약에 따라서는 風熱에 의한 目赤多淚, 咽喉腫痛, 痲疹不透 및 風熱咳嗽에도 쓴다.

▶ 薄荷, 蟬退, 牛蒡子, 淡豆豉, 桑葉, 菊花, 葛根, 柴胡, 升麻, 蔓荊子, 木賊, 浮萍

2. 청열약(淸熱藥)

주로 裏熱을 淸解하는 약을 淸熱藥이라 한다.

淸熱藥은 약성이 寒凉하고 淸熱瀉火, 燥濕, 凉血, 解毒 및 淸虛熱하는 효능이 있다. 따라서 이러한 약들은 表邪는 이미 해결되었으나 裏熱이 심하고, 그러면서도 積滯되지 않은 裏熱證, 즉 外感熱病, 高熱煩渴, 濕熱泄痢, 溫毒發斑, 癰腫瘡毒 및 陰虛發熱 등에 활용된다.

발병의 원인이 서로 다르고, 병의 진전과 변화도 서로 다르며, 환자의 체질도 또한 서로 다르기 때문에 裏熱證은 병의 작용부위에 따라 氣分證과 血分證으로 나누고, 병세에 따라 實熱과 虛熱로 나누고 있다.

이 때문에 淸熱藥은 임상에서의 편의를 위하여 淸熱瀉火藥, 淸熱燥濕藥, 淸熱凉血藥, 淸熱解毒藥 및 淸虛熱藥으로 나누고 있다.

淸熱瀉火藥은 氣分의 열을 淸解하는 효능이 있어 고열, 煩渴 등으로 나타나는 氣分實熱證에 쓰고, 淸熱燥濕藥은 淸熱燥濕하는 효능이 있어 瀉痢, 黃疸 등으로 나타나는 濕熱證에 쓰며, 淸熱涼血藥은 營分과 血分의 熱邪를 淸解하는 효능이 있어 주로 吐衄, 發斑 등으로 나타나는 血分實熱證에 쓰고, 淸熱解毒藥은 열독을 淸解하는 효능이 있어 癰腫, 瘡瘍 등 열독이 아주 심하게 나타나는 병증에 쓴다. 그리고 淸虛熱藥은 虛熱을 없애고 骨蒸을 제거하는 효능이 있어 陰虛發熱에 쓴다.

이 때문에 淸熱藥을 쓸 때에는 어느 부류의 약을 쓸 것인가를 변별할 필요가 있고 兼證의 유무도 알아둘 필요가 있다.

淸熱藥은 약성이 寒涼하여 잘못하면 脾胃를 상할 수도 있기 때문에 脾胃氣虛하거나 식사량이 적은데도 便溏할 경우에는 신중을 기해야 한다.

그리고 열병은 진액을 상하게 하고 苦寒한 약은 쉽게 陰을 상하게 하며 化燥하게 하는 특성이 있기 때문에 陰虛인 경우에는 신중을 기해야 하고, 陰盛格陽, 眞寒假熱인 경우에는 더욱 정확하게 변별하여 함부로 寒涼藥을 투여하는 일이 없도록 주의하여야 한다.

1) 淸熱瀉火藥

熱과 火는 모두 六淫에 속하는 陽邪이다. 열은 화의 전단계이며 火는 熱의 極이므로, 淸熱과 瀉火는 불가분의 관계일 뿐만 아니라 淸熱作用이 있는 약은 대개 瀉火작용도 가지고 있다. 앞에서 말한 바와 같이 淸熱瀉火藥은 氣分에 있는 邪熱을 淸泄하는 효능이 있으므로 熱病邪가 氣分에 들어가 고열, 口渴, 汗出 및 煩躁하고 심할 때에는 神昏譫語, 脈洪大 등의 氣分實熱證을 나타낼 때 적용한다.

임상에서는 裏熱證의 원인이 肺熱인가, 胃熱인가, 아니면 心火인가, 肝火인가 등을 변별하여 사용하여야 한다.

▶ 石膏, 知母, 蘆根, 決明子, 淡竹葉, 竹葉, 天花粉, 梔子, 夏枯草, 靑葙子, 穀精草, 密蒙花, 寒水石, 鴨跖草

2) 淸熱燥濕藥

여기에 속하는 약들은 性味가 苦寒한 것들이다. 쓴 맛으로 燥濕하고, 찬 성질로 淸熱하므로 淸熱燥濕하는 효능이 있다.

주 적응증은 濕熱證으로 發熱胸痞, 食慾不振, 小便短少, 舌苔黃膩 등이다.

濕溫 또는 暑溫에 濕이 협잡된 것과 같이 濕熱이 蘊結되었기 때문에 氣機가 순조롭지 않아 身熱이 불창하다. 胸脘痞悶하고, 小便短赤하며 舌苔黃膩의 증상이 나타난다.

濕熱이 脾胃에 蘊結하여 昇降이 비정상이면 痞滿하고 嘔吐하며 泄瀉하게 되고, 濕熱이 大腸에

壅滯하여 전도하는 기능을 잃게 되면 설사, 이질, 치루통 등의 증상이 나타난다.

濕熱이 肝膽을 蘊蒸하면 黃疸이 나타난다. 옆구리가 당기고 아프다, 입맛이 없고 소변이 붉다, 귀가 붓고 농이 흐른다 등의 증상이 나타나고, 濕熱이 下注하면 帶下가 황색이다, 혹은 熱淋으로 타는 듯한 증상이 나타난다.

濕熱이 관절로 流注하면 관절이 붉게 붓고 열이 나며 아프고, 濕熱이 肌膚에 숨어들면 濕疹, 濕瘡이 나타난다.

이러한 증상들이 淸熱燥濕藥을 적용할 병증들이다. 그러나 苦寒한 성미는 胃에 부담을 많이 주고 燥한 성질은 陰을 상하게 하기 때문에 일반적으로 과량을 써서는 안되고, 脾胃虛寒하며 津傷陰虧한 자에게는 신중을 기해야 하다. 꼭 써야할 경우라면 健胃藥이나 養陰藥을 함께 써야 한다. 그 외에 이에 해당하는 약물은 대개 瀉火・解毒作用을 겸하고 있기 때문에 淸熱瀉火藥과 淸熱解毒藥을 참작해서 사용할 수 있다.

▶ 黃芩, 黃連, 黃柏, 龍膽, 苦參, 秦皮, 白鮮皮

3) 淸熱凉血藥

淸熱凉血藥은 대부분 성미가 甘・苦・鹹・寒한 것이 많다. 鹹은 入血하고 寒은 淸熱하며 대개 心과 肝經에 歸經한다.

心主血하고 肝藏血하므로 이 약들은 營分과 血分의 邪熱을 모두 淸解하는 작용이 있어서 營血分의 實熱證에 이용된다.

溫熱病의 熱이 營分으로 들어가 營陰을 灼熱시키면 心神이 혼란해지며 혀가 붉어지고 身熱이 밤에 심하며 心煩하여 잠이 오지 않고 脈細數한 증세가 나타나고 심해지면 神昏譫語, 斑疹隱隱의 증상이 나타난다.

또 邪入心包하면 神昏譫語, 舌乾肢厥 및 舌絳하고, 熱入血分하면 熱盛迫血하고 心神이 혼란하며 舌絳, 吐血, 衄血, 溲血, 便血이 나타나고 斑疹이 紫暗이며 조울증이 생기고 정신이 나가 버리는 상태가 되기도 한다.

이 약들은 다른 원인에 의해 생기는 血熱에 의한 出血證에도 쓸 수 있고, 이 중 生地黃, 玄參 등은 그 자신이 이미 淸熱凉血하면서 동시에 滋養陰液하는 작용을 가지고 있기도 하다.

淸熱凉血藥은 일반적으로 열이 營血에 있는 病證에 적용됨으로 氣血兩燔할 때는 淸熱瀉火하는 약과 解毒藥을 같이 가하여 氣血을 동시에 淸한다.

▶ 生地黃, 玄參, 牧丹皮, 赤芍藥, 紫草, 犀角

4) 淸熱解毒藥

毒이라는 의미가 가지고 있는 범위는 상당히 넓은데, 여기에서의 毒은 火熱이 壅盛하여 일어나는 현상을 가리키는 것으로 보통 熱毒 혹은 火毒이라 부르는 범주의 것들이다. 따라서 淸熱解毒藥이란 일반적으로 熱毒이나 火毒을 淸泄하는 약이라 할 수 있고, 여기에 해당하는 약들은 淸熱瀉火 작용이 있지만 그 중에서도 해독작용이 더 우수하다는 뜻이다.

주로 적용되는 병은 癰腫, 疔瘡, 斑疹, 丹毒, 瘟毒發頤, 痄腮, 咽喉腫痛, 蟲蛇咬傷과 기타 急性熱病이다.

이 약들을 임상에 이용할 때에는 병증에 따라 약을 잘 선택하는 것이 중요하다. 熱毒이 血分에 있을 때에는 淸熱凉血藥을 배합하고, 火熱이 왕성하면 淸熱瀉火藥을 배합하며 濕邪가 협잡될 경우에는 利濕藥이나 燥濕藥을 배합해야 하고 瘡癰이나 咽喉腫痛인 경우에는 外用藥을 같이 쓰는 것이 좋다. 이 외에도 熱毒血痢하고 裏急後重한 경우에는 活血行氣藥을 배합하고 瘡瘍이 허한 경우에는 補氣養血托瘡藥을 같이 쓴다. 다만 瘡瘍, 喉痺, 痢疾이 양열증에 속하지 않고 음한증에 속할 경우에는 이 약들을 쓰는 것이 좋지 않다.

▶ 金銀花, 連翹, 蒲公英, 紫花地丁, 蚤休, 大青葉, 青黛, 魚腥草, 敗醬草, 馬齒莧, 白頭翁, 射干, 馬勃, 山豆根, 土茯苓, 白蘞, 白花蛇舌草, 綠豆, 板藍根, 半邊蓮, 牛黃, 熊膽, 漏蘆, 山慈姑, 委陵菜, 鴉膽子, 紅藤, 忍冬藤, 垂盆草, 穿心蓮.

5) 淸虛熱藥

虛熱을 없애고 骨蒸을 가시게 하는 것을 주된 효능으로 삼는 약을 淸虛熱藥이라 한다. 이 약들은 주로 肝陰과 腎陰이 허하여 虛火가 속에서 교란하기 때문에 骨蒸潮熱하고 오후가 되면 열이 나며 손바닥과 발바닥에서 열이 나고 虛煩하여 잠을 이루지 못하며 盜汗, 遺精이 있고 舌紅少苔이며 脈細數하게 나타나는 경우이다. 이 이외에 溫熱病의 후기에 邪熱이 다 없어지지 않아 傷陰劫液함으로 밤에는 덥고 아침에는 시원하며 熱退無汗하는 증상에도 이용된다. 이 약들은 일반적으로 生地黃, 元參, 鼈甲, 龜板 등과 같은 淸熱凉血藥이나 淸熱養陰藥을 배합하여 쓴다.

▶ 青蒿, 白薇, 地骨皮, 銀柴胡, 胡黃連

3. 사하약(瀉下藥)

腹瀉를 일으키고 大腸을 滑利하여 대변을 배출시키는 약, 즉 하리작용이 있거나 潤下작용이 있는 약을 瀉下藥이라 한다.

이 약들은 장관내에 적체되어 있는 음식물 및 燥屎를 배출시켜 제거하거나 淸熱瀉火 작용에 의하여 응체된 實熱을 내리는 작용을 하거나 또는 水濕이나 停飮을 대소변으로 배출시켜 제거함으로써 水腫을 消退시키는 작용을 한다. 따라서 이 약들은 大便不通, 胃腸積滯, 實熱內盛, 水飮

停蓄 등 裏實證이 주된 대상이 된다.

瀉下藥은 그 작용에 따라 攻下藥, 潤下藥 및 峻下逐水藥으로 나눌 수 있다. 이 약들을 활용할 때에는 다음과 같은 점에 주의할 필요가 있다.

裏實證에 表邪를 겸했을 때에는 먼저 解表하고 후에 裏를 공략하며 필요에 따라 裏를 먼저 공략할 때에도 攻下藥과 解表藥을 같이 써서 表邪가 內陷하지 않도록 해야 한다. 裏實正虛할 경우에는 補養藥을 같이 써서 行氣導滯하도록 하여야 한다. 裏寒便秘에는 溫裏藥을 같이 써서 散寒通結하고, 急腹證일 경우에는 淸熱解毒藥이나 活血祛瘀藥을 같이 써서 종합적인 효과가 나도록 해야 한다. 효력이 강한 攻下藥이나 峻下藥은 정기를 손상시킬 우려가 있으므로 오래 병을 앓아 몸이 약하거나 산전 산후 및 생리기에는 쓰지 않는 것이 좋다. 이 약들은 胃氣를 손상시키기 쉬우므로 효과를 본 후에는 복용을 중지해야 하고 과량 복용을 삼가야 한다. 병이 重證이나 急證으로 급히 설사를 시켜야 할 경우에는 약량을 많게 하거나 탕제로 만들어 내복시키고, 병이 완만하여 緩下시켜야 할 경우에는 약량을 줄이거나 환제를 만들어 내복시키는 것이 좋으며, 독성이 비교적 강한 것은 반드시 엄격하게 炮炙하고 약량도 조절해서 중독되지 않도록 주의하여야 한다.

현대의약학적인 연구에서도 일부의 瀉下藥, 즉 芫花·大戟·黑丑·大黃에는 정도의 차이는 있지만 이뇨작용이 있고, 大黃·甘遂·大戟·芫花에는 항균작용이 있는 것이 밝혀졌다.

1) 攻下藥

攻下藥은 공하작용이 비교적 강하고, 약성은 대개가 苦寒하며, 通便하고 瀉熱하는 효능이 있어 實熱積滯하고 燥屎堅結이 있는 경우에 활용하며, 峻下熱結하는 작용과 瀉熱通便하는 작용을 특징으로 한다. 溫裏藥과 같이 쓰면 裏寒冷積便秘를 치료할 수 있다.

이 이외에도 實熱이 壅盛한 熱症일 경우에는 便秘의 유무에 관계없이 활용하면 上病治下, 釜底抽薪의 효과를 기대할 수 있고, 濕熱下痢, 裏急後重, 積滯腹痛, 瀉痢不爽 등에도 좋은 효과가 기대된다. 六腑以通爲用·不通則痛·通則不痛이라는 원칙에 따라 이 약들을 여러 분야에 활용하고 있다.

▶ 大黃, 芒硝, 番瀉葉, 蘆薈

2) 潤下藥

潤下藥은 대부분 식물의 씨나 혹은 껍질 속의 속씨로서 油脂를 풍부하게 함유하고 있으며 약성은 대개가 甘平으로 脾·胃·대장으로 들어가 潤燥시키고 滑腸하는 작용에 의해 대변을 부드럽게 하여 쉽게 배출시키는 작용을 발휘한다. 그러나 瀉下시키는 작용이 비교적 느리고, 때로는 滋補하는 효과도 있기 때문에 노약자나 병을 오래 앓는 경우 및 산후 등에서 진액이 말라 버리고 陰虛하며 血虛일 경우의 변비에 활용한다.

이 약은 病情에 근거하여 써야 하고 이에 따라 다른 약들을 잘 배합하여 써야 한다. 熱盛津傷한 사람의 변비에는 淸熱養陰하는 약을 같이 쓸 수 있고, 血虛 때문에 나타나는 증상일 경우에는 補血藥을 같이 쓰며, 氣滯를 겸한 경우에는 行氣藥을 같이 쓸 수 있다.

▶ 麻子仁

3) 峻下逐水藥

여기에 속하는 약들은 대개 苦寒泄降하는 효능이 있으며 瀉下시키는 작용이 강하다. 이 약들은 작용이 극렬한 腹瀉를 유도하여 체내에 저류되어 있는 수액을 대변으로 배출시키며 약물에 따라서는 이뇨작용도 겸하고 있어 二便을 통리시키는 효과까지 나타냄으로 이 약들은 水腫脹滿을 치료한다. 胸腹水蘊, 痰飮結聚, 喘滿壅實, 便秘 등 邪實하고 正氣는 아직 허하지 아니한 병중에 활용한다.

근래에는 이 약들을 간경화, 흡혈충의 晩期腹水 및 滲出性 胸膜炎 등에 활용하여 어느 정도의 효과를 얻고 있다.

이 약들은 대부분 독성이 있기 때문에 炮製, 배합, 劑量, 용법 및 금기 등에 대해 세심한 주의를 기울여야 한다.

▶ 甘遂, 大戟, 芫花, 巴豆, 黑丑

4. 거풍습약(祛風濕藥)

肌肉, 경락, 筋骨 사이에 있는 風濕을 제거하여 風濕痺痛을 치료하는 약을 祛風濕藥이라 부른다.

이 약들은 대부분 성미가 辛苦溫燥하여 辛은 發散하고 苦燥溫은 通하게 함으로 肌肉, 經絡, 筋骨사이에 있는 風寒濕邪를 제거하고 活血通絡하며 舒筋止痛하게 한다. 또 이들 중에는 성미가 辛寒하고 疏風淸熱하며 通絡止痛하는 효능을 발휘하는 것도 있다.

祛風濕藥은 모두 宣散行滯하며 痺를 통하게 하고 뭉친 것을 풀어주는 효능이 있으며 약에 따라서는 補肝腎하고 强筋骨하는 효능을 가진 것도 있다. 주로 風濕痺痛, 筋脈拘攣, 屈伸不利, 肝腎不足, 筋骨痿軟, 腰膝痺痛 등의 병증에 활용한다.

痺證은 주로 風寒濕邪가 인체의 肌肉, 經絡, 筋骨에 침습하여 經絡이 막히고 氣血이 잘 돌지 못하여 麻痺感이 오고 통증이 생기는 증후이다. 痺證은 그 증상에 따라 行痺, 着痺, 痛痺 및 熱痺 등으로 나눌 수 있고 이에 대한 치법도 각기 다르다.

行痺에는 祛風藥을 선택하여 祛風解表, 活血止痛 작용이 있는 약을 선택하여 여기에 溫通한 약을 배합하고, 着痺에는 성미가 비교적 溫燥한 祛風濕藥을 선택하여 여기에 化濕利濕 작용이 있는 약을 가하며, 痛痺에는 寒邪偏勝한 것이므로 溫熱性이 비교적 강한 祛風濕藥을 배합하고, 熱痺에는 약성이 寒凉한 祛風濕藥을 선택하여 여기에 적당한 淸熱藥을 배합하여 쓴다.

風濕의 초기에 表證이 겸했을 때에도 解表藥을 배합해야 하고, 병사가 裏에 있어 脈道가 불리하고 氣血이 운행되지 않을 때에는 通絡活血藥을 배합한다. 또 瘀血이 있고 痰濕을 겸했을 때에는 活血藥과 祛痰藥을 배합하고, 병을 오래 앓아 몸이 허약한 경우에는 補養氣血藥을 배합하며, 肝腎虧損되었을 경우에는 强筋骨하고 補肝腎하는 약을 배합하여야 한다.

痺證은 대개 만성질환이어서 장기간에 걸쳐 복용해야 하기 때문에 복용을 간편하게 할 필요가 있다. 즉 酒劑・丸劑・散劑를 만들어 복용하는 것이 좋고, 이 중 酒劑는 辛溫通利하는 효능이 있어 祛風濕 작용을 증가시킬 수 있는 장점이 있기도 하다.

그러나 이 약들은 그 성미가 辛散溫燥하므로 陰血이 허하거나 陰虛陽亢일 경우에는 신중을 기해야 한다.

작용에 따라 祛風濕止痺痛藥, 舒筋活絡藥, 祛風濕强筋骨藥으로 나눈다.

1) 祛風濕止痺痛藥

진통작용이 매우 뚜렷하여 風濕으로 오는 肢體痛과 關節痛에 활용하며 病情에 따라 散寒藥, 淸熱藥, 活血通絡藥 등을 배합한다.

▶ 獨活, 威靈仙, 防己, 秦艽, 海桐皮, 草烏, 蠶沙, 菝葜, 馬錢子

2) 舒筋活絡藥

舒筋과 活絡作用이 있어 風濕痺痛에 關節屈伸不利와 拘急이 있을 때와 肢體의 麻木과 癱瘓 등에 상용한다. 증에 따라 補血活血藥, 溫經散寒藥, 淸熱藥, 養陰藥, 溫陽利濕藥, 氣血雙補藥, 祛痰藥, 逐瘀藥 등을 배합한다.

▶ 木瓜, 絡石藤, 桑枝, 白花蛇, 徐長卿, 豨薟草, 絲瓜絡, 烏梢蛇, 海風藤, 臭梧桐

3) 祛風濕强筋骨藥

風濕이 日久하던가 肝腎虛損으로 腰膝酸痛, 脚無力 또는 腎虛로 오는 骨痿證에 사용한다.

▶ 五加皮, 桑寄生, 虎骨, 槲寄生

5. 방향화습약(芳香化濕藥)

氣味가 芳香性이고 化濕運脾 작용이 있는 약을 芳香化濕藥이라 부른다.

脾는 燥를 좋아하며 濕을 싫어하고 土는 暖을 좋아하며 芳香性인 것을 즐긴다. 濕濁이 중초에 머무르게 되면 脾胃運化에 방해를 받게 된다.

芳香化濕藥은 辛香溫燥하여 脾를 자극하고 胃를 조화시키며 濕을 말리고 濁을 제거하며 氣機를 疏暢시켜 복부팽만감을 없애주고 痞를 풀어주는 역할을 한다. 따라서 이 약들은 주로 濕이 중초를 범하여 脾陽을 피곤하게 하기 때문에 소화관 운동이 정상을 잃게 되어 脘腹痞滿해지고 식욕이 없어지며 권태롭고 舌苔白膩할 경우에 활용한다.

또한 濕溫이나 暑濕의 초기, 그리고 濕熱內蘊할 경우에도 활용할 수 있다. 그리고 이 약들의 방향성은 辟穢나 四時의 좋지 않은 邪氣를 제거해 주기도 함으로 溫疫, 瘴瘧 등에도 이용할 수 있다.

濕은 陰邪로서 점조하고 끈적거리며 무겁고 탁하며 엉켜 있기 때문에 제거하기 어려운 특성을 가지고 있으므로 이 약들을 응용할 경우에는 行氣작용이 있어 中焦를 시원하게 하고, 苦溫燥濕작용이 있으며 淡滲利濕작용이 있는 약들을 배합하여 소화관을 넓게 열어주고 濕邪를 빨리 제거하여 化濕작용을 증강시켜줄 필요가 있다.

濕은 보통 寒濕이나 濕熱로 나타나는데, 寒濕에는 祛寒藥을 배합해야 하고 濕熱에는 淸熱藥을 배합하여야 하며, 여기에 補脾健胃藥을 가하여 標와 本을 같이 치료할 수 있도록 하여야 한다.

이 약들은 대부분 辛溫香燥하여 氣를 소모하고 陰을 상하게 할 수 있으므로 陰虛하고 진액이 고갈되었을 경우나 氣虛한 경우에는 신중을 기해야 한다. 또 芳香이 辛熱하고 정유를 많이 함유하고 있기 때문에 오래 달이지 말아야 한다. 오래 달일 경우에는 휘발성인 유효성분이 날아가게 된다. 현대 약리학적인 연구에 의하면 이 약들은 위액 분비를 증진하고 장의 연동운동을 억제 또는 촉진시키며 장내 이상발효를 억제하고 胃氣가 쌓인 것을 제거하며 건위소화하는 작용이 있는 것이 밝혀졌다. 또한 약에 따라서는 황색포도상구균과 이질간균을 억제하는 것도 밝혀졌다.

▶ 蒼朮, 厚朴, 佩蘭, 砂仁, 藿香, 白豆蔲, 草豆蔲, 草果

6. 이수삼습약(利水滲濕藥)

水道를 잘 통하게 하고 水濕을 걸러내어 없애는 약을 利水滲濕藥이라 부른다. 이 약들은 소변을 잘 통하게 하고 소변량을 증가시키므로 利尿藥이라고도 부르며, 맛이 주로 甘淡하여 滲泄하는 효능이 있기 때문에 淡滲利濕藥이라고도 부른다.

인체가 배수하는 기능을 잃게 되면 수습이 저류되어 밖으로는 부종으로 나타나고 안으로는 脹滿하게 되며 위로 상역하면 喘滿咳逆이 되고 아래에 쌓이면 소변이 잘 나오지 않게 된다.

利水滲濕藥은 소변량을 증가시켜 몸안의 水濕을 밖으로 배출시킴으로써 수분의 축적을 감소시키고 그 결과 水濕에 의한 여러 가지 병증을 없애준다. 이 약들은 성미가 甘淡平하고 通利小便, 滲利水濕하는 작용이 주가 되지만 약에 따라서는 약성이 寒하여 濕熱을 淸利하고 겸하여 利尿通淋하며 利膽退黃하는 효능을 가진 것도 있다.

이 약들은 주로 水濕이 몸 안에 쌓여 있거나 水濕과 熱이 겸하고 있거나 또는 水濕과 寒이 응결하여 생기는 여러 병증에 쓴다. 예를 들면, 水濕이 저류하여 소변이 불리하다, 水腫脹滿하다, 痰飮 때문에 기침을 하고 숨이 가쁘다, 水濕 때문에 泄瀉한다 등의 증상이 있을 때, 濕熱黃疸이 나타난다, 소변색이 붉다, 소변이 淋濁하다, 赤白帶下가 있다, 濕疹, 濕瘡, 風濕熱痺, 關節腫痛 및 暑濕, 濕溫 등의 증상이 있을 때 그리고 약에 따라서는 溫裏藥을 배합하여 寒濕이 있는 증상에 활용할 수 있다.

利水滲濕藥은 병증에 따라 다음과 같이 적절한 약을 배합하여 쓰는 것이 보통이다.

水腫이 오래되고 脾腎陽虛한 경우에는 溫補脾胃藥을 가하고, 水腫에 表證이 겸한 경우에는 宣肺發表藥을 배합한다. 濕熱이 겸했을 때에는 淸熱藥을 배합하고, 寒濕이 겸했을 때에는 祛寒藥을 배합하며, 泄瀉, 痰飮, 濕溫, 黃疸 등에는 健脾藥이나 芳香化濕藥 또는 淸熱燥濕藥들을 배합한다.

利水藥에는 항시 行氣藥을 배합하고 淡濕利濕藥은 진액을 손상시키기 쉬우므로 陰竭傷津에는 신중을 기해야 한다.

脾虛水腫에는 이수약보다 健脾藥을 먼저 고려해야 하고, 滑精이나 遺精이 있으면서 濕熱이 없는 경우에는 쓰지 말아야 한다. 약에 따라서는 滑利하는 작용이 비교적 강하므로 임신부일 경우에는 신중을 기해야 한다.

이 약들 중에는 항균작용이 있어 요로감염증에 이용되는 것도 있고, 利膽退黃하는 효능이 있는 것도 있다.

효능에 따라 利水退腫藥, 利尿通淋藥, 利濕退黃藥으로 분류한다.

1) 利水退腫藥

水濕內停으로 水腫, 小便不利에 사용하며 健脾補氣藥, 補腎溫陽藥 등을 隨證配伍하여야 치료 효과를 충분히 발휘할 수 있다.

▶ 茯苓, 猪苓, 澤瀉, 薏苡仁, 冬瓜皮, 赤小豆, 螻蛄, 玉米鬚, 澤漆

2) 利尿通淋藥

약성이 寒凉하여 利尿通淋 작용이 있으므로 尿頻不利와 熱淋小便灼熱, 短澁刺痛, 血尿, 結石, 小便混濁 등에 사용한다. 증에 따라 淸熱瀉火藥, 養陰藥, 凉血止血藥, 補脾益腎藥 등을 配伍한다.

▶ 車前子, 木通, 通草, 滑石, 燈心草, 石葦, 冬葵子, 萆薢, 地膚子, 萹蓄, 瞿麥, 三白草

3) 利濕退黃藥

濕熱을 淸熱利濕하여 利膽退黃하는 효능이 있어 濕熱黃疸에 사용한다. 증에 따라 淸熱解表藥, 芳香化濕藥 등을 배합한다.

▶ 茵蔯蒿, 金錢草

7. 온리약(溫裏藥)

속을 따뜻하게 하여 寒邪를 몰아냄으로서 裏寒證을 없애는 약을 溫裏藥 또는 祛寒藥이라 부른다.이 약들은 대부분 辛·溫·大熱하여 辛으로 발산하고 溫으로 통하게 하며, 大熱로 寒을 없애기 때문에 모두 溫裏散寒, 回陽救逆, 溫經止痛하는 효능을 갖추고 있다.

또 이 약들은 그 歸經이 서도 다르고 작용도 달라서 脾胃로 들어가는 것은 中焦를 따뜻하게 하고 脾陽을 잘 움직이게 하며 寒邪를 몰아내서 止痛하게 하며, 心腎으로 들어가는 것은 주로 心陽을 도와 脈을 회복시키고, 腎陽을 따뜻하게 하여 回厥하게 하므로 回陽, 復脈, 救逆의 효과를 나타낸다. 肝으로 들어가는 것은 肝을 따뜻하게 하여 寒邪를 몰아내며 經絡을 따뜻하게 하여 통증을 멎게 하고, 肺로 들어간 것은 肺를 따뜻하게 하여 化飮하게 하며 기침을 멎게 하고 가쁜 숨을 가라앉히게 한다. 또 약에 따라서는 脾胃를 溫補하고 補腎壯陽하며 引火歸元하는 작용 등을 가지고 있는 것도 있다.

溫裏藥은 다음과 같은 裏寒證에 활용할 수 있다.

① 寒邪內侵하여 陽氣被困하게 되거나 脾陽不足으로 寒自內生하여 나타나는 脘腹冷痛, 嘔吐泄瀉 등의 臟寒證.
② 陰寒內盛, 元陽衰微, 心腎陽虛, 汗出惡寒, 口鼻冷氣, 下利淸穀, 肢冷脈微 등의 亡陽厥脫.
③ 寒滯肝脈하여 생기는 寒疝腹痛, 脚氣痙腫, 經寒不調, 經行腹痛 등.
④ 心陽不足하고 陰寒痼結하며 寒氣攻衝하여 오는 胸痺疼痛, 心痛徹背 등
⑤ 寒痰停飮犯肺하여 氣喘咳嗽, 吐痰淸稀, 口鼻冷氣者.
⑥ 그밖에 脾胃虛寒, 食少不運, 脾腎陽虛, 五更泄瀉, 腎陽不足, 陽痿宮冷, 陰寒水腫, 寒邪偏重의 痛痺證 등.

溫裏藥은 병인과 겸증의 차이에 따라 약을 배합하여 사용한다. 즉 外寒內侵하고 表寒未解에는 辛溫解表藥을 배합하고, 寒凝氣滯했을 경우에는 行氣藥을 배합하며, 寒凝血瘀가 생겼을 경우에는 活血祛瘀藥을 배합하고, 寒濕內阻일 때에는 芳香化濕藥이나 苦溫燥濕藥을 배합하며, 寒飮犯

肺혔을 경우에는 溫肺化濕藥을 배합하고, 脾腎陽虛일 경우에는 溫補脾腎藥을 배합하며, 亡陽氣脫일 경우에는 大補元氣하는 약을 배합한다.

이 약들은 대부분이 辛熱燥烈하여 쉽게 傷陰耗液하므로 陰虛發熱, 失血, 津傷脫液일 경우에는 쓰지 말아야 하고, 眞熱假寒者에게도 쓰지 말아야 한다.

현대적인 연구에 의하면 溫裏藥 중에는 강심, 항부정맥 및 항 shock 작용 등이 있고, 심박출량을 개선하며 혈관을 확장시켜 혈액순환을 촉진하고 말초혈액순환을 개선하며 臟器의 혈류량을 증가시켜 溫熱작용을 나타내는 것이 있음이 알려졌다. 약물에 따라서는 혈소판의 응고를 억제하여 혈맥을 소통시키는 효능도 있다는 것이 보고되었다.

이 이외로 溫裏藥에는 健胃驅風, 위액분비의 촉진, 전분, 지방, 단백효소의 활성화를 증가시키는 작용이 있고, 鎭痛, 止嘔하는 작용도 있는 것이 알려져 있다.

▶ 附子, 肉桂, 乾薑, 高良薑, 吳茱萸, 川椒, 丁香, 小茴香, 胡椒, 蓽茇, 蓽澄茄

8. 이기약(理氣藥)

氣分을 調理하고 氣機를 消暢시켜 氣滯나 氣逆을 消除하는 약을 理氣藥 또는 行氣藥이라 부른다.

理氣藥은 대부분 性溫하고 味苦辛하며 芳香性이다. 이 약들은 辛散, 苦降, 溫補하고 芳香疏泄하므로 行氣止痛하고 消脹除痺하며 疏肝解鬱하고 順氣寬胸하며 破氣散結하고 降逆止嘔하며 止呃하고 平喘한다. 歸經과 관련시켜 보면 理氣藥은 調脾氣, 和胃氣, 舒肝氣, 利肺氣 등으로 나눌 수 있다.

氣機不暢하면 肺·肝·脾·胃의 기능에 영향을 미치게 되는데, 이는 肺主治節, 肝主疏泄, 脾主運化, 胃主和降하기 때문이다.

肺가 治節을 잘 못하는 것은 外邪가 肺를 범하거나 痰濕壅滯하여 肺의 宣散肅降에 장애를 주기 때문이고, 肝이 疏泄하지 못하는 것은 情志가 균형을 잃고 너무 덥거나 너무 추우면 瘀血이 가로막아 肝鬱氣滯를 초래하기 때문이다. 脾胃氣滯는 음식을 조절하지 못하고, 사려가 너무 깊으면 脾胃를 상하게 하여 昇降이 정상을 잃기 때문이다.

氣滯나 氣逆은 그 원인이 무엇인가에 따라, 그리고 발생부위가 어디냐에 따라 나타나는 증상도 각기 다르다. 氣滯는 悶, 脹, 痛으로 나타나고, 氣逆은 惡心, 嘔吐, 呃逆, 喘息으로 나타난다. 肺氣壅滯하면 胸悶脹痛이나 咳逆氣喘으로 나타나고, 肝氣鬱滯하면 胸脇脹痛, 煩躁易怒, 疝氣疼痛, 月經不調, 經閉癥瘕, 乳房脹痛 또는 結塊 등이 나타난다. 脾胃氣滯하여 승강을 잘 못하면 脘腹脹滿疼痛, 噯氣呑酸, 惡心嘔吐, 不思飮食, 大便秘結 또는 瀉痢不爽 등으로 나타난다.

이 약들은 病情에 따라 그리고 약의 특성과 장점을 고려하여 약을 선택하고 배합·활용하는 것이 요망된다.

즉 肺氣가 壅滯되었을 때에는 肺氣를 宣降하는 약에

① 外邪가 肺에 머물렀을 때에는 宣肺解表藥을 배합하고,
② 痰飮이 肺를 범했을 때에는 化痰滌飮藥을 배합하며,
③ 肺腎이 모두 허하여 攝納無權일 경우에는 補益肺腎藥과 納氣平喘藥을 배합한다.

脾胃氣滯에는 利脾和胃하는 行氣藥에

① 食積이 정류되었을 경우에는 消食導滯藥을 배합하고,
② 脾胃氣虛일 경우에는 補中益氣藥을 배합하며,
③ 挾寒, 挾熱, 挾濕등 협증일 때에는 그 증상에 따라 溫中藥·淸熱藥·燥濕藥 등을 적당히 배합하여야 한다.

肝氣鬱滯되었을 때에는 疏肝利氣藥에

① 肝血不足으로 인한 경우에는 養血柔肝藥을 배합하고,
② 寒이 肝脈에 체했을 때에는 暖肝散寒藥을 배합하며,
③ 월경이 불순할 때에는 活血調經藥을 배합하고,
④ 血瘀에 의한 氣滯일 때에는 活血化瘀藥을 배합한다.

그밖에 肝과 脾가 조화를 이루지 못하고 肝과 胃가 不和할 때에는 舒肝利氣藥과 調脾和胃藥을 같이 쓰고, 脾가 정상적으로 활동하지 못하고 濕이 모여 痰을 만들고 痰濕이 肺를 범하여 肺脾의 氣가 체할 경우에는 理肺化痰藥과 調脾和胃藥을 같이 쓴다.

이 약들의 대부분이 辛·溫·香·燥하여 氣를 소모시키고 陰을 상하게 하기 쉽기 때문에 氣虛할 경우나 陰이 소모된 경우에는 사용하지 말아야 한다.

▶ 陳皮(橘皮), 靑皮, 枳實, 枳殼, 木香, 香附子, 烏藥, 沈香, 川楝子, 薤白, 柿蒂, 大腹皮, 靑木香, 檀香, 玫瑰花, 土木香, 甘松香, 荔枝核

9. 소식약(消食藥)

음식물을 소화시키고 적체된 음식물을 정상적으로 내려가도록 하는 약을 消食藥 또는 消導藥이라 부른다. 이 약들은 그 성미가 대부분 辛·甘·平하다.

辛味는 行하게 하고 發散하게 하며 甘味는 허한 것은 보해주는 작용이 있기 때문에 이 약들은 음식물을 소화시키고 적체를 내려가게 하여 行氣하게 하고 消脹하게 한다.

이 약들은 脾胃의 운동을 정상화시켜 식욕을 촉진시키는 작용도 겸하고 있기 때문에 음식이 소화되지 않고 음식물이 정체되어 脘腹脹滿하여 괴롭거나 심한 트림을 하고 신물이 올라오며 惡心嘔吐하고 식욕이 없으며 대변이 비정상이고 脾胃가 허약하여 소화가 되지 않는 증세에 활용된다.

실제 임상에서는 다음과 같이 쓰고 있다.

① 중초에 음식물이 정체되거나 氣機不暢, 脘腹脹滿하고 아플 때에는 行氣寬中藥을 가하여 소화를 촉진시키고 체한 것을 풀어준다.

② 脾胃가 허약하여 소화관 운동이 제대로 안 되고 食積停滯에는 健脾和胃藥을 같이 써서 標와 本을 모두 치료하고 補하면서 消하여야 하며 消食藥만을 쓰는 일이 없도록 하여야 한다.

③ 濕濁이 중초에 머물러 위가 더부룩하여 배고픈 것을 모르고 음식물이 내려가지 않을 경우에는 芳香化濁藥이나 燥濕健脾藥을 가하여 濕을 없애고 胃를 정상화시키고 소화를 촉진하여 체한 것을 없애주도록 하여야 한다.

④ 食積이 熱로 되고 변비가 있으며 소변이 붉을 경우에는 苦寒한 攻下藥을 가하고 증상이 심할 경우에는 熱結을 峻下시키는 약을 가하여 열을 사하고 장을 통하게 하며 소화를 촉진하여 체한 것을 없애도록 하여야 한다.

▶ 神麴, 麥芽, 山楂子, 穀芽, 蘿菔子, 鷄內金

10. 구충약(驅蟲藥)

우리 몸 속에 있는 기생충을 몰아내거나 이들을 박멸하는 약을 驅蟲藥이라 한다. 이 약들은 주로 脾・胃・대장으로 들어가 충체를 마비, 분해시키거나 또는 충체에 자극을 주어 체외로 배출되게 하는 작용을 발휘하여 장에 기생하는 회충, 요충, 촌백충, 구충, 薑片蟲 및 吸血蟲 등을 구충한다.

기생충에 감염이 되면 보통 배가 부르다, 배가 아프다, 연말을 嘔吐한다, 많이 먹지만 배가 고프다, 식욕이 없다, 편식을 한다, 항문이 가렵다 등의 증세가 있고 심하면 얼굴이 누렇게 되고 몸이 여위는 등의 증상이 나타난다.

그러나 환자에 따라서는 증세가 가벼워 명확한 증세가 나타나지 않기 때문에 다만 대변 검사에 의해서 판별되는 경우도 있다.

구충약에는 구충작용 이외에 健脾强胃, 消積化滯하는 효능을 겸비한 것도 있고 淸疳熱, 消積

聚의 효능을 가진 약물과 같이 쓰면 小兒疳積의 치료에 응용할 수 있는 것도 있다.

임상에서 응용되는 경우를 보면 다음과 같다.

대변이 秘結할 때에는 瀉下藥을 배합하여 蟲體가 쉽게 배출되도록 하고, 積滯를 겸할 때에는 消積導滯藥을 같이 쓰며, 몸이 약할 경우에는 攻補兼施하거나 先補後攻한다.

또 구충약은 일반적으로 공복에 복용하는 것이 구충효과가 좋고, 열이 나거나 腹痛이 심할 때에는 기생충을 안정시켜 통증이 멈춘 후에 구충을 시도해야 한다.

또 약물에 따라서는 독성과 부작용이 크므로 용량과 용법에 주의를 기울여 정기가 손상되지 않게 해야 하고 임신부와 노약자에게는 쓰지 않는 것이 좋으며, 구충하고 난 후에는 적당하게 휴식해야 하고 胃氣를 補養해야 한다.

▶ 使君子, 苦楝皮, 檳榔, 榧子, 貫衆, 蕪荑, 鶴草芽, 南瓜子, 鶴虱, 雷丸

11. 지혈약(止血藥)

몸의 내외에서 출혈하는 것을 억제하거나 멈추게 하는 약을 止血藥이라 부른다. 이 止血藥은 그 약성에 다라 涼血止血藥, 收澁止血藥, 化瘀止血藥, 溫經止血藥 등으로 나눈다.

이 약들은 血熱妄行, 陰虛陽亢, 瘀血阻滯, 氣不攝血 및 跌打損傷 등의 원인에 의해 나타나는 咯血, 衄血, 吐血, 尿血, 便血, 崩漏, 紫癜 및 創傷 등의 출혈증에 쓴다. 이 약들은 신속히 출혈을 멈추게 하여 혈액이 손실되거나 출혈과다에 의해 몸이 쇠약하거나 출혈이 멎지 않아 생기는 氣隨血脫이나 생명의 위급함을 면하게 해 준다.

止血藥을 쓸 때에는 출혈의 원인과 구체적인 증상을 정확하게 파악하여 적절한 약물을 알맞게 배합할 것이 요망됨은 물론이다. 그 예를 보면 다음과 같다.

血熱妄行하여 생기는 출혈에는 涼血止血藥을 선택한 후 여기에 淸熱涼血藥을 배합하고, 陰虛陽亢이나 虛火上炎하여 출혈할 경우에는 涼血止血藥을 선택한 후 여기에 行氣活血藥을 배합하고, 氣虛나 陽虛하여 攝血하지 못하여 출혈한 경우에는 溫經 및 收澁止血藥을 선택한 후 여기에 補氣溫陽攝血藥을 배합한다.

옛 사람들은 燒灰諸黑藥, 皆能止血이라 하였고, 紅見黑則止라하여 止血藥은 초탄하면 止血作用이 증가되는 것으로 보았지만 약에 따라서는 그렇지 않은 것도 있다. 따라서 止血藥을 초탄하여 쓸 것인가, 그대로 쓸 것인가 하는 것은 약에 따라 잘 살펴볼 필요가 있고 옛부터 전해오는 설에만 너무 얽매일 필요는 없다.

止血藥을 쓸 때에는 瘀血의 유무, 그리고 止血후 瘀狀이 남는가의 여부에 주의해야 한다. 만약 출혈하면서 瘀가 있으면 活血化瘀藥을 가해야 하고, 출혈의 초기에 비교적 수렴성이 강한 止

血藥을 과량 투여하여 瘀血이 막히지 않도록 하여야 한다.

또 凉血止血藥은 血瘀氣滯를 생기게 할 수 있으므로 다량을 쓸 때에는 行氣活血藥을 조금 가하여 止血 후에 瘀狀이 남지 않도록 해야 한다.

1) 凉血止血藥

凉血止血藥은 그 성미가 대체로 寒凉에 속하고 凉血止血하는 효능이 있다. 이 약들은 火熱이 왕성하거나 陰虛火旺하거나 火가 血絡을 상하게 하였거나 또는 迫血妄行하여 血色이 鮮紅色이고 혀가 붉으며 脈細數 등의 특징이 있는 경우에 사용한다. 化瘀止血藥이나 소량의 行氣活血藥을 가하여 쓰면 血瘀가 남는 것을 방지할 수가 있다.

▶ 大薊, 小薊, 側柏葉, 白茅根, 紫珠, 槐花, 地楡, 羊蹄, 苧麻根

2) 收澁止血藥

이 약은 성미가 酸澁하고 收斂하는 성질이 있어 斂血止血하는 효능이 있다. 이들을 적절히 배합하면 여러 종류의 출혈증에 널리 활용할 수 있다. 다만 止血하면서 瘀血을 남기는 단점이 있기 때문에 化瘀止血藥을 반드시 가해야 하고 출혈의 초기에는 주의하여야 한다.

▶ 仙鶴草, 白芨, 棕櫚皮, 藕節, 百草霜

3) 化瘀止血藥

이 약들은 성미가 甘·苦·辛·平에 속한다. 甘은 緩하고 性平하며, 苦는 泄降하고, 辛은 行하며 發散하는 작용이 있어 活血祛瘀하고 혈맥을 通利하면서 출혈을 멎게 하고 止血하면서 血瘀가 생기지 않게 하는 것이 특징이다. 주로 瘀血이 맥락을 막아 氣血을 제대로 순환하지 못하게 함으로써 血通絡破하게 되어 밖으로 넘치게 되는 여러 가지의 瘀血出血證에 쓴다.

주로 임상에서는 출혈이 반복하면서 멈추지 않고 색이 어두운 紫色이며 血塊가 있고 얼굴색이 黛黑이며 혀가 어두운 자색이거나 瘀斑瘀點이 나타나며 脈芤細澁할 경우에 쓸 수 있는 약이다.

▶ 三七根, 蒲黃, 血餘炭, 花蕊石, 茜草

4) 溫經止血藥

이 약들은 성미가 溫熱하여 溫經止血하는 효능이 있으므로 오랫동안 병을 앓아 氣가 허해졌을 경우나 慢性失血, 氣隨血耗 또는 氣虛不攝血하여 생기는 여러 종류의 出血症에 널리 활용된다.

이와 같은 병들의 특징은 혈색이 연하고 질이 묽으며 氣短하고 힘이 없으며 손발이 냉하고 얼굴색이 피어나지 않으며 舌淡, 脈細弱 등이 나타나는 것이라 할 수 있다. 이 때 補氣攝血藥이나

收澁止血藥을 배합하면 益氣, 溫經, 攝血, 止血하는 효과가 생긴다.

▶ 艾葉, 伏龍肝

12. 활혈거어약(活血祛瘀藥)

혈맥을 소통하고 혈행을 촉진시켜 어혈을 소산시키는 약을 活血祛瘀藥 또는 活血化瘀藥이라 하며, 그 중 작용이 강렬한 것을 破血藥 또는 逐瘀藥이라고 한다. 이 약들은 성미가 대개 辛溫하여 辛으로 瘀滯를 풀고 瘀血을 疏散시키며 溫으로 혈맥이 돌게하여 血行을 촉진시킨다. 그리고 活血調經, 通經下乳, 通痺解結, 療傷止痛, 活血消癥, 化瘀止血 및 祛瘀生新하는 작용도 있다.

이 약들은 그 작용에 따라 活血化瘀藥과 破血消癥藥으로 나눌 수 있다. 이 중 活血化瘀藥은 血行障碍, 瘀血阻滯 등에 의한 여러 가지 血瘀, 예를 들면 血瘀經閉, 産後瘀阻, 小腹瘀痛, 胸痺內阻, 脇肋疼痛, 跌打損傷, 瘀血腫痛, 風濕痺痛, 肢體不遂, 瘡瘍腫痛, 瘀血內阻에 의한 瘀血證 등에 사용하고, 破血消癥藥은 癥瘕痞塊, 蓄血發斑 등에 활용한다.

瘀血은 주로 氣滯, 氣虛, 寒熱邪의 侵襲, 外傷이나 出血 등에 의해 형성되므로 이 약들을 활용할 때에 "기가 돌면 혈이 돌고, 기가 체하면 혈이 엉키며 혈은 열을 만나면 돌고 한을 만나면 엉킨다"는 이론에 근거하여 알맞게 약을 배합해야 할 것이다.

이를 보면 다음과 같다.

氣滯일 경우에는 주로 行氣藥을 같이 쓰면 活血化瘀작용을 증강시킬 수 있고, 寒에 의해 血瘀가 생겼을 때에는 주로 溫裏藥을 가하며, 熱이 營血을 졸였을 때에는 清熱凉血藥을 가하고, 氣虛때문에 血滯가 되었을 때에는 補氣藥을 가한다. 關節痺痛에는 祛風濕藥을 가하고, 疼痛이 비교적 심할 때에는 止痛藥을 가한다.

活血祛瘀藥은 대부분이 活血通經하는 작용이 있기 때문에 임부에게 써서는 안되고 썼을 경우 경증으로는 胎가 움직이고 심할 경우에는 墮胎할 위험이 있다.

현대 약리학적 연구에 의하면 活血祛瘀藥은 심장기능의 개선, 관상동맥의 확장, 혈소판응집의 억제, 冠脈阻力의 저하, 섬유단백효소활성의 증가, 혈액응고상태 개선, 혈전형성의 예방, 혈전용해의 촉진 등에 관여하는 것이 알려져 있다. 또 병원 미생물을 억제하고 삼출 및 염증반응을 경감시켜 macrophage 및 단핵세포의 기능을 증강시켜서 면역기능을 조절하고, 기타 抗腫瘤, 진정・진통 작용이 알려져 있다. 그리고 소화기능을 조절하고 산소결핍에 대한 저항력을 높이며 방사선 손상을 막아주는 작용이 있고, 내분비 기능을 조정하며 혈장 및 혈소판, c-AMP 및 c-GMP를 조절하는 작용도 알려져 있다.

1) 活血調經止痛藥

이 약들은 活血祛瘀 작용과 調經止痛 작용이 있다. 주로 瘀血에 의한 장애가 있다, 월경이 불순하다, 월경통이 있다, 월경이 중단되었다, 産後에 瘀血에 의한 장애가 있다, 惡露가 정결하지 않다, 젖이 나오지 않는다 등의 증상과 胸痺, 心痛, 瘀血에 의한 頭痛, 팔을 찌르는 것 같은 疼痛, 옆구리와 오목가슴의 刺痛, 타박상, 筋斷骨折, 瘀血에 의한 腫痛, 關節痺痛, 중풍으로 생기는 不遂, 근육경련, 팔다리를 못쓰고 아픈 경우, 癰疽에 의한 腫痛, 瘀血로 인한 각종 출혈에 쓴다.

▶ 川芎, 丹參, 益母草, 澤蘭, 桃仁, 紅花, 蘇木, 凌霄花, 月季花, 鷄血藤, 劉寄奴, 牛膝, 穿山甲, 王不留行, 鬱金, 薑黃, 降香, 虎杖, 五靈脂, 玄胡索, 乳香, 沒藥, 自然銅, 皂角刺, 血竭, 馬鞭草, 茺蔚子

2) 破血逐瘀消癥藥

이 약들은 活血化瘀 작용이 강하고 破血逐瘀와 散結消癥하는 효능을 가지고 있다. 주로 瘀血이 오랫동안 조체되어 덩어리를 이루고 있기 때문에 생기는 癥瘕痞塊, 久瘧瘧母 및 瘀血內停, 乾血成癆, 肌膚甲錯, 兩目黯黑, 熱結血瘀하여 생기는 小腹硬滿, 錯亂狂躁, 蓄血發斑 등에 쓴다.

혀는 청자색이거나 어반 또는 반점이 있으며 脈細澁한 것으로 변별한다.

▶ 乾漆, 三棱, 莪朮, 水蛭, 虻蟲, 蟅蟲, 卷柏

13. 화담지해평천약(化痰止咳平喘藥)

祛痰과 消痰作用이 있는 약을 化痰藥이라 하고 咳嗽나 喘息을 완화, 경감 또는 억제시키는 약을 止咳平喘藥이라 한다. 또한 化痰藥이 止咳作用을 겸하고 있거나 止咳平喘藥이 化痰作用을 겸하고 있기 때문에 化痰止咳平喘藥이라 부른다.

咳嗽는 대개 가래를 동반하며 咳嗽가 있고 氣喘이 있으므로, 化痰止咳平喘藥은 痰多, 咳嗽, 氣喘의 증세에 쓰는 약이라 할 수 있다. 다시 말하면 化痰藥은 주로 가래가 많다, 기침을 한다, 가래 배출이 상쾌하지 못하다, 痰飮으로 어지럽고 가슴이 두근거린다의 증상과 痰飮에 의한 癲癎, 驚厥, 癭瘤, 瘰癧, 陰疽流注, 中風痰迷 등의 증상에 적용한다. 그리고, 止咳平喘藥은 주로 外感이나 內傷 또는 肺가 宣降기능을 잃음으로 생기는 여러 가지 氣喘咳嗽, 呼吸困難 등의 증상에 적용한다.

痰에는 寒痰, 溫痰, 熱痰 및 燥痰 등이 있고, 치료에 있어서도 寒痰과 濕痰은 溫하게 하거나 燥하게 해주어야 하며, 熱痰과 燥痰은 淸하게 하거나 潤하게 해주어야 한다. 따라서 같은 化痰藥이라 하더라도 그 성질이 溫하거나 燥하여 寒痰이나 溫痰의 치료에 알맞는 것이 있는가 하면,

凉하거나 潤하여 熱痰이나 燥痰의 치료에 적당한 것이 있다.

이 때문에 化痰止咳平喘藥을 그 약성과 효능에 따라 溫化寒痰藥, 淸化熱痰藥 및 止咳平喘藥 등의 세 가지로 나눈다.

外感內傷은 대개 痰多喘咳를 유발한다. 따라서 化痰止咳平喘藥을 쓸 때에는 病因과 表裏, 寒熱, 虛實 등을 살펴 적절한 약을 加減할 필요가 있다. 즉 外感에 의한 喘咳이면 解表藥을 배합하고, 肺熱火鬱인 경우에는 淸熱降火藥을 배합하며, 寒邪鬱肺한 경우에는 溫肺散寒藥을 배합하고, 脾虛生痰일 때에는 健脾燥濕藥을 배합한다. 또 陰虛火旺일 때에는 滋陰降火藥을 배합하고, 腎虛作喘에는 補腎納氣藥을 배합하며, 癲癎驚厥이 있을 때에는 鎭痙熄風藥을 배합한다. 그리고 癭瘤瘰癧이 있을 때에는 軟堅散結藥을 배합하고, 陰疽流注일 경우에는 溫陽通滯藥을 배합한다. 또 氣化가 잘 되지 않아 수액이 머무르게 되어 생긴 痰飮은 그 치료가 다음과 같이 초기에 있다고 강조되온 바 있다. 예를 들면 劉河間은 "해수의 치료에는 治痰이 우선되어야 하고, 治痰에는 下氣가 제일이다."라 했고, 또 龐安時도 "痰을 잘 치료하는 자는 痰을 치료하지 않고 氣를 먼저 치료한다. 氣順하면 一身의 津이 역시 氣를 따라 순해지게 된다."라고 했다. 이 때문에 化痰止咳平喘藥을 응용할 때는 항상 行氣藥을 배합하여 약효를 증강시켜야 한다.

咳嗽에 喀血이 겸할 경우에는 작용이 강하거나 자극성이 있는 化痰藥을 쓰면 출혈이 촉진되기 때문에 금기이다.

홍역의 초기에 생기는 咳嗽는 溫燥하거나 收澁하는 작용이 있는 化痰止咳藥을 쓰지 않는 것이 홍역의 치료에 좋다.

현대적인 연구에 의하면 이 약들은 祛痰・鎭咳・平喘・抗菌・消炎작용 등이 있고, 일부는 補碘, 抗癌, 强心, 利尿, 혈중 콜레스테롤의 저하 및 관상동맥을 확장시키는 작용 등이 있음이 밝혀졌다.

1) 溫化寒痰藥

여기에 속하는 약들은 그 성질이 溫燥하여 溫肺祛寒, 燥濕化痰하는 효능이 있다. 주로 寒痰, 停飮이 肺를 범하여 생기는 咳嗽氣喘, 口鼻氣冷, 吐痰淸稀 등의 증상이나, 濕痰이 肺를 범하여 생기는 咳嗽痰多, 色白成塊, 舌苔白膩 등의 증상 및 痰濕이 經絡이나 關節에 유주하여 생기는 肢節腫痛, 陰疽流注, 瘰癧痰核, 또는 痰濁이 상초에 옹폐하여 淸竅를 막아버리기 때문에 생기는 癲癎驚風, 中風痰迷 등에 쓴다.

임상에서는 특히 溫散寒邪, 燥濕健脾작용이 있는 약을 배합하여 치료효과를 높이고 있다.

이 약들은 溫燥하면서 작용이 강렬하여 쉽게 傷津하거나 火를 도와 動血할 수 있으므로 熱痰, 陰虛에 의한 마른 기침, 吐血, 喀血 등에는 쓰지 않거나 주의해서 써야 한다.

▶ 半夏, 天南星, 白附子, 白芥子, 皂莢, 桔梗, 旋覆花, 白前

2) 清化熱痰藥

여기에 속하는 약들은 약성이 寒·凉·淸·潤하여 淸熱化痰, 潤燥化痰하는 작용을 가지고 있고 약에 따라서는 軟堅散結하는 작용을 가진 것도 있다.

주로 熱痰이 肺에 옹체되어 있다, 기침을 하고 숨이 가쁘다, 누런 가래를 뱉는다, 혀가 붉고 설태는 황색이다 등의 증상이 있을 때 쓴다. 이 이외로 燥痰이 肺를 범했다, 마른 기침을 하고 가래가 적다, 가래가 잘 나오지 않는다, 혀가 붉고 설태는 적다 등의 증상과 痰熱과 관계가 있는 癲癎驚厥, 中風昏迷, 瘰癧癭瘤 등에 쓴다.

실제 임상에서는 病情에 따라 약을 배합 활용한다. 예를 들면 火熱偏盛에는 淸熱瀉火藥을 배합하고, 陰虛肺燥한 경우에는 養陰潤肺藥을 배합하여 쓴다. 이 약들은 寒凉淸潤하기 때문에 傷陽助濕하기 쉬우므로 脾胃虛寒하거나 寒痰과 濕痰에는 쓰지 아니한다.

▶ 栝樓仁, 貝母, 前胡, 竹茹, 天竺黃, 竹瀝, 海浮石, 海蛤殼, 海藻, 昆布, 黃獨, 胖大海, 礞石, 冬瓜子

3) 止咳平喘藥

기침을 억누르고 氣逆을 내려 喘을 가라앉히는 작용이 있어 기침하고 숨이 가쁜 병증에 쓰는 약을 止咳平喘藥이라 부른다.

이 약들은 그 味에 약간씩의 辛·甘·苦·鹹을 겸하고 있기 때문에 宣肺祛痰, 潤肺止咳, 降氣平喘 등의 효능을 나타내며 外感, 內傷, 寒熱, 虛實 등 여러 원인에 의해 발병되는 咳嗽喘息에 사용된다.

이 약들이 적용되는 병증은 外感에 의한 것과 內傷에 의한 것으로 나눌 수 있다. 外感에 의한 것은 六淫이 침습한 것을 가리키는 것으로 風寒襲肺, 風熱襲肺,表寒裏熱, 燥邪襲肺등을 말한다. 內傷에 의한 것은 대개 飮食, 情志, 勞欲, 久病 및 내장기능의 실조 등에 의해 생기며 虛實이 있고, 邪實이 되어 생기는 濕痰, 寒痰, 熱痰, 稠痰阻肺, 肺失宣降, 無邪屬虛 또한 肝火가 肺를 범하거나 肺陰虧耗되어 虛火가 肺를 태우거나 肺腎雙虛, 攝納無權 등에 의해 咳嗽하거나 氣喘할 때 쓴다.

다시 말하면 咳嗽氣喘은 表裏, 寒熱, 虛實에 따라 다르므로 임상에서도 여러 가지를 잘 살펴서 활용하여야 한다.

▶ 杏仁, 百部, 紫菀, 款冬花, 蘇子, 滿山紅, 桑白皮, 葶藶子, 枇杷葉, 馬兜鈴, 百果, 洋金花

14. 안신약(安神藥)

情志를 안정시키는 약을 安神藥이라 한다. 心藏神하고 肝藏魂하며 腎藏志하므로 心은 肝·腎

과 밀접한 관계가 있다. 따라서 安神藥은 대개 心・肝・腎의 三經으로 歸經한다. 安神藥은 주로 놀래서 기가 혼란스럽다, 心火亢盛, 肝鬱化火, 膽熱擾心, 心脾兩虛, 心膽氣虛, 陰虛火旺 등의 원인에 의해 心神不寧, 心悸怔忡, 失眠多夢, 驚風, 癲狂 등 神志와 관련된 병증이 있을 때 쓴다.

安神藥은 重鎭安神藥과 養心安神藥으로 나눈다. 전자는 질이 무거운 금석류와 介殼類를 가리킨다. 무거운 성질은 鎭靜作用과 겁을 없애는 작용이 있는 것으로 해석하고 있다. 따라서 주로 가슴이 두근거려 잠을 못 이루고 驚癎, 癲狂이 있으며 心神이 불안한 實證에 쓰고 있다. 후자는 주로 식물성인 약들이다. 心肝을 滋養하고 心腎을 교통하는 역할을 하는 것으로 해석하고 있다. 따라서 주로 가슴이 두근거려 잠을 못 이루고 꿈이 많으며 심신이 불안한 虛證에 쓰고 있다.

이 약들을 쓸 때에는 病因에 따라 보조약을 배합하여 標本을 잘 다스리도록 하는 것이 필요하다. 肝鬱化火, 心火亢盛한 경우에는 淸肝瀉火藥이나 淸心降火藥을 배합하고, 痰熱이 心을 동요시킬 때에는 養血滋陰藥을 같이 쓰며, 心脾가 모두 허한 경우에는 滋養心脾藥을 배합하여 쓴다.

광물성인 安神藥은 질이 무거워서 胃에 장애를 주고, 또 환제나 산제로 쓰기 때문에 胃를 상하게 하며 氣를 소모시키기 쉽다. 이 때에는 養胃健脾藥을 함께 쓰는 것이 좋다. 약에 따라서는 독성이 있기 때문에 조심해서 써야 하고 과량을 쓰거나 장기복용할 경우에 생길 수 있는 중독에 대해서도 유념할 필요가 있다. 그리고 달이는 경우에는 부셔서 먼저 넣어 오래 달이는 것이 좋다.

현대약리학적인 연구에 의하면 이 약들은 대개가 직접적으로 중추신경계를 억제하거나 그 기능을 개선하여 진정・최면작용을 발휘하는 것으로 보고되었다. 그리고 대부분의 安神藥에는 비교적 좋은 신경안정작용과 항전간작용이 있는 것으로 보고되었다.

1) 重鎭安神藥

이 약들은 광물류와 介殼類에 속하는 것들로서 그 속성인 重은 鎭靜이나 鎭怯하는 작용이 우수하여 浮陽을 진정하며 安神定志하며 놀라지 않도록 하여 가슴이 두근거리는 것을 멎게 하는 효능이 있다.

주로 肝鬱化火, 心火熾盛, 痰火擾心, 驚則氣亂 등으로 생기는 心悸失眠, 驚癎癲狂, 心陽浮越, 心神不安 등의 實證에 쓴다.

▶ 朱砂, 磁石, 龍骨, 牡蠣, 琥珀

2) 養心安神藥

이 약들은 대부분이 식물약으로 주로 心肝을 滋養하며 益陰補血하며 交通心腎하고 解鬱安神 등의 효능이 있다. 주로 心血不足, 陰虛陽亢, 心腎不交, 心脾兩虛, 心膽氣虛, 七情鬱結 등으로 생기는 心悸怔忡, 不眠多夢, 喜笑失常, 煩躁鬱悶, 心魂不寧 등의 虛證에 쓴다.

▶ 酸棗仁, 柏子仁, 合歡皮, 夜交藤, 遠志, 靈芝

15. 평간식풍약(平肝息風藥)

肝陽上衝하면 머리가 어지럽다, 몸이 떨린다, 고열이 난다, 온 몸이 뒤틀린다, 抽搐, 어린이에게는 驚風이 나타난다, 癲癎이 나타난다 등의 증상이 생기는데 이를 內風이라 하고 내풍을 다스리는 약을 平肝息風藥이라 한다. 平肝息風藥은 크게 平肝潛陽藥과 熄風止痙藥의 두 가지로 나눈다.

平肝潛陽藥은 상충된 肝陽을 平降시키거나 肝陽이 상충되는 것을 완화 또는 억제하는 약으로 주로 肝陽上亢하여 생기는 眩暈과 耳鳴 등의 증세에 활용하는 약을 가리킨다. 熄風止痙藥은 肝風을 平熄시키거나 肝風內動하여 생기는 痙攣, 抽搐 등에 활용되는 약을 가리킨다. 또 息風藥에 따라서는 平肝작용도 겸하고 있기 때문에 이 두 종류의 약은 같이 배합하여 쓰는 경우가 많다.

平肝息風藥을 쓸 때에는 病因과 病機를 잘 살펴서 응용해야 함은 물론이다. 즉 肝陽上亢, 眩暈, 耳鳴에는 陰血을 滋補하는 약을 배합하여 陰을 滋養하므로써 陽이 스스로 잠자도록 하여야 한다.

그리고 肝風內動이 肝陽化風하여 생기는 경우에는 平肝潛陽藥을 같이 써야 하고, 熱極生風인 경우에는 清熱泄火藥을 같이 써야 한다. 또한 陰血虧虛하여 生風한 경우에는 滋陰養血藥을 배합하고, 風陽에 痰이 협잡되었을 때에는 豁痰開竅藥을 배합하며, 파상풍으로 인한 痙厥에는 外風을 疏散하는 약을 배합하고, 脾虛로 자주 놀랄 경우에는 健脾益胃하는 약을 배합한다.

肝은 剛臟이므로 그 성질이 條達하기 좋아하고 抑鬱하기 싫어한다. 따라서 平肝息風藥을 활용할 때에는 疏肝藥을 배합하여 肝陽이 고르게 가라앉는 것을 도와주어야 한다.

이 약들은 약성이 각기 다르므로 사용할 때에는 그 약성에 유의할 필요가 있다. 예를 들면, 脾虛하여 잘 놀라고 열이 없을 경우에는 약성이 寒凉한 것은 쓰지 않는 것이 좋고, 陰血虧虛하여 虛風內動한 경우에는 약성이 溫燥한 것은 조심해서 써야 한다.

현대약리학적인 연구에 의하면 이 약들은 대부분 강압, 진정, 항경궐, 항전간, 해열 또는 진통작용 등이 있는 것으로 보고되었다.

1) 平肝潛陽藥

肝陰이 허하거나 腎陰이 허해지면 肝陽上衝하여 머리가 아프다, 머리가 어지럽다, 귀에서 소리가 나고 잘 들리지 않는다, 정서가 몹시 불안정하다, 얼굴이 뜨거워진다, 갈증이 생기고 목이 바짝 마른다, 잠이 부족하다 등의 증상이 나타난다. 이와 같이 肝陽上亢하여 생기는 증세를 완화 또는 억제하는 약을 平肝潛陽藥이라 한다.

이 약들은 肝腎의 陰이 허하여 陽을 억제하지 못하기 때문에 肝陽이 위로 상충하여 생기는 眩暈耳鳴, 頭痛目脹, 面紅目赤, 煩躁易怒하는 등의 증상에 주로 활용한다.

이 약들 중에는 肝火를 淸泄하고 鎭心安神하는 등의 작용을 겸하고 있기 때문에 熄風止痙藥과 같이 쓰면 肝陽化風이나 熱極生風 등을 다스릴 수 있고 또 安神藥과 같이 쓰면 肝陽上亢, 煩躁不眠 등을 다스릴 수 있다.

▶ 石決明, 珍珠母, 紫貝齒, 代赭石, 白蒺藜, 玳瑁

2) 熄風止痙藥

외풍은 몰아내야 하고, 내풍은 꺼버려야 하며, 외풍이 내풍을 불러 일으켰을 때에는 祛風과 熄風을 동시에 시행해야 한다.

熄風止痙藥이라 함은 祛風과 熄風作用을 모두 갖추고 있는 약을 가리킨다. 이 약은 肝風內動과 驚厥抽搐을 완화 또는 억제시키는 데 활용한다. 따라서 陰虛陽亢하여 肝陽을 억제할 수 없어 지나치게 왕성한 결과 風이 될 때, 陽熱이 극성하여 肝經을 燔灼하여 熱極生風이 될 때, 또는 溫邪가 오래되어 眞陰을 소모시키고 상하게 하며 筋脈이 자양하지 못하여 虛風內動할 때, 그리고 風陽에 痰이 협잡하여 風痰이 윗쪽을 소란하게 함으로써 癲癎, 驚狂, 抽搐이 나타날 때, 風毒이 내습하고 외풍이 내풍을 불러 일으켜 경련하고 추축하며 角弓反張하는 파상풍증이 나타날 때, 오랫동안 嘔吐하고 泄瀉하여 脾虛肝乘해지기 때문에 몸과 마음이 피곤해지고 잠만 자려 하고 대변이 묽으며 때때로 몸이 뒤틀리는 慢脾風證이 나타날 때 활용한다.

이 약들은 平肝潛陽하거나 肝火를 淸泄하는 효능도 겸하고 있으므로 肝陽에 의한 眩暈, 肝火에 의한 目赤 등에도 활용할 수 있다.

▶ 羚羊角, 牛黃, 珍珠, 玳瑁, 天麻, 鉤藤, 地龍, 白僵蠶, 全蝎, 蜈蚣, 決明子

16. 개규약(開竅藥)

辛香이 깊은 곳까지 찾아 들어가 通關하고 開竅하여 神志를 살리고 깨어나게 하는 약을 開竅藥이라 부른다. 心主神明을 하는데, 邪가 淸竅를 막게 되면 神明이 內閉하여 神志가 혼미해진다. 芳香開竅藥은 辛香으로 走竄하고, 芳香으로 穢를 물리치며, 心으로 들어가 開竅하고 邪를 물리쳐서 닫힌 것을 열어주기 때문에 혼미해진 神志를 정상상태로 회복시켜 준다. 따라서 이 약은 중풍으로 정신을 잃는다, 열병으로 정신이 혼미하다, 驚癎으로 痙厥한다, 七情이 鬱結되어 있다 등의 증상이나, 氣血逆亂하다, 穢濁이 침습하였다, 寒鬱로 氣逆이 되었다, 邪가 淸竅를 막았다. 神明이 內閉되었다 등에 의해 갑자기 혼미해지는 병증 등에 활용한다. 이러한 병증이 있을 때에는 開竅약으로 救急하여 神志를 맑게 한 후에 증상에 따라 치료를 계속한다.

神志昏迷는 虛實로 구분된다. 이 중 實證, 즉 閉證은 두 손을 꽉 쥔다, 입을 다물지 못한다, 맥박에 힘이 있다 등으로 辨證할 수 있고 芳香開竅藥을 쓴다. 閉證은 또한 寒閉와 熱閉로 나누는데, 寒閉는 얼굴이 푸르고 몸이 차며 설태는 희고 脈遲하며, 熱閉는 얼굴이 붉고 몸에 열이 있으며 설태는 황색이고 脈數하다.

寒閉에는 溫開藥을 써서 溫開宣竅시키고, 熱閉에는 凉開藥을 써서 凉開宣竅시키며, 온개약을 쓸 경우에는 祛寒行氣藥을 배합하고, 양개약을 쓸 경우에는 淸熱解毒藥을 배합한다.

神昏虛證, 즉 脫證은 大汗, 大吐大下, 大出血을 잘못 치료하거나 오랜 병으로 몸이 허약한 상태에 있고, 원기가 쇠약하여 冷汗이 있고 팔다리가 차며 맥이 끊어질 듯 하는 등 위중한 증후를 말하는 것으로 亡陽虛脫證이라고도 하며 回陽救逆, 益氣固脫하여 치료한다. 이 때에는 開竅藥은 절대로 못 쓰며 만약 사용하면 耗傷元氣한다.

開竅藥은 急則治標에 사용하며 잠시동안만 사용해야지 장기복용하면 胃氣를 손상한다. 또한 芳香走竄하고 휘발성이 있어 환제나 산제로 복용한다.

현대적인 연구에 의하면 중추적 흥분작용이 어느 정도 있고 鎭靜作用과 抗驚厥作用이 알려졌다.

▶ 麝香, 冰片, 蘇合香, 安息香, 石菖蒲

17. 보허약(補虛藥)

인체에 필요한 영양소를 공급하고 생체기능을 강화시키며 병에 대한 저항력을 키워주고 허약한 증후를 없애주는 약을 補虛藥 또는 補益藥이라 부른다. 여기에 속하는 약은 허한 것을 보해 주고 몸이 약한 것을 돕는 것, 즉 補虛扶弱하는 약과 정기를 보충하고 사기를 몰아내는 것, 즉 扶正祛邪하는 약의 두 가지 종류로 나눌 수 있다. 전자는 병을 오래 앓았거나 큰 병을 앓고 난 후에 정기가 허약한 병증에 작용하여 정기를 보해주고 허약한 증상을 개선해 주며 건강을 하루 속히 회복할 수 있도록 하는 약물을 가리키고, 후자는 정기가 허하고 사기가 실하거나 정기가 허약하고 병사가 아직도 남아 있을 경우 祛邪藥을 배합하여 扶正祛邪하게 함으로써 병사를 제거하여 질병의 치유를 촉진하는 약을 가리킨다.

虛者補之, 損者益之, 扶正祛邪라는 원칙에 따르는 것, 즉 허증을 보하는 원리이다. 허증이라 함은 氣虛, 陽虛, 血虛, 陰虛를 말하는 것이고 이를 보하는 약은 각각 補氣藥, 補陽藥, 補血藥, 補陰藥이라 부른다.

그러나 인체가 생명활동을 영위하는데 관여하는 氣·血·陰·陽은 상호의존적이기 때문에 이

들 중 어떤 것이 허손되어 부족하게 될 경우에는 다른 것에 영향을 주게 된다.

일반적으로 氣虛와 陽虛는 생체활동이 쇠퇴해졌음을 가리키는 것으로 陽이 허하면 보통 氣도 허하고, 氣가 허하게 되면 쉽게 陽도 허하게 된다. 또한 陰虛와 血虛는 생체의 精血과 津液이 모손되었음을 나타내는데, 陰虛는 보통 血虛를 겸하고 血虛가 되면 쉽게 陰虛가 된다.

이 때문에 補氣藥과 補陽藥은 보통 相須的으로 쓰고, 補血藥과 補陰藥도 보통 相須的으로 쓴다. 氣와 血·陰과 陽은 밀접한 관계가 있어서 氣虛하면 血虛가 될 수 있고 陰虛하면 陽虛가 될 수 있으며 氣血이 모두 허하거나 陰陽이 모두 허한 경우도 있을 수 있게 된다. 이 때에는 補氣藥과 補血藥, 補陰藥과 補陽藥을 같이 쓰는 법, 즉 氣血雙補法을 써서 다스려야 한다.

이밖에 氣能生血하고 能化津할 수 있으므로 氣虛 및 陰津不足한 경우에는 補氣藥에 補血藥이나 補陰藥을 같이 쓰는데 이것이 곧 補氣生血法과 益氣生津法이다.

보허약을 바르게 쓰는 경우를 보면 다음과 같다.

表邪가 아직도 남아 있을 때에는 먼저 表를 풀어야 하고 보허약은 쓰지 않는 것이 원칙이며, 그러지 않을 경우에는 關門留寇가 되기 때문이다. 그러나 사기가 남아 있으면서 정기도 이미 허한 상태라면 祛邪藥에 보허약을 적당히 배합하여 扶正祛邪하도록 한다.

補氣藥과 補陽藥은 대부분이 溫熱藥에 속하므로 陰虛하고 熱이 있을 경우에는 조심해서 써야 하고, 補血藥과 補陰藥은 대부분이 寒凉하고 滋膩하므로 陽虛 및 膩滿할 경우에는 조심해서 써야 한다.

補虛藥은 오로지 정기가 허한 경우에만 써야 한다. 몸이 건강하고 장부의 기능 활동이 모두 정상인 경우에는 쓰지 않는 것이 좋으며 특히, 생명을 연장하고 수명을 늘리기 위한 목적으로 써서는 안 된다. 그런 용도로 썼을 경우에는 오히려 음양이 실조하거나 氣血逆亂하여 장부의 기능활동에 이상을 초래할 수가 있다.

補虛藥을 오랫동안 복용해야 할 경우에는 丸劑, 片劑를 만들어 쓰는 것이 좋고 煎劑로 할 경우에는 오래 달이는 것이 좋다.

補虛藥을 복용할 때는 健脾作用이 있는 약과 健胃作用이 있는 약을 주의깊게 배합하여 脾胃를 보호해 주어야 한다. 脾胃가 허약하여 받아들이지 못하면 약효를 기대하기가 어렵다.

1) 補氣藥

補氣作用을 위주로 하면서 氣虛證에 쓰이는 약을 補氣藥이라 부른다.

氣虛라 함은 유기체의 활동능력이 부족함을 가리키는 것이고 기를 보한다 함은 유기체의 활동능력을 강화시키고, 脾·肺의 기능을 증강시킨다는 뜻이므로 補氣藥은 脾氣虛와 肺氣虛에 알맞는 약이라 할 수 있다.

脾는 後天之本이고 氣血이 生化하는 근원으로 脾氣가 허하면 食慾不振, 大便溏泄, 脘腹虛脹,

神倦乏力, 심해지면 부종이 생기거나 몸이 여위거나 탈항이 있거나 子宮下垂가 있거나 한다. 또는 失血에 의한 血虛證이 있거나 血失統攝하여 出血證이 나타난다.

肺는 일신의 氣를 다스리기 때문에 肺氣가 허하면 少氣하고 말하기 싫으며, 움직이면 숨이 가빠지고 말소리가 낮고 가늘며, 조금 움직이기만 하면 식은 땀을 흘리게 된다. 이러한 증상에는 補氣藥을 쓰며, 이 때 陽虛·血虛·陰虛가 겹쳤다면 이에 따라 補陽藥·補血藥·補陰藥을 배합해서 써야 한다.

또 氣能生血하고 能生津하므로 血虛하거나 陰津不足하거나 할 때에는 補氣藥을 배합하여 약효를 높여주어야 한다.

그리고 氣能攝血하므로 補氣藥과 止血藥을 같이 쓰면 氣不攝血에 의한 出血證에 활용할 수 있다.

補氣藥을 복용할 때 氣滯가 생기거나 胸悶腹脹, 食慾不振 등이 나타나면 여기에 健脾行氣藥을 적당히 배합해 주는 것이 좋다.

▶ 人蔘, 黨參, 西洋參, 刺五加, 黃芪, 白朮, 山藥, 白扁豆, 甘草, 大棗, 膠飴, 蜂蜜

2) 補陽藥

陽氣를 補助하여 陽虛證을 치료하거나 개선하는데 쓰이는 약을 補陽藥 또는 壯陽藥이나 助陽藥이라 부른다. 陽虛證이란 心陽虛, 脾陽虛, 腎陽虛 등의 證을 포괄한다. 腎爲先天之本이라 했듯이 腎陽은 곧 元陽을 가리키는 것으로 인체의 臟腑와 經絡이 따뜻해지고 생화하는 작용을 일으키는 즉 생명활동의 원동력을 생산하는 곳이다. 그러므로 陽虛에 의한 여러 증상들은 腎陽不足과 밀접한 관계를 갖게 된다.

여기에서 말하는 補陽藥은 주로 腎陽을 보하는 약물로서, 味는 甘하고 性은 溫熱하며 주로 肝腎으로 들어가 補腎壯陽, 塡精益髓, 强筋健骨하는 작용을 가지고 있다.

補陽藥이 활용되는 경우는 腎陽不足으로 腰膝酸軟, 陽痿不擧, 遺精早泄, 宮冷不孕, 遺尿頻尿 등이 있을 때, 腎不納氣에 의해 呼多吸少하는 咳嗽喘促할 때, 腎陽不足, 氣化不行, 腎虛水泛, 陽虛水腫일 때, 腎火衰微, 脾土溫運하지 못하여 생기는 五更泄瀉할 때, 腎虛精虧, 頭暈耳鳴, 鬚髮早白, 筋骨痿軟, 小兒發育不良, 泉門不合, 齒遲行遲 등이 보일 때, 그리고 下元虛冷, 衝任不調하여 崩漏帶下가 있을 때 등이다.

補陽藥은 대개 溫燥하여 쉽게 陰을 상하게 하고 火를 도울 수 있기 때문에 陰虛火旺에는 쓰지 말아야 한다.

▶ 鹿茸, 海狗腎, 淫羊藿, 仙茅, 巴戟天, 肉蓯蓉, 鎖陽, 紫何車, 蛤蚧, 胡桃仁, 冬蟲夏草, 補骨脂, 益智仁, 菟絲子, 沙苑子, 胡蘆巴, 韭子, 陽起石, 杜仲, 續斷, 狗脊, 骨碎補, 海馬, 蛇床子

3) 補血藥

혈을 보하는 작용이 있어 주로 血虛證을 다스리는 약을 補血藥이라 부른다. 血虛證은 주로 心血虛와 肝血虛를 포괄한다. 心血虛는 얼굴색이 좋지 않다, 입술과 혀의 색이 연하다, 心悸怔忡, 잠을 못 이루고 꿈이 많다, 잘 잊어 버린다, 脈細結代 등의 증상으로 나타난다. 간혈허는 얼굴색이 핏기가 없고 누렇다, 잘 놀래고 머리가 어지럽다, 눈이 어지럽고 귀에서 소리가 난다, 손톱이 창백하다, 월경이 끝날 때에 월경량이 적고 색이 연하며 심할 경우에는 월경이 없어지고 皮膚가 쭈글쭈글해진다, 혀의 색은 연하고 脈은 細하다 등의 증상이 나타난다.

이 약들은 보통 甘溫滋潤하는 성질이 있어 肝血을 보하고 心血을 보양하는 효능이 있다. 心主血하고 脾統血하며 肝藏血하고 腎藏精하며 精과 血은 서로 轉化하기 때문에 이 약들은 대개 心·脾·肝·腎으로 歸經된다.

임상에서 補血藥을 사용할 때는 血虛와 陰虛 및 氣虛의 관계에 주의를 기울여야 한다. 血虛는 陰虛를 유발하기 때문에 血虛에 陰虛가 겸할 때에는 補血藥에 補陰藥을 같이 써야 하고 血虛에 氣虛가 겸했을 때에는 補血藥에 補氣藥을 같이 써서 陽을 일으켜 陰을 키우고 氣를 왕성하게 하여 生血하게 하여야 한다.

補血藥은 거의가 粘膩하여 胃에 부담을 줌으로 소화에 영향을 미치기 때문에 濕濁이 중초를 막고 脘腹脹滿하여 식욕이 없고 便溏한 경우에는 쓰지 않으며, 脾胃虛弱한 경우에는 胃를 튼튼하게 하고 소화관의 연동운동을 촉진하며 식욕을 좋게 하고 소화를 돕는 약을 가하여 써야 한다.

▶ 熟地黃, 何首烏, 當歸, 白芍藥, 阿膠, 龍眼肉

4) 補陰藥

養陰生津하게 하여 陰虛證을 다스리는데 중요한 역할을 맡고 있는 약을 補陰藥 또는 養陰藥이나 滋陰藥이라 부른다.

이 약들은 대체로 性味가 甘寒하고 質潤하여 陰液을 자양하고 生津潤燥하는 효능이 있으며, 주로 肺·胃·肝·腎으로 歸經하여 生肺陰, 養胃陰, 滋肝陰, 補腎陰 등의 작용을 한다.

補陰藥은 주로 [illegible]하는 陰虛證에는 주로 마른 기침을 하고 가래가 적다, 가래에 피가 섞인다, 목이 아프고 목소리가 나오지 않는다 등으로 肺陰虛證, 주로 咽乾, 口渴, 舌絳苔薄, 胃中嘈雜, 不飢 및 大便燥結해지는 胃陰虛證, 두 눈이 까실까실하고 어른거리며 眩暈, 耳鳴, 耳聾으로 나타나는 肝陰虛證, 그리고 허리와 무릎이 시리고 아프다, 속이 메스껍고 열 때문에 괴롭다, 盜汗이 난다, 遺精이 있다 등으로 나타나는 腎陰虛證 등이 있다.

補陰藥에는 각기 서로 다른 장점이 있으므로 證에 따라 약을 잘 선택하여 알맞게 배합한다면 그 치료효과를 훨씬 높일 수 있다.

예를 들면 열병으로 음이 상하고 熱邪가 다 없어지지 않을 때에는 淸熱藥을 배합하고, 음이 허하고 內熱이 비교적 왕성할 때에는 淸虛熱藥을 배합하며, 陰虛陽亢한 경우에는 潛陽藥을 배합하고, 陰虛와 血虛가 겸했을 때에는 補血藥을 배합하며, 陰虛와 氣虛가 겸했을 때에는 補氣藥을 배합한다.

補陰藥은 대개 甘寒滋膩하므로 脾胃虛弱, 痰濕內阻로 인한 脘悶食少, 腹脹便溏이 있는 사람에게는 사용치 않는다.

▶ 沙參, 玉竹, 黃精, 石斛, 麥門冬, 百合, 枸杞子, 黑芝麻, 墨旱蓮, 女貞子, 龜板, 鼈甲

18. 수삽약(收澁藥)

滑脫不收하거나 滑脫不禁이라 부르는 滑脫證을 다스리는 약을 收澁藥 또는 固澁藥이라 부른다. 滑脫不收라 함은 병이 이미 오래되어 몸이 허약해 있다, 원기가 든든하지 못하다, 臟腑의 기능이 쇠약하다 등에 의해 自汗이 있다, 盜汗이 있다, 오랫동안 기침을 하고 허하여 숨이 가쁘다, 崩漏가 있다, 帶下가 멈추지 않는다, 遺精이 있다, 遺尿가 있다, 설사를 오래 한다, 이질이 오래되었다, 脫肛이 있다 등이 나타나는 것을 말한다.

여기에 속하는 약들은 味酸澁하고 약성은 溫平이며, 주로 폐·비·신·대장으로 歸經한다. 이 약들은 固表止汗, 斂肺止咳, 固崩止帶, 固精縮尿, 澁腸止瀉 등의 收斂固脫하는 효능이 있음을 알 수 있다.

또한 滑脫證의 근본원인은 정기가 허약한 것이며 收斂苦澁藥은 대개 標만을 치료하는 약이므로, 이 약들을 사용할 때에는 補益藥을 배합하여 標本을 함께 치료하는 것이 필요하다.

이를 정리해 보면 다음과 같다.

몸이 허약하여 땀이 많이 날 경우에는 固表斂汗藥을 쓰고, 기가 허하여 自汗이 날 경우에는 補氣固表藥을 배합하며, 음이 허하여 盜汗이 있을 때에는 滋陰降火藥을 가하여 쓰고, 땀을 많이 흘려 亡陽할 경우에는 回陽固脫藥을 가하여 쓴다. 또 소화가 안 되거나 濕熱 때문에 泄瀉를 하고 이것이 오래 되었는데도 그치지 않을 때에는 澁腸止瀉藥을 써서는 안 되고, 脾腎이 모두 허하여 滑脫이 멎지 않을 때에는 補脾益腎藥과 溫陽建中藥을 같이 가하여 쓰며, 澁精藥을 사용할 때 陰虛遺精일 경우에는 滋陰降火藥을 배합한다.

1) 固表止汗藥

이 약들은 酸澁으로 수렴하는 작용이 있고, 肌表로 가서 衛分을 조절하고 腠理를 보호하여 固表斂汗하는 효능이 있다. 따라서 肺脾의 기가 허하거나 衛陽이 든든하지 않거나 腠理가 건실하지 않아 津液이 밖으로 빠지는 自汗症 및 肺腎陰虛로 陽盛內熱이 생기고 이 열이 진액을 밖으로

쫒음으로 하여 생기는 盜汗證에 활용한다.

임상에서 氣虛自汗을 치료할 때에는 補氣固表藥을 가하여 쓰고, 陰虛盜汗에는 滋陰除蒸藥을 배합하여 써야 標本을 같이 치료하는 효과를 얻을 수 있다.

▶ 麻黃根, 浮小麥, 糯稻根

2) 斂肺止咳藥

이 약들은 酸澁으로 수렴하는 작용이 있고, 주로 肺로 들어가 肺氣를 수렴하고 止咳平喘하는 효능을 나타낸다. 따라서 오랫동안 咳喘을 치료했으나 낫지 않고 움직이면 숨이 가빠지고 喘이 심해질 때와 肺虛喘咳, 또는 肺腎兩虛, 攝納無權, 呼多吸少하는 肺腎氣虛證에 활용된다.

약에 따라서는 淸肺泄火하며 滋陰潤燥하는 효능이 있는 것도 있기 때문에 痰火鬱肺하여 생기는 氣逆喘咳나 陰虛勞嗽에도 응용할 수 있다.

이 약들은 斂肺止咳藥에 속하기 때문에 痰多壅肺된 환자에게는 사용하지 않으며, 어떤 약들은 오래 복용하면 중독성이 있을 수도 있으므로 주의해야 한다.

그밖에 이 약들은 大腸으로 들어가 澁腸止瀉하는 효력을 나타내기도 하므로 脾腎虛寒하여 오랫동안 泄瀉하거나 痢疾을 앓거나 할 때, 泄瀉가 계속 심할 때 등에 활용할 수 있다.

다만 酸斂收澁하는 작용이 있으므로 설사, 이질의 초기나 소화가 안 되어 생기는 설사에는 조심해서 써야 한다.

▶ 五味子, 烏梅, 訶子, 罌粟殼, 五倍子

3) 澁腸止瀉藥

이 약들은 酸澁으로 收斂하는 작용이 있고 주로 大腸으로 들어가 澁腸止瀉, 止痢하는 효능을 발휘한다. 주로 脾腎寒虛하다, 오랫동안 설사하고 이질을 앓았다, 설사가 심하고 멎지 않는다, 복통이 만지거나 따뜻하게 하면 완화된다, 舌淡苔白하다, 脈象沈遲하다 등의 증상이 있을 때 쓴다.

또한 이 약들을 쓸 때에는 健脾益氣升陽藥이나 溫腎運脾藥을 같이 써서 標本을 같이 든든하게 하는 것이 좋고, 大腸濕熱에 속하는 설사나 이질의 초기에는 쓰지 말아야 한다.

일부 약들은 固崩止帶, 澁精止遺 작용이 있어 崩漏不止, 帶下連綿, 遺精滑精, 遺尿尿頻 등 증에도 사용한다.

▶ 赤石脂, 禹餘糧, 肉豆蔻, 石榴皮, 芡實, 蓮子

4) 澁精止遺藥

이 약들은 酸으로 收斂收澁하고 甘溫으로 허를 보하며, 주로 신・방광으로 들어가 補腎澁精, 縮尿止遺하는 효력을 발휘한다. 주로 腎虛失藏, 下焦不固 또는 腎氣不攝, 膀胱失納 등으로 생기는 遺精滑精, 遺尿尿頻 등에 활용한다. 모든 腎陰不足, 下元虛冷, 腎失固藏 등이 치료대상이 되지만 相火內熾, 火擾精泄, 膀胱濕熱 및 小便頻數 등에는 조심해서 써야 한다.

▶ 山茱萸, 桑螵蛸, 金櫻子, 覆盆子, 刺猬皮

5) 固崩止帶藥

이 약물은 酸斂收澁하여 止血止帶하는 효능이 있어 衝任不固, 帶脈失約으로 오는 崩漏下血不止, 白帶淋漓不絶 등 증을 치료할 때 사용한다. 寒熱虛實에 따라 적당히 사용한다.

▶ 烏賊骨, 椿根皮, 鷄冠花

19. 용토약(涌吐藥)

구토를 일으키거나 촉진시키는 약을 涌吐藥 또는 催吐藥이라 부른다.

이 약물들은 약성이 주로 酸苦하고 모두가 上行涌吐, 宣壅導滯하는 작용이 있다. 인체의 상부, 즉 咽喉, 胸脘 등의 痰涎, 宿食, 毒物 등 해로운 것들이 있을 때에는 涌吐藥을 써서 이를 내보내야 한다.

독성이 있는 것을 잘못 먹어 胃에 머물러 있거나 아직 흡수되지 않았을 경우, 宿食이 정체하고 소화되지 않아 脘部脹滿이 있는 경우, 또는 痰涎이 가로 막아 있거나 咽喉가 경색되어 호흡이 곤란한 경우, 痰濁이 위로 올라 淸竅를 가려 癲癎發狂하는 경우 등에도 쓴다.

涌吐藥은 그 작용이 강하고 대부분 독성이 있어서 복용 후에 眩暈과 구토가 계속될 수 있고, 잘못 사용하면 중독을 일으키기도 하므로 이 약을 사용할 때에는 용량과 용법에 특히 주의를 기울여야 한다.

보통 涌吐藥을 쓸 때에는 소량에서 시작하여 점차 그 양을 증가시키는데, 이는 중독을 방지하고 지나치게 구토하는 것을 막기 위함이다.

또 복용 후에는 끓인 물을 많이 마셔 약력을 증가시키고 닭의 깃털로 목구멍을 자극하여 쉽게 토해내도록 하며 구토가 그치지 않을 때에는 구급처리하여야 한다.

이 약들은 胃氣를 상하게 하고 부작용이 강렬하여 다른 장기에 좋지 않은 영향을 미칠 수 있으므로 복용 후에는 바로 음식을 들지 말고 脾胃의 기능이 회복된 후에 들도록 한다.

이 약들은 氣壯邪實한 경우에만 쓰고, 몸이 약한 사람, 노인, 소아, 부녀의 胎前이나 産後, 頭眩, 心悸, 勞瘵, 喘咳 및 출혈 경력이 있는 경우에는 조심해서 써야 한다.

현대 약리학적인 연구에 의하면 涌吐藥은 모두 催吐作用이 있고, 주로 위점막의 感受器를 자극하여 반사적으로 구토중추를 흥분시키는 것으로 알려져 있다.

▶ 瓜蒂, 常山, 膽礬, 藜蘆

20. 외용약(外用藥)

이 약들은 解毒消腫, 化腐排膿, 斂瘡生肌, 殺蟲止痒 및 止血 등의 효능을 가지고 있다. 주로 癰疽瘡癤, 疥癬, 外傷, 少商, 蟲蛇咬傷 및 五管科의 질환 등에 쓴다. 대부분이 국소에 적용하며, 문질러 바른다, 붙인다, 김을 쐬어 씻는다, 눈에 떨어뜨린다, 목에 불어 넣는다, 코에 떨어뜨린다 등의 방법을 활용하지만 內服하는 것도 있다.

어느 정도의 독성은 대부분 가지고 있고, 극렬한 독성을 가진 것도 있으므로 조심해서 써야 한다.

현대약리적인 연구에 의하면, 이 약들은 대부분은 살균·소염·항균·상처의 愈合작용 등이 있음이 보고되었다.

▶ 硫黃, 雄黃, 砒石, 輕粉, 升藥, 鉛丹, 爐甘石, 硼砂, 明礬, 皂礬, 大蒜, 樟腦, 斑蝥, 蟾酥, 馬錢子, 蛇床子, 露蜂房, 大風子, 木槿皮, 松香, 血竭, 孩兒茶, 水宮

제3편

방 제 학

方劑란 증상을 변별하고 病因을 찾아 치료법을 결정한 후 적당한 약물을 선택하고 용량을 결정하며 조성원칙에 따라 배합하는 것으로 변증론치의 중요한 수단이다. 方劑學은 치료법, 방제이론, 임상응용 등을 연구하는 학문으로 한의약학의 중요한 기초학문이다. 方劑의 역사는 매우 오래전부터 인류의 질병치료를 위하여 발전해 왔으며 처음에는 單味藥만으로 치료하던 것을 여러 가지 임상경험을 통하여 어느 특정 질병에 두 가지 이상의 약물을 사용하여 치료효과를 높이게 되어 점점 복잡한 處方으로 발전하게 되었다.

方劑의 역사는 매우 유구하고 내용도 풍부하므로 여기서는 기본지식과 방제의 종류만을 소개한다.

1. 방제조성의 원칙

방제조성의 원칙은 《內經》에서 "主病之謂君, 佐君之謂臣, 應臣之謂使"라고하여 君臣佐使는 처방을 만드는데 중요한 원칙이 된다.

1) 君藥 : 方劑의 主藥으로서 主病과 主證에 대한 주치료작용을 가진 약물

2) 臣藥 : 君藥의 효능을 도와주는 약물

3) 佐藥

① 佐助藥 : 君藥과 臣藥의 작용을 도와주는 약물
② 佐制藥 : 君藥과 臣藥의 강렬한 작용을 억제하거나 독성을 억제시키는 작용이 있는 약물
③ 反佐藥 : 병이 위중하고 사기가 강하여 사기가 약의 작용을 밀어낼 때에 쓰는 것으로 성미가 君藥과 반대이면서도 치료시에는 상승작용을 일으키는 약물

4) 使藥

① 引經藥 : 처방 중의 약들을 병소로 이끌어 주는 약물이다.
② 調和藥 : 처방 중의 모든 약물을 조화시켜 주는 약물이다.

2. 방제의 가감변화

方劑의 조성은 일정한 원칙이 있으나 임상에서는 환자의 病情變化, 체질의 강약, 연령차이 및 생활습관, 기후변화 등의 차이에 따라 가감변화를 해야 한다. 方劑의 가감변화에는 藥味의 가감, 약량의 가감, 劑型의 변화 등 3가지가 있다.

1) 藥味의 가감 : 환자의 증에 따라 약물을 가감하는 것이다.

① 加味變化 : 환자의 증에 따라 약물의 종류를 증가시키는 것.

② 減味變化 : 환자의 증에 따라 약물의 종류를 감소시키는 것.

③ 加減變化 : 환자의 증에 따라 어느 약물은 더 넣고 어느 성질의 것은 빼는 것.

2) 藥量의 가감 : 환자의 증에 따라 약물의 양을 가감하는 것으로 처방내의 어느 약물을 증량하여 약효를 높이는 경우와 主治를 바꾸는 경우가 있다.

3) 劑型의 변화 : 같은 처방이라도 劑型의 차이에 따라 약효가 다르다.
대개 급성인 경우는 湯劑로 하고 만성인 경우에는 丸劑나 散劑로 한다.
(理中湯과 理中丸)

3. 劑型

方劑의 劑型은 내복약의 경우에는 주로 湯·丸·散·膏 등이 사용되고 국소치료에는 沈洗, 烟熏 등이 이용된다.

중요한 제형은 다음과 같다.

① 湯劑 : 약물을 혼합하고 물을 넣어 달인 후 殘渣를 제거하고 餘液을 복용하는 방법으로 煎劑라고도 한다.

② 丸劑 : 약물을 혼합한 후 가루로 만들어 꿀·풀 등으로 丸을 만드는 것.

③ 散劑 : 약물을 갈아서 粗末이나 細末로 만들어 내복 또는 외용하는 것.

④ 膏劑 : 내복과 외용이 있으며, 內服膏劑는 약물에 물을 넣어 끓인 다음 殘渣를 제거하고 다시 농축하여 膏를 만든 다음 설탕이나 꿀을 넣어 만든다. 外用膏劑는 끓는 기름에 볶은 약물가루를 넣고 賦形劑를 넣어 膏劑를 만든다.

⑤ 丹劑 : 수은·유황 등을 함유한 광물질을 가열·승화하여 얻은 승화물로 외용에만 사용한다.

⑥ 酒劑 : 옛날에는 酒醴라고 했고 현재는 藥酒라고 한다. 약물을 술에 넣어 일정시간 방치했다가 여과하여 殘渣를 버리고 餘液을 내복하거나 외용으로 사용한다.

⑦ 藥露 : 휘발성 성분을 함유한 신선한 약물을 수증기 증류하여 얻는다. 음료에 첨가물로 사용하거나 치료보조제로 사용한다.

⑧ 錠劑 : 약물을 硏磨하여 세말로 한 후 점조성 漿液에 고르게 섞은 다음 여러 가지 형태로 만든다. 외용과 내복용이 가능하며 餠狀으로 만들면 이것이 餠劑이다.

⑨ 條劑 : 紙捻이라고도 하며 桑皮紙에 약물을 묻혀 비벼서 만든다.

⑩ 線劑 : 명주실이나 면화실을 약물에 담구었다가 건조하여 만든다.

⑪ 熏劑 : 火熏과 水熏 2가지가 있으며 火熏은 약물을 불위에 올려 놓고 환부에 쐬는 것이다. 水熏은 약물을 끓는 물에 넣어 수증기를 환부에 쐬는 것이다.

⑫ 片劑 : 약물을 가공하거나 輔料와 혼합한 후 압력을 가해 圓片狀 제형을 만든 것으로 현재는 기계화하여 대량 생산한다.

⑬ 冲服劑 : 약물을 粗浸膏를 만들어 적당량의 설탕이나 보료를 넣어 충분히 혼합한 다음 체를 이용하여 과립을 만들고 낮은 온도에서 건조시켜 만든다.

⑭ 鍼劑 : 주사제와 같다.

4. 방제의 용법

방제의 용법에는 煎藥法과 服藥法이 있다.

1) 달이는 방법(煎法)

① 약을 달이는 그릇 : 도제, 유리그릇, 범랑, 스테인레스그릇 등이 있다.

② 약을 달이는 물 : 일반적으로 약 위에 3~4㎝정도 올라오는 것이 좋다.

③ 약을 달이는 불 : 일반적으로는 처음에는 무화를 쓰고, 다음에 문화를 쓴다(先武後文). 물론 단순히 무화로 달이거나(解表方劑), 문화로 달이는 것(補益方劑)도 있다.

④ 약을 달이는 방법

가. 甲角類와 鑛物類는 약을 부수고 난 후 먼저 20~30분간 달인다.

나. 附子, 川烏, 草烏 등은 꼭 한 시간 먼저 달여 독을 경감시킨 후 달인다.

다. 방향성 약물은 나중에 넣어 달인다.

라. 달인 후 약액이 혼탁되거나 소화가 안되고, 인후에 자극을 주는 것은 면마천으로 싸서 달

인다.

마. 귀중한 약물은 달일 때, 다른 약물에 흡수되는 것을 줄이기 위해 따로 달이거나 갈아서 즙으로하여 복용한다.

바. 쉽게 용해될 수 있거나, 교질성인 것은 다른 약에 영향을 주지 않게 하기 위해서 따로 달여서 넣거나 따로 녹여서 넣는다.

사. 散劑나 煅製 또는 三七·牛黃·麝香과 같은 것은 沖劑로 하여 복용한다.

아. 흔히 사용하는 약물을 특수하게 달이는 법

ⓐ 먼저 달이는 것 : 석결명, 모려, 용골, 용치, 귀판, 별갑, 대자석, 생석고, 한수석, 자석, 호골, 수우각, 부자, 천오, 초오

ⓑ 나중에 넣어 달이는 것 : 박하, 목향, 사인, 백두구, 침향, 향유, 청호

ⓒ 포에 싸서 달이는 것 : 포황, 정력자, 차전자, 선복화, 활석, 비파엽, 적석지

ⓓ 따로 달이는 것 : 인삼, 서양삼, 녹용, 서각, 호골

ⓔ 볶아서 달이는 것 : 아교, 구교, 녹교, 이당, 호골교, 어표교

ⓕ 충제(현탁액)로 하여 복용하는 것 : 진주말, 우황말, 주사말, 호박말, 망초, 삼칠말, 자설단, 죽력

2) 복용법

(1) 복용하는 시간

① 일반적으로 식전에 복용한다.

② 위·장에 자극성이 있는 약물 : 식후

③ 滋補藥 : 공복

④ 安神藥 : 자기 전

⑤ 급한 병 : 시간을 가리지 않음

⑥ 만성병에 환·산·고·주를 쓸 때 : 규정된 시간에 복용함

(2) 복용방법

① 방제에 처방된 양은 달인 후 2~3회에 복용하는 것을 원칙으로 함

② 병정이 급하고 위중할 때는 한 번, 때로는 여러 차례에 걸쳐 복용하면서 지속적인 효과를 꾀함

③ 탕제는 일반적으로 따뜻할 때 복용하는 것이 원칙이지만, 다음과 같은 경우는 예외이다.

가. 解表劑는 뜨겁게 복용하고 땀을 내도록 한다.

나. 熱證에는 한약을 쓰는 데 냉복(冷服)하는 것이 좋고, 寒證에는 열약(熱藥)을 쓰는 데 열복(熱服)하는 것이 좋다.

다. 眞寒假熱에 속하면 熱藥을 냉복(冷服)하고, 眞熱假寒者는 寒藥을 열복(熱服)한다.

라. 약성이 극렬하거나 독성이 있는 것은 처음에는 적게 쓰고 점점 약량을 증가시켜 효과가 있을 때까지 증량하는 데 중독량을 초과해서는 안된다.

(3) 기타의 용법

① 外敷法 : 약물을 미세말로 한 후 물·술·식초·기름 등의 용액에 개어서 환부 및 그 주위에 바르는 방법이다.

② 熏洗法 : 약물을 끓여 식기 전에 환부에 쪼이거나 뒷물을 하거나 또는 약액에 담가 치료하는 외치법

③ 點眼法 : 눈에 약물을 넣는 방법으로 현대 의학에서의 점안법과 비슷하다.

④ 取嚏法 : 방향성이고 매운 약의 가루를 비강 내에 불어넣어 비강 점막을 자극함으로써 재채기를 하게 하는 방법

⑤ 塞耳法·吹耳法 : 귀를 막거나 약을 귀에 불어 넣는 방법으로 예를 들면 총이정, 원지자석정 등

⑥ 臍療法 : 藥丸을 배꼽에 넣고 고약으로 덮거나 藥餅을 배꼽에 바르고 반창고로 고정한다던가 뜸을 뜨는 방법.

⑦ 藥枕 : 약물을 천주머니에 넣고 베개로 이용함으로써 병을 치료하는 방법.

⑧ 佩戴法 : 약을 가루로 하여 주머니에 넣고 가슴에 거는 방법이다. 전염병을 예방하거나 일부의 질병을 치료하는 데 이용되었다.

5. 방제의 종류

1) 解表劑

① 辛溫解表劑 : 麻黃湯, 桂枝湯, 葛根湯, 葱豉湯

② 辛凉解表劑 : 桑菊飮, 銀翹散, 麻杏甘石湯, 越婢湯, 升麻葛根湯

③ 扶正解表劑 : 人蔘敗毒散, 蔘蘇飮, 麻附辛湯, 再造散

2) 涌吐劑 : 瓜蒂散, 蔘蘆飮

3) 淸熱劑

① 淸氣分熱劑 : 白虎湯, 竹葉石膏湯
② 淸營凉血劑 : 淸營湯, 犀角地黃湯, 淸瘟敗毒散
③ 淸熱解毒劑 : 黃連解毒湯, 三黃瀉心湯, 黃連阿膠湯, 普濟消毒飮, 甘桔湯, 排膿散, 排膿湯, 仙方活命飮
④ 淸臟腑熱劑 : 導赤散, 淸心蓮子飮, 龍膽瀉肝湯, 淸肝解鬱湯, 瀉白散, 淸胃散, 瀉黃散, 玉女煎, 葦莖湯, 淸金降火湯, 芍藥湯, 葛根黃芩黃連湯, 白頭翁湯, 淸暑益氣湯
⑤ 淸虛熱劑 : 靑蒿鼈甲湯, 淸骨散, 當歸六黃湯

4) 和解劑

① 和解少陽劑 : 小柴胡湯, 大柴胡湯
② 調和肝脾劑 : 柴胡抑肝湯, 逍遙散, 當歸芍藥散
③ 調和胃腸劑 : 半夏瀉心湯, 甘草瀉心湯, 生薑瀉心湯

5) 瀉下劑

① 寒下劑 : 大承氣湯, 小承氣湯, 調胃承氣湯, 大陷胸湯, 大黃牧丹皮湯, 凉膈散
② 溫下劑 : 大黃附子湯, 溫脾湯
③ 潤下劑 : 麻子仁丸, 潤腸丸, 五仁丸
④ 逐水劑 : 十棗湯
⑤ 攻補兼施劑 : 黃龍湯, 增液承氣湯

6) 溫裏劑

① 溫中祛寒劑 : 理中湯, 安中散, 吳茱萸湯, 小建中湯, 大建中湯
② 回陽救逆劑 : 四逆湯, 回陽救急湯, 蔘附湯, 獨蔘湯
③ 溫經散寒劑 : 當歸四逆湯, 當歸四逆加吳茱萸生薑湯, 黃芪桂枝五物湯, 眞武湯, 暖肝煎, 附子湯

7) 補虛劑

① 補氣劑 : 四君子湯, 蔘苓白朮散, 白朮散, 蔘苓健脾湯, 補中益氣湯, 保生湯, 生脈散
② 補血劑 : 四物湯, 當歸補血湯, 當歸芍藥散, 歸脾湯, 滋陰健脾湯, 洗肝明目湯, 當歸飮子, 生血潤膚飮
③ 氣血雙補劑 : 雙和湯, 八珍湯, 十全大補湯, 人蔘養榮湯, 鹿茸大補湯, 炙甘草湯, 延齡固本丹
④ 補陰劑 : 六味地黃丸, 左歸丸, 一貫煎, 大補陰丸, 滋陰降火湯, 虎潛丸, 石斛夜光丸, 補肺

阿膠湯

⑤ 補陽劑 : 腎歸丸, 濟生腎歸丸, 右歸丸

8) 表裏雙解劑

① 解表攻裏劑 : 大柴胡湯, 厚朴七物湯, 防風通聖散, 清上防風湯, 荊芥蓮翹湯

② 解表清裏劑 : 石膏湯, 葛根黃芩黃連湯

③ 解表溫裏劑 : 五積散, 柴胡桂枝乾薑湯

9) 理氣劑

① 行氣劑 : 越鞠丸, 六鬱湯, 良附丸, 金鈴子散, 半夏厚朴湯, 茯苓飮, 栝樓薤白白酒湯, 枳實薤白桂枝湯, 栝樓薤白半夏湯, 天台烏藥散, 橘核丸, 暖肝煎

② 降氣劑 : 蘇子降氣湯, 定喘湯, 旋覆代赭湯, 橘皮竹茹湯, 丁香柿蒂湯

10) 理血劑

① 活血祛瘀劑 : 桃核承氣湯, 抵當湯, 血府逐瘀湯, 通竅活血湯, 膈下逐瘀湯, 少腹逐瘀湯, 復元活血湯, 補陽還五湯, 溫經湯, 失笑散, 生化湯, 當歸鬚散, 調經種玉湯, 七厘散, 歸朮破癥湯, 桂枝茯苓丸

② 止血劑 : 十灰散, 黃土湯, 槐花散, 膠艾湯

11) 祛暑劑 : 香薷散, 六一散, 益元散, 磐玉散, 鷄蘇散, 桂苓甘露飮, 清暑益氣湯

12) 祛濕劑

① 芳香化濕劑(燥濕和胃劑) : 藿香正氣散, 平胃散, 對金飮子, 不換金正氣散

② 清熱祛濕劑 : 茵蔯蒿湯, 膽道排石湯, 三仁湯, 二妙散, 八正散

③ 利水滲濕劑 : 五苓散, 茵蔯五苓散, 猪苓湯, 五皮散, 防己黃芪湯, 防己茯苓湯, 胃苓湯

④ 溫陽化濕劑 : 眞武湯, 苓桂朮甘湯, 實脾散

⑤ 祛風勝濕劑 : 羌活勝濕湯, 獨活寄生湯, 疏風活血湯, 羌活愈風湯, 大防風湯

13) 祛痰劑

① 燥濕化痰劑 : 二陳湯, 溫膽湯, 金水六君煎

② 清熱化痰劑 : 清氣化痰丸, 小陷胸湯

③ 潤燥化痰劑 : 貝母栝樓散

④ 溫化寒痰劑 : 苓甘薑味五辛湯, 三子養親湯
⑤ 治風化痰劑 : 止咳散, 半夏白朮天麻湯

14) 治燥劑

① 輕宣潤燥劑 : 杏蘇散, 桑杏湯, 淸燥救肺湯, 沙參麥門湯
② 滋陰潤燥劑 : 養陰淸肺湯, 麥門冬湯, 增液湯, 瓊玉膏, 通幽湯

15) 治風劑

① 疏散外風劑 : 烏藥順氣散, 大秦艽湯, 消風散, 理氣祛風散, 川芎茶調散, 蒼耳子散, 牽正散, 玉眞散, 小活絡丹, 大活絡丹
② 平熄內風劑 : 羚羊角鉤藤湯, 鎭肝熄風湯, 天麻鉤藤飮, 大定風珠, 地黃飮子

16) 開竅劑

① 凉開劑 : 紫雪丹, 安宮牛黃丸, 牛黃淸心元, 至寶丹, 小兒回春丹
② 溫開劑 : 蘇合香丸, 冠心蘇合丸, 通關散

17) 安神鎭驚劑

① 重鎭安神劑 : 朱砂安神丸, 磁朱丸, 生鐵落飮, 珍珠丸
② 養心安神劑 : 酸棗仁湯, 天王補心丹, 甘麥大棗湯

18) 消導劑 : 保和丸, 枳實導滯丸, 木香檳榔丸, 枳朮丸, 健脾丸, 枳實消痞丸(失笑丸)

19) 固澁劑

① 固表止汗劑 : 牡蠣散, 玉屛風散, 當歸六黃湯
② 澁精止遺劑 : 桑螵蛸散, 縮泉丸, 金鎖固精丸, 水陸二仙丹
③ 澁腸固脫劑 : 眞人養臟湯, 桃花湯, 赤石脂禹餘糧湯, 四神丸
④ 固崩止帶劑 : 本止崩湯, 固衝湯, 完帶湯

20) 驅蟲劑 : 烏梅丸, 安蛔湯, 肥兒丸, 驅絛湯

21) 治癰瘍劑 : 仙方活命飮, 五味消毒飮, 牛黃丸, 透膿散, 消瘰丸, 陽和湯, 小金丹, 葦莖湯, 大黃牧丹皮湯, 薏苡附子敗醬散

찾 아 보 기

〈ㄱ〉

〈ㅊ〉

韓藥學槪論

인 쇄	1997년 5월 25일
4 쇄	2013년 8월 30일
발 행	2013년 8월 30일
편 저	전국 생약학교수협의회 편
발행인	김정찬
발행처	도서출판 정담
주 소	서울특별시 송파구 가락동 13-10 2층
전 화	443-2683, 2791
팩 스	430-7370
홈페이지	http://www.jdb.co.kr
등 록	제22-135호
정 가	25,000원

ISBN 89-8085-208-8 (93510)